U0137431

董氏
儿科膏方治验

董幼祺 主编

全国百佳图书出版单位
中国中医药出版社
·北 京·

图书在版编目（CIP）数据

董氏儿科膏方治验／董幼祺主编 . —北京：中国
中医药出版社，2023.4
ISBN 978 – 7 – 5132 – 8017 – 4

Ⅰ. ①董… Ⅱ. ①董… Ⅲ. ①中医儿科学-膏剂-方
书 Ⅳ. ①R289.54

中国国家版本馆 CIP 数据核字（2023）第 008217 号

中国中医药出版社出版

北京经济技术开发区科创十三街 31 号院二区 8 号楼
邮政编码 100176
传真 010 – 64405721
山东华立印务有限公司印刷
各地新华书店经销

开本 880 × 1230 1/32 印张 13.75 字数 381 千字
2023 年 4 月第 1 版 2023 年 4 月第 1 次印刷
书号 ISBN 978 – 7 – 5132 – 8017 – 4

定价 79.00 元
网址 www.cptcm.com

服 务 热 线 010 – 64405510
购 书 热 线 010 – 89535836
维 权 打 假 010 – 64405753

微信服务号 zgzyycbs
微商城网址 https：//kdt. im／LIdUGr
官方微博 http：//e. weibo. com／cptcm
天猫旗舰店网址 https：//zgzyycbs. tmall. com

《董氏儿科膏方治验》编委会

主 编

董幼祺

编 委

（按姓氏笔画排序）

李梦瑶 董继业 潘 冰

社会的进步、经济的繁荣和人民生活水平的提高，使人们对身体健康、未病先防愈加重视。《黄帝内经》有"正气存内，邪不可干""不治已病治未病"之说，这都充分说明了中医对体质的调养、疾病的预防早有认识，素有依据，确有效果。

中医的调养和预防方法甚多，如常用之丸、丹、膏、散，以及汤剂、针灸、推拿、熏蒸、敷贴方法等，它们对人类的健康与保健起到了十分重要的作用。膏方的运用也愈加被中医所重视，被人民大众所接受，这主要是因为"膏方"的效果明显，口感良好，服用方便，节约时间（一般一料膏方可连续服用一个月左右）。

目前膏方的使用已从长江三角地区逐渐推广至全国，内、外、妇、儿、骨伤等科均在运用其法。二十世纪八十年代初，我在上海跟祖父学习时，第一次接触到膏方，当时上海的各家医疗机构及社会上均未开设此门诊，更别说是"开膏"和"服膏"之人。记得在冬至前，我祖父董廷瑶（时任上海市中医文献馆馆长，为全国名老中医、当代中医儿科泰斗）自己开处方，并请医院的老药工在自家将药熬制成膏服用。我祖父年轻时得过肺结核，那个年代治疗该病的药物稀少，效果不明显，常致病情迁延，体质虚弱，难以康复。因此，他病愈以后每年冬至便自行配制服用膏方，予以调养。难怪当时祖父已逾八十高龄，仍步履轻盈，满面红光，音亮如钟，每天门诊虽门庭若市，亦毫无倦意（祖父门诊工作一直坚持到九十多岁，至百岁寿龄才驾鹤西去）。祖父曾对我说，这就是每年冬至坚持服用膏方的效果。

中华人民共和国成立以后，国家对中医事业的发展十分重视，中医的养生保健和预防疾病方法也得到了不断发掘和发展。膏方的广泛运用便是其中之一。当时，上海各家中医院和综合性医院的中医科已逐步开设了冬令膏方门诊。随着效果的显现，膏方的影响越来越大，其带来的社会效应和经济效益也更为突显，尤为重要的是，膏方越来越被人民大众所认可和喜爱，已成为人们冬季调补身体的首选方法之一。鉴于此，我们宁波市中医院由我负责，在2002年冬请来了上海的专家，专门给我院医生讲课，辅导如何开处膏方，并派遣药工赴上海学习制作方法。经过上海专家的帮助和指导，我院于2003年初正式开设了冬令膏方门诊，并为宁波之首家。此后在我院的培训和指导下，宁波及周边县市也相继开设了膏方门诊，惠及了广大人民群众。屈指一算，已过二十年，其发展之快，始料不及，这就是膏方的魅力呀！

我临床运用膏方已有二十多年，体会颇深。其一，膏方的确是中医药文化的瑰宝，个体化治疗，犹如量体裁衣，充分体现了中医辨证施治的精华，只要辨证辨体（质）正确，主次分明，方药精细，制膏流程和方法合规，那么效果是显而易见的。其二，膏方是一个复合的大方，由三十味左右的中药组成，且熬煎成膏以后，不能随意更改，所以医生必定要具备丰富的临床经验，细心又负责的态度，更不能有非分之想。若无德少才，随意或刻意而施，必致误人害己。

现在儿童膏方的临床运用亦趋增多，效果良好，特别是在消化系统、呼吸系统和生长发育等方面的调养，更为明显。但是小儿的体质与生理功能与成人有明显差异，对药物的反应敏感度亦大。古人对小儿用药早有"稍呆则滞，稍重则伤，稍不对证，则莫知其乡"之告诫。因此对儿童膏方的运用必须做好明辨体质（包括兼症）、了解年龄、抓住主因、掌握药味（剂量）、正确（合理）服用等几个环节，只有这样，才能称得上是开处了一料好膏，才能获得较为理想的效果。

我学验肤浅，与前辈与同仁相差甚远。我今撰写体会和验案，目的是抛砖引玉，与儿科同仁一起，相互学习，相互探讨，共同促进，让古朴而又文明的中医药文化不断发扬光大，让膏方不断哺育儿童成长，并为儿童的健康事业作出积极的贡献，仅此为意矣！

董幼祺

2022 年 10 月

目 录

>>>

第一部分

中医膏方的发展及应用

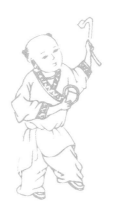

一、中医膏方的渊源及发展简史

膏方，亦称为膏剂（膏滋药、煎膏剂），是中医丸、散、膏、丹、酒、露、汤、锭八种剂型之一。膏剂有内服和外用两种。外用膏剂是将制成之膏剂施用于患者的体表部位，通过药性的作用来达到其抗炎防腐、温经散寒、通经走络、行滞祛瘀、软坚散结等功效，多用于治疗外科、皮肤科疾患。内服膏剂是由汤药（煎剂）浓缩演变而来，具有调养滋补、治病防病的综合作用，目前广泛应用于内、外、妇、儿等临床各科。由于它有服用方便、疗效显著的特点，因此受到医者的重视和人民大众的欢迎。

膏剂制作和应用历史悠久，最早可追溯至先秦时期的《山海经》，如《山海经·西山经》中记载："有兽焉，其状如羊而马尾，名曰羬羊，其脂可以已腊。"可以说，这是用于涂搽皮肤防治皲裂的原始膏剂雏形之一。从其有记载的历史发展来看，膏剂的发展有两个阶段。一是在较为原始的年代，限于对疾病的认知和制作工艺的落后，只是随地取材，简单地用于防治皮肤表面的一些疾病，且多将动物油脂作为原料，但这种看似简单的治疗和肤浅的认知，给以后的膏剂发展打下了良好的基础。二是随着时代的发展、医学的进步和制作工艺水平的提高，在外用膏剂的品种、质量、用途不断完善提高的前提下，逐步总结出内服膏方的运用。这对现代膏方的发展起到了承前启后的巨大作用。

长沙马王堆汉墓出土且成书的《五十二病方》（该书记载方剂约283首），其中就有以"膏"命名的膏剂，如脂膏、久膏、彘膏等，以外用为主，治疗"诸伤""痈疽""牝痔"等疾病。另如《养生方》和《杂疗方》也记载了用蜜或枣膏制丸的方药。那个年代膏剂的制作方法虽简单，用途亦较为单一，但为以后膏剂的发展打下了基础，拓展了思路。

成书于春秋战国至西汉末年的《黄帝内经》（下简称"《内经》"）是我国最早的中医医学典籍，该书中就有关于膏剂使用的论述。如

《灵枢·痈疽》篇对治疗发于咽喉的"猛疽"和发于腋下的"米疽"用豕膏治疗的描述，"其化为脓者，泻已则含豕膏，无令食，三日而已""发于腋下赤坚者，名曰米疽，治之以砭石，欲细而长，疏砭之，涂以豕膏，六日已"。近代名医秦伯未先生认为此豕膏当为豕油和白蜜煎炼而成。而从此膏的治疗上分析，其在一定程度上开创了内服和外用并用的先河。《灵枢·经筋》篇中，对治疗筋脉弛纵的记载有"治之以马膏，膏其急者，以白酒和桂以涂其缓者，以桑钩钩之"。可见在单用动物脂肪外涂上已向前发展了一步。

东汉末年张仲景《金匮要略·腹满寒疝宿食病脉证》中载有大乌头煎："乌头大者五枚（熬，去皮，不㕮咀），右以水三升，煮取一升，去滓，内蜜二升，煎令水气尽，取二升，强人服七合，弱人服五合。不差，明日更服，不可日再服。"此种水煎药物，去药渣，浓缩药液，入蜜，熬制成膏的方法，即是现代内服膏方的制备方法。在《金匮要略·黄疸病脉证并治》载有猪膏发煎方："猪膏半斤，乱发如鸡子大三枚，右二味，和膏中煎之，发消药成，分再服。病从小便出。"这两种膏剂应该是论述比较清楚的最早内服膏剂之一。

最早以"膏药"命名并有完整组方及服用方法的膏方，见于甘肃武威县东汉墓出土的《武威汉代医简》，里面记载有相对完整的3个膏方——百病膏药方、千金膏药方、妇人膏药方，既可外摩，又可内服，用来治疗逆气、喉痹、昏㫱等由"恶气"所致之病证。

晋代葛洪的《肘后备急方》，其卷八列有"治百病备急丸散膏诸要方"，其中收载了裴氏五毒神膏、苍梧道士陈元膏、华佗虎骨膏等方。《肘后备急方》中膏方的制剂一般是用苦酒（即醋）与猪油作溶剂，药制成后既可外用以摩病处，又可用于内服。南北朝陈延之的《小品方》中有单地黄煎，以一味生地黄煎制而成，"主补虚除热，散乳石、痈疽、疮疖"，是一首最早用于补益的滋补膏方。梁代陶弘景在《神农本草经集注》中云"疾有宜服丸者，服散者，服汤者，服酒者，服膏煎者，亦兼参用，所病之源，以为其制耳"，提出根据疾病情况来确定投药剂型，指出"膏煎"为内服的方剂。

唐代，医药学飞速发展，此时膏剂的加工工艺不断完善，应用范围逐渐扩展。当时的医家们把外用药膏称为"膏"，而将内服膏剂称为"煎"。唐初孙思邈的《备急千金要方》卷一在论膏方时说："凡合膏，先以苦酒渍，令淹浃，不用多汁，密覆勿泄……煮膏当三上三下，以泄其热势，令药味得出。"《备急千金要方》卷十六载有地黄煎：生地黄、荆沥、竹沥、酥、生姜汁、人参、天门冬、白茯苓、酒蒸大黄、姜汁炒栀子，是一首滋养胃阴并清虚热的膏方。另外，书中的金水膏，以生地黄、麦门冬、山药、天门冬、紫菀、玉竹、款冬花、白芍药、百合、茜草、知母、广陈皮、川贝母等水煎去渣后浓缩，加炼蜜收膏，功能润肺化痰。这些膏方已与现代膏方完全一致。孙思邈在他的《千金翼方》中还用膏方美容："生地黄五十斤，捣之，以水三升，搅取汁，澄去渣，微火上煎减半，即纳好白蜜五升，枣脂一升，搅令相得即止，每服鸡子大一枚，日三服，令人肥白美色。"书中还记载苏子煎，以紫苏子、白蜜、生姜、生地黄、杏仁等药捣碎、取汁、去渣，熬如脂状，纳蜜，煎如饴状，治阴虚咳喘已久，功能养阴润肺，降气化痰。

宋代因为官方重视，涌现出大量官修、私撰的方书，其中记载了大量的膏剂，用途日趋广泛。如南宋《洪氏集验方》收载的琼玉膏，由生地黄、人参、茯苓和白蜜组成，治虚劳干咳，是一首著名的膏方，至今仍为临床沿用。宋代的《太平惠民和剂局方》收录有内服之助胃膏、钩藤膏等。这一时期，膏方的制备方法也逐渐完备，或煎清膏，或以蜂蜜收膏，猪脂亦较少使用。

金元时期，百家争鸣，医著中记载了不少疗疾补虚的膏方，膏剂的制作工艺日趋完善。如《东垣试效方》治疗偏头痛之"清空膏"，《世医得效方》之"地黄膏""蛤蚧膏"，《丹溪心法》之"消渴方"用黄连、花粉、生地汁、牛（人）乳汁、姜汁、藕汁、蜂蜜调膏治消渴等。同时，此时期代表性的方书中所收载的滋补强壮、延年益寿的膏方也越来越多。

膏方发展至明代已进入成熟阶段。膏剂的制作方法煎汁、浓缩、加糖蜜或胶类收膏，已成为标准工艺流程。这时期膏方得到了迅速发展，其中许多膏方沿用至今，如《本草纲目》的益母草膏、《寿世保元》的茯苓膏等。同时医家们大都注重用血肉有情之品调补身体，如鹿茸、龟甲、鳖甲、河车粉等，认为能"延年益寿，填精补髓，发白变黑，返老还童"，著名的抗衰老膏方"龟鹿二仙膏"至今仍在临床上得到广泛使用。明代《景岳全书》所载之两仪膏，是一首温补气血之良方，由人参、大熟地组成，该膏可滋阴生津，补气养血，可治一切气血两虚之证。

清代，膏方的发展亦甚繁荣，已成为临床保健治疗疾病的常用剂型。《清太医院配方》和《慈禧光绪医方选议》均收录了很多膏方，如菊花延龄膏、扶元和中膏、明目延龄膏、润肺和肝膏、理脾调中化湿膏、清热养肝和络膏等。清代《张氏医通》记载的二冬膏、集灵膏为后世医家所常用。清代叶天士《临证指南医案》中所载膏方已很丰富。当时各类效验医方众多，如养阴调中化饮膏、调中清热化湿膏等。有些药店开始生产与供应驴皮胶、虎骨胶、龟甲胶、鹿角胶、琼玉膏等。吴师机在《理瀹骈文》中对膏方的治病机制、应用方法，尤其在制备工艺上进行了详细论述和完整总结，他在此书中说："膏方取法，不外于汤丸，凡汤丸之有效者皆可熬膏。"《张聿青医案》中列有膏方专卷，举医案 27 例，其用膏方治疗内、外、妇、儿各科疾患，对于肝肾不足需要滋补但又胃纳不开的患者，他提出"先服煎药方，俟胸膈舒畅，饮食渐增，然后服膏"，这就是我们现在所指的"开路方"，这个时期辨证施膏已充分得以体现。

民国至中华人民共和国成立前，因社会动荡，战事纷乱，经济贫乏，加之重西轻中，中医发展受限，更不用说膏滋药的发展与应用了。新中国成立以后，随着社会的稳定、国家的富强、人民生活水平的提高，中医药事业在国家的重视和支持下不断发扬光大，膏方的发展和应用得到了迅猛的发展，而其所起的作用亦更加彰显。原来只在江浙沪一带盛行的膏方，逐渐在全国各地受到青睐。膏方门诊随之开设，不但延续至今的二冬膏、桑葚膏、十全大补膏、枇杷叶膏、雪梨膏、益母膏、八珍膏等成品膏得以焕发新春，而今发展的个体化辨证，量体定制的膏方，更是起到了锦上添花的作用。秦伯未先生的《膏方大全》《谦斋膏方案》的再版，《全国中成药产品集》（内收古今传统膏方 152 首）的出版，近年来诸多医家运用膏方临床经验的专著不断问世，以及膏方除调补作用外，延伸运用于治疗某些疾病的经验研究报道，都充分体现了膏方作用的内在潜力和不可估量的发展前途，它或可成为中医药养生治病文化中的又一颗璀璨新星。

千百年来，作为中医养生防病的一种重要手段，膏方在成人中逐渐的得以广泛应用，但儿科膏方应用较为鲜见，至多只是以小剂量外治为主。如《备急千金要方》录载治疗儿科疾病的膏方有 4 首，包括用于小儿心腹热的除热丹参赤膏方；治少小新生肌肤幼弱，喜为风邪所中身体壮热，或中大风，手足惊掣的五物甘草生摩膏方；治小儿热疮的水银膏方；治小儿一切头疮，久即疽痒不生痂的藜芦膏方等。儿科少用膏方主要还是由于小儿在生理上为"纯阳之体""稚阴稚阳""脾常不足"，不宜过早或难以服用滋补，因此小儿膏方的发展和运用远远落后于成人膏方。

二、膏方的种类

膏方包括外用膏方与内服膏方两大类。

（一）外用膏方

外用膏方主要分为黑膏药与软膏药两种。

1. 黑膏药

黑膏药多以植物油、黄丹为基质，经过高热炼制呈黑色，再放入调配桶中，和入药料而成。黄丹外用具有拔毒生肌的作用，内服有杀虫截疟的功效，用于丸、散剂的剂量每天不得超过 0.5 克。

2. 软膏药

软膏药多以猪、羊等动物的油脂或白蜡、黄蜡等为基质，加入中药细粉、水煎液或流浸膏等加热混合搅匀而成。

外用膏方多用来治疗疮疡等外科疾病，但亦可以通过内病外治的方法来治疗各种内科疾病。如现今对哮喘、腰腿痛、肿瘤、关节

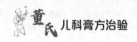

炎等病证常用膏药穴位贴敷治疗,以达到平喘、活血、软坚、止痛等效果。

(二) 内服膏方

内服膏方是医生根据患者的体质类型、疾病证候,按照治病求本、辨证施治的指导思想,遵循君臣佐使的原则,选择单味药或多味药配合组成方剂,并将方中的中药饮片经过多次煎煮,滤汁去渣,加热浓缩,再加入某些辅料,如阿胶等胶质药材或红糖、饴糖、冰糖、蜂蜜等收膏而制成的一种较为稠厚的半流质或半固体制剂。由于此类剂型具有药物浓度高、药性稳定,体积小,服用时无须煎煮,口味好,容易贮藏、保存,便于长期服用,携带方便等特点,更以其具有养生、补虚、防病、疗疾等多重功效,因此历来颇受广大群众的青睐。

1. 内服膏方根据加工途径的不同,分为成品膏方和定制膏方

(1) 成品膏方:选用一些疗效确切的膏方方剂,由药厂成批生产加工而成,作为中成药商品在各家药店进行销售。这些膏方的药物组成比较简单,制成膏滋后,供顾客对症选用。如桑葚膏、枇杷叶膏、益母草膏、二仙膏、二冬膏等。

(2) 定制膏方:是医生针对患者身体状况进行辨证处方,做到一人一方,由药店或医院药房定制加工制成膏滋,每一剂膏方只适合该方患者服用。由于定制膏方做到一人一料方、专人制一膏,因此更加具有针对性,疗效也就更明显。如针对糖尿病患者的膏方可以根据病情需要,加工成不含糖的膏滋。

2. 内服膏方根据制作工艺中添加辅料的不同,可分为荤膏、素膏、清膏三种

(1) 荤膏:在制作过程中,除中草药外添加了动物来源的胶(如阿胶、龟甲胶、鹿角胶等)或动物药(如胎盘、鹿鞭等)的膏方。

(2) 素膏:在制作过程中,没有加入动物胶或动物类药物的膏方。加工中以白糖、红糖、饴糖、冰糖等收膏的称为"糖膏",以蜂蜜收膏的称为"蜜膏"，此两种膏方不添加动物胶或动物类药物，也属于"素膏"类膏方。

（3）清膏：中药材经过多次煎煮浓缩得到的较黏稠的液体状膏剂，一般不添加辅料的膏方。

膏方自古以来用于祛除病邪、强身健体、延年益寿，只要我们正确地、辨证地、合理地选用，就能达到治病防病、强身健体的目的。

三、膏方的适用对象

膏方的适用对象非常广泛，只要是体质虚弱或患有慢性疾病之人，无论男、女、老、幼皆可服用。而急性病患者，或身体确实健康壮实之人，则不适宜且不需要服用膏方。若随意滥服，则可能会适得其反。

1. 亚健康人群

世界卫生组织认为，亚健康状态是健康与疾病之间的临界状态，医院检查未能发现器质性病变，但人体却出现各种各样的不适感。世卫组织的一项全球调查结果显示，全球真正健康的人群仅占总人口的5%，有病的人也只占20%，而剩余的75%都处于亚健康状态。对于亚健康的人，中医就可以根据患者的症状体征予以辨证论治，适时调补，其中采用中医膏方调治是摆脱亚健康状态的有效方法之一。

2. 重病、久病后体虚者

手术后、大出血后、产后、大病重病等易耗伤人体气血津液而致虚，膏方能够起到调理脾胃、补益气血、扶元补虚等功效，因此对病后的巩固疗效、尽快康复、强身健体，适合时令（季节）服用膏方是一种较好的选择。

3. 体力、脑力劳动者

适当的劳动有益于身心，不会影响健康。但过于辛劳，长期处于体力透支状态，大脑超负荷运转，且得不到及时休整恢复，久而

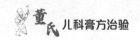

久之，容易使人积劳成疾。因此，要保持旺盛的精力，健康的体魄，除了劳逸结合之外，可在医生的指导下适当服用膏方进行调补，以提高自身的机体能量。

4. 绝经期妇女

妇女绝经期是指卵巢功能从旺盛状态逐渐衰退到完全消失的过渡时期，包括绝经和绝经前后的一段时间。中医认为妇女在绝经前后，肾气由盛渐衰，天癸由少渐至衰竭，冲任二脉也随之枯衰。虽然大多数人无器质性病变，但若迁延日久，可影响生活质量，有的甚至引起或加重心脑血管病、骨质疏松症等。针对这一生理特点，通过服用膏方补益肾精、平衡阴阳等，可以预防和调治此类情况的发生。

5. 老年人

老年人由于机体各种生理功能出现不同程度的退化，脏器功能开始出现衰退、老化，新陈代谢减慢，自身免疫力也随之下降。这时如能在饮食调养、坚持锻炼的基础上适当服用膏方调补，则有助于增强脏腑功能，改善身体机能和减少老年病的发生，从而起到延年益寿之作用。

6. 中年人

中年是人精力的旺盛期，亦是生活、工作压力的负重期，因此容易过度紧张劳累，而出现体力、脑力透支，若更有饮食失调、生活作息不规律、睡眠严重不足等情况，就很容易引起机体的早衰。此时，若通过膏方调补，则可以达到调和气血，补其不足，强身健体之作用。

7. 青少年

青少年处在生长发育的旺盛时期，正常情况下，一般不需服用膏方。但若平时体质较弱，营养不良，发育欠佳，或学习较紧张，压力较大，睡寐不佳等，容易耗伤人体的精气，这时则可以通过膏方调补，为机体的健康和成长提供足够的精微物质和能量。

8. 儿童

儿童处在生长发育阶段，全身组织器官尚未发育完善，因此既生机蓬勃，发育迅速，亦"稚阴稚阳"，抵抗力相对较弱。基于这些生理特点，加上小儿饮食不知自节、寒温不能自调，若又后天调护不当，则易患感冒、哮喘、泄泻、积滞等疾病。而体质虚弱，更易导致这些疾病反复难愈。如临床上脾胃虚弱的小儿多致营养不良，肺气虚弱的小儿多反复易感，这些都可严重影响小儿的生长发育，此时除日常加强护养外，膏方调治不失为扶正祛邪、强身健体的有效方法之一。

第二部分

儿童膏方要略

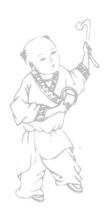

一、儿童膏方的特点

膏方是经过漫长的岁月而逐渐发展成熟起来的，虽然是药，却非一般补品可比。其最大特点是因人而异，量身定做，对症下药，针对性强，而且配方用料讲究，加工工艺独特，疗效确切，因此具有多方面的特点和优点。近年来，服用膏方取得的效果已被广大家长所接受和认可，膏方成为冬令给儿童调理身体的主要方法。儿童膏方不仅兼具了成人膏方的所有特点，还具有用药轻灵、药性平和、口感好等特点，主要体现在：

1. 辨证施治，整体调理，量体施方，针对性强

膏方与一般的处方用药不完全相同，更注重对患者的整体、全面调理。医家通过结合既往病史，对患者进行详细的诊察，望、闻、问、切四诊合参，全方位辨证施治。根据辨证与辨病结合，确立治则治法，处方遣药，合理配伍君臣佐使，综合调治机体的气血阴阳，使人体的阴阳达到新的动态平衡，促进健康，避免和减少疾病的发生。

2. 精于制作，简便经济，服用方便，口感怡人

膏方的制作工艺具有传统特色，对不同药物采取不同的处理方法和火候条件。如中药饮片采取水煎煮提取，煎出药汁后再浓缩。膏方中的人参、西洋参、冬虫夏草等贵重药不与群药同煎，而用小锅另煎取药汁。阿胶、鹿角胶等胶类事先用酒浸泡软化，再隔水加热炖至烊化，临收膏时再和入。紫河车粉、羚羊角粉、珍珠粉等贵重细粉中药，无须额外加工，收膏时直接掺入，混合均匀。由于在加工时能科学合理地根据各种药料的特性进行提取和处理，所以能充分发挥药效。饮片的选用一要尽量符合小儿脾胃之性，免峻猛之性，少贵重之品，二者，药味数量控制在 25 味左右，重量在 3 千克左右，这样既合理又实惠。经过加工浓缩的膏方无须再煎煮，体积亦大大缩小，便于携带和贮藏。每料膏方可服用 1 个月左右，服用时即冲即饮，方便快捷。一般儿童膏方都会加入适量的糖、蜜等收

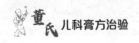

膏，所以易于被患儿所接受。

3. 消扶兼施，兼顾面广，用药轻灵，药性平和

明清以来，膏方应用逐渐偏于扶正补虚。补益药是膏方最主要的组成部分，一般也是处方中的君药。但膏方强调整体调治，并不同于其他补益药、补益方，往往不是一味蛮补，常常攻补兼施，不仅补虚，也能疗疾。古今善用膏方的名医大家拟处膏方时，往往调补与祛邪并施以达到调整阴阳、脏腑、气血之偏盛偏衰的作用。更与一般的汤剂不同的是，膏方兼顾面广，多为大型复方，药味虽多而不杂，药力稍缓而持久，也适合治疗比较复杂的慢性疾病。儿童具有"脏腑娇嫩，形气未充""脏气清灵，易趋康复"等生理病理特点，因此膏方用药常在补益中兼以助运，补益中兼以疗疾，甚或可以直接给予治疗某些慢性病为主的方药以缓治之。但其要者，又必当以用药轻巧，药性平和也。

二、儿童膏方的适应证

如果发现小儿有以下情况，可以考虑服用膏方：

1. 呼吸系统疾病

呼吸系统疾病，如高热惊厥、反复呼吸道感染、急慢性支气管炎、肺炎、支气管哮喘、急慢性鼻炎等疾病，此类患儿经治疗得到缓解后均可应用膏方调治。

2. 消化系统疾病

消化系统疾病，如慢性胃炎、消化性溃疡、功能性消化不良、厌食、各种慢性腹痛、慢性腹泻、各种炎性肠病等，导致脾胃虚弱，或致营养不良者。

3. 心血管系统疾病

病毒性心肌炎后遗症、慢性心律失常等，当病情达到稳定后，再以膏方巩固缓图之。

4. 泌尿系统疾病

急慢性肾炎、肾病综合征、血尿等，待治疗稳定后，再用膏方调治。

5. 血液系统疾病

血液系统疾病，如再生障碍性贫血、缺铁性贫血、营养性贫血等各种慢性和难治性贫血，特发性血小板减少性紫癜、血小板减少症等慢性出血性疾病，慢性白细胞减少症。

6. 代谢性或内分泌疾病

代谢性或内分泌疾病，如性早熟、甲状腺功能减低、生长发育迟缓等。

7. 结缔组织和免疫系统疾病

川崎病、过敏性紫癜、湿疹等疾病，待病情稳定后，再用膏方缓图之。

8. 神经系统疾病

癫痫、脑性瘫痪等疾病，经治疗待病情缓解稳定后进行膏方调治。

9. 其他

多发性抽搐症、儿童多动综合征、汗证、夜啼病等，以及各种病后、术后体质虚弱需要调补的患儿，均可用膏方进行调治。

三、儿童膏方的处方原则及思路

儿童膏方的处方用药必须遵循中医辨证论治和整体统一的思想，要用中医的基本理论指导临床实践，而不是单纯罗列一些症状，然后"头痛医头，脚痛医脚"。儿童膏方一般由 25 味左右的中药组成，属大方、复方范畴，且服用时间较长，而小儿又具有"脏腑娇嫩""易寒易热，易虚易实"的生理病理特点，因此制定膏方更应考虑周全，立法力求平稳。稍有疏忽，与症状不合，则会适得其反。故组方时尤应把握以下几点原则：

（一）余邪尚盛，当先祛邪

《内经》说"阴平阳秘，精神乃治"，就是说人体的阴阳在相互依存、相互对立、相互影响的同时，必须保持平衡，做到阴精充盈，阳气秘固，人的身体就会健康。而人体之所以会产生疾病，就是阴阳失去了平衡，所以中医调理体质和治疗疾病，主要的原则就是通过不同的方法，使人体的阴阳恢复和保持平衡，从而达到强体愈疾之目的。"补偏救弊，补不足，泻有余"是调治阴阳偏盛或偏衰所造成疾病的一种治疗方法，而膏方运用的目的，主要是通过补阴阳不足来调整体质所偏及其造成的各脏腑的功能不足（虚弱）。因此，可以说膏方的主要原则和功能是以"补不足"来调节阴阳的相对平衡。膏方的组成，成人用药30味左右，儿童一般25味左右，是一个大的复方。必须在机体"既无外邪，又无内滞"的情况下才能使用。古人有"大实有羸状""误补益疾"之诫，其所言虽是急性实热性疾病所产生的虚假证候，但用于临床，道理相通，可以举一反三而思。所以对身体虚弱又有余邪尚盛的儿童，处膏方必须先以祛邪（滞），而后方可调补。如是本身脾肺不足、卫外不固的易感儿，来诊时感后咳痰尚多，本身脾虚血少，但又舌苔厚腻、口臭纳呆的，都必须先以汤剂化痰止咳或消积助运，待外邪内滞症状痊愈或基本痊愈，才可处以膏方。当然现在又有以治疗为主的膏方，这又另当别论。

小儿用药有"稍呆则滞，稍重则伤，稍不对证，则莫知其乡"的特点之说，小儿脾常不足，脾胃本虚，过量蛮补或邪不清而补之，必然会影响脾胃的消化吸收功能，而消化不好，必然会造成吸收不好，反过来吸收不好，又产生消化不好，这样一个恶性循环，得不偿失，反而益疾。因此小儿处膏方，第一个需掌握的是余邪尚盛，当先祛邪。

（二）明辨体质，详审其症

明辨体质，详审其症，就是通过望、闻、问、切，四诊合参来明辨出小儿体质的类型，这关系到是否能开出一料完整、有效膏方的关键。因膏方的特点是以补（补不足，纠偏）为主，以阴阳平衡为期，所以只有明辨了小儿的体质类型，才能从根本着手，才能与膏方相为对应，而产生效果。

　　人的体质是一种相对稳定的机体生理、病理状态，每个人都有各自的体质特点，这种体质特点体现于健康或疾病过程中，而小儿的体质与成人的体质又有很大不同，其中较为明显的是，由于小儿有（"稚阴稚阳之体""阳常有余，阴常不足""心肝有余，肺脾肾常不足""脏腑娇嫩，形气未充""生机蓬勃，发育迅速"和"发病容易，传变迅速"）独特的生理和病理现象，可以随着年龄的增大、疾病的发生，适当调治和护养，其体质既可相对稳定，也可发生变化，而膏方则可在二者的平稳期发挥作用。

　　小儿体质可分为正常体质和偏颇体质两大类，正常体质多为生长发育正常，较少患病，即病后康复较快等；偏颇体质多为常易感某种疾病，如哮喘、支气管炎、反复呼吸道感染、过敏性鼻炎，或生长发育方面的营养不良、性早熟，以及其他疾病后造成的气、血、精、液的不足等。

　　临床上小儿偏颇体质主要有以下几个方面：

1. 脾气虚

脾气虚多见消化不良、营养不良、发育不良等。

2. 肺气虚

肺气虚多见反复呼吸道感染、支气管炎等。

3. 肾气虚

肾气虚多见哮喘、生长发育不良、遗尿等。

　　以上三种情况，以其肺、脾、肾的生理功能，又能互为因果。如易感儿常致脾、肺不足的，哮喘易致肺肾不足的，乃至脾、肺、肾均为不足的等，这些临床亦当细细明辨之。

4. 肝肾阴虚（火旺）

肝肾阴虚如性早熟、抽动症、多动症、慢性口腔炎、鼻衄等。

　　其他如一些消耗性疾病，急性疾病的恢复期，慢性疾病的迁延期，均可通过五脏和气血阴阳来辨清小儿刻下之体质。

　　临床上，偏颇体质往往多兼夹其他症状，如肺气虚者感邪初愈尚存痰浊留恋；脾气虚者常有消化不良；肾阴虚者除可产生内热外，还有兼存湿热等。因此，在辨明体质的前提下，还需根据当下的症状，审辨兼症，这样在补偏为主的同时，兼理余症，才能起到相得益彰的效果。

（三）以平为期，通补相兼

"平"即平衡之意，使事物的两种状态不矫枉过正，而是达到相对平稳。膏方之意就是使人体的阴阳能保持相对平衡，从而促使机体健康。膏方运用中能够使之保持平衡的主要体现在三个方面。一是在补机体不足时，常运用健脾（益气）运脾，气阴双补，滋阴敛火等法，使阴阳处于相对的平衡。二是在补不足时，对尚留之余邪，通过导滞、化痰、渗湿等法，肃清体内残留之病理产物，使扶正不碍邪，祛邪不伤正，从而达到扶正以祛邪的平衡。三是对正常体质的调理，不主张一味猛补，而是采用通补兼施，动静相合，并行不悖的方法，使之补而不滞，守而不走。如健脾常兼以理脾，补肾常兼以清泻开通（如六味地黄汤之类），从而达到药物"静"与"动"的平衡。以上这三个方面实际上也体现了膏方的阴阳平衡和通补相兼的含义。

（四）小儿调补，尤重脾胃

脾为后天之本，生化之源，五脏六腑、气血津液的营养物质及功能的产生，全赖脾所输送的水谷之精微，尤以小儿脾常不足，又正处在生长发育期，因此调护脾胃对小儿来说就显得尤为重要。为了明了这一指导思想，我们可以从以下几个方面来认识。

1. 从小儿"脾常不足"的生理特点分析，小儿本就脏腑娇嫩且营养物质的需求量大，故相对成人而言，其运化功能自然不足，从而又可导致诸多疾病的产生。这点李东垣在《脾胃论·脾胃胜衰论》中亦说得十分明确，"百病皆由脾胃衰而生也"。临床上，如脾虚的泄泻、疳证，脾气虚导致肺气不足，卫外不固的复感或支气管炎，脾虚而致痰湿不清，脾肺气虚导致肾不纳气的哮喘等。

2. 从脾胃的生理功能来看，脾胃共为"后天之本"，为机体的能量源泉，脾胃吸收水谷精微，转化为内在的气血津液。以其为纯阳之体，生机旺盛，亟须摄入营养物质，以滋生长发育。另外，"脾主肌肉"为"升发之本"，是小儿形体壮盛的基础，脾胃生化的水谷之气与肺吸入的清气合而为宗气，并以资养肾中之气，推动机体的生长发育，筋骨强健，帮助正气抵御外邪。因此从生长发育和抗御外邪的角度来看，脾胃的功能均起着十分重要的作用。

3. 脾胃和五脏之关系，《三消论》中曰："五脏六腑，四肢百骸，皆禀受于脾胃，行其津液，相与濡润滋养矣""脾为孤脏，中央土以灌四旁"。其他脏腑要发挥自身的功能，必赖脾胃所供之营养物质。因此，脾胃健则化源足，化源足则气血充而五脏安也。

4. 从脾胃的另一生理功能来看，脾胃为"气机升降之枢纽"，因"脾主升清""胃主通降"，而"诸药入口，必先入胃而后行及诸经"。《内经》云："饮入于胃，游溢精气，上输于脾，脾气散精，上归于肺，通调水道，下输膀胱，水精四布，五经并行，合于四时五脏阴阳，揆度以为常也。"饮食物及膏滋等药物入胃后，必须在脾气的作用下，通过其运化过程，使水谷精微缘于脾气而上升，其食物残渣因于胃气而下降，此亦"脾主为胃行其津液"。二者相反相成，从而使脾胃"动"而充满生机矣。

5. 熟知脾胃的生理功能和病理状态后，我们就可以较有针对性地在膏方中运用方药。

（1）在调脾上，主要运用于补脾和补脾之气阴及运脾。补脾常可选用参苓白术散、异功散之类，药物如怀山药、白扁豆等，此类药物甘淡平和，又常可药食两用，甚合脾胃之气。运脾即帮助脾胃的运化吸收。一是防补药之滞，二是可以消余留之积，三是可将补药之力通过气机之升降而达全身。常选用的药物如枳壳、佛手、槟榔、木香、莱菔子、青皮、陈皮、鸡内金、陈香橼等。

（2）在调胃上，主要是助醒胃气和养胃生津。助醒胃，一者，脾虚胃弱，故当在补脾基础上辅以助运开胃之品，如炒山楂、鸡内金、炒谷芽、六神曲之类；二者，兼湿恋滞胃，当选用芳化醒胃之品，如广藿香、佩兰叶、白蔻仁、砂仁、厚朴花等。养胃生津主要针对胃阴受伤，失于濡润，药当选用甘寒养胃生津之品，如川石斛、

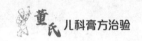

天花粉、肥玉竹、北沙参、白扁豆、怀山药之类。

（3）在遣方用药中，必须时时注意无犯脾胃生生之气，用药以轻灵平和为主，药物可选具双重或多种作用之品。一可做到药精量轻（因小儿膏方药味最好控制在 25 味左右），二是使脾胃能合理承受，如怀山药、莲子肉、芡实、金樱子等均有补脾肾之功。总之要牢记胃喜润、脾喜燥的特点，调理脾胃，兼顾润燥，统一矛盾，无以太过，此亦即"调理脾胃者，医家之王道也"。

（五）重视补肾，促进生长

1. 肾主藏精，是人体生长发育和各种功能活动的物质基础。由于小儿正处在生长发育期，对营养物质的需求相对迫切，故小儿肾之精气充盈与否，可直接影响小儿的正常生长发育。

冬令小儿膏方之补肾，一为补其肾精不足而助发育，二为助正常小儿更好地生长发育，体现和发挥肾的功能。《内经》云："十一月十二月，冰复，地气合，人气在肾。"以五脏通五时，肾与冬气相呼应也。而冬季是最寒冷之季，自然界万物以静伏闭藏为主，故有"肾者，主蛰，封藏之本，精之处也"。所以说冬季补肾可起到补精、藏精、蓄能的作用，对小儿的生长发育大有好处。另冬令进补也体现了天人相应，顺应自然之变化，并在自然的生长收藏规律下，得到和谐和健康。所谓"毋逆天时，是谓至治"说的就是这个道理。因此，冬季养好、藏好、蓄好，来年春夏才能更好地生长、发育。

2. 小儿膏方补肾的同时，一定要注意考虑脾肾共理，先后二天互为补充。因先天之肾与后天之脾一直互助为用。脾为五脏之根本，肾为五脏之化源，脾助肌肉，肾主骨，二者均能促进机体的生长发育，且二者在生理上相互资生，在病理上相互影响。脾胃虚弱，则气血之源匮乏，不能充养先天；若先天亏损，精气不足，则不能推动后天之精气化生及输布全身。《小儿药证直诀》有云，"小儿五脏六腑，成而未全，全而未壮"，亦明确提出了小儿脾、肾功能呈现相对不足的状态。因此在膏方的调理中，要充分考虑二者的互动作用。在注重调理脾胃为大法的基础上，同时注意脾肾同调，相辅而成。

二者在膏方中具体的比例应当根据二者之间的实际情况、二者的偏颇程度来决定。正如程钟龄所云："脾弱而肾不虚者，则补脾为亟，肾弱而脾不虚者，则补肾为先。"

（六）补益气血，亦为关键

"人之所有者，血与气耳"，气的运动是机体生命活动之源。《内经》曰："非出入，则无以生长壮老已；非升降，则无以生长化收藏。"此均因气能推动和调控人的生长发育和各脏腑的功能，防御外邪，固摄液态物质和联系脏腑官窍。如肺气虚则卫表不固，表现在小儿平素易于为外邪所侵；脾气虚，则运化不良，表现为面色少华，形体消瘦，或便下不调等；肾气虚，则摄纳无权，表现为动辄气喘，呼多吸少，如哮喘性疾病等。

血是人体的营养物质，不仅对全身起到濡养滋润作用，还是机体精神活动的物质保障。如果血生成不足或过度消耗，就会导致血的营养和滋润作用减弱，引起全身或局部血虚的病理现象，如出现头昏目花，面色不华或面色萎黄，毛发不泽，皮肤干燥或肢体麻木等临床表现。

气为功能的动力基础，血为营养物质的基础。"气为血之帅，血为气之母"，二者是无形与有形，阴与阳的有机统一。小儿气血柔弱，相对不足，若脾胃虚弱，化源匮乏，气血就会显得更为不足，从而反过来又会影响脾胃功能的正常发挥。故在膏方中，亦应该把补充气血作为基本的调理思路之一。

（七）不同阶段，量病施方

所谓不同阶段，即小儿的年龄有阶段性，疾病的发生和预后有阶段性。

首先是小儿生长发育的不同阶段，常易发病的种类会有所侧重。如婴儿期常见的吐乳、泄泻；幼儿期常见的泄泻、积滞、厌食等；学龄前期常见的呼吸道感染、哮喘、肾炎、营养不良等；学龄期仍以呼吸道为多见，或多动症、抽动障碍、性早熟；青春期则易内分泌紊乱，如月经不调、甲状腺疾病等。不同的疾病则又易致不同所主脏器的不足，所以注定了不同年龄段膏方药物组合的不同。同一年龄段，膏方药物组合有较为相似的特点，如膏方在学龄前期，常以健脾益肺固表为主；发育初期和青春期则多以调和肝肾，滋肾壮骨为主。小儿年龄的变化体现了人体生长发育的规律，因此膏方的调治也应该遵循此规律，顺势而为，必有其效。

其次是同一疾病在不同阶段对机体的影响会有所不同，故治法必须相应而为，这一点，膏方其实和汤剂相同，临证施膏施药，必须辨证论治，如辨虚实之多少，脏腑之偏颇等。其不同点在于，膏方考虑范围更大，用药更多，如以疳证和脾虚积滞为例，应该根据患儿体质及刻下之症状，运用补、消结合的方法予以调治，如半补半消、三补七消等，俟脾胃功能恢复正常，则可施以调补为主的方法。膏方中具体体现为第一年膏方是以消补结合之法，经过调治，疳去积化，第二年膏方则以调补脾肺或脾肾为主。

任何疾病的发生，既有它的普遍性，又有它的特殊性，治疗中应该抓住这两者，同时予以辨证论治。这就好比主症与兼症之间的关系，主症不变，则基础方不变，兼症变，则可加减施药，膏方亦然。膏方针对的是体质调理，而体质是机体长时间相对稳定的生理病理状态，每个人可以有不同的体质，亦可以有相似的体质，对于小儿相似体质而言，其具有一定的共性，体现在膏方上就是共同的基础方。这类体质的小儿，或所患疾病不同，均可出现不同的兼症，此即是它的特殊性，那么就可以在基础方上加用不同的药物来辅以治疗。如两个小儿，其体质均属于脾肺气虚，其一感邪以后，外邪虽除，但偶喉痰鸣，其二吐泻以后，内滞渐清，但纳谷不香，偶有腹痛，那么二者的基础方均可以健脾益气为主，前者针对兼症适加化痰止咳之品，后者之兼症可适当加以理脾消积之药。不同体质的小儿可以发生相同疾病，那么膏方调治就应在辨别体质的基础上选用不同的基础方，在辨病及兼症的基础上选用相似的药物。如两名儿童，其一为肺肾阴虚体质，其二为肺气阴不足体质，其症均为肺炎以后，纳少喜饮，偶有咳痰，那么前者的基础方当以调补肺肾之阴为主，后者的基础方当以益肺气、养肺阴为主，而兼症之咳痰，均可选用润肺化痰之品。实际上，前面所说的均体现了中医的异病同治和同病异治方法。

以上列出的几个小儿处膏的原则和重点，归纳起来就是小儿膏方的运用必须结合小儿生理和病理的特点，具体分析，辨证施膏，这样才能发挥出膏方最佳之效果。

四、儿童膏方的组成

膏方一般由中药饮片、细料药、胶类、糖类及辅料五部分组成。儿童膏方不同于成人，偏向于调理为主，药性平和，故一般以冰糖、饴糖等糖类（加或不加胶类药物）收膏调制。

1. 中药饮片

中药饮片是膏方的主体部分，是医生通过对儿童望、闻、问、切的综合诊查得到症状和体征，进行辨证分析后，根据配伍原则拟定的处方中的药物部分。如补气的党参、太子参、黄芪、白术等，补血的熟地黄、当归、川芎、白芍等，补阴的龟甲、麦冬、石斛、沙参等，补阳的肉苁蓉、补骨脂、杜仲、核桃仁等，以及行气、活血、安神、化湿、渗水、化痰、平肝、清热等药。

小儿的一料膏方通常以服用30天左右为最佳，因此饮片药味数控制一般为25味左右，每味药用量一般为常用处方量的10倍上下，总重量应控制在3千克左右。处方时要注意避免药味不足或剂量过轻造成服用时间不足或不能成膏，从而失去膏方的意义。如药味过多，剂量过重，一为服用时间过长，二为小儿胃难受纳，既造成浪费，又会适得其反，而且膏方内要有一定数量的淀粉类药物，以免不能煎熬成膏。

2. 细料药

细料药是参茸类和其他贵重药物的统称，又称"细贵药材"，是处方中体现膏方补益虚损功效的重要组成部分。在加工时，大部分细料药可以煎熬饮片时直接加入。一些贵重的或需要特殊加工的药

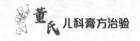

材，如人参类、冬虫夏草、孢子粉、羚羊角粉等，不能与一般饮片入汤共煎，否则用量较少的细料药所煎出的有效成分极易被数量众多的饮片药渣吸去，而有损补益之效，应该采用另炖、另煎、烊化等方式，在饮片熬汁浓缩后一起拌入以收膏，以达到物尽其用、充分发挥其功效的目的。

细料药的品种来源主要有以下几个方面：

（1）人参类：如生晒参、西洋参、朝白参、红参、高丽参等。

（2）贵重的动物药：如羚羊角粉、鹿茸片、海马、蛤蚧、珍珠粉等。

（3）贵重的矿物药：如琥珀粉等。

（4）贵重的植物药：如藏红花、川贝粉、三七粉、枫斗等。

（5）贵重的菌藻类药：如冬虫夏草、灵芝孢子粉等。

（6）药食两用的补益药：如黑芝麻、胡桃肉、红枣、龙眼肉等。

膏方中细料药的配伍并非多多益善，而是随需选择，切勿滥用。

3. 胶类

阿胶、龟甲胶、鳖甲胶、鹿角胶等是膏方加工中常用的药胶，在膏方配伍中这些胶类中药不仅是补益虚损的重要组成部分，而且有助于膏滋制剂的固定成形。同时我们应掌握各类胶不同的功效和特点，辨证地进行配伍和选用。一料儿童膏方中胶类中药的配伍量应根据儿童的年龄、体重和体质来决定，一般以 100～200 克之间较为适宜，可以一胶单用，也可以视需要按一定比例数胶合用。一些低糖或不加糖的膏方，可适当增加胶的配伍量，以保证中药收膏成形的效果。此外，对于一些需服用素膏的患儿，在膏方配伍中可以不加胶类药物，而是将膏方制成素膏或者清膏。

4. 糖类

冰糖、白糖、红糖、饴糖、蜂蜜是常用的加入膏滋中的各种糖类，膏方中配伍糖不仅能矫正药物的苦味，而且糖本身也有一定的补益作用。同时，糖也有助于膏滋制剂的固定成形。上述各种糖在品质和功效上略有差异，应根据辨证需要和小儿的体质选择使用，但小儿膏滋一般以入冰糖为宜。一料膏方中，糖的用量一般以 500

克左右为宜。对于一些需摄入低糖的特殊儿童，如有糖尿病史的儿童，处方时可选用一些低热量的甜味剂，如木糖醇、元贞糖等。但此类甜味剂的添加必须严格按照产品使用说明书，不得随意超量。

5. 其他辅料

黄酒是膏滋加工中必备的辅料，用于浸泡阿胶等动物类药胶。黄酒的味甘辛，性大热，具有活血通络、散寒、矫味、矫臭的功效，黄酒还是良好的有机溶剂。因此，用黄酒浸泡药胶不仅可解除各种药胶的腥膻气味，而且可以加强药物在体内的运化吸收作用。在收膏之前，可以预先将加工所需的药胶用黄酒浸泡一定时间使胶软化，再隔水加热，将胶炖烊，然后趁热和入药汁中共同收膏。制作膏滋药所用的黄酒应是的绍兴酒，俗称"老酒"，一般每 500 克胶剂用 250～500 毫升黄酒浸泡。

五、儿童膏方的制作方法及常见问题、解决方法

儿童膏方的制备与一般膏方的制备基本无差，制备工艺比较复杂，需要经过浸泡、煎煮、浓缩、收膏、存放等几道工序。制作者必须严格按照程序进行，否则不能达到预期的疗效。

1. 浸泡

将调配好的药物根据其性质的不同分别置于有盖的容器内浸泡，如有先煎、后入、分冲等，特别对于贵、细料药及胶类药更要另锅浸泡处理。然后把其他药物放入容量相当的容器内，加适量的水浸润药料，令其充分吸收膨胀，稍后再加水以高出药面 10 厘米左右，浸泡 12 小时。煎药容器一般以砂锅最佳，也可用铜锅、不锈钢锅或搪瓷锅，但不可用铁锅、铝锅，以免其与药物作用引起化学反应。但由于砂锅体积小，易破裂，故现在一般采用铜锅及不锈钢锅，此两种锅性质比较稳定，不易破损，且易清洗。

2. 煎煮

把浸泡后的药料上火煎煮。先用大火煮沸，再用小火煮 1 小时左右，转为微火以沸为度，约 3 小时，此时药汁渐浓，即可用纱布

过滤出头道药汁，再加清水浸润原来的药渣后即可上火煎煮，煎法同前，此为二煎，待至第三煎时，气味已淡薄，滤净药汁后即将药渣倒弃（如药汁尚浓时，还可再煎1次）。将前三煎所得药汁混合一处，静置后再沉淀过滤，以药渣愈少愈佳。毒性药物和矿物类药、贝壳类药及个别动物类药，为降低毒性或提高有效成分的溶出，均应先煎半小时再与其他中药共煎。贵重中药（未注研细粉）和经长时间煎煮易降低药效的中药，应单煎取适量药备用，药渣再与其他药物共煎，保证药效，以免浪费。细小种子类药、含毛茸或黏液类药，或丸、散等中药，均应装入纱布袋内与其他药材共煎，以防煎煮时结底或漂浮，或毛茸对人产生刺激。胶类中药应加适量水或黄酒隔水炖（烊）化备用，也可打成细粉，收膏时均匀加入。无机盐类中药应在浓缩时加入溶化。贵重药材或医嘱要求也可研粉加入的中药饮片，浓汁一起收膏，但应研细粉，过100目筛备用。

3. 浓缩

将过滤净的药汁倒入锅中进行浓缩，可以先用大火煎熬，加速水分蒸发，并随时撇去浮沫，让药汁慢慢变得稠厚，再改用小火进一步浓缩，此时应不断搅拌，因为药汁转稠时极易粘底烧焦，以搅拌到药汁滴在纸上不散开来为度，此时方可暂停煎熬，这就是经过浓缩而成的清膏。

4. 收膏

把蒸烊化开的胶类药与糖（以冰糖和饴糖为佳）倒入清膏中，放在小火上慢慢熬炼，不断用铲搅拌，直至能扯拉成旗或滴水成珠（将膏汁滴入清水中凝结成珠而不散）。另外，要注意在收膏的同时可以放入准备好的细粉（如珍珠粉、紫河车粉、琥珀粉、川贝粉等），在膏中充分拌匀。

收膏标准：将竹片从锅内提起，见膏滋向下滴成三角形，即"挂旗"。要是旗下有滴珠，提示水分尚多，仍须熬煮。"挂旗"大，说明膏滋熬得偏老，适于在暖冬服用；"挂旗"小，说明膏滋熬得偏嫩，适于寒冬服用。

5. 存放

待收好的膏稍微冷却后，即倒入消毒后清洁干净的瓷质容器内，先不加盖，用两层干净纱布将容器口遮盖上，放置一夜，待完全冷却后再加盖密封贮存备用，并放置阴凉处，避免水蒸气落在膏滋表面（因不放防腐剂），以免膏方表面日久霉变。

膏方制备过程中常出现焦化、返砂两个问题，如不解决好，既浪费了时间和人力，也浪费了财力和药材。所以我们要严格按照制作程序进行，不可偷工减料。解决焦化问题，首先要充分浸泡药材，加足水量，煎煮过程中要及时搅拌；再者要在过滤药渣时将药渣过滤完全，否则在浓缩药液时药渣容易沉底而被焦化。返砂就是煎膏放久之后，易产生糖与药汁分离，或有颗粒状析出的现象。解决返砂问题，就是要将所用的糖炒透（标准是糖全部炼制呈金黄色，所泛糖泡发亮有光泽，伴微有青烟散出即止）。冰糖因其本身含水分少，应在开始炼制时加适量水，且炼制时间要短；饴糖含水量较多，炼制时间可稍长，可不必加水；白砂糖可加水近50%，加热熬炼或用高压蒸汽加热；红糖要比冰糖或白砂糖炒得老些，但须防焦枯；炼蜜时，将过滤后的生蜜加热至出现浅黄色有光泽的均匀气泡状，用手捻蜜时有黏性，两手分开时无白丝出现。

六、儿童膏方服用的时节、方法、剂量、忌口及注意事项

（一）服用的季节

中医进补，四季皆宜。但儿童膏方服用，则以冬季最宜。人生活在大自然中，必然要顺应"春生、夏长、秋收、冬藏"的自然规律。《素问·四气调神人论》指出，"冬三月，此谓闭藏"，这就是说冬季三个月是万物生机潜伏的季节，是补充和收藏的季节。冬季养精蓄锐，可使精气充沛，来年可以更好地生活和学习。更因儿童处在生长发育阶段，冬天多储备些肾中精气，来年春天既能少生病，

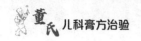

又能更好地健康成长。故有"冬不藏精，春必病温"之说，也有"冬令一进补，春天可打虎"之言。膏方多含动物类、胶类药物，其性滋腻，热天服用不容易消化吸收；膏方服用时间长，气温升高时，膏方容易变质，不便保存。所以冬季就成了小儿膏方进补最理想的季节。

（二）服用的时间

《神农本草经》中提及病在胸膈以上，先食后服药；病在心腹以下，先服药而后食；病在四肢血脉，宜空腹而在旦；病在骨髓者，宜饱满而在夜。这是泛指对一般汤剂的服法，但也足以证明服药时间对取得药效的重要性。根据膏方滋补强壮的特点，一般应空腹服用，以利于消化吸收。空腹服用的优点是可以使药物迅速入肠，并保持较高浓度，迅速发挥药效。但小儿脾胃薄弱，消化吸收功能差，若空腹服用，感到胃脘不舒，即饭后 15～30 分钟时服用；如此服用一周后，若无不适感，可在晚上临睡前增服一次。

（三）服用的方法

儿童膏方的服用方法可根据病情来决定，一般分为冲服、调服、噙化三种。

1. 冲服

取适量膏滋，放在杯中，将热开水冲入，搅匀，使之溶化，服下。如果方中熟地黄、山萸肉、巴戟肉等滋腻药较多，且配药中胶类剂量又较大，则膏药黏稠较难烊化，应该用开水炖烊后再服。

2. 调服

根据医嘱，在膏方中加入贵细药粉，如冬虫夏草、川贝粉等，开水调入或隔水炖热，调好和匀，服下。

3. 噙化

噙化亦称"含化"。将膏滋含在口中，让药慢慢在口中融化，发挥药效。

（四）服用剂量

服药剂量的多少，可以根据膏方的性质、疾病的轻重，以及患儿体质强弱、年龄大小等情况来决定。一般每次服用膏方取常用汤匙 1 匙为准（合 15～20 毫升）。初服者宜半匙开始，观察服用后情况逐渐增量至一匙，早晚各服用一次。

药物分有毒无毒、峻烈缓和的不同。一般性质平和的膏方，可参照以上的服法和剂量，若有毒、峻烈的药物渗入膏药，服用宜从小剂量开始，待无不良反应再逐渐增加至正常剂量，以免中毒或耗伤正气。但膏方中若非必要，不入此类药物。

（五）服膏方的忌口

中医服药十分讲究忌口，因草木之性皆有偏，而许多饮食物亦是如此，所以在服用膏方时应尽量避免同时食用与膏方性味及药效对冲的饮食物，以免减弱或抵消膏方的效果。首先，服膏方时不宜用茶水、牛奶送服。其次，服含人参的膏方时少食或不食绿豆、芥菜等；服滋补性膏方时，不宜饮茶；阴虚体质儿童忌食辛辣的食品，如狗肉、牛肉、葱、姜、蒜等；阳虚体质儿童忌用寒凉性质的食品；同时服膏期间，不能暴饮暴食，不食膏粱厚味或不易消化之生、冷、硬食品，以免碍滞脾胃和影响消化吸收功能。另外，原有特殊疾病的患儿应适当忌口，如哮喘患儿和对某些食品有过敏反应的患儿，避免生冷瓜果等诱发疾病延误服膏，对平时咳嗽痰多的患儿还要忌甜腻食品，以免助湿生痰；素来消化不良的小儿还要忌油腻食品，以免伤脾碍胃，影响药效。

（六）服膏方的注意事项

1. 服膏方期间，如发生感冒、上呼吸道感染，或一些其他急性疾病，应立即停止服用。必须待疾病痊愈，方可继续。

2. 服膏期间，若出现消化道症状，如脘胀、腹痛、便泻次多等，也当暂停服用，可先对症用其他药物治疗，待好后继服。若仍出现

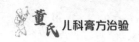

上述情况，当咨询处膏医师，以决定是否可以继服。

3. 服用膏方后出现上火现象，如齿龈渗血、鼻腔出血、面部灼热、眼屎较多等情况，当先暂停服用，检查是否为当下其他病证引起，若他病痊愈或停药后继续服用，仍出现上述情况，当向处膏医师咨询，以决定是否可以继服。

4. 对有过敏体质的儿童，服膏后如出现过敏症状，如发湿疹、皮疹、荨麻疹等，应当停止服用，待症状消失后继服仍发的儿童，当向处膏医师咨询。

5. 某些入膏的药物，对少数特殊和敏感体质的儿童会造成脏器功能异常。若出现异常反应，应当停止服用，咨询医生，并及时予以相应的检查和治疗。

6. 膏方是通过纠偏来调理的，其依据是孩子的体质和平时易发的疾病，并不是纯补，不会造成性早熟。孩子若已出现性早熟或者有肥胖、代谢紊乱等问题，就不适合吃膏方了，建议服用汤剂等其他中药剂型调理。

七、儿童膏方的保藏方法

膏方的制作工艺固然重要，膏方的收藏也是重要一环。为了使膏方能在服用期间保质而充分发挥药力以达到调补的目的，其存放方法至关重要。

1. 首先在膏方制作后，让其充分冷却，才可加盖。

2. 应该存放在瓷罐（锅、钵）中，亦可以用搪瓷烧锅存放，但不宜用铝、铁锅作为盛器。

3. 存放膏方的瓷罐应在使用前及时做好消毒，不能尚未使用先消毒，搁置时间太久也会引起霉变现象。消毒好的瓷罐应及时干燥后置密闭容器内保存，不要暴露于空气中。

4. 一般情况下，膏滋应放在阴凉处，若放在冰箱冷藏更佳，避免放置在发热炉火及电器边，以防霉变。

5. 每天服用膏方时，应该使用干燥的汤匙起膏，以免把水分带进瓷罐内而造成表面发出霉点。

6. 若遇暖冬气温连日回升，应将膏滋隔水高温蒸烊，但是忌直接将膏锅放在火上烧烊，否则会造成锅裂和底焦。在膏药蒸烊后，一定要把盖打开，直至完全冷却，方可盖好。切不可让锅盖的水落在膏面上，否则过几天就会出现霉点。气候潮湿或者天气变暖，或藏膏日久，可能会在膏方表面出现一些霉点，此时宜用清洁水果刀刮去表面有霉点的一层，再隔水高温蒸烊，可以继续服用。如果霉点很多且在膏的深处也有发霉，就不能服用了。

第三部分

儿童膏方医案

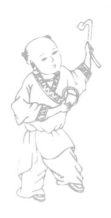

一、常见病类

1. 呕吐

【案一】脾运不健，胃气不和

叶某，男，9岁。2019年1月4日就诊。

患儿早餐时易于作恶，已有数月，夜偶遗尿，多食腹胀，纳谷一般，舌苔薄净，二便尚调，此因早上迟起，催促就餐，久而条件反射，调以健脾和胃益肾。

处方：

潞党参120克	焦白术100克	云茯苓120克	清甘草30克
怀山药100克	生扁豆100克	缩砂仁30克	薏苡仁150克
姜半夏100克	姜竹茹100克	炒枳壳100克	广陈皮30克
生黄芪120克	软柴胡100克	制香附120克	佛手片100克
广藿香100克	鸡内金100克	六神曲100克	炒谷芽100克
刀芡实100克	金樱子100克	益智仁100克	菟丝子100克
桑螵蛸120克			

另：

生晒参40克	陈阿胶150克	冰糖450克	黄酒适量

按：

该孩早餐作恶，已有数月，因其当为晨起肠胃尚未蠕动，仓促催食，使其气机不畅，胃气失和，久之则成为习惯性的条件反射；虽有多食腹胀之症，但其舌苔薄净，乃为脾胃虚弱，而到气机不畅之症，由于后天脾胃不足，不能滋养先天之精，又可导致肾气不足而遗尿时作。故调治当以健脾和胃为主，兼以益肾止遗，并嘱早睡早起，早餐前适量活动，放松心态，促其肠胃蠕动。方选参苓白术散以健脾益气；温胆汤以和胃降逆；加生黄芪、生晒参以增益气之功；软柴胡、制香附、佛手片以调和肝胃之气；广藿香、鸡内金、六神曲、炒谷芽以助运醒胃；刀芡实、金樱子、益智仁、菟丝子、桑螵蛸益肾固精。全方合之，共奏健脾和胃，降逆止呕，益肾固精

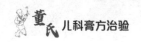

之功。

【案二】脾胃虚寒，胃失和降

张某，女，12 岁。2019 年 12 月 19 日就诊。

12 岁小囡，面色不华，形体消瘦，四肢欠温，易作吐恶，检查无异，纳谷欠香，舌苔薄白，二便尚调，此脾胃虚寒，脾运不健，胃失和降，调当健脾温胃为主。

处方：

潞党参 120 克	焦白术 120 克	云茯苓 150 克	清甘草 30 克
广陈皮 30 克	淡干姜 15 克	怀山药 120 克	莲子肉 120 克
白扁豆 100 克	龙眼肉 100 克	紫丁香 15 克	缩砂仁 30 克
广藿香 100 克	姜竹茹 60 克	益智仁 100 克	补骨脂 100 克
桂枝 30 克	厚朴花 60 克	佛手片 100 克	炒枳壳 100 克
制香附 100 克	鸡内金 120 克	炒谷芽 120 克	

另：

生晒参 50 克	陈阿胶 120 克	冰糖 450 克	黄酒适量

按：

12 岁小囡，面色不华，形体消瘦，四肢不温，纳谷不香，易作吐恶，舌苔薄白，二便尚调，当为脾胃虚寒，脾运不健，胃气失和，日久而致生化乏源，影响生长发育。故调当健脾温胃。方选异功散以健脾益气；理中汤以温中和胃；加生晒参、怀山药、莲子肉、白扁豆、龙眼肉增以健脾之力；紫丁香、缩砂仁、广藿香、姜竹茹助以和胃；益智仁、补骨脂、桂枝温肾助阳；厚朴花、佛手片、炒枳壳、制香附调畅脾胃之气机；鸡内金、炒谷芽消食助运。全方相合，健脾温胃，辅以调畅气机而助运，使后天之吸收运化如常，生长良好矣。

【案三】脾虚气滞，胃失和降

张某，男，7 岁。2020 年 12 月 21 日就诊。

患儿形体瘦小，面色欠华，脘痛时作，痛则易吐，纳谷欠香，舌苔薄白，便下偏干，小溲尚通，此脾失健运，胃失和降，气机不畅，调当健脾和胃，疏理气机。

处方：

潞党参 120 克	焦白术 100 克	云茯苓 120 克	清甘草 30 克
生黄芪 120 克	怀山药 100 克	莲子肉 120 克	白扁豆 100 克
姜半夏 100 克	姜竹茹 100 克	炒枳壳 100 克	广陈皮 30 克
厚朴花 60 克	广藿香 100 克	缩砂仁 30 克	软柴胡 100 克
制香附 120 克	佛手片 100 克	小青皮 60 克	川楝子 60 克
延胡索 100 克	刀芡实 100 克	金樱子 120 克	益智仁 120 克
鸡内金 100 克	六神曲 120 克	薏苡仁 150 克	莱菔子 100 克

另：

生晒参 40 克	陈阿胶 120 克	冰糖 500 克	黄酒适量

按：

该孩脘痛时作，痛则易吐，乃气机不畅，胃失和降；胃纳不馨，日久则生化乏源，而见形体瘦小，面色欠华；脾胃失健，则纳谷欠香，便下偏干；其舌苔薄白，是无内积也。故调当健脾和胃，疏理气机。方选四君子汤加生晒参、生黄芪、怀山药、莲子肉、白扁豆健脾益气；温胆汤和胃降逆；厚朴花、广藿香、缩砂仁醒脾调胃，化湿和中；软柴胡、制香附、佛手片、小青皮、川楝子、延胡索疏肝理气止痛；刀芡实、金樱子、益智仁益肾助脾；鸡内金、六神曲、薏苡仁、莱菔子化湿消滞以运脾。全方合之，健运脾胃、调畅气机，意在脾胃复健，生机如常。

2. 腹痛

【案一】脾虚有积，气机不畅（1）

陈某，男，6 岁。2018 年 12 月 24 日就诊。

时腹作痛，经治稍瘥，面色欠华，纳谷一般，舌苔薄腻，二便尚调，此脾运不健，肝气易犯，调当健运脾胃，疏畅肝气。

处方：

潞党参 120 克	焦白术 120 克	云茯苓 150 克	清甘草 30 克
广陈皮 30 克	生黄芪 120 克	怀山药 120 克	白扁豆 100 克
刀芡实 100 克	金樱子 100 克	广藿香 100 克	缩砂仁 20 克
软柴胡 100 克	制香附 150 克	广木香 100 克	佛手片 100 克

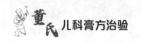

陈香橼 100 克　　川厚朴 100 克　　炒枳壳 100 克　　薏苡仁 150 克
炒谷芽 120 克　　鸡内金 100 克　　炒山楂 100 克

另：

生晒参 40 克　　陈阿胶 100 克　　冰糖 450 克　　黄酒适量

按：

该孩消化不良，时腹作痛，舌苔薄腻，当为积滞腹痛，乃于平素饮食不节或过食肥甘生冷，导致中焦壅滞，气机不畅，运化失职，不通则痛。经治疗，症状虽瘥，但面色欠华，纳谷一般，此脾胃已虚，失于健运，水谷精微难以传输泽色。故调当健运脾胃，辅以疏畅肝气。方选异功散加生晒参、生黄芪、怀山药、白扁豆益气健脾；刀芡实、金樱子健脾益肾；广藿香、缩砂仁醒脾和胃；软柴胡、制香附、广木香、佛手片、陈香橼、川厚朴、炒枳壳疏肝理气，行气宽中，斡旋中焦气机；薏苡仁、炒谷芽、鸡内金、炒山楂消食助运，并防药物滋腻。全方合之，共奏健运脾胃，疏畅肝气之功。

【案二】脾虚有积，气机不畅（2）

魏某，男，7 岁。2018 年 12 月 24 日就诊。

面色不华，腹痛时有，纳谷欠香，舌苔薄稍腻，便下欠调，小溲清通，此脾虚失运，气机不畅，调当健脾消积，理气和胃。

处方：

潞党参 120 克　　焦白术 120 克　　云茯苓 150 克　　清甘草 30 克
生黄芪 150 克　　莲子肉 120 克　　刀芡实 120 克　　益智仁 100 克
金樱子 120 克　　菟丝子 100 克　　当归身 60 克　　大红枣 50 克
制香附 120 克　　延胡索 60 克　　广木香 100 克　　佛手片 100 克
广陈皮 30 克　　陈香橼 100 克　　川厚朴 50 克　　缩砂仁 30 克
佩兰叶 120 克　　薏苡仁 150 克　　炒谷芽 120 克　　鸡内金 100 克
炒山楂 100 克

另：

生晒参 50 克　　陈阿胶 100 克　　冰糖 450 克　　黄酒适量

按：

该孩面色不华，纳谷不香，当为平素脾虚失运，生化乏源，不能泽肤润华；其舌苔稍腻，便下欠调，乃为积滞未尽，土虚木可克，滞而肝失疏，均可致气机不畅而脘痛时作。此虚实互夹，以虚为主之证，调当健脾和胃，理气消积。方选四君子汤加生晒参、生黄芪、莲子肉益气健脾；刀芡实、益智仁、金樱子、菟丝子健脾益肾；当归身、大红枣、陈阿胶以养阴血；制香附、延胡索、广木香、佛手片、广陈皮、陈香橼、川厚朴疏肝理气止痛、行气宽中消积；缩砂仁、佩兰叶醒脾和胃；薏苡仁、炒谷芽、鸡内金、炒山楂化湿食而助运，并防膏药滋腻。全方补、运、疏、消相合，与孩之体甚为合宜。

【案三】饮食内滞，气机不畅

陈某，男，15岁。2020年1月14日就诊。

形体尚健，近来饮食不节，而致腹痛时作，纳谷一般，舌苔薄腻，二便尚调，先拟理气消积，调以健脾和胃。

处方：

（汤剂处方：软柴胡10克、制香附12克、延胡索10克、川楝子10克、佛手片10克、炒枳壳10克、六神曲12克、鸡内金10克、炒谷芽12克，7剂）

潞党参100克	焦白术100克	云茯苓150克	清甘草30克
生黄芪120克	怀山药100克	刀芡实100克	金樱子100克
盐杜仲100克	补骨脂100克	菟丝子100克	当归身60克
软柴胡100克	制香附120克	延胡索100克	台乌药120克
佛手片100克	广陈皮50克	炒枳壳100克	花槟榔60克
莱菔子120克	缩砂仁30克	广藿香100克	薏苡仁150克
六神曲150克			

另：

生晒参50克	陈阿胶150克	冰糖500克	黄酒适量

按：

该孩形体尚健，纳谷正常，二便均调，说明脾胃功能良好，发育正常；但近因饮食不节，腹痛时作，舌苔薄腻，乃由积致滞，气机不畅而致痛也。此时虽为冬令调补佳期，况又值发育增高期，但仍先当使其积去气畅，脾运复健。故先以汤药疏肝理气，消积和胃，

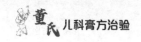

然后再以膏方调补为宜。汤药选软柴胡、制香附、延胡索、川楝子、佛手片、炒枳壳疏理肝胃之气；六神曲、鸡内金、炒谷芽消积助运。服药7剂后，腹痛未作，舌苔转净，积去气畅，乃以膏方调补。方以四君子汤加生晒参、生黄芪、怀山药益气健脾；刀芡实、金樱子、盐杜仲、补骨脂、菟丝子益肾固精；少佐当归身、陈阿胶以养血；软柴胡、制香附、延胡索、台乌药、佛手片、广陈皮、炒枳壳、花槟榔、莱菔子疏肝行气消积；缩砂仁、广藿香醒脾和胃；薏苡仁、六神曲化湿消积助运，并防膏药滋腻。全方合之，以健脾补肾为主，辅以消运助益脾胃，使之相得益彰也。

【案四】脾气虚弱，肝气失和

沈某，男，10岁。2019年12月8日就诊。

小腹时痛，痛时不甚，已有数月，面色不华，形神不振，纳谷欠香，舌苔薄白，便下干结，小溲尚通，此脾气不足，肝气不和，调当健运脾胃，疏肝理气。

处方：

潞党参120克	云茯苓150克	清甘草30克	生黄芪120克
怀山药100克	莲子肉120克	刀芡实100克	金樱子100克
益智仁100克	软柴胡100克	制香附120克	延胡索100克
小青皮50克	陈香橼60克	佛手片100克	广陈皮30克
炒枳壳100克	缩砂仁30克	莱菔子100克	瓜蒌仁100克
薏苡仁120克	六神曲120克	炒谷芽120克	鸡内金100克

另：

生晒参50克	陈阿胶120克	冰糖500克	黄酒适量

按：

该孩面色不华，形神不振，纳谷欠香，舌苔薄白，乃脾胃虚弱，运化不良，生化乏源之故；小腹时痛，痛时不甚，便下干结，气机不畅也。故调当健运脾胃为主，辅以疏肝理气。药选生晒参、潞党参、云茯苓、清甘草、生黄芪、怀山药、莲子肉益气健脾；刀芡实、金樱子、益智仁健脾益肾；软柴胡、制香附、延胡索、小青皮、陈香橼、佛手片、广陈皮、炒枳壳疏肝理气；缩砂仁和胃醒脾；莱菔子、瓜蒌仁行气通便；薏苡仁、六神曲、炒谷芽、鸡内金化湿消食助运。全方合之，以健脾益气为主，以疏理助运为辅，如此调理，甚为合宜。

【案五】脾胃虚弱，气机不畅（1）

段某，男，6岁。2020年12月15日就诊。

6周岁小儿，面色萎黄，纳谷不香，形体瘦小，偶有腹痛，舌苔薄浮，二便尚调，脾运不健，精微不输，湿食易滞，调当健运脾胃，兼以补肾。

处方：

炒党参100克	焦白术100克	云茯苓120克	清甘草30克
怀山药100克	莲子肉100克	刀芡实100克	益智仁100克
金樱子100克	补骨脂100克	菟丝子100克	制首乌100克
当归身60克	软柴胡100克	制香附120克	小青皮60克
佛手片100克	广陈皮30克	炒枳壳100克	缩砂仁30克
广藿香100克	薏苡仁120克	鸡内金100克	炒谷芽100克

另：

生晒参40克	陈阿胶120克	冰糖450克	黄酒适量

按：

该孩面色萎黄、纳谷不香、舌苔薄浮、二便正常，当为脾胃虚弱，而致胃气不苏，水谷精微不能润肤泽色；脾胃既虚，则运化不健，故易致湿食停滞而致腹痛偶作；后天之精不能充养先天，致肾精不足，不能养髓壮骨，影响生长发育，而见形体瘦小。故调当健运脾胃，补肾壮骨，兼化湿食。方选四君子汤加生晒参、怀山药、莲子肉健脾益气；刀芡实、益智仁、金樱子、补骨脂、菟丝子补肾壮骨；少佐制首乌、当归身、陈阿胶以养血；软柴胡、制香附、小青皮、佛手片、广陈皮、炒枳壳疏肝行气；缩砂仁、广藿香、薏苡仁行气化湿；鸡内金、炒谷芽消枳助运。全方合之，以补为主，以运为辅，使机体可渐复生机也。

【案六】脾胃虚弱，气机不畅（2）

吴某，女，7岁。2020年12月26日就诊。

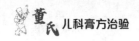

7 岁小囡，面色不华，腹痛时作，纳谷一般，舌苔薄净，二便尚调，此脾胃虚弱，肝气来侮，调当健脾柔肝。

处方：

太子参 120 克	焦白术 100 克	云茯苓 120 克	清甘草 30 克
生黄芪 120 克	怀山药 100 克	莲子肉 100 克	白扁豆 100 克
刀芡实 100 克	金樱子 100 克	益智仁 100 克	龙眼肉 100 克
软柴胡 100 克	炒白芍 100 克	炒枳壳 100 克	炒甘草 30 克
制香附 100 克	延胡索 100 克	佛手片 100 克	陈香橼 100 克
广陈皮 30 克	当归身 60 克	缩砂仁 30 克	鸡内金 100 克
炒谷芽 100 克			

另：

生晒参 40 克　　陈阿胶 100 克　　冰糖 450 克　　黄酒适量

按：

该小囡面色不华，纳谷尚可，舌苔薄净，二便均调，当为脾胃之气不足，水谷难以化为精微营养诸脏及肌肤所致；由于脾胃虚弱，易致肝气来侮，故可见时有腹痛。调治之，当以调扶脾胃，柔和肝气。方选四君子汤加生晒参、生黄芪、怀山药、莲子肉、白扁豆健脾益气；刀芡实、金樱子、益智仁、龙眼肉健脾益肾，二天同补；辅以四逆散，调和肝脾，柔肝缓急；制香附、延胡索、佛手片、陈香橼、广陈皮以行气和胃；当归身、陈阿胶以养血和络；缩砂仁、鸡内金、炒谷芽醒胃助运。全方合之，使脾胃气壮，肾气充实，肝脾调和，则腹痛之证自愈也。

【案七】脾胃虚寒，营卫不和

周某，男，10 岁。2021 年 12 月 3 日就诊。

腹痛时作，痛则喜暖喜按，面色不华，汗多肢冷，纳谷一般，舌苔薄白，便时欠化，二脉软弱，此脾胃虚寒，营卫不和，调当温中散寒，益气和营。

处方：

桂枝 60 克	炒白芍 60 克	淡干姜 15 克	大红枣 30 克
炙甘草 30 克	潞党参 120 克	焦白术 100 克	云茯苓 150 克

生黄芪 120 克	怀山药 100 克	炒扁豆 100 克	淡附片 50 克
益智仁 100 克	补骨脂 100 克	煨肉果 100 克	煨诃子 100 克
制香附 100 克	广陈皮 50 克	佛手片 100 克	缩砂仁 30 克
薏苡仁 120 克	鸡内金 100 克	六神曲 120 克	炒谷芽 100 克

另：

| 红参 80 克 | 陈阿胶 120 克 | 饴糖 250 克 | 冰糖 300 克 |

黄酒适量

按：

该孩腹痛时作，痛则喜暖喜按，面色不华，汗多肢冷，便时不化，二脉软弱，是一派脾胃虚寒，营卫不固之症，均乃因阳气不能温煦中焦所致。故调当温中散寒，调和营卫，健脾益气。方选小建中汤（含桂枝汤），既可温中散寒，又可调和营卫；四君子汤加红参、生黄芪、怀山药、炒扁豆以健脾益气；加淡附片以增温阳之力；益智仁、补骨脂、煨肉果、煨诃子温补脾肾之阳；再辅以制香附、广陈皮、佛手片、缩砂仁理气醒胃；薏苡仁、鸡内金、六神曲、炒谷芽化湿消食助运。全方合之，共奏温中散寒，益气和营之功。

附：肠系膜淋巴结肿大

【案一】脾虚痰恋，气机不畅（1）

严某，女，6岁。2019年11月16日就诊。

6足岁小囡，面色萎黄，形体消瘦，平素易感，感则腹痛，B超检查示肠系膜淋巴结数个肿大，纳谷不香，舌苔薄黄，二便尚调，此脾肺不足，痰湿凝聚肠道，调当补益脾肺，运脾理气化痰。

处方：

潞党参 100 克	焦白术 100 克	云茯苓 120 克	清甘草 30 克
怀山药 120 克	莲子肉 120 克	刀芡实 100 克	当归身 60 克
软柴胡 100 克	制香附 120 克	延胡索 60 克	台乌药 100 克
陈香橼 60 克	炒枳壳 100 克	佛手片 100 克	广陈皮 30 克
浙贝母 100 克	广藿香 60 克	缩砂仁 30 克	薏苡仁 150 克
莱菔子 100 克	炒谷芽 100 克	鸡内金 100 克	六神曲 120 克

另：

生晒参 40 克　　陈阿胶 100 克　　冰糖 450 克　　　黄酒适量

按：

该小囡面色萎黄，形体消瘦，平素易感，当为脾气虚弱，化源不足，水谷精微不能润肤养肺；其遇感腹痛，B 超提示为肠系膜淋巴结肿大，此多为小儿脾运不健，致感后痰湿留恋，日久凝聚而成痰核（淋巴结肿大），从而导致气滞不畅，不通则痛。此腹痛反复发作的根本原因：体弱易感→痰湿留恋→运化不良→脾肺不足，从而互为因果。故此病稳定期，其体弱患儿者，当以健脾益气为主，辅以理气化痰消积，标本兼施之。方选四君子汤加生晒参、怀山药、莲子肉、刀芡实益气健脾，少佐当归身、陈阿胶以养血；软柴胡、制香附、延胡索、台乌药、陈香橼、炒枳壳、佛手片、广陈皮疏肝行气止痛；浙贝母、莱菔子化痰散结；广藿香、缩砂仁、薏苡仁醒脾和胃化湿；炒谷芽、鸡内金、六神曲消积助运。全方合之，以健运为主，疏消化痰为辅，使脾胃运化正常，痰湿除而不生，气血充和，腹痛自止也。

【案二】脾虚痰恋，气机不畅（2）

姚某，女，7 岁。2020 年 11 月 29 日就诊。

7 岁小囡，人感乏力，面色少华，腹痛时有，B 超显示肠系膜淋巴结数个肿大，纳谷一般，舌苔薄净，二便尚调，此脾虚气滞，痰凝不化，调当健脾益气，兼以理气化痰。

处方：

潞党参 120 克	焦白术 100 克	云茯苓 120 克	清甘草 30 克
生黄芪 120 克	怀山药 120 克	莲子肉 120 克	刀芡实 100 克
益智仁 100 克	金樱子 100 克	菟丝子 100 克	当归身 60 克
软柴胡 100 克	制香附 120 克	延胡索 100 克	佛手片 100 克
炒枳壳 100 克	广陈皮 30 克	浙贝母 100 克	花槟榔 100 克
藿香梗 60 克	薏苡仁 120 克	鸡内金 100 克	炒谷芽 100 克

另：

生晒参 40 克　　陈阿胶 120 克　　冰糖 500 克　　　黄酒适量

按：

该孩腹痛时有，人感乏力，纳谷不香，舌苔薄净乃脾虚失运，饮食物不能化为精微，反凝聚成痰（肠系膜淋巴结），阻于肠道，脉络受阻，不通则痛；脾气既虚，气血生化乏源，则面色少华。故调当健脾益气为主，佐以疏肝化痰（湿食）。方选四君子汤加生晒参、生黄芪、怀山药、莲子肉健脾益气；刀芡实、益智仁、金樱子、菟丝子健脾益肾；少佐当归身、陈阿胶以养血和络；软柴胡、制香附、延胡索、佛手片、炒枳壳疏肝行气止痛；广陈皮、浙贝母、花槟榔理气消积、化痰散结；藿香梗、薏苡仁醒脾化湿；鸡内金、炒谷芽消食助运。全方合之，补脾益肾，疏肝行气，化痰消积，标本兼施。

【案三】脾肺不足，气机不畅

胡某，女，10 岁。2021 年 12 月 6 日就诊。

体弱易感，感则腹痛，B 超显示肠系膜淋巴结数个肿大，咳嗽时作，汗出较多，纳谷欠香，舌苔薄浮，二便尚调，此脾肺不足，调当健脾益气为主。

处方：

潞党参 120 克	焦白术 100 克	云茯苓 120 克	清甘草 30 克
生黄芪 120 克	关防风 60 克	怀山药 120 克	刀芡实 120 克
益智仁 120 克	金樱子 120 克	龙眼肉 100 克	软柴胡 100 克
炒枳壳 100 克	制香附 120 克	佛手片 100 克	川芎 60 克
广陈皮 50 克	款冬花 100 克	莱菔子 100 克	川厚朴 60 克
缩砂仁 30 克	薏苡仁 150 克	炒山楂 100 克	鸡内金 100 克
炒谷芽 120 克			

另：

生晒参 40 克	陈阿胶 120 克	冰糖 500 克	黄酒适量

按：

该小囡体弱易感，汗出较多，纳谷不香，当为脾肺气虚，卫外不固；其感则腹痛，多为感邪以后，内恋之痰不清，加之脾虚不能运化水湿，而致痰凝肠道，造成淋巴结肿大，因之每当新邪触动，肺气失肃，则易致气机不畅，脉络受阻，不通则腹痛也；其咳嗽时作，既有卫外不固之因，亦有痰恋不清之故。故膏方调治，当以健脾益气，疏理气机，化痰助运为主。方选四君子汤合玉屏风散加生晒参、怀山药以健脾益肺固表；刀芡实、益智仁、金樱子、龙眼肉健脾益肾；软柴胡、炒枳壳、制香附、佛手片、川芎行气活血；广陈皮、款冬花、莱菔子理气祛痰；川厚朴、缩砂仁、薏苡仁行气消积化湿；炒山楂、鸡内金、炒谷芽消积助运。全方合之，补脾肺，畅气机，助运化，与孩之症状甚为合宜。

【案四】脾肺虚弱，运化不良

胡某，女，11岁。2021年12月11日就诊。

时有当脐腹痛，感邪尤甚，B超示肠系膜淋巴结肿大数个，平素易感，动辄多汗，面色不华，纳谷不香，舌苔薄白，便下松散，小溲尚通，脉软，二便尚调，治以调和肝脾。

处方：

潞党参120克	焦白术100克	云茯苓150克	清甘草30克
广陈皮50克	炙黄芪120克	怀山药120克	莲子肉100克
白扁豆120克	刀芡实100克	金樱子100克	煨诃子100克
软柴胡100克	台乌药100克	延胡索100克	佛手片100克
陈香橼120克	广木香100克	浙贝母100克	麻黄根100克
糯稻根100克	缩砂仁30克	广藿香60克	鸡内金100克
炒谷芽120克	炒山楂100克		

另：

生晒参80克	陈阿胶100克	冰糖500克	黄酒适量

按：

患儿当脐腹痛时发，感邪发热发作频繁，疼痛尚能忍受，无恶心呕吐等不适，B超提示肠系膜淋巴结大。本病多为患儿素来脾运欠佳，或内有积滞，故每当新邪触动，肺气失宣，气机不畅，而致痰、湿、食、热互结，瘀阻肠道，气运脉络受阻，不通则痛。治疗当以理气消积和胃为主。但该患儿由于脾气虚弱，运化不健，卫外不固，因之临床呈现一派面色不华，易感多汗，便下不化，脉软等脾气虚弱症状。由于脾虚运化乏力，水谷之精反为水湿，亦可凝聚为痰（淋巴结）；土虚木侮亦为腹痛，所以治之当以健脾益气为主，少佐疏理，调节气机，方为对症也。方选异功散加生晒参、炙黄芪、怀山药、莲子肉、白扁豆以健脾益气而固表；刀芡实、金樱子、煨诃子补脾肾而固精，且煨诃子又有化痰之功；软柴胡、台乌药、延胡索疏肝理气；佛手片、陈香橼、广木香理脾和胃；浙贝母化痰散结；麻黄根、糯稻根涩汗止汗；缩砂仁、广藿香、鸡内金、炒谷芽、炒山楂醒胃消食以助运。全方合之，以健脾益气固本为主，以疏肝理气助运为辅，较之孩体，甚为合宜。

3. 积滞

【案一】脾虚失运，积滞不清（1）

李某，男，14 岁。2019 年 1 月 28 日就诊。

平素便秘，纳谷尚可，面色不华，舌苔根腻，此脾虚积滞，先予汤药导滞，再以膏方消扶。

处方：

（汤剂处方：川厚朴 10 克、炒枳壳 10 克、广陈皮 3 克、佛手片 10 克、莱菔子 10 克、瓜蒌仁 10 克、六神曲 10 克、鸡内金 10 克、云茯苓 10 克，7 剂）

潞党参 120 克	焦白术 100 克	云茯苓 100 克	清甘草 30 克
生黄芪 120 克	怀山药 100 克	白扁豆 100 克	当归身 60 克
广陈皮 50 克	佛手片 60 克	陈香橼 100 克	广木香 100 克
川厚朴 100 克	炒枳壳 100 克	花槟榔 60 克	缩砂仁 30 克
薏苡仁 150 克	火麻仁 100 克	瓜蒌仁 100 克	莱菔子 100 克
炒谷芽 100 克	鸡内金 100 克	六神曲 120 克	

另：

朝白参 60 克	陈阿胶 150 克	冰糖 500 克	黄酒适量

按：

积滞是小儿常见之症，乃由小儿脾本不足，加之营养物质需求较高，父母爱子心切，故常致饮食不节，营养过度，反使运化不良，乳食不消，消之不去，滞而为积。积滞一症，当以消导为主，但积日久，脾胃必伤，故终以健脾胃为着眼点。该孩面色不华，纳谷尚可，当为脾虚失运，水谷精微不能吸收输送；由于脾胃虚弱，运化不良，故又可致饮食内滞不化，气机不畅，而见舌根薄腻，便下秘结。此症为本虚标实，故膏方调扶之前，宜先消积导滞，待积去，再以调扶脾胃为主。汤药以川厚朴、炒枳壳、广陈皮、佛手片行气理脾；莱菔子、瓜蒌仁导滞通便；六神曲、鸡内金、云茯苓消食利湿。服药7剂以后，舌净纳可，唯便仍干，此积去大半，可以膏方调理。方选四君子汤加朝白参、生黄芪、怀山药、白扁豆健脾益气；当归身、陈阿胶以养血补血；广陈皮、佛手片、陈香橼、广木香、川厚朴、炒枳壳、花槟榔理气消积导滞；缩砂仁、薏苡仁醒脾化湿和胃；火麻仁、瓜蒌仁、莱菔子润肠导滞以通便；炒谷芽、鸡内金、六神曲消食助运。全方合之，补中寓运，运中寓消，调补之甚为合宜也。

【案二】脾虚失运，积滞不清（2）

李某，男，5岁。2019年1月10日就诊。

5岁小儿，平素少食，面色少华，夜时惊醒，汗出较多，舌苔薄浮，便下干结，此积滞不清，脾气已虚，调当健脾消积。

处方：

太子参100克	焦白术100克	云茯苓100克	清甘草30克
生黄芪100克	怀山药100克	莲子肉100克	制首乌100克
广藿香100克	缩砂仁30克	薏苡仁120克	广陈皮30克
川厚朴60克	花槟榔100克	大腹皮100克	莱菔子100克
六神曲100克	鸡内金100克	炒谷芽100克	炒山楂100克
钩藤60克	青龙齿120克	麻黄根100克	

另：

生晒参30克	陈阿胶120克	冰糖450克	黄酒适量

按：

该孩面色不华，纳谷不香，汗出较多，当为脾胃虚弱，化源不足，水谷之精不能润肤荣华，益气固卫；脾气既虚，则易致心气不足，而致夜寐不安；脾气虚弱，运化不佳，则又致饮食滞而难消，故可见苔薄腻，便下干结。临床上脾虚与积滞，其病机常互为因果，关键在辨其虚实之孰轻孰重，补、消之先后、主次，该孩虚实互夹，故调当消扶兼施。方选四君子汤加生晒参、生黄芪、怀山药、莲子肉健脾益气；制首乌补益肾气，以助后天；广藿香、缩砂仁、薏苡仁醒脾和胃；广陈皮、川厚朴、花槟榔、大腹皮、莱菔子行气导滞，消积通便；六神曲、鸡内金、炒谷芽、炒山楂消食助运；钩藤、青龙齿宁心安神；麻黄根止汗。全方合之，健脾益气宁心，运脾消食和胃，与孩之体甚为相宜。

【案三】脾虚失运，积滞不清（3）

戴某，男，13岁。2019年12月17日就诊。

患儿已见发育，面色萎黄，纳谷不香，舌苔薄腻，便下不化，小溲通黄，此积滞不清，脾胃虚弱，先予汤药导滞，再以膏方调补。

处方：

（汤剂处方：小青皮5克、广陈皮3克、佛手片10克、广藿香10克、云茯苓10克、薏苡仁15克、六神曲10克、鸡内金10克、炒谷芽10克、炒山楂10克、炒银花6克，5剂）

潞党参120克	焦白术120克	云茯苓150克	清甘草30克
生黄芪120克	炒怀山120克	炒扁豆120克	刀芡实100克
金樱子100克	补骨脂100克	益智仁100克	煨肉果100克
煨诃子100克	小青皮80克	佛手片100克	广木香100克
缩砂仁40克	广藿香100克	薏苡仁300克	莱菔子120克
六神曲150克	炒谷芽150克	鸡内金120克	炒山楂100克

另：

朝白参50克	陈阿胶150克	冰糖500克	白蜜150克

黄酒适量

按：

该孩面色萎黄，纳谷不香，为脾气不足，脾胃虚弱，生化之源之故；其舌苔薄腻，便下不化，小溲通黄，当为积滞不清，消化不良。虽值发育和冬令宜补期，仍当以消积助运为先，然后调补。汤药选小青皮、广陈皮、佛手片、广藿香理气醒胃；云茯苓、薏苡仁、

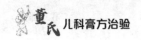

六神曲、鸡内金、炒谷芽、炒山楂化湿消食健胃；炒银花清热止泻。服药5剂以后，舌苔已净，纳谷稍动，便下松散，积滞渐去，当以膏方调补。膏方药选四君子汤加生黄芪、朝白参、炒怀山、炒扁豆益气健脾；刀芡实、金樱子、补骨脂、益智仁、煨肉果、煨诃子补肾助脾；小青皮、佛手片、广木香、缩砂仁、广藿香行气理脾醒胃；薏苡仁、莱菔子、六神曲、炒谷芽、鸡内金、炒山楂化湿消积助运。全方合之，共奏健脾补肾，消积助运之功。

【案四】脾虚失运，积滞不清（4）

陈某，男，11岁。2020年12月4日就诊。

患儿形体消瘦，面色萎黄，纳谷一般，舌根薄腻，此脾虚兼积，调当以健脾益气，佐以消运。

处方：

潞党参100克	焦白术100克	云茯苓120克	清甘草30克
生黄芪100克	怀山药100克	白扁豆100克	补骨脂100克
益智仁100克	煅龙骨120克	刀芡实100克	金樱子100克
肉苁蓉100克	当归身60克	制首乌100克	川厚朴100克
广陈皮30克	佛手片60克	莱菔子100克	缩砂仁30克
广藿香100克	薏苡仁150克	六神曲100克	鸡内金100克
炒谷芽100克			

另：

朝白参60克	陈阿胶120克	冰糖500克	黄酒适量

按：

该孩形体消瘦，面色萎黄，当责之脾气虚弱，运化不良，生化乏源，导致先天之精失于充养；其舌根薄腻，纳谷一般，虽积滞不重，但亦影响消化吸收。故调治之，当以脾肾同补，兼以消积助运。方选四君子汤加朝白参、生黄芪、怀山药、白扁豆以健脾益气；补骨脂、益智仁、煅龙骨、刀芡实、金樱子、肉苁蓉补肾壮骨；当归身、制首乌、陈阿胶以养血；川厚朴、广陈皮、佛手片、莱菔子理气消积；缩砂仁、广藿香和中醒胃；薏苡仁、六神曲、鸡内金、炒谷芽化湿消食助运。全方合之，消补运兼施，以复脾胃之生机，补脾肾之不足也。

【案五】脾虚失运，积滞不清（5）

李某，男，13岁。2020年12月19日就诊。

13岁小儿，面色萎黄，形神不振，纳谷不香，舌苔厚腻，二便尚调，此脾运不健，积滞未清，先以汤药消运，待积去再以调补。

处方：

（汤剂处方：川厚朴3克、佛手片6克、广陈皮3克、六神曲10克、鸡内金6克、炒谷芽10克、炒山楂10克、云茯苓10克、薏苡仁15克，7剂）

潞党参150克	焦白术120克	云茯苓150克	清甘草30克
怀山药100克	白扁豆100克	莲子肉120克	薏苡仁150克
缩砂仁30克	生黄芪120克	刀芡实120克	金樱子120克
菟丝子100克	补骨脂100克	益智仁100克	当归身100克
制首乌120克	川厚朴100克	广陈皮30克	制香附120克
佛手片100克	陈香橼100克	广藿香100克	福泽泻100克
莱菔子100克	鸡内金100克	炒山楂100克	炒谷芽120克

另：

曲白参60克	陈阿胶120克	冰糖500克	黄酒适量

按：

脾主运化，为水谷生化之源，今脾胃虚弱，运化不良，则生化无源，而见面色萎黄，形神不振；运化不良，又易致饮食内滞不化，故见舌苔厚腻，纳谷不香。调补当先消积运脾，待脾运得健，方可以补。汤药中以川厚朴、佛手片、广陈皮理气助运；六神曲、鸡内金、炒谷芽、炒山楂消积和胃；云茯苓、薏苡仁健脾化湿。服药7剂后，积去舌净，纳谷已动，乃以膏方调补之。方选参苓白术散、生黄芪、曲白参健脾益气；刀芡实、金樱子、菟丝子、补骨脂、益智仁补肾益脾；少佐当归身、制首乌、陈阿胶以养血；川厚朴、广陈皮、制香附、佛手片、陈香橼、广藿香理气助运，宽中醒胃；福泽泻利水渗湿；莱菔子、鸡内金、炒山楂、炒谷芽消食助运。全方合之，消补兼施，标本同治。

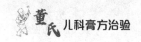

【案六】脾虚失运，积滞不清（6）

周某，男，6岁。2022年1月10日就诊。

患儿面色不华，形神不振，纳谷不香，舌苔薄腻，便下欠化，腹软溲通，此脾虚运化不良，当先消积助运，然后调补。

处方：

（汤剂处方：苍术10克、川厚朴3克、广陈皮3克、清甘草3克、广木香3克、云茯苓10克、炒扁豆10克、炒山楂10克、炒谷芽10克，7剂）

潞党参100克	焦白术100克	云茯苓100克	清甘草30克
炒怀山100克	炒扁豆100克	莲子肉100克	缩砂仁30克
薏苡仁120克	生黄芪100克	刀芡实100克	金樱子100克
益智仁100克	龙眼肉100克	制首乌100克	当归身60克
川厚朴100克	佛手片100克	广陈皮30克	广木香30克
广藿香60克	福泽泻100克	六神曲100克	鸡内金100克
炒谷芽100克			

另：

生晒参30克	陈阿胶120克	冰糖450克	黄酒适量

按：

该孩脾胃虚弱，生化乏源，气血不足，不能荣华润色，故见面色不华，形神不振；纳谷不香，舌苔薄腻，便下不化，乃运化不良而致内滞不清。故调治前当先消积醒胃，待脾胃稍健，才以调补。汤方以平胃散燥湿健脾；广木香、云茯苓、炒扁豆理脾渗湿；炒山楂、炒谷芽消食和胃。服药7剂后，便调舌净，纳谷亦动，则以膏方调补之。方选参苓白术散、生黄芪、生晒参以健脾益气；刀芡实、金樱子、益智仁补益脾肾；龙眼肉、制首乌、当归身、陈阿胶以养血；川厚朴、佛手片、广陈皮、广木香理气宽中；广藿香、福泽泻芳香醒胃，渗湿理脾；六神曲、鸡内金、炒谷芽消食助运。全方合之，补而兼运，化而兼消，使脾胃强壮、气血充足而生长发育正常。

【案七】脾肾不足，积滞不清

柯某，男，6岁。2018年12月15日就诊。

形体偏矮，面色较黄，纳谷不香，舌苔薄腻，便下干结，小溲通黄，其本脾运不健，不能滋养先天，乃积不清，当先导滞，然后调补。

处方：

（汤剂处方：川厚朴3克、小青皮5克、广陈皮3克、佛手片10克、六神曲10克、莱菔子10克、炒谷芽10克、炒山楂10克、云茯苓10克、薏苡仁15克，7剂）

太子参100克	焦白术100克	云茯苓100克	生甘草30克
广陈皮30克	怀山药100克	莲子肉100克	白扁豆100克
补骨脂100克	益智仁100克	菟丝子100克	刀芡实100克
制首乌100克	当归身60克	炒白芍60克	莱菔子100克
炒枳壳100克	佛手片60克	陈香橼100克	鸡内金100克
炒谷芽100克	六神曲100克	薏苡仁150克	

另：

朝白参50克	冰糖500克	陈阿胶120克	黄酒适量

按：

该孩纳谷不香，舌苔薄腻，便下干结、小溲通黄当为运化不良，水谷不化，滞而为积也；积久必伤脾，脾胃既虚，生化乏源，无以充养诸脏，则面色较黄，形体偏矮。膏方调治之，当先汤药消导。汤药选川厚朴、小青皮、广陈皮、佛手片、莱菔子行气导滞；六神曲、炒谷芽、炒山楂消食化积；云茯苓、薏苡仁化湿和胃。服药7剂以后，纳谷稍动，舌苔转净，唯便仍干，此积去大半，可以膏方调治。方选异功散加朝白参、怀山药、莲子肉、白扁豆以健脾益气；补骨脂、益智仁、菟丝子、刀芡实以补肾固精；制首乌、当归身、炒白芍、陈阿胶以养阴血而润肠；莱菔子、炒枳壳、佛手片、陈香橼导滞理脾；鸡内金、炒谷芽、六神曲、薏苡仁消积化湿。全方合之，消扶兼施，相得益彰。

【案八】脾肾不足，运化不良

陆某，男，7岁。2019年12月5日就诊。

患儿形体瘦小，夜偶遗尿，纳谷不香，舌苔薄浮，便下次多不

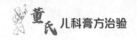

化，小溲通清，此脾虚有积，调当消扶兼施。

处方：

潞党参120克　焦白术100克　云茯苓120克　清甘草30克

怀山药100克　白扁豆100克　莲子肉100克　缩砂仁30克

薏苡仁120克　生黄芪120克　刀芡实100克　补骨脂100克

益智仁120克　金樱子100克　菟丝子100克　覆盆子100克

桑螵蛸100克　川厚朴60克　小青皮60克　广陈皮50克

广木香100克　佛手片100克　六神曲100克　鸡内金100克

炒山楂100克

另：

生晒参50克　陈阿胶100克　冰糖450克　黄酒适量

按：

该孩纳谷不香，便下次多，舌苔薄浮，当为脾气虚弱，运化不良，积滞不清；由于脾胃虚弱，而致生化乏源，不能补养先天之肾，故肾精不足，不能充髓壮骨，而形体瘦小，肾失固摄，则遗尿时作。故调当先后天同补，辅以理脾助运。方选参苓白术散加生黄芪、生晒参以健脾益气；刀芡实、补骨脂、益智仁、金樱子、菟丝子、覆盆子、桑螵蛸补肾缩泉止遗；川厚朴、小青皮、广陈皮、广木香、佛手片理脾助运；六神曲、鸡内金、炒山楂消积和胃。全方合之，以补为主，以消运为辅，相得益彰。

【案九】脾虚气滞，积滞不清

殷某，男，7岁。2021年12月19日就诊。

患儿面色萎黄，形体瘦弱，时有腹痛，纳谷一般，舌苔薄腻，便下稍干，小溲通黄，此脾胃虚弱，气机不畅，运化不良，先以消积助运，再以调补脾胃。

处方：

（汤剂处方：软柴胡6克、制香附12克、炒枳壳6克、佛手片6克、莱菔子10克、川厚朴5克、广陈皮3克、鸡内金6克、六神曲10克，7剂）

潞党参120克　焦白术100克　云茯苓120克　清甘草30克

生黄芪 120 克	怀山药 100 克	莲子肉 100 克	白扁豆 100 克
补骨脂 100 克	益智仁 100 克	菟丝子 100 克	刀芡实 100 克
当归身 60 克	软柴胡 100 克	制香附 100 克	佛手片 100 克
广木香 100 克	花槟榔 60 克	炒枳壳 60 克	台乌药 100 克
缩砂仁 30 克	广藿香 60 克	莱菔子 100 克	炒谷芽 100 克
炒山楂 100 克	六神曲 100 克	鸡内金 100 克	

另：

生晒参 50 克	冰糖 450 克	陈阿胶 100 克	黄酒适量

按：

该孩面色萎黄，形体瘦弱，当为脾胃虚弱，生化乏源，不能养肌荣华；其舌苔薄腻，腹痛时作，纳谷一般，便干溲黄，乃为积滞未清，气机不畅所致。故调理之，当先消积助运，待运化正常，气机疏畅，方可调补。汤方以软柴胡、制香附、炒枳壳、佛手片疏理气机，莱菔子、川厚朴、广陈皮、鸡内金、六神曲化积消食醒胃。服药 7 剂后，舌苔已净，腹痛未作，积去气畅，予以膏方调补之。方选四君子汤加生晒参、生黄芪、怀山药、莲子肉、白扁豆益气健脾；补骨脂、益智仁、菟丝子、刀芡实补益脾肾；当归身、陈阿胶以养血补血；软柴胡、制香附、佛手片、广木香、花槟榔、炒枳壳、台乌药疏理气机以助运；缩砂仁、广藿香醒脾和胃；莱菔子、炒谷芽、炒山楂、六神曲、鸡内金消积导滞。全方合之，共奏健脾消积，理气和胃之功。

4. 疳积

【案一】脾虚积久，疳积不化（1）

林某，女，5 岁。2019 年 12 月 15 日就诊。

患儿面色萎黄，形体消瘦，口馋嗜食，舌苔薄稍腻，便干溲通，此脾虚积久，已成疳积，调当消扶兼施。

处方：

太子参 100 克	焦白术 100 克	云茯苓 100 克	清甘草 30 克
怀山药 100 克	生黄芪 120 克	当归身 60 克	大红枣 30 枚
冬虫夏草 10 克	小青皮 60 克	煨三棱 60 克	煨莪术 60 克

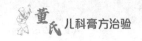

花槟榔 60 克	川厚朴 80 克	炒枳壳 100 克	佛手片 60 克
陈香橼 100 克	广陈皮 30 克	薏苡仁 150 克	莱菔子 100 克
鸡内金 100 克	炒谷芽 100 克	六神曲 100 克	炒山楂 100 克

按：

| 生晒参 30 克 | 陈阿胶 100 克 | 冰糖 450 克 | 黄酒适量 |

按：

《小儿药证直诀》云："疳皆脾胃病，亡津液之所作也。"该孩面色萎黄，形体消瘦，乃疳积日久，损伤脾胃，生化乏源，皮肤肌肉失于润泽；口馋嗜食，舌苔薄腻，大便干结乃脾气不畅，疳积不化。综观此证，当为脾虚兼积，故调治当以消扶兼施。方选四君子汤加怀山药、生黄芪、生晒参健脾益气；少佐当归身、大红枣、陈阿胶以补阴血；冬虫夏草可疗诸虚损之症；小青皮、煨三棱、煨莪术、花槟榔通瘀破气，消积行滞，且花槟榔兼可杀虫；川厚朴、炒枳壳、佛手片、陈香橼、广陈皮理气和中；薏苡仁、莱菔子、鸡内金、炒谷芽、六神曲、炒山楂助以消食化积之力。全方合之，消补兼施，亦为治疳之一法也。

【案二】脾虚积久，疳积不化（2）

孙某，女，8 岁。2020 年 12 月 2 日就诊。

8 岁小囡，形体瘦小，面色萎黄，纳谷不香，舌苔薄腻，腹稍满欠软，便干，小溲通黄，此脾虚有积，日久成疳，调当消扶兼施。

处方：

潞党参 120 克	焦白术 100 克	云茯苓 150 克	清甘草 30 克
怀山药 100 克	白扁豆 100 克	小青皮 60 克	煨三棱 30 克
煨莪术 30 克	花槟榔 60 克	佛手片 100 克	广陈皮 30 克
陈香橼 100 克	制香附 100 克	炒枳壳 100 克	大腹皮 100 克
川厚朴 100 克	广藿香 100 克	缩砂仁 30 克	莱菔子 120 克
薏苡仁 150 克	六神曲 120 克	鸡内金 100 克	炒谷芽 120 克

另：

| 生晒参 40 克 | 陈阿胶 100 克 | 冰糖 450 克 | 黄酒适量 |

按：

该孩纳呆已久，舌苔薄腻，腹满便干，当为积久成疳，疳积不化之症；由于疳久伤脾，运化不健，生化乏源，故见面色萎黄，形体瘦小。故治当以消为主，以补为辅。方选四君子汤加生晒参、怀山药、白扁豆健脾益气；小青皮、煨三棱、煨莪术破气消积；花槟榔消积杀虫；佛手片、广陈皮、陈香橼、制香附、炒枳壳、大腹皮、川厚朴、广藿香、缩砂仁理气畅中除满，醒脾和胃；莱菔子、薏苡仁、六神曲、鸡内金、炒谷芽化湿消食开胃，以助运化。全方合之，七消三补，此亦为董氏治疳之一法。

【案三】脾虚积久，疳积不化（3）

顾某，男，5 岁。2021 年 12 月 16 日就诊。

患儿面色萎黄，形体消瘦，夜寐不佳，纳谷不香，舌苔薄腻，腹满矢气，便干溲通，此积久成疳，脾气已耗，先以汤药消运，再以膏方调补。

处方：

（汤剂处方：川厚朴 3 克、炒枳壳 6 克、佛手片 6 克、小青皮 5 克、广陈皮 3 克、云茯苓 10 克、薏苡仁 12 克、鸡内金 10 克、六神曲 10 克、炒山楂 10 克、莱菔子 10 克，7 剂）

潞党参 150 克	焦白术 100 克	云茯苓 150 克	清甘草 30 克
炒怀山 100 克	炒扁豆 100 克	莲子肉 100 克	缩砂仁 30 克
炒米仁 150 克	补骨脂 100 克	当归身 50 克	远志 50 克
小青皮 60 克	煨三棱 50 克	炒枳壳 100 克	佛手片 100 克
陈香橼 100 克	广陈皮 50 克	川厚朴 60 克	佩兰叶 100 克
广藿香 100 克	川石斛 100 克	莱菔子 100 克	炒山楂 100 克
六神曲 150 克			

另：

生晒参 30 克	陈阿胶 80 克	冰糖 400 克	黄酒适量

按：

该孩纳呆已久，腹满矢气，便干溲通，苔腻，乃积久成疳之症；由于积久失运，生化乏源，则见面色萎黄，形体消瘦；生化乏源，心神失养，而致夜寐不佳，而胃不和亦可寐不安也。病虽虚实互夹，但调扶亦当先以消导促运，故以汤药 7 剂开导。汤药以川厚朴、炒枳壳、佛手片、小青皮、广陈皮理气畅中；云茯苓、薏苡仁健脾化湿；鸡内金、六神曲、炒山楂、莱菔子消积助运。服药 7 剂，舌苔转净，纳谷亦动，腹软气少，唯寐仍欠佳，便偏干，此积渐清，气渐畅，则以膏方继续调理之。方选参苓白术散加生晒参以益气健脾；补骨脂温脾补肾；少佐当归身、陈阿胶以养血；远志宁心安神；小青皮、煨三棱、炒枳壳理气化瘀；佛手片、陈香橼、广陈皮、川厚朴理气畅中；莱菔子、炒山楂、六神曲消积助运。全方合之，消补兼施，使积去脾健，脾健促运，二者相得益彰。

【案四】脾虚积久，疳积不化（4）

施某，女，6 岁。2022 年 1 月 10 日就诊。

患儿形体消瘦，面色萎黄，纳呆已久，口馋嗜香，腹满尚软，舌苔薄白，二便尚调，此脾虚成疳，调当消扶。

处方：

太子参100克	焦白术100克	云茯苓120克	生甘草30克
怀山药100克	炒扁豆100克	生黄芪100克	补骨脂100克
益智仁100克	当归身60克	厚朴花50克	缩砂仁30克
陈香橼100克	制香附100克	佛手片100克	广陈皮30克
花槟榔60克	炒枳壳100克	莱菔子100克	薏苡仁120克
炒山楂100克	鸡内金100克	炒谷芽100克	六神曲100克

另：

生晒参40克	冰糖450克	陈阿胶100克	黄酒适量

按：

该孩纳呆已久，口馋嗜香，腹满尚软，当为积久成疳；由于积久失运，脾运不健，生化乏源，而又见形体消瘦，面色萎黄；其舌苔薄白，二便尚调，疳积尚轻也。故调治之，当以健脾助运，消疳理脾为主。方选四君子汤加怀山药、炒扁豆、生黄芪、生晒参益气健脾；补骨脂、益智仁补肾益脾；当归身、陈阿胶养血补血；厚朴花、缩砂仁、陈香橼、制香附、佛手片、广陈皮理脾醒胃畅中；花槟榔、炒枳壳、莱菔子理气导滞；薏苡仁、炒山楂、鸡内金、炒谷芽、六神曲化湿消积助运。全方合之，消扶兼施，使脾胃复健，疳积可除也。

【案五】脾虚积久，疳积不化（5）

何某，女，6岁。2021年12月18日就诊。

患儿面色萎黄，形体消瘦，口馋纳少，腹部欠软，舌苔薄腻，二便尚调，此疳积已久，脾气已虚，先以汤药导滞，再以膏方治调。

处方：

（汤剂处方：川厚朴3克、陈香橼10克、佛手片6克、炒枳壳6克、小青皮6克、莱菔子10克、鸡内金6克、炒山楂10克、云茯苓10克、炒谷芽10克，7剂）

潞党参120克	焦白术100克	云茯苓120克	清甘草30克
生黄芪120克	怀山药100克	白扁豆100克	刀芡实100克
益智仁100克	补骨脂100克	当归身60克	龙眼肉100克
川厚朴100克	缩砂仁30克	藿香梗60克	花槟榔60克
大腹皮100克	广陈皮30克	广木香100克	佛手片100克
陈香橼100克	薏苡仁150克	莱菔子100克	炒山楂100克
鸡内金100克	炒谷芽100克		

另：

生晒参60克	陈阿胶100克	冰糖500克	黄酒适量

按：

该孩纳呆已久，口馋嗜香，且腹部欠软，舌苔薄腻，此为积久成疳之症；由于积久失运，又可致脾虚失健，生化乏源，故又可见形体消瘦，面色萎黄。病虽虚实互夹，仍当先以汤药消导为先。方中以川厚朴、陈香橼、佛手片、炒枳壳、小青皮理脾醒胃；莱菔子导滞消积；鸡内金、炒山楂、云茯苓、炒谷芽消积助运。药后纳谷稍动，舌苔亦净，腹部转软，疳积渐化，可以膏方调治之。方选四君子汤加生黄芪、怀山药、白扁豆、生晒参益气健脾；刀芡实、益智仁、补骨脂补肾助脾；少佐当归身、龙眼肉、陈阿胶补血养血；川厚朴、缩砂仁、藿香梗醒脾和胃；花槟榔、大腹皮破气除满；广陈皮、广木香、佛手片、陈香橼理气畅中；薏苡仁、莱菔子、炒山

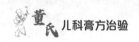

楂、鸡内金、炒谷芽消积助运。全方合之，消扶兼施，使疳消脾健而体康复也。

【案六】脾气虚弱，胃阴不足

沈某，男，6岁。2019年12月31日就诊。

6周岁小儿，形体小弱，面色萎黄，纳谷不香，口干喜饮，舌红苔薄，便干溲通，此疳积已成，脾气虚弱，胃阴不足，调当以扶为主。

处方：

太子参100克	焦白术100克	云茯苓100克	清甘草30克
广陈皮30克	生黄芪100克	怀山药100克	莲子肉120克
生扁豆100克	刀芡实100克	金樱子100克	怀牛膝100克
益智仁100克	制首乌100克	大红枣30克	当归身60克
生玉竹100克	天花粉100克	川石斛100克	瓜蒌仁100克
佛手片100克	陈香橼100克	炒谷芽100克	鸡内金100克
煨三棱50克			

另：

生晒参30克	西洋参15克	陈阿胶120克	冰糖450克
黄酒适量			

按：

该孩纳谷不香，水谷少进，日久成疳，疳久而虚，导致气血生化乏源，无以润泽营养肌肤，故而面色萎黄，形体瘦弱；肾藏精而生髓主骨，但肾中之精又靠脾输运精微物质，今脾运不健，则肾精不足，无以壮骨，从而影响生长发育，而见形体矮小；其口干喜饮，舌红苔薄，便干溲黄，乃为肠胃阴津受损之象。故调当以扶为主。方选异功散加生黄芪、生晒参、西洋参、怀山药、莲子肉、生扁豆益气阴，健脾胃；刀芡实、金樱子、益智仁、怀牛膝补肾固精；制首乌、大红枣、当归身、陈阿胶以养阴血；生玉竹、天花粉、川石斛养阴生津以和胃；瓜蒌仁润肠通便；辅以佛手片、陈香橼、炒谷芽、鸡内金、煨三棱行气消积化滞，并防补品之碍脾胃。全方合之，共奏健脾益肾，补气养阴，行滞化疳之功。

【案七】脾肺不足，脾运失健

郑某，男，6 岁。2019 年 12 月 8 日就诊。

患儿面色少华，形体消瘦，体弱易感，纳谷不香，舌苔薄白，便下时干时软，小溲清通，此疳积日久，脾运失健，肺卫不固也，调当健脾益肺为主。

处方：

潞党参 100 克	焦白术 100 克	云茯苓 150 克	清甘草 30 克
怀山药 100 克	生扁豆 100 克	薏苡仁 150 克	缩砂仁 30 克
生黄芪 120 克	关防风 60 克	益智仁 100 克	补骨脂 100 克
刀芡实 100 克	煨肉果 100 克	小青皮 60 克	广陈皮 50 克
佛手片 60 克	鸡内金 100 克	炒谷芽 100 克	莱菔子 100 克
大红枣 30 枚	煨三棱 80 克		

另：

生晒参 60 克	陈阿胶 120 克	冰糖 500 克	黄酒适量

按：

该孩纳谷不香，便下时干时软，小溲清通，舌苔薄白，当为脾不健运，脾气虚弱，胃气不足而致；脾胃既虚，生化乏源，无以充养机体，则面色少华，形体消瘦；脾气既虚，又可导致肺气不足，而致卫外不固，平素易感。综观此证，均为疳久致虚为主，故调当健脾益肺，益气固表。方选参苓白术散（无莲子肉）合玉屏风散加生晒参以健脾益气固表；益智仁、补骨脂、刀芡实、煨肉果健脾益肾；小青皮、广陈皮、佛手片、鸡内金、炒谷芽、莱菔子行气消积；少佐大红枣、陈阿胶补血和胃；煨三棱破气以治疳久。全方合之，以补为主，以消为辅，此为董氏治疳之七补三消法。

【案八】脾肺不足，心气失养

楼某，男，8 岁。2020 年 12 月 7 日就诊。

患儿面色萎黄，形体消瘦，易感流涕，夜寐不佳，纳谷欠香，为日已久，舌苔薄浮，二便尚调，此疳久致虚，脾肺不足，心气失养，调当以扶为主，以消为辅。

处方：

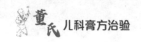

太子参 150 克 　 焦白术 150 克 　 云茯苓 150 克 　 清甘草 30 克

怀山药 120 克 　 莲子肉 120 克 　 薏苡仁 150 克 　 缩砂仁 30 克

生黄芪 150 克 　 关防风 100 克 　 刀芡实 120 克 　 金樱子 120 克

益智仁 120 克 　 补骨脂 100 克 　 桑葚子 100 克 　 龙眼肉 100 克

当归身 100 克 　 制首乌 120 克 　 柏子仁 100 克 　 远志 50 克

青龙齿 120 克 　 广陈皮 30 克 　 佛手片 100 克 　 鸡内金 100 克

六神曲 120 克 　 炒谷芽 120 克 　 莱菔子 100 克

另：

曲白参 50 克 　 陈阿胶 150 克 　 冰糖 500 克 　 　 黄酒适量

按：

该孩纳谷欠香，为日已久，久则成疳，疳而致虚；脾胃既虚，生化乏源，无以充养机体，则可见面色萎黄，形体消瘦；脾气虚弱，又可导致肺气不足，而致卫外不固，易感鼻涕；生化乏源，心气失养，则夜寐不佳；其苔浮之症，亦为虚中夹滞之象也。方选参苓白术散合玉屏风散，加曲白参以益气健脾、固表实卫；刀芡实、金樱子、益智仁、补骨脂补肾固精；桑葚子、龙眼肉、当归身、制首乌、陈阿胶滋阴补血；柏子仁、远志、青龙齿宁心安神；广陈皮、佛手片、鸡内金、六神曲、炒谷芽、莱菔子理气消积，并防膏之滋腻。全方合之，以健脾益肺，养血宁心为主，辅以消疳理脾，如此调治，为董氏治疳之七补三消法。

【案九】脾肾不足，疳积不清

毛某，女，7 岁。2020 年 11 月 16 日就诊。

患儿面色萎黄，形体消瘦，夜睡遗尿，腹满口馋，舌苔薄腻，便下干结，小溲通黄，积滞不清，疳积已成，脾肾不足，先以汤药导滞，再以膏方消扶。

处方：

（汤剂处方：川厚朴 5 克、大腹皮 10 克、胡黄连 2 克、小青皮 5 克、煨三棱 5 克、佛手片 6 克、广陈皮 3 克、云茯苓 10 克、莱菔子 10 克、炒谷芽 10 克、六神曲 10 克、鸡内金 6 克，7 剂）

潞党参 100 克 　 焦白术 100 克 　 云茯苓 120 克 　 清甘草 30 克

莲子肉 100 克	怀山药 100 克	生扁豆 100 克	缩砂仁 30 克
薏苡仁 150 克	生黄芪 100 克	益智仁 100 克	菟丝子 100 克
覆盆子 100 克	桑螵蛸 100 克	煨三棱 20 克	佛手片 100 克
陈香橼 60 克	广陈皮 30 克	川厚朴 100 克	制香附 120 克
炒枳壳 100 克	莱菔子 100 克	六神曲 120 克	炒谷芽 120 克

另：

| 生晒参 60 克 | 陈阿胶 100 克 | 冰糖 450 克 | 黄酒适量 |

按：

该孩腹满口馋，苔腻纳呆，便干溲黄乃积久成疳；疳久则脾失健运，生化乏源，无以充养，而见面色萎黄，形体消瘦；后天之精不能充养先天，而致肾之精气不足，失于固摄，则夜睡遗尿时作。由于诊时积滞较重，不宜调补，故当先以消导为主，待积渐消，则方可施以消扶。汤方中以川厚朴、大腹皮宽中除满；胡黄连消疳热；小青皮、煨三棱、佛手片、广陈皮通瘀行气理脾；云茯苓、莱菔子、炒谷芽、六神曲、鸡内金消积助运。药后舌苔已薄，腹部渐软，口馋稍瘥，唯遗尿仍作，此疳积渐化，可以膏方调治之。方选参苓白术散加生黄芪、生晒参益气健脾；益智仁、菟丝子、覆盆子、桑螵蛸益肾缩尿；煨三棱行气破瘀；佛手片、陈香橼、广陈皮、川厚朴、制香附、炒枳壳理气畅中，醒脾和胃；莱菔子消积通便；六神曲、炒谷芽消食助运，以防膏药滋腻。全方合之，消补兼施，使脾胃健，生化有源，则先后二体均可健也。此为董氏治疳之半补半消法。

5. 泄泻

【案一】脾虚肠滑，肺卫不固

姚某，男，5 岁。2018 年 12 月 7 日就诊。

5 岁小儿，面色不华，纳谷欠香，舌苔薄净，便下松散，次数时多，小溲通长，此脾肺失运，肠滑不固，调当健脾和胃，兼以固涩。

处方：

炒党参 100 克	焦白术 100 克	云茯苓 120 克	清甘草 30 克
怀山药 100 克	莲子肉 100 克	炒扁豆 100 克	缩砂仁 30 克
炒米仁 150 克	煨葛根 60 克	广藿香 100 克	广木香 50 克

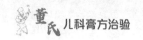

生黄芪 120 克　　煨诃子 100 克　　煨肉果 60 克　　广陈皮 30 克

佛手片 60 克　　　鸡内金 100 克　　炒谷芽 100 克　　炒山楂 100 克

六神曲 100 克

另：

生晒参 60 克　　冰糖 450 克　　陈阿胶 100 克　　黄酒适量

按：

该孩便下松散，每日次数较多，且为日已久，此脾胃虚弱、脾运不健而致脾虚肠滑；脾胃为气血生化之源，今脾胃虚弱，则气血不足，故见面色不华，其舌苔薄白、纳谷不香亦为脾胃虚弱之象。故调治当以健脾益气固脱为主。方选参苓白术散合七味白术散加生晒参、生黄芪以健脾益气；煨诃子、煨肉果涩肠固脱；广陈皮、佛手片、鸡内金、炒谷芽、炒山楂、六神曲助运醒胃。全方合之，益气健脾，涩肠止泻，助运醒胃，诸法合施，清晰明了，合乎脾胃之性，谨守调治之度。

【案二】脾虚肠滑，卫外不固

徐某，男，10 岁。2019 年 12 月 19 日就诊。

患儿素体较弱，易于感邪，面色少华，便下松散，日次较多，已有半年，纳谷正常，舌苔薄净，此脾虚肠滑，肺卫不固，调当健脾固涩，益肺固表。

处方：

潞党参 150 克　　焦白术 120 克　　云茯苓 150 克　　清甘草 30 克

广陈皮 30 克　　　炙黄芪 150 克　　莲子肉 100 克　　炒怀山 120 克

炒扁豆 120 克　　煨葛根 100 克　　益智仁 120 克　　菟丝子 100 克

淡干姜 30 克　　　补骨脂 120 克　　煨诃子 100 克　　煨肉果 100 克

禹余粮 100 克　　炒米仁 150 克　　广藿香 100 克　　佛手片 100 克

煨木香 100 克　　炒谷芽 120 克　　鸡内金 100 克　　六神曲 100 克

另：

曲白参 60 克　　陈阿胶 120 克　　冰糖 500 克　　黄酒适量

按：

该孩素体较弱，易于感邪，面色少华，乃脾肺之气不足，生化乏源，卫外不固也；其便下松散，每日次数较多，且有半年，当为脾运不健，脾虚肠滑也；舌苔薄净亦为脾肺虚弱之症。故调治当以健脾固脱，益气固表为主。方选异功散加炙黄芪、曲白参、莲子肉、炒怀山、炒扁豆以健脾益气；煨葛根助炙黄芪升阳；益智仁、菟丝子、淡干姜、补骨脂温补脾肾；煨诃子、煨肉果、禹余粮涩肠固脱；炒米仁、广藿香、佛手片、煨木香理脾化湿；炒谷芽、鸡内金、六神曲消食助运。全方合之，以补为主，少作消运，既合脾胃之性，又可促使药物吸收而防滞。

【案三】脾虚失运，肾虚肠滑

阮某，男，13岁。2019年11月27日就诊。

患儿平素便下松散，饮食不慎则泻利易作，人感乏力，腰膝酸软，面色不华，纳谷欠香，舌苔薄净，此脾气虚弱，肾气不足，调当健脾益气，补肾固脱为主。

处方：

炒党参120克	焦白术120克	云茯苓150克	清甘草30克
广陈皮30克	炙黄芪150克	莲子肉120克	炒怀山120克
炒扁豆100克	益智仁120克	补骨脂100克	菟丝子100克
刀芡实120克	金樱子120克	煨诃子100克	煨肉果100克
炒米仁150克	广藿香60克	佛手片100克	广木香100克
炒山楂100克	鸡内金100克	炒谷芽120克	六神曲100克

另：

曲白参100克	陈阿胶120克	冰糖600克	黄酒适量

按：

该孩便下松散，为日已久，且饮食不慎，易作泄泻，此脾气不足，脾虚肠滑也；又人感乏力，腰膝酸软，面色不华，舌苔薄净，纳谷不香，亦为生化乏源，肾气不足之故也。调理之，当以脾肾同补。方选异功散加炙黄芪、曲白参、莲子肉、炒怀山、炒扁豆以健脾益气；益智仁、补骨脂、菟丝子、刀芡实、金樱子补肾益精；煨诃子、煨肉果固肠止滑；炒米仁、广藿香、广陈皮、佛手片、广木香理脾和中化湿；炒山楂、鸡内金、炒谷芽、六神曲消食助运。全

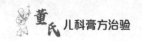

方合之，主次分明，补中寓运，与孩之体甚为合拍。

【案四】脾虚肺弱，营卫不和

钱某，女，6岁。2020年12月14日就诊。

6周岁小囡（双胞胎之一），平素易感，面色少华，四肢欠温，汗出较多，纳谷不香，舌苔薄白，便时不化，此脾胃虚弱，肺卫不固，调以健脾益气固表。

处方：

潞党参120克	焦白术100克	云茯苓120克	清甘草30克
炙黄芪120克	关防风60克	桂枝30克	炒白芍100克
淡干姜30克	大红枣30克	龙眼肉80克	怀山药120克
莲子肉120克	炒扁豆100克	禹余粮100克	金樱子100克
刀芡实100克	煨诃子100克	煨肉果100克	佛手片60克
广陈皮30克	广木香80克	薏苡仁150克	炒山楂100克
鸡内金100克	炒谷芽100克		

另：

红参30克	陈阿胶120克	冰糖450克	黄酒适量

按：

该孩为双胞胎之一，平素体弱易感，面色少华，四肢欠温，乃为肺气不足，卫外不固，营卫失和之症；其纳谷不香，便时不化，当为脾胃虚弱，运化不良；舌苔薄白，亦为脾肺虚弱之象。故调治当以健脾益气，调和营卫为主。方选异功散合玉屏风散以益气固表；桂枝汤以调和营卫；加红参、龙眼肉、怀山药、莲子肉、炒扁豆以增健脾益气；禹余粮、金樱子、刀芡实、煨诃子、煨肉果补脾肾而固肠；佛手片、广木香理脾和胃；薏苡仁、炒山楂、鸡内金、炒谷芽消湿食而助运。全方合之，健脾固脱，和营固表，兼以运脾和胃，则使正气足而邪难干，脾运健而生化足矣。

【案五】脾肾不足，卫外不固

马某，女，10岁。2020年12月8日就诊。

患儿体弱易感，偶有咳嗽，面色少华，纳谷一般，舌苔薄白，晨起即利，日约3次，稀而无臭，小溲通清，此脾肾不足，肺卫不固，调当脾肾同补，益肺固卫。

处方：

补骨脂100克	煨肉果100克	淡吴萸15克	炒五味子30克
大红枣30克	益智仁100克	刀芡实120克	金樱子120克
菟丝子100克	冬虫夏草20克	淡干姜30克	煨诃子100克
炒党参120克	焦白术100克	云茯苓120克	清甘草30克
广陈皮30克	炙黄芪120克	关防风60克	莲子肉120克
怀山药120克	炒扁豆120克	煨葛根100克	款冬花100克
白前100克	桔梗30克	佛手片100克	广木香100克
炒山楂100克	鸡内金100克	炒谷芽100克	

另：

红参60克	陈阿胶120克	冰糖500克	黄酒适量

按：

该孩体弱易感，偶有咳嗽，乃肺虚卫外不固；面色少华，纳谷一般，舌苔薄白，乃脾虚不运，生化乏源，肌肤失于濡润；晨起即利，日约3次，稀而无臭，小溲通清，此脾肾之阳不足也。故调当温补脾肾，益肺固卫。方选四神丸加益智仁、刀芡实、金樱子、菟丝子、冬虫夏草、淡干姜、煨诃子温肾暖脾，涩肠止泻；异功散合玉屏风散加红参、莲子肉、怀山药、炒扁豆健脾固表；煨葛根一味以助炙黄芪升阳；款冬花、白前、桔梗以润肺止咳；佛手片、广木香疏理气机以畅中焦；炒山楂、鸡内金、炒谷芽健胃助运。全方合之，共奏温肾补脾、益肺固卫之功。

【案六】脾肾阳虚，卫外不固

陈某，男，6岁。2021年12月19日就诊。

患儿体弱易感，形寒肢冷，面色不华，纳谷不香，舌淡苔白，便下不化，日次时多，此脾肾阳虚，肺气不足，调当温补脾肾，益气固卫。

处方：

炒党参120克	焦白术100克	云茯苓100克	清甘草30克
广陈皮30克	炙黄芪100克	莲子肉100克	怀山药120克

炒扁豆100克	淡附片30克	炮姜30克	龙眼肉100克
大红枣30克	益智仁100克	刀芡实100克	金樱子100克
补骨脂100克	煨诃子100克	煨肉果100克	缩砂仁30克
佛手片100克	广木香100克	陈香橼100克	小青皮60克
炒山楂100克	鸡内金100克	六神曲100克	

另：

生晒参30克	陈阿胶120克	冰糖450克	黄酒适量

按：

该孩平素体弱易于感邪，面色少华，此脾肺气虚也；其形寒肢冷，舌淡苔白，便下次多，乃脾肾阳气亦虚。故调当温补脾肾，益气固卫。方选异功散加炙黄芪、生晒参、莲子肉、怀山药、炒扁豆益气健脾，益肺固表；淡附片、炮姜补火助阳，温中散寒；龙眼肉、大红枣益脾养血；益智仁、刀芡实、金樱子、补骨脂温补脾肾；煨诃子、煨肉果涩肠止泻；缩砂仁、佛手片、广木香、陈香橼、小青皮理气和胃；炒山楂、鸡内金、六神曲消食助运。全方合之，健脾益气，温补脾肾以固其本；理脾消食以助其运，则化源足，根本固，何愁体之不健焉。

【案七】脾虚失运，卫外不固

陈某，男，14岁。2021年12月1日就诊。

14岁小儿，平素易感，形体消瘦，面色不华，纳谷一般，舌苔薄白，便时泻利，小溲清通，此脾虚失运，肺气虚弱，调当健脾益气为主。

处方：

炒党参100克	焦白术120克	云茯苓150克	清甘草30克
炒怀山120克	莲子肉120克	炒扁豆120克	缩砂仁30克
薏苡仁150克	关防风60克	炙黄芪120克	煨葛根100克
益智仁120克	补骨脂100克	菟丝子100克	金樱子120克
刀芡实120克	龙眼肉100克	大红枣30克	佛手片100克
广陈皮30克	广木香100克	炒山楂100克	炒谷芽100克
鸡内金100克			

另：

朝白参 80 克　　　陈阿胶 150 克　　冰糖 500 克　　　黄酒适量

按：

该孩便下时泻利，面色不华，小溲清通，舌苔薄白，当为脾不健运，脾气虚弱，生化乏源，不能生肌泽色；脾气既虚，又可导致肺气不足，而致卫外不固，平素易感。故调治当以健脾助运，益气固表为主。方选参苓白术散合玉屏风散以健脾益肺而固表；加朝白参、炙黄芪、煨葛根以益气升阳；益智仁、补骨脂、菟丝子、金樱子、刀芡实温补脾肾；龙眼肉、大红枣、陈阿胶养血以增精微；佛手片、广木香、炒山楂、炒谷芽、鸡内金理脾助运，兼利药物吸收。全方合之，使脾肺气足，脾运得健，则化源足而体得康。

6. 便秘

【案一】肾精不足，胃阴受耗

应某，男，11 岁。2019 年 12 月 22 日就诊。

11 岁小儿，面色萎黄，形体较瘦，纳谷一般，口干喜饮，舌红苔少，便下干结，数天一行，小溲通黄，此肾阴不足，不能壮骨润肠，调当滋养为主。

处方：

生地黄 150 克	肥知母 100 克	川黄柏 60 克	山萸肉 100 克
牡丹皮 100 克	福泽泻 100 克	云茯苓 120 克	炙鳖甲 120 克
怀牛膝 100 克	女贞子 100 克	旱莲草 100 克	枸杞子 100 克
制黄精 100 克	北沙参 120 克	川石斛 100 克	天花粉 100 克
制玉竹 100 克	莲子肉 120 克	白扁豆 100 克	瓜蒌仁 100 克
郁李仁 100 克	火麻仁 100 克	鸡内金 100 克	炒谷芽 100 克
广陈皮 30 克			

另：

西洋参 15 克　　生晒参 20 克　　龟甲胶 120 克　　冰糖 450 克
黄酒适量

按：

该孩面色萎黄，形体消瘦，发育不良，当为肾之精气不足，不能滋养壮骨；其舌红少苔，口干喜饮，胃中之阴亦伤也；由于津行不足，大肠失于滋润，故又见大便干结难行。因之调当滋阴补肾以壮骨，甘寒益胃以生津，润肠理脾以助运也。方选知柏地黄汤加炙鳖甲、怀牛膝、女贞子、旱莲草、枸杞子、制黄精、龟甲胶以滋肾固精兼泻相火；北沙参、西洋参、生晒参、川石斛、天花粉、制玉竹、莲子肉、白扁豆补气阴而益胃生津；瓜蒌仁、郁李仁、火麻仁润肠通便；鸡内金、炒谷芽、广陈皮理气助运。全方合之，共奏滋肾固精、益胃生津、润肠通便之功。

【案二】脾气虚弱，运化失健

李某，男，13岁。2019年12月12日就诊。

13岁小儿，面色不华，人感乏力，汗出较多，舌苔薄净，纳谷尚和，大便干结，数天一行，小溲清通，此脾气虚弱，运化乏力，调当健脾益气为主。

处方：

潞党参150克	焦白术120克	云茯苓120克	清甘草30克
广陈皮30克	生黄芪120克	怀山药120克	龙眼肉100克
刀芡实100克	金樱子100克	补骨脂100克	枸杞子100克
益智仁100克	肉苁蓉100克	胡桃肉100克	制首乌120克
当归身100克	炒白芍100克	麻黄根100克	炒枳壳100克
佛手片100克	瓜蒌仁100克	莱菔子120克	六神曲100克
鸡内金100克	炒谷芽100克		

另：

曲白参60克	陈阿胶150克	冰糖500克	黄酒适量

按：

该孩面色不华、人感乏力是脾气不足之证；脾虚及肺，卫外不固，则汗出较多；中气不振，无力蠕肠运便，故便结难行。膏方调扶当以健脾益气为主。方以异功散加生黄芪、曲白参、怀山药、龙眼肉补益脾肺之气；刀芡实、金樱子、补骨脂、枸杞子、益智仁、肉苁蓉、胡桃肉补先天以益后天，且肉苁蓉、胡桃肉又有润肠之功，一举两得；制首乌、当归身、陈阿胶滋养阴血；炒白芍、麻黄根收敛止汗；辅以炒枳壳、佛手片理气助运；瓜蒌仁、莱菔子、六神曲、鸡内金、炒谷芽润肠消食。全方合之，补中益精为主，理脾运脾为辅，力使中气足而脾运健，精血充而体健壮也。

【案三】脾虚失运，食滞不清

陆某，男，8岁。2019年11月15日就诊。

8岁小儿，形体消瘦，面色萎黄，纳谷不香，舌苔薄腻，便下秘结，一周一行，小溲清通，此本脾运不健，食滞不清，调当健脾益气，消积导滞。

处方：

潞党参120克	焦白术100克	云茯苓120克	清甘草30克
广陈皮30克	生黄芪100克	龙眼肉100克	怀山药100克
莲子肉120克	薏苡仁150克	福泽泻100克	缩砂仁30克
广藿香60克	炒枳壳100克	佛手片100克	陈香橼100克
川厚朴60克	莱菔子100克	花槟榔100克	大腹皮100克
制香附120克	鸡内金100克	炒山楂100克	炒谷芽100克
六神曲120克	瓜蒌仁120克	火麻仁100克	

另：

生晒参20克	冰糖450克	陈阿胶120克	黄酒适量

按：

该孩形体消瘦，面色萎黄，当为脾气不足，后天生化乏源，不能生肌润华；其纳谷不香、舌苔薄腻、便下秘结是脾虚兼滞而致腑气不利，此为虚实互夹，以虚为主之症。故调当健脾益气，消积导滞。方选异功散加生黄芪、生晒参、龙眼肉、怀山药、莲子肉健脾补脾益气；薏苡仁、福泽泻利湿渗湿；缩砂仁、广藿香醒脾和胃；炒枳壳、佛手片、陈香橼、川厚朴、莱菔子、花槟榔、大腹皮、制香附行气导滞；鸡内金、炒山楂、炒谷芽、六神曲、瓜蒌仁、火麻仁消积通便以助运。全方合之，使脾气复，运化健，则腑气亦行也。

【案四】脾肾不足，积滞不清

孙某，女，6岁。2020年12月19日就诊。

6岁小囡，形体小弱，夜尿较多，纳少口臭，舌苔厚腻，便干秘结，小溲通黄，此脾肾虚弱，乃积滞不清，当先汤药导滞，然后膏药调补。

处方：

（汤剂处方：川厚朴3克、广藿香10克、佩兰叶10克、焦栀子10克、炒山楂10克、莱菔子10克、炒枳壳3克、云茯苓10克、六神曲10克、鸡内金10克、炒谷芽10克，5剂）

潞党参100克	焦白术100克	云茯苓120克	清甘草30克
广陈皮30克	莲子肉100克	怀山药100克	益智仁100克
刀芡实100克	金樱子100克	菟丝子100克	熟地黄100克
薏苡仁120克	缩砂仁30克	广藿香60克	炒枳壳100克
佛手片100克	川厚朴60克	花槟榔60克	小青皮60克
炒谷芽100克	鸡内金100克	六神曲100克	炒山楂100克
莱菔子100克	瓜蒌仁100克		

另：

生晒参40克　　冰糖400克　　陈阿胶100克　　黄酒适量

按：

该孩形体小弱，夜尿较多，此为先天肾精不足，不能充髓壮骨；先天不足，易致后天失养，脾虚失运，水谷之精失于输布，使肾气更为不足；口臭苔腻，纳谷不香，便干秘结，小溲通黄是内有积滞，运化不良也。故调当先以消积化滞，待积去再以膏方调补，然脾本虚弱之体，运化乏力，不能大剂施补，必以补运结合，递次渐进，以药能吸收为合度。汤方以川厚朴、炒枳壳、莱菔子行气导滞；焦栀子清热；广藿香、佩兰叶、云茯苓醒脾开胃；炒山楂、六神曲、鸡内金、炒谷芽消积助运。患儿服药7剂以后，舌苔转薄，纳谷亦动，便仍偏干，积已去大半，可以膏方调理之。方选异功散加生晒参、莲子肉、怀山药以健脾益气；益智仁、刀芡实、金樱子、菟丝子、熟地黄补肾固精；薏苡仁、缩砂仁、广藿香化湿和胃；炒枳壳、佛手片、川厚朴、花槟榔、小青皮行气导滞；炒谷芽、鸡内金、六神曲、炒山楂、莱菔子、瓜蒌仁消积润肠以助运。诸药合之，消补结合，标本兼治。

【案五】脾气虚弱，气机不畅

胡某，男，7 岁。2021 年 11 月 15 日就诊。

患儿面色不华，纳谷不香，睡寐不佳，偶有脘胀，舌苔薄浮，便下秘结，数天难行，此脾运不佳，气机不畅之故，适值冬令，当以调补脾胃为主，兼畅气机。

处方：

潞党参 120 克	焦白术 120 克	云茯苓 120 克	清甘草 30 克
广陈皮 30 克	生黄芪 100 克	刀芡实 100 克	金樱子 100 克
莲子肉 120 克	薏苡仁 150 克	缩砂仁 30 克	福泽泻 100 克
川厚朴 60 克	炒枳壳 100 克	佛手片 100 克	陈香橼 100 克
大腹皮 120 克	制香附 120 克	小青皮 100 克	鸡内金 100 克
炒山楂 100 克	六神曲 120 克	炒谷芽 120 克	莱菔子 120 克
当归身 100 克	钩藤 100 克	灯心草 30 克	

另：

生晒参 40 克	陈阿胶 120 克	冰糖 450 克	黄酒适量

按：

该孩面色不华，纳谷欠香，脘时作胀，舌苔薄浮，便下干结，当为脾虚失运，气机不畅也。适值冬令，膏方调补当以健脾和胃，兼畅气机。方选异功散加生黄芪、生晒参以健脾益气，刀芡实、金樱子、莲子肉兼补脾肾；薏苡仁、缩砂仁、福泽泻运脾渗湿；川厚朴、炒枳壳、佛手片、陈香橼、大腹皮、制香附、小青皮调畅脾胃气机之枢；鸡内金、炒山楂、六神曲、炒谷芽、莱菔子消积导滞以助运；少佐当归身、陈阿胶补血以润肠；以小儿脾常不足，肝常有余，故以钩藤、灯心草清心平肝以助眠。如此健脾益气，疏理脾胃，使后天得以健运，从而促进正常之生长发育。

【案六】心胃火旺，阴津受耗

应某，男，12 岁。2021 年 10 月 11 日就诊。

患儿夜寐不佳，口干喜饮，纳谷不香，舌尖红苔黄，便秘难行，小溲通黄，此心经有热，胃阴不足，调补之前，先当清心和胃。

汤剂处方：焦栀子 10 克、淡竹叶 10 克、生甘草 3 克、北沙参

10 克、川石斛 10 克、鸡内金 10 克、生谷芽 10 克、炒谷芽 10 克、肥知母 6 克、瓜蒌仁 10 克、火麻仁 10 克，7 剂。

2021 年 10 月 19 日就诊。

患儿纳谷渐香，夜寐好转，疲劳以后咽红而嘶，舌苔薄黄，便下间隔，再以清养之。

汤剂处方：北沙参 10 克、川石斛 10 克、鸡内金 10 克、炒谷芽 10 克、肥知母 6 克、瓜蒌仁 10 克、火麻仁 10 克、生地黄 12 克、黑玄参 10 克、麦门冬 10 克、净蝉衣 3 克，7 剂。

2021 年 12 月 1 日就诊。

患儿上症已和，纳谷正常，舌红苔净，便下偏干，小溲通黄，调当滋肾养心润肠。

处方：

生地黄 150 克	山萸肉 100 克	女贞子 100 克	旱莲草 100 克
炙鳖甲 100 克	枸杞子 100 克	生白芍 100 克	北沙参 100 克
川石斛 100 克	黑玄参 100 克	净蝉衣 50 克	金银花 100 克
黄菊花 100 克	肥知母 60 克	瓜蒌仁 100 克	火麻仁 100 克
郁李仁 100 克	太子参 100 克	制首乌 100 克	当归身 60 克
云茯苓 100 克	鸡内金 100 克	六神曲 100 克	广陈皮 30 克

另：

| 朝白参 60 克 | 冰糖 500 克 | 陈阿胶 120 克 | 黄酒适量 |

按：

该孩夜寐不佳、舌尖红苔黄、溲赤是心经热也，纳谷不香、口干喜饮、便下间隔乃胃阴不足，胃气不和，肠道燥热失于濡润也。故调扶先当清心和胃，润肠通便。方以焦栀子、淡竹叶、生甘草清心经之热；北沙参、川石斛、鸡内金、生熟谷芽生津养阴，且北沙参又有清热之功；肥知母、瓜蒌仁、火麻仁润肠通腑。药后夜寐已佳，但因疲劳致咽红而嘶，故原方去焦栀子、淡竹叶、生甘草，加生地黄、黑玄参、麦门冬、净蝉衣清养利咽。药后诸症转和，则继予膏方调补。药选生地黄、山萸肉、女贞子、旱莲草、炙鳖甲、枸杞子、生白芍滋养肝肾；北沙参、川石斛、黑玄参、净蝉衣、金银花、黄菊花清养利咽；肥知母、瓜蒌仁、火麻仁、郁李仁润肠通便；朝白参、太子参、制首乌、当归身、陈阿胶益气补血；云茯苓、鸡内金、六神曲、广陈皮消积以助运。诸药合用，使肾阴足，气血和，虚热清，脾运健，胃气动，水增而舟行也。

【案七】气阴不足，津液不布

王某，男，7岁。2020年11月27日就诊。

患儿易于感邪，打喷嚏较多，纳谷不香，舌红口干，便下秘结，一周一行，坚硬难下，小溲通黄，舌红苔净，治以益肺固表，生津润下。

处方：

太子参100克	麦门冬100克	五味子30克	焦白术100克
云茯苓100克	清甘草30克	广陈皮30克	生黄芪120克
怀山药100克	莲子肉100克	生地黄120克	女贞子100克
旱莲草100克	北沙参100克	天花粉100克	川石斛100克
桑葚子100克	黑芝麻100克	当归身60克	肥知母60克
决明子100克	生白芍100克	火麻仁100克	瓜蒌仁100克
净蝉衣30克	黄菊花60克	鸡内金100克	炒谷芽100克

另：

生晒参60克	陈阿胶100克	冰糖450克	黄酒适量

按：

患儿肺之气阴不足，卫外不固，故见舌红口干，喷嚏较多，易于感邪；肺主治节，肺与大肠相表里，肺气不足，阴津受损，可致大肠津液不布，失于润泽，使之便下秘结。故调之以益肺生津，润肠通便为主，兼以固表。方选生脉散合异功散加生晒参、生黄芪、怀山药、莲子肉以益肺之气阴而固表，健脾胃之气而促化源；生地黄、女贞子、旱莲草以养阴增液；北沙参、天花粉、川石斛以生津和胃；桑葚子、黑芝麻、当归身、陈阿胶以养血润肠；肥知母、决明子、生白芍、火麻仁、瓜蒌仁清热润下；净蝉衣、黄菊花轻清肺窍；鸡内金、炒谷芽消食和胃。全方合之，冀其气阴复，津液回，而症情得和矣。

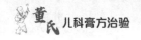

7. 汗证

【案一】肺肾阴虚，精气不足

沈某，男，10岁。2018年12月24日就诊。

患儿形体消瘦，夜间盗汗，为日已久，纳谷一般，舌红苔薄，二便尚调，二脉细弱，此肺肾阴虚，精血不足，当以养阴益精，补气敛汗。

处方：

太子参150克	麦门冬100克	五味子30克	生黄芪150克
川石斛120克	干百合100克	生地黄120克	山萸肉60克
制黄精100克	当归身60克	大红枣50枚	制首乌100克
煅龙骨100克	煅牡蛎150克	麻黄根100克	糯稻根100克
瘪桃干100克	怀山药100克	莲子肉100克	广陈皮50克
云茯苓150克	鸡内金100克	清甘草30克	

另：

朝白参60克	陈阿胶120克	冰糖500克	黄酒适量

按：

该孩形体消瘦，夜间盗汗，舌红苔薄，二脉细弱，肺肾阴虚，精血不足之故，其纳谷尚可，胃气未伤，因之调扶当以补气养阴、滋养精血为主，兼以敛汗。方选生脉散、生黄芪、朝白参、川石斛、干百合补肺气而养肺阴；生地黄、山萸肉、制黄精滋补肾阴；当归身、大红枣、制首乌、陈阿胶补血养血；煅龙骨、煅牡蛎、麻黄根、糯稻根、瘪桃干敛汗止汗；怀山药、莲子肉、广陈皮、云茯苓、鸡内金、清甘草健脾助运，使药不碍胃而助吸收。全方合之，共起益气养阴、补益精血、健脾和胃、敛汗止汗之功也。

【案二】肝肾阴虚，肝火偏旺

章某，男，7岁。2018年12月6日就诊。

患儿形体消瘦，好动少静，情志较躁，夜间盗汗，舌红苔黄，偏干，纳少口干，便干溲黄，二脉细略数，此阴虚火旺为患，法当滋阴降火。

处方：

生地黄 120 克	怀山药 100 克	山萸肉 60 克	云茯苓 100 克
福泽泻 100 克	牡丹皮 50 克	川黄柏 60 克	肥知母 60 克
炙龟甲 120 克	女贞子 100 克	旱莲草 100 克	制黄精 100 克
淡竹叶 60 克	焦栀子 100 克	黄菊花 60 克	炒白芍 100 克
北沙参 100 克	川石斛 100 克	天花粉 100 克	煅龙骨 100 克
煅牡蛎 120 克	麻黄根 100 克	瘪桃干 100 克	浮小麦 100 克
火麻仁 100 克	鸡内金 100 克		

另:

朝白参 40 克	西洋参 15 克	陈阿胶 120 克	冰糖 400 克

黄酒适量

按:

该孩形体消瘦，夜间盗汗，舌红口干，肾阴虚也；情志较躁，好动少静，肝火旺也；其便干溲黄，二脉细而略数，亦为阴虚火旺之象。故调理当以滋阴降火为主。方以知柏地黄汤、炙龟甲、女贞子、旱莲草、制黄精为主，滋补肾阴而降火；淡竹叶、焦栀子、黄菊花、炒白芍以增清火（心肝）之力；西洋参、朝白参、北沙参、川石斛、天花粉补气阴而益胃生津；煅龙骨、煅牡蛎、麻黄根、瘪桃干、浮小麦涩汗止汗，同时煅龙骨、煅牡蛎又可敛上浮之火；火麻仁、鸡内金润肠以助运。全方共奏滋阴降火、养胃生津、敛汗止汗之功。

【案三】脾肺气虚，肾气不固

盛某，男，7 岁。2019 年 12 月 13 日就诊。

患儿面色不华，形神不振，动辄汗淋，夜时遗尿，便下松散，舌苔薄白，纳谷不香，二脉软弱，此肺脾肾不足，当以健脾益气，补肾固涩。

处方:

炒党参 100 克	焦白术 100 克	云茯苓 100 克	清甘草 30 克
广陈皮 30 克	生黄芪 120 克	炒怀山 100 克	炒扁豆 100 克
煨诃子 60 克	补骨脂 100 克	刀芡实 100 克	益智仁 100 克
金樱子 100 克	菟丝子 100 克	覆盆子 100 克	桑螵蛸 100 克

煅龙骨 100 克　　煅牡蛎 120 克　　麻黄根 100 克　　糯稻根 100 克

瘪桃干 100 克　　鸡内金 100 克　　炒谷芽 100 克　　广木香 100 克

佛手片 100 克

另：

生晒参 60 克　　陈阿胶 120 克　　冰糖 400 克　　黄酒适量

按：

该孩面色不华，形神不振，动辄汗多，便松纳少，此脾肺气虚，卫外不固，脾失健运，水谷之精微无以充养也；其夜时遗尿，乃后天失养，脾虚日久而致肾气不足也；舌苔薄白，二脉软弱，亦为脾、肺、肾不足之象。因之调治当以健脾益气，固肾涩精（汗）为主。方以异功散、生黄芪、生晒参、炒怀山、炒扁豆健脾益气；煨诃子、补骨脂、刀芡实、益智仁温脾固涩；金樱子、菟丝子、覆盆子、桑螵蛸补肾固精以止遗；煅龙骨、煅牡蛎既可收涩止汗、亦可止遗；麻黄根、糯稻根、瘪桃干收敛止汗；鸡内金、炒谷芽、广木香、佛手片助运和胃，兼利膏方之吸收。全方合之，共奏健脾益气、补肾固涩之功也。

【案四】脾肾阳虚，肺气不足

郑某，男，6 岁。2019 年 11 月 22 日就诊。

患儿形体瘦弱，平素易感，四肢不温，汗出淋多，小溲短数，夜时遗尿，便下松散，舌淡苔白，二脉软弱，此脾肾阳虚，肺气不足，治当补脾肺之气，扶脾肾之阳。

处方：

炒党参 100 克　　焦白术 100 克　　云茯苓 100 克　　清甘草 30 克

广陈皮 30 克　　生黄芪 120 克　　炒怀山 100 克　　炒扁豆 100 克

煨肉果 100 克　　刀芡实 100 克　　补骨脂 100 克　　益智仁 100 克

金樱子 100 克　　桑螵蛸 100 克　　覆盆子 100 克　　菟丝子 100 克

台乌药 60 克　　莲子肉 100 克　　淡附片 30 克　　淡干姜 15 克

熟地黄 120 克　　大红枣 30 克　　龙眼肉 80 克　　麻黄根 100 克

碧桃干 100 克　　糯稻根 100 克　　鸡内金 100 克　　炒谷芽 100 克

炒山楂 100 克

另：

红参 50 克　　　陈阿胶 120 克　饴糖 300 克　　　黄酒适量

按：

该孩形体瘦弱，平素易感，汗出淋多，便下松散，脾肺气虚也；其四肢不温，小溲短数，遗尿时作，舌淡苔白，二脉软弱，此阳气不足也。故调补当以补脾肺之气，扶脾肾之阳。方选异功散加生黄芪、红参、炒怀山、炒扁豆健脾益气；煨肉果、刀芡实、补骨脂、益智仁温脾固涩以止泻；金樱子、桑螵蛸、覆盆子、菟丝子、台乌药、莲子肉固肾涩精以止遗；淡附片、淡干姜大热以补脾肾之阳；熟地黄、大红枣、龙眼肉、陈阿胶养血滋阴；麻黄根、瘪桃干、糯稻根固表止汗；鸡内金、炒谷芽、炒山楂健胃助运。全方益气温阳为主，少佐滋阴养血，因独阳不生也。

【案五】脾肺气虚，脾运不健

蒋某，男，10 岁。2020 年 12 月 6 日就诊。

患儿平素易感，形气不振，面色不华，汗出淋多，舌白苔薄腻，纳谷不香，便时不化，二脉软，此脾肺气虚，运化不良，法当补脾肺之气，以运脾和胃。

处方：

炒党参 120 克	焦白术 100 克	云茯苓 120 克	清甘草 30 克
广陈皮 30 克	炙黄芪 120 克	炒怀山 100 克	炒扁豆 100 克
莲子肉 100 克	刀芡实 100 克	炒米仁 120 克	缩砂仁 30 克
广木香 100 克	川厚朴 100 克	佛手片 100 克	陈香橼 100 克
六神曲 120 克	鸡内金 100 克	炒山楂 100 克	麻黄根 100 克
瘪桃干 100 克	糯稻根 100 克	浮小麦 100 克	

另：

红参 50 克　　　陈阿胶 120 克　饴糖 300 克　　　黄酒适量

按：

该孩后天不足，脾失健运，生化乏源，故见形神不振，面色不华；肺气失养，则卫外不固，易感多汗；运化不良则苔薄腻，纳少便不化；二脉软亦是脾肺虚弱之象也。故调理当以健脾益气，助运和胃为主。方以异功散、红参、炙黄芪、炒怀山、炒扁豆健脾益气；少佐莲子肉、刀芡实兼补脾肾；炒米仁、缩砂仁、广木香、川厚朴、佛手片、陈香橼、六神曲、鸡内金、炒山楂化湿消积，理气和胃；麻黄根、瘪桃干、糯稻根、浮小麦固表止汗。全方以健脾益气为本，使其化源足、卫外固而体健壮也。

【案六】脾肺气虚，营卫不和

汤某，男，5岁。2020年12月14日就诊。

患儿体弱易感，面色不华，四肢不温，时有汗出，舌苔薄净，纳谷不香，大便次多，小溲清长，二脉软，此脾肺气虚，营卫不和，法当补益脾肺，调和营卫。

处方：

潞党参100克	焦白术100克	云茯苓100克	炙甘草30克
广陈皮30克	炙黄芪120克	炒怀山100克	炒扁豆100克
煨诃子100克	煨肉果100克	刀芡实100克	金樱子100克
桂枝50克	炒白芍100克	大红枣30克	淡干姜15克
淡附片20克	龙眼肉80克	麻黄根100克	瘪桃干100克
糯稻根100克	鸡内金100克	炒谷芽100克	炒山楂100克

另：

红参50克	陈阿胶100克	冰糖400克	黄酒适量

按：

该孩体弱易感，面色不华，纳谷不香，大便次多，此脾肺气虚，失于健运；四肢不温，汗出时多，小溲清长，为营卫不和、阳气不足也。故调理当以健脾益气，调和营卫，温阳助运。方以异功散加红参、炙黄芪、炒怀山、炒扁豆健脾益气；煨诃子、煨肉果、刀芡实、金樱子补脾肾而固涩；桂枝汤调和营卫；淡附片、龙眼肉、陈阿胶温中补血；麻黄根、瘪桃干、糯稻根固表止汗；鸡内金、炒谷芽、炒山楂消食助运。全方合之，共起健脾益气、调和营卫之功也。

【案七】脾肺气虚，脾阳不振

黄某，男，7岁。2021年12月8日就诊。

患儿有哮喘病史，平素易感，感则咳喘，近喘虽平，痰鸣不清，已逾旬半，面色不华，汗出淋多，肢末不温，舌苔薄白，纳谷不香，便下松散次多，小溲清长，脉软滑，此脾肺气弱，脾阳不振，无以化饮。

处方：

潞党参 100 克	焦白术 100 克	云茯苓 120 克	炙甘草 30 克
广陈皮 30 克	姜半夏 100 克	炙黄芪 120 克	款冬花 100 克
桂枝 30 克	炒怀山 100 克	炒扁豆 100 克	煨诃子 100 克
莲子肉 100 克	刀芡实 100 克	北细辛 15 克	淡干姜 15 克
麻黄根 100 克	瘪桃干 100 克	糯稻根 100 克	佛手片 100 克
广木香 100 克	炒谷芽 100 克	鸡内金 100 克	炒山楂 100 克

另：

红参 50 克	陈阿胶 120 克	冰糖 400 克	黄酒适量

按：

该孩平素易感，感则咳喘，汗出淋多，脾肺气虚也；面色不华，肢末不温，便下松散，小溲清长，此脾阳不足也；此次喘平痰鸣已逾旬半，乃脾阳不振，无以化饮也；其脉软滑，亦为阳虚留饮之象。现病症趋稳，调当补益脾肺，温阳化饮为主。方以六君子汤、炙黄芪、红参、款冬花健脾化痰；苓桂术甘汤温阳化饮；炒怀山、炒扁豆、煨诃子、莲子肉、刀芡实以增健脾固肾之功；北细辛、淡干姜以增温化之力；麻黄根、瘪桃干、糯稻根固表止汗；佛手片、广木香、炒谷芽、鸡内金、炒山楂理助运醒胃。全方合之，使之脾肺健、痰饮化而体康健也。

【案八】肺肾阴虚，痰浊留恋

李某，男，5 岁。2021 年 12 月 7 日就诊。

患儿体弱易感，今年患 4 次肺炎，近感邪以后偶有咳痰，已有旬半，乳蛾肿大，夜间盗汗，舌红少苔，口干喜饮，便干溲通，纳谷欠香，二脉细略数，此肺肾阴虚，痰浊内恋，法当补益肺肾，兼以化痰。

处方：

生黄芪 120 克	太子参 100 克	麦门冬 100 克	五味子 30 克

生地黄 120 克	干百合 100 克	黑玄参 100 克	川贝母 30 克
炙鳖甲 120 克	制黄精 100 克	怀山药 100 克	白扁豆 100 克
川石斛 100 克	天花粉 100 克	生玉竹 100 克	南沙参 100 克
款冬花 100 克	蜜紫菀 60 克	淡竹茹 100 克	枇杷叶 100 克
瓜蒌仁 100 克	浮小麦 100 克	麻黄根 100 克	炒谷芽 100 克
鸡内金 100 克			

另:

| 生晒参 50 克 | 陈阿胶 120 克 | 冰糖 400 克 | 黄酒适量 |

按:

该孩体弱易感,今年患 4 次肺炎,肺气已虚;乳蛾肿大,夜间盗汗,舌红喜饮,肺肾阴虚也;近感邪以后,偶有咳痰,尚有痰恋也;其脉细略数亦为阴虚之象。其证以虚为本,痰恋为标,故调理当以补益肺肾为主,兼以化痰。方选黄芪生脉散合百合固金汤以肺肾同补;炙鳖甲、制黄精助补肾阴;怀山药、白扁豆、川石斛、天花粉、生玉竹养胃生津;南沙参、款冬花、蜜紫菀润肺化痰;淡竹茹、枇杷叶、瓜蒌仁清肺化痰润便;浮小麦、麻黄根固表止汗;炒谷芽、鸡内金助运醒胃。纵观全方,既益气养阴调养体质,又清热化痰、肃清余邪,标本兼治,无有偏废。

【案九】脾肺虚弱,阴津不足

许某,男,8 岁。2020 年 12 月 4 日就诊。

患儿平素易感,昼夜动辄汗淋,入夜盗汗亦多,形体消瘦,舌红苔净,纳谷正常,二便尚调,二脉细,治当益气固表,滋肾敛阴。

处方:

太子参 120 克	麦门冬 100 克	五味子 30 克	焦白术 100 克
云茯苓 120 克	清甘草 30 克	生黄芪 120 克	熟地黄 150 克
怀山药 100 克	山萸肉 60 克	福泽泻 100 克	牡丹皮 60 克
炙鳖甲 120 克	枸杞子 100 克	制黄精 120 克	女贞子 100 克
煅龙骨 100 克	煅牡蛎 120 克	炒白芍 100 克	麻黄根 100 克
糯稻根 100 克	浮小麦 100 克	川石斛 100 克	天花粉 100 克
鸡内金 100 克	炒谷芽 100 克		

另：

曲白参 70 克　　陈阿胶 100 克　　冰糖 450 克　　　黄酒适量

按：

小儿汗证可表现为三种：一是生理现象出汗，二是气、血、阴、阳不足出汗，三是某些疾病过程中出汗。生理出汗不需治，虚证汗出当调治，随病而汗者，又当辨证而论治。该孩平素易感，白天动则汗淋，形体消瘦，当为脾气虚弱，生化乏源，肺失其养，卫外不固；而其夜间盗汗亦多，舌红苔净，加之形体消瘦，此为金水互累，肾之阴精亦不足也。故膏方调治，当以健脾益气，滋阴（肺肾）敛汗为主。方选生脉散合四君子汤加曲白参、生黄芪以健脾肺之气（阴）而固表；六味地黄汤加炙鳖甲、枸杞子、制黄精、女贞子以补肾阴而固精；煅龙骨、煅牡蛎、炒白芍以敛阴止汗；麻黄根、糯稻根、浮小麦辅以涩汗止汗；川石斛、天花粉、鸡内金、炒谷芽以生津和胃。全方相合，先后二天同补，气阴同调，从本而论，则其方必有效也。

【案十】气阴不足，相火偏旺

洪某，男，8 岁。2020 年 11 月 27 日就诊。

患儿平素易感，形体消瘦，形神欠振，入夜盗汗，为日已久，情志急躁，手心灼热，舌红苔黄，唇朱纳少，便下干燥，小溲通黄，调当益阴泻火。

处方：

生地黄 120 克　　条黄芩 100 克　　川黄柏 60 克　　川黄连 30 克

生黄芪 120 克　　当归身 80 克　　太子参 120 克　　麦门冬 100 克

五味子 30 克　　川石斛 100 克　　天花粉 100 克　　焦栀子 100 克

淡竹叶 100 克　　地骨皮 100 克　　银柴胡 100 克　　生牡蛎 120 克

生白芍 100 克　　麻黄根 100 克　　浮小麦 100 克　　炙鳖甲 120 克

山萸肉 100 克　　制黄精 100 克　　枸杞子 100 克　　鸡内金 100 克

炒谷芽 100 克

另：

西洋参 30 克　　龟甲胶 100 克　　冰糖 450 克　　　黄酒适量

按：

患儿形体消瘦，入夜盗汗，情志急躁，手心灼热，舌红唇朱，当为肾水不足，不能上济心火，导致心火偏亢，阴液不守，蒸越外出；其平素易感者，乃为汗出较多，气随津泄，而致肺之气阴亦虚，卫外不固矣；其便下干结，小溲通黄，亦为阴津不足，火邪偏旺之象。故调治之，当以益阴泻火，益气固表为主。方选当归六黄汤以滋肾阴泻心火，固卫表而止盗汗；生脉散加西洋参、川石斛、天花粉益肺之气阴而生津；焦栀子、淡竹叶、地骨皮、银柴胡以清心除烦；生牡蛎、生白芍以助敛阴泻火；麻黄根、浮小麦以助涩汗止汗；炙鳖甲、山萸肉、制黄精、枸杞子以增滋养肾阴之力；鸡内金、炒谷芽辅以消食和胃。方药相施，当合孩之症情矣。

二、其他病类

1. 厌食

【案一】脾气虚弱，胃气不振

韩某，男，5 岁。2018 年 12 月 4 日就诊。

患儿厌食已久，面色不华，形神不振，舌苔薄黄，二便尚调，此脾气虚弱，胃气不振，调当健脾和胃。

处方：

太子参 120 克	焦白术 100 克	云茯苓 150 克	生甘草 30 克
怀山药 120 克	白扁豆 120 克	莲子肉 100 克	缩砂仁 30 克
薏苡仁 150 克	生黄芪 120 克	刀芡实 120 克	金樱子 120 克
制黄精 120 克	大红枣 30 克	当归身 60 克	川石斛 120 克
生玉竹 100 克	广藿香 100 克	佩兰叶 100 克	干荷叶 100 克
佛手片 100 克	小青皮 60 克	广陈皮 30 克	鸡内金 100 克
炒谷芽 120 克			

另：

曲白参 50 克	陈阿胶 100 克	冰糖 450 克	黄酒适量

按：

胃主受纳，脾主运化，二者共同完成饮食物的消化吸收和精微的输布，滋养全身，为人体的后天之本。该孩厌食已久，水谷少进，导致脾气虚弱，气血乏源，故见面色不华，形神不振；脾气虚弱又可导致胃气不振，饮食乏味，如此形成不良循环；其舌苔薄黄为胃气虚伤及胃阴也。故调当健脾益气，和胃醒胃。方选参苓白术散加生黄芪、曲白参以健脾益气；刀芡实、金樱子、制黄精固精益脾；大红枣、当归身、陈阿胶以养阴血；川石斛、生玉竹养胃生津；广藿香、佩兰叶、干荷叶升清气，苏醒胃气；佛手片、小青皮、广陈皮、鸡内金、炒谷芽理脾助运以和胃。全方合之，共奏健脾和胃醒胃之功。

【案二】脾胃虚弱，胃气不振

乐某，女，13岁。2021年12月4日就诊。

患儿形体瘦小，面色少华，见食厌恶，食则易泻，舌苔薄净，小溲清通，此脾肾不足，胃气不和，调理当以健脾补肾、和胃醒胃为主。

处方：

潞党参120克	焦白术100克	云茯苓100克	清甘草30克
怀山药100克	莲子肉120克	炒扁豆100克	缩砂仁30克
薏苡仁120克	生黄芪120克	熟地黄120克	山萸肉60克
刀芡实100克	金樱子100克	益智仁100克	补骨脂100克
煨肉果100克	煨诃子60克	大红枣30克	广陈皮30克
佛手片100克	广木香60克	炒谷芽100克	鸡内金100克

另：

曲白参60克	陈阿胶120克	冰糖500克	黄酒适量

按：

该孩见食厌恶，食则易泻，舌苔薄净，当为脾气虚弱，运化不良，不能鼓动胃气也；脾胃既虚，则生化乏源，不能生肌润华，滋养先天，故见面色不华，形体瘦小。故膏方调治，当以健脾补肾，和胃醒胃。方选参苓白术散加生黄芪、曲白参益气健脾；熟地黄、山萸肉、刀芡实、金樱子、益智仁、补骨脂补肾益精；煨肉果、煨诃子涩肠止泻；大红枣、陈阿胶以养血益精；广陈皮、佛手片、广木香、炒谷芽、鸡内金理脾健胃，助运防腻。全方合之，共奏益气健脾，和胃醒胃，补肾益精之功。

【案三】脾胃虚弱，肾精不足

王某，女，8岁。2018年11月29日就诊。

患儿形体瘦小，面色萎黄，厌食已久，舌红苔薄，二便尚调，此脾胃虚弱，肾失所养，调当调补脾肾，和胃醒胃。

处方：

太子参120克	焦白术100克	云茯苓120克	清甘草30克
广陈皮30克	生黄芪120克	怀山药120克	莲子肉120克
刀芡实100克	制黄精100克	金樱子100克	益智仁100克
枸杞子100克	当归身100克	大红枣30克	制首乌120克
生地黄120克	川石斛100克	佛手片100克	炒枳壳100克
广藿香100克	干荷叶100克	炒山楂100克	炒谷芽100克
鸡内金100克	薏苡仁150克		

另：

生晒参50克	陈阿胶120克	冰糖500克	黄酒适量

按：

该孩厌食已久，水谷少进，导致气血生化乏源，无以润泽营养肌肤，则面色萎黄，形体瘦弱；肾藏精而生髓主骨，但肾中之精又靠脾之输运精微物质，今脾运不健，则肾精不足，无以壮骨，从而影响生长发育，而见形体矮小；先后二天不足，又均能影响胃之受纳功能，从而又导致互为因果；舌红苔薄亦为津气受损之象。故调当健脾补肾，和胃醒胃。方选异功散加生黄芪、生晒参、怀山药、莲子肉以益气健脾；刀芡实、制黄精、金樱子、益智仁、枸杞子健脾益肾；当归身、大红枣、制首乌、陈阿胶以养阴血；生地黄、川石斛养阴生津；佛手片、炒枳壳、广藿香、干荷叶、炒山楂、炒谷芽、鸡内金、薏苡仁理气畅中，醒脾和胃，并防补品之呆滞。全方合之，补益精血以充其不足，健脾和胃以促化源，标本兼顾，相得益彰也。

【案四】脾胃虚弱，营卫不和

张某，女，6 岁。2020 年 1 月 8 日就诊。

患儿厌食已久，面色少华，汗多易感，舌苔薄白，便下松散，小溲清通，此营卫不和，脾胃虚弱，调当健脾和胃，调和营卫。

处方：

桂枝 80 克	炒白芍 60 克	淡干姜 15 克	大红枣 30 克
炙甘草 50 克	潞党参 100 克	焦白术 100 克	云茯苓 120 克
炒怀山 100 克	炒扁豆 100 克	薏苡仁 150 克	缩砂仁 30 克
莲子肉 100 克	炙黄芪 120 克	益智仁 100 克	菟丝子 100 克
补骨脂 100 克	佛手片 100 克	广陈皮 30 克	广木香 100 克
广藿香 100 克	炒谷芽 120 克	鸡内金 100 克	炒山楂 100 克

另：

生晒参 50 克	陈阿胶 100 克	冰糖 450 克	黄酒适量

按：

脾胃为气血生化之源，而营卫又主一身之气血。故脾胃虚弱可致营卫不和，而营卫不和又可影响脾胃之气机，二者在临床上相互为依，相互为用。该孩厌食已久，便下松散，小溲清通，当为脾胃虚弱所致；面色少华，汗多易感，是为营卫不和之因；其舌苔薄白，亦为脾胃气弱、营卫不和之象。故调治之，当以健脾和胃，调和营卫为主。方选桂枝汤调和营卫以促醒胃气；参苓白术散加炙黄芪、生晒参健脾益气；益智仁、菟丝子、补骨脂温肾益脾；佛手片、广陈皮、广木香、广藿香理气醒脾；炒谷芽、鸡内金、炒山楂健胃助运。全方合之，使营卫调和，脾胃健运，而胃气复苏，纳谷自开也。

【案五】胃津不复，肺肾阴虚

翁某，男，5 岁。2019 年 12 月 6 日就诊。

5 岁小儿，形体瘦小，今年 5 月患肺炎以后，胃气不开，厌食严重，时有咳嗽，口干喜饮，舌红少苔，便干溲黄，此肺肾本虚，病后胃津不复，调当补益肺肾，和胃生津。

处方：

太子参 100 克	麦门冬 100 克	五味子 30 克	生地黄 100 克

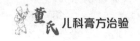

干百合 100 克　黑玄参 100 克　炒白芍 60 克　川贝母 30 克
桔梗 30 克　　生玉竹 100 克　川石斛 100 克　天花粉 100 克
白扁豆 100 克　怀山药 100 克　枸杞子 100 克　制黄精 100 克
广陈皮 30 克　　云茯苓 100 克　干荷叶 100 克　广藿香 100 克
南沙参 100 克　款冬花 100 克　淡竹茹 60 克　枇杷叶 100 克
鸡内金 100 克　炒山楂 100 克　炒谷芽 100 克

另：

朝白参 40 克　　陈阿胶 100 克　冰糖 450 克　黄酒适量

按：

该孩形体瘦小，当为先天之肾精不足；又肺炎以后，纳谷不香，口干喜饮，舌红少苔，便干溲黄，乃为病后肠胃阴津受伤；而咳嗽时有，为肺虚而痰恋未尽也。故调当补益肺肾，和胃生津，兼化余邪。方选生脉散补益肺之气阴；百合固金汤滋肾益肺；生玉竹、川石斛、天花粉、白扁豆、怀山药、朝白参健脾益气、养阴生津；枸杞子、制黄精滋养肾精；广陈皮、云茯苓、干荷叶、广藿香醒脾和胃；南沙参、款冬花、淡竹茹、枇杷叶润肺化痰；鸡内金、炒山楂、炒谷芽助运以防膏药滋腻。全方合之，共奏益气养阴、和胃生津、祛除余邪之功。

【案六】脾胃虚弱，运化不良（1）

胡某，男，10 岁。2020 年 12 月 27 日就诊。

患儿厌食已久，形体瘦弱，舌苔薄稍腻，便下间隔，小溲通清，此脾胃虚弱，运化不良，调理当以健脾和胃，兼以消积。

处方：

潞党参 120 克　焦白术 120 克　云茯苓 120 克　清甘草 30 克
广陈皮 30 克　　生黄芪 100 克　莲子肉 120 克　怀山药 100 克
刀芡实 100 克　金樱子 100 克　当归身 60 克　川厚朴 100 克
缩砂仁 30 克　　陈香橼 100 克　佛手片 100 克　小青皮 50 克
炒枳壳 100 克　瓜蒌仁 100 克　菜菔子 100 克　薏苡仁 150 克
六神曲 120 克　鸡内金 100 克　炒谷芽 100 克

另：

生晒参 40 克　　陈阿胶 120 克　　冰糖 450 克　　　黄酒适量

按：

胃主受纳水谷，脾主运输精微而营养全身，今受纳受损，则生化乏源，故见形体消瘦，而生化乏源又可致脾气不足而致厌食；其苔薄稍腻，便下间隔，当为虚中夹滞也。故调当健脾和胃为主，少佐消积助运。方选异功散加生黄芪、生晒参、莲子肉、怀山药益气健脾；刀芡实、金樱子益肾补脾；当归身、陈阿胶以养血；川厚朴、缩砂仁、陈香橼、佛手片、小青皮、炒枳壳宽中理气，醒脾和胃；瓜蒌子、莱菔子润肠通便；薏苡仁、六神曲、鸡内金、炒谷芽化湿消食助运，并防药物滋腻。全方合之，养中有健，消中有运，使升降协调，气机通畅，则胃气自苏。

【案七】脾胃虚弱，运化不良（2）

郑某，女，8 岁。2020 年 12 月 6 日就诊。

患儿体弱易感，面色少华，厌食已久，舌苔薄稍腻，便下不化，小溲清通，此脾虚失运，调理当以健脾益气助运。

处方：

潞党参 100 克	焦白术 100 克	云茯苓 100 克	清甘草 30 克
广陈皮 30 克	生黄芪 120 克	关防风 60 克	怀山药 100 克
莲子肉 100 克	炒扁豆 100 克	刀芡实 100 克	金樱子 100 克
菟丝子 100 克	益智仁 100 克	大红枣 30 克	川厚朴 60 克
缩砂仁 30 克	小青皮 60 克	佛手片 100 克	广木香 100 克
薏苡仁 100 克	炒山楂 100 克	鸡内金 100 克	炒谷芽 100 克

另：

生晒参 50 克　　陈阿胶 100 克　　冰糖 450 克　　　黄酒适量

按：

该孩厌食已久，面色少华，便下不化，小溲清通，当为脾不健运，脾气虚弱，胃气不足而致；脾气既虚，生化乏源，又可导致肺气不足，而致卫外不固，平素易感；其舌苔稍腻，乃为虚中夹滞也。故调治当以健脾助运，益气固表为主。方选异功散合玉屏风散以健脾益气固卫；加生晒参、怀山药、莲子肉、炒扁豆以增益气健脾之

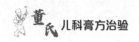

力；刀芡实、金樱子、菟丝子、益智仁补肾之先天而助脾；大红枣、陈阿胶以养血和胃；川厚朴、缩砂仁、小青皮、佛手片、广木香宽中理气，醒脾和胃；薏苡仁、炒山楂、鸡内金、炒谷芽消食助运，并可防药物滋腻。全方合之，使脾肺气足，脾运得健，胃气得和也。

【案八】脾胃虚弱，运化不良（3）

刘某，男，5 岁。2021 年 11 月 15 日就诊。

患儿厌食已久，形体瘦小，面色不华，舌苔薄稍腻，便下干结，小溲通清，此脾气虚弱，运化不良，不能输运精微以益诸脏，调理以先健脾助运促其运化正常。

处方：

潞党参 120 克	焦白术 100 克	云茯苓 120 克	清甘草 30 克
广陈皮 30 克	生黄芪 100 克	莲子肉 100 克	怀山药 100 克
刀芡实 100 克	金樱子 100 克	菟丝子 100 克	益智仁 100 克
川厚朴 60 克	缩砂仁 30 克	广藿香 100 克	佩兰叶 100 克
陈香橼 100 克	佛手片 100 克	制香附 120 克	炒枳壳 100 克
莱菔子 100 克	薏苡仁 150 克	六神曲 120 克	鸡内金 100 克
炒谷芽 100 克	炒山楂 100 克		

另：

生晒参 30 克	陈阿胶 100 克	冰糖 450 克	黄酒适量

按：

该孩厌食日久，受纳受损，导致生化乏源，而致形体瘦弱；先天之精失于后天滋养，故见发育不良，形体矮小；其舌苔稍腻、便下干结，为虚中夹滞也。故调当先后天同补，兼以醒胃消食。方选异功散加生黄芪、生晒参益气健脾；莲子肉、怀山药、刀芡实、金樱子、菟丝子、益智仁补脾益肾；川厚朴、缩砂仁、广藿香、佩兰叶醒脾和胃；陈香橼、佛手片、制香附、炒枳壳宽中理气；莱菔子、薏苡仁、六神曲、鸡内金、炒谷芽消食助运，以防药物滋腻。全方合之，养中有健，消中有运，使升降协调，气机通畅，机体得健，则胃气自苏。

2. 胃炎

【案一】脾胃虚弱，气机欠畅

张某，女，9 岁。2018 年 12 月 19 日就诊。

9 岁小囡，有胃炎史，偶脘不舒，面色萎黄，纳谷一般，舌苔薄净，便下干结，小溲清通，此脾胃本虚，气机欠畅，调当健脾和胃为主。

处方：

太子参 120 克	焦白术 100 克	云茯苓 120 克	清甘草 30 克
怀山药 100 克	白扁豆 100 克	莲子肉 120 克	薏苡仁 150 克
缩砂仁 30 克	生黄芪 120 克	刀芡实 100 克	金樱子 100 克
当归身 60 克	软柴胡 100 克	制香附 120 克	佛手片 100 克
陈香橼 100 克	小青皮 60 克	炒枳壳 100 克	藿香梗 100 克
鸡内金 100 克	炒谷芽 120 克	六神曲 120 克	莱菔子 100 克
瓜蒌仁 100 克			

另：

生晒参 40 克	陈阿胶 120 克	冰糖 450 克	黄酒适量

2019 年 12 月 11 日复诊。

膏方一年，体质已强，面色转润，胃炎未发，纳谷正常，舌苔薄净，二便尚调，再以调理为主。

处方：

太子参 120 克	云茯苓 120 克	焦白术 120 克	清甘草 30 克
生黄芪 120 克	莲子肉 120 克	制黄精 100 克	补骨脂 100 克
金樱子 120 克	刀芡实 120 克	枸杞子 100 克	菟丝子 100 克
益智仁 100 克	山萸肉 100 克	当归身 60 克	制首乌 120 克
软柴胡 60 克	制香附 120 克	延胡索 100 克	佛手片 100 克
炒枳壳 60 克	广陈皮 50 克	缩砂仁 30 克	鸡内金 100 克
炒谷芽 100 克	六神曲 100 克	莱菔子 100 克	

另：

曲白参 60 克	陈阿胶 150 克	冰糖 450 克	黄酒适量

按：

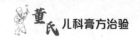

该孩面色萎黄，舌苔薄净，纳谷无殊，乃为脾胃虚弱，水谷之精不能润养肌肤；以其原有胃炎史，加之时有脘部不舒，大便干燥，此脾胃虚弱，肝气不畅也，故调当健脾益气，疏肝和胃为主。故方以参苓白术散加生晒参、生黄芪以健脾益气；刀芡实、金樱子兼补脾肾；当归身、陈阿胶以养血和络；软柴胡、制香附、佛手片、陈香橼、小青皮、炒枳壳疏理气机；广藿香、鸡内金、炒谷芽、六神曲消食醒胃；莱菔子、瓜蒌仁消润通便。服膏一料以后，来年再诊，其面色转润，体质增强，胃炎脘痛，未再发作，时值冬令，又始发育，故可以健脾益气，调补肾精为主。方选四君子汤加曲白参、生黄芪、莲子肉健脾益气；制黄精、补骨脂、金樱子、刀芡实、枸杞子、菟丝子、益智仁、山萸肉以补肾固精；当归身、制首乌、陈阿胶以养血补血；软柴胡、制香附、延胡索、佛手片、炒枳壳、广陈皮、缩砂仁理气畅中；鸡内金、炒谷芽、六神曲、莱菔子消运健胃并防膏之滋腻。全方合之，增加了补肾固精之功，以其脾运已健，益先天而助后天之生长发育也。

【案二】胃热失和，阴络失养

高某，女，7 岁。2018 年 12 月 17 日就诊。

患儿体弱易感，伴有胃炎，偶有泛恶，今年 7 月患病毒性脑炎以后，头痛时作，纳谷欠香，舌红苔净，二便尚调，此本胃热未尽，病后阴分又伤，血络失养，调当清和养阴。

处方：

炒黄连 30 克	蒲公英 150 克	姜竹茹 100 克	海螵蛸 150 克
浙贝母 60 克	软柴胡 100 克	制香附 120 克	延胡索 100 克
绿萼梅 100 克	炒白芍 150 克	佛手片 100 克	广陈皮 50 克
炒枳壳 100 克	太子参 200 克	麦门冬 100 克	天门冬 150 克
生地黄 150 克	北沙参 150 克	川石斛 100 克	枸杞子 100 克
当归身 60 克	鸡内金 120 克	六神曲 150 克	云茯苓 150 克
生甘草 30 克			

另：

生晒参 30 克	陈阿胶 100 克	冰糖 500 克	黄酒适量

按：

该女孩素体较弱，又胃炎未瘥，时有泛恶，当为胃热未尽，胃气失和；又病脑愈后，头痛时作，舌红苔净，乃为热伤阴分，脉络不和。故虽为冬令进补季节，以症乃虚实互夹，调当清养兼顾。药选炒黄连、蒲公英、姜竹茹清热和胃；乌贝散制酸止痛；软柴胡、制香附、延胡索、绿萼梅、炒白芍理气柔肝，削其克胃之势；佛手片、广陈皮、炒枳壳理气调中；太子参、麦门冬、天门冬、生地黄、北沙参、川石斛、枸杞子益气养阴，以补其虚；当归身、陈阿胶养血和络；鸡内金、六神曲、云茯苓消食和胃；生甘草疏泄脾胃之火又调和诸药。全方合之，使其热清胃和，阴津得复，标本兼调矣。

【案三】脾气虚弱，肝胃不和

马某，女，6岁。2018年12月5日就诊。

6岁小囡，有胃炎史，现病情稳定，但多食脘胀，面色欠华，形神不振，纳谷尚和，舌苔薄净，二便尚调，此脾胃虚弱，运化不良，肝气不畅，调当健运脾胃，调畅气机。

处方：

太子参100克	焦白术100克	云茯苓100克	清甘草30克
生黄芪100克	莲子肉100克	怀山药100克	白扁豆100克
刀芡实100克	益智仁100克	金樱子100克	软柴胡60克
制香附120克	延胡索60克	台乌药100克	佛手片100克
炒枳壳100克	小青皮60克	厚朴花50克	缩砂仁20克
广藿香100克	炒谷芽100克	鸡内金100克	大红枣30克
当归身60克			

另：

生晒参30克	陈阿胶120克	冰糖450克	黄酒适量

按：

该孩有胃炎史，虽病情稳定，纳谷尚和，但多食脘胀，此脾胃虚弱，易致气机不畅也；其面色不华，形神不振，舌苔虽净，但脾运不健，脾气不足，生化乏源，气血失于输养矣。故调理之，当以健脾胃益气为主，辅以疏理气机，调和肝脾。方选异功散加生晒参、

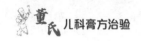

生黄芪、莲子肉、怀山药、白扁豆以健脾益气；刀芡实、益智仁、金樱子补肾益脾；软柴胡、制香附、延胡索、台乌药、佛手片、炒枳壳、小青皮畅肝气、理胃气，斡旋中焦之气机；厚朴花、缩砂仁、广藿香醒脾和胃；炒谷芽、鸡内金消食和胃；并少佐大红枣、当归身、陈阿胶以养血补血。全方合之，虽以补益为主，仍不忘调畅气机，切合脾胃之性也。

【案四】脾胃不健，肺卫不固

毛某，男，11 岁。2019 年 1 月 10 日就诊。

11 岁小儿，平素易感，今夏曾患胃炎，幽门螺杆菌阳性，经治好转，现鼻塞多涕，纳谷一般，舌红苔黄，二便尚调，此脾胃不健，卫外不固，当以健脾清胃，益气通窍。

处方：

太子参120克	焦白术100克	云茯苓100克	清甘草30克
广陈皮30克	生黄芪120克	香白芷100克	净蝉衣50克
苍耳子100克	炒黄连20克	蒲公英150克	川石斛100克
生玉竹100克	姜竹茹100克	软柴胡100克	炒白芍100克
炒枳壳100克	制香附120克	延胡索100克	佛手片100克
缩砂仁30克	藿香梗60克	六神曲120克	炒谷芽100克
鸡内金100克			

另：

生晒参40克	陈阿胶120克	冰糖450克	黄酒适量

按：

该孩胃炎虽经治好转，但纳谷一般，舌红苔黄，此胃气未复，余热未清；又平素易感，鼻塞多涕，为卫外不固之因也。故调治之，当以健脾益气以固卫，清胃通窍以祛余留之邪热。方选异功散加生黄芪、生晒参健脾胃、固卫气、筑藩篱；香白芷、净蝉衣、苍耳子宣通鼻窍；炒黄连、蒲公英兼清胃之余热；川石斛、生玉竹、姜竹茹养阴和胃；四逆散加制香附、延胡索、佛手片调畅气机；缩砂仁、藿香梗醒脾和胃；六神曲、炒谷芽、鸡内金健胃消食以防滋腻。全方合之，以清胃养胃、益气健脾为主，恢复生机，土旺生金，则卫外自固。

【案五】脾胃虚弱，胃热失和

付某，男，7 岁。2019 年 1 月 17 日就诊。

患儿慢性胃炎病史，平素易感，面色较黄，形神不振，夜寐不佳，纳谷不香，偶有泛酸，舌红苔黄，二便尚调，冬令调补，当以健脾和胃。

处方：

太子参 100 克	炒白术 100 克	云茯苓 120 克	清甘草 30 克
生黄芪 100 克	怀山药 100 克	川石斛 100 克	灵芝 60 克
炒黄连 20 克	蒲公英 150 克	海螵蛸 150 克	浙贝母 100 克
软柴胡 100 克	制香附 120 克	佛手片 100 克	广陈皮 30 克
炒枳壳 100 克	广藿香 100 克	缩砂仁 30 克	姜竹茹 60 克
鸡内金 100 克	炒谷芽 100 克	薏苡仁 120 克	

另：

生晒参 30 克	陈阿胶 120 克	冰糖 450 克	黄酒适量

按：

该孩慢性胃炎，偶有反酸，舌红苔黄，当为胃热不清，肝火犯胃；其面色萎黄，形神不振，纳谷不香，其本脾气亦为不足，导致胃气不苏，脾失健运，生化乏源；夜寐不佳，一为脾虚而致心气失养，二为胃不和则寐不安也。故膏方调治，当以健脾益气以调其本，清胃和胃以治其标。方选异功散加生晒参、生黄芪、怀山药以健脾益气；灵芝、远志以宁心安神；炒黄连、蒲公英、姜竹茹、绿萼梅、川石斛以清热和胃；乌贝散以制酸止痛；软柴胡、制香附、佛手片、炒枳壳以疏肝理气，调畅脾胃之气机；广藿香、缩砂仁醒脾胃之气；鸡内金、炒谷芽、薏苡仁消食化湿以助运；全方合之，理脾清胃，互而为治，与孩之体尚为相宜。

【案六】肝气犯胃，胃热失和

戴某，男，16 岁。2019 年 12 月 19 日就诊。

脘痛时作，反复年余，胃镜检查为慢性胃炎，现面色萎黄，纳谷不香，舌红苔黄，二便尚通，二脉稍弦，此肝胃失和，调当清肝

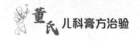

和胃为主。

处方：

软柴胡 120 克	炒白芍 120 克	炒枳壳 120 克	生甘草 30 克
制香附 150 克	延胡索 100 克	川楝子 100 克	陈香橼 100 克
绿萼梅 120 克	佛手片 100 克	炒黄连 20 克	蒲公英 150 克
姜竹茹 100 克	北沙参 150 克	生地黄 120 克	当归身 100 克
怀山药 120 克	刀芡实 120 克	金樱子 120 克	焦白术 100 克
薏苡仁 150 克	炒谷芽 150 克	鸡内金 120 克	

另：

生晒参 60 克	陈阿胶 150 克	冰糖 500 克	黄酒适量

按：

该少年脘痛反复年余，其症舌红苔黄，二脉稍弦，当为肝气犯胃、胃热灼痛所致；其面色萎黄，纳谷不香，虽为脾胃虚弱之证，但此时肝胃之火仍旺，虽值冬令，膏药调治仍当以清肝和胃为主。故方以四逆散疏肝理脾，加制香附、延胡索、川楝子、陈香橼、绿萼梅、佛手片、广陈皮以增强疏肝理气止痛之力；炒黄连、蒲公英、姜竹茹清热和胃；北沙参、生地黄、当归身、陈阿胶滋阴养血以和络；少佐怀山药、刀芡实、金樱子、焦白术补益脾肾；薏苡仁、炒谷芽、鸡内金化湿消食助运，防膏滋腻。全方合之，力使其清胃而不伤阴，健脾而不碍滞，使脾胃之功能尽快恢复，运化良好，有益健康也。

【案七】脾胃虚寒，运化失健

孙某，男，10 岁。2020 年 11 月 20 日就诊。

患儿脘腹时痛，痛则喜按，已有年余，检查为慢性胃炎，面色不华，形寒畏冷，四肢不温，舌苔薄白，纳谷不香，便调而软，小溲清通，此脾胃虚寒也，调当温中散寒。

处方：

炒党参 120 克	焦白术 120 克	云茯苓 100 克	炙甘草 30 克
广陈皮 30 克	炙黄芪 120 克	炒怀山 100 克	白扁豆 100 克
桂枝 30 克	炒白芍 100 克	淡干姜 30 克	大红枣 30 克

淡附片 30 克	补骨脂 100 克	益智仁 100 克	菟丝子 100 克
煨诃子 100 克	煨肉果 100 克	广木香 100 克	制香附 120 克
佛手片 100 克	炒谷芽 100 克	鸡内金 100 克	六神曲 150 克

另：

红参 60 克	陈阿胶 120 克	饴糖 300 克	冰糖 200 克
黄酒适量			

按：

该孩腹痛绵绵，痛则喜按，且面色不华，形寒肢冷，舌苔薄白，其病虽为慢性胃炎，但其因当为中焦虚寒，脾气不足之症；其纳谷不香，便虽调而软，亦为脾胃虚弱之故也。故膏方调治，当以健脾益气，温中散寒为主。方选异功散加红参、炙黄芪、炒怀山、白扁豆以健脾益气；小建中汤以温中散寒；淡附片、补骨脂、益智仁、菟丝子以补阳之根；煨诃子、煨肉果补脾肾而固涩；辅以广木香、制香附、佛手片疏理气机；炒谷芽、鸡内金、六神曲消食助运而醒胃。全方合之，温补为主，兼以疏运，与该孩之症情甚为合宜。

【案八】脾胃虚弱，气机不畅

石某，男，11 岁。2020 年 12 月 2 日就诊。

患儿有慢性胃炎，时感脘胀，面色不华，纳谷不香，舌苔薄白，便下松散，小溲清通，脉软，此脾胃虚弱，气机不畅，治以调理脾胃，疏畅气机。

处方：

潞党参 100 克	焦白术 120 克	云茯苓 150 克	炙甘草 30 克
广陈皮 30 克	姜半夏 100 克	广木香 100 克	缩砂仁 30 克
怀山药 120 克	莲子肉 120 克	白扁豆 120 克	薏苡仁 200 克
桔梗 15 克	炙黄芪 120 克	软柴胡 100 克	制香附 120 克
佛手片 100 克	炒枳壳 100 克	陈香橼 60 克	延胡索 100 克
广藿香 100 克	六神曲 120 克	炒谷芽 120 克	鸡内金 100 克

另：

生晒参 50 克	陈阿胶 120 克	冰糖 500 克	黄酒适量

按：

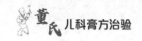

《医方考》曰："脾胃者，土也。土为万物之母，诸脏腑百骸受气于脾胃而后能强。若脾胃一亏，则众体皆无以受气，日见羸弱矣。故治杂证者，宜以脾胃为主。然脾胃喜甘而恶苦，喜香而恶秽，喜燥而恶湿，喜利而恶滞。"该孩慢性胃炎已久，脘胀时有，面色不华，纳少舌白，便下松散，脉软，当为脾胃虚弱，脾运不健，肝气不畅之故，故调治之，当依脾胃之喜恶，以补脾胃之不足，运脾胃之易滞也。方选香砂六君子汤合参苓白术散，既健胃行气，又健脾止泻；加生晒参、炙黄芪增益气之力；加软柴胡、制香附、佛手片、炒枳壳、陈香橼、延胡索辅以疏理肝脾（胃）之气；广藿香、六神曲、炒谷芽、鸡内金以醒胃助运。全方合之，补而兼运，疏而兼和，相得益彰，此与脾胃虚弱之体用之尚为合宜。

【案九】脾胃虚弱，食滞气阻

唐某，女，11岁。2018年12月11日就诊。

患儿胃炎反复，已有3年，脘腹时不舒，面色萎黄，人感乏力，纳谷不香，舌苔薄腻，二便尚调，治以消扶兼施。

处方：

潞党参120克	焦白术100克	云茯苓120克	清甘草30克
怀山药120克	莲子肉120克	白扁豆120克	缩砂仁30克
薏苡仁120克	软柴胡100克	制香附120克	炒枳壳100克
佛手片100克	广陈皮30克	延胡索100克	台乌药100克
厚朴花100克	藿香梗100克	花槟榔100克	莱菔子100克
炒谷芽100克	鸡内金100克	六神曲100克	

另：

生晒参60克	陈阿胶100克	冰糖450克	黄酒适量

2019年12月5日复诊。

患儿服膏以后，一年中间隔中药调理，胃炎未作，脘胀亦和，面色稍润，舌苔薄净，纳谷正常，唯数月来便时松散，此脾胃气畅，积滞已去，脾虚呈现也，调当健脾益胃为主。

处方：

炒党参120克	焦白术120克	云茯苓120克	清甘草30克

炒怀山 100 克　　炒扁豆 100 克　　莲子肉 100 克　　缩砂仁 30 克
炒米仁 120 克　　桔梗 15 克　　　煨诃子 100 克　　煨肉果 100 克
龙眼肉 100 克　　大红枣 30 克　　刀芡实 100 克　　金樱子 100 克
小青皮 100 克　　广陈皮 30 克　　制香附 100 克　　佛手片 100 克
厚朴花 100 克　　陈香橼 100 克　　广木香 100 克　　炒谷芽 120 克
六神曲 120 克

另：

生晒参 80 克　　陈阿胶 120 克　　冰糖 500 克　　　黄酒适量

2020 年 12 月 15 日复诊。

患儿服膏 2 年，脾胃已健，舌苔薄净，纳谷正常，上月经行，量少色淡，近形瘦怕冷，二便尚调，调当温脾肾，益气血。

处方：

炒党参 120 克　　焦白术 120 克　　云茯苓 150 克　　清甘草 30 克
熟地黄 120 克　　当归身 100 克　　川芎 60 克　　　炒白芍 100 克
菟丝子 100 克　　补骨脂 100 克　　益智仁 100 克　　鹿角霜 100 克
胡桃肉 100 克　　黑芝麻 100 克　　刀芡实 120 克　　金樱子 120 克
龙眼肉 100 克　　大红枣 30 克　　怀山药 120 克　　白扁豆 120 克
制香附 120 克　　炒枳壳 100 克　　鸡内金 100 克　　六神曲 100 克
炒谷芽 100 克

另：

朝白参 80 克　　陈阿胶 120 克　　冰糖 500 克　　　黄酒适量

按：

该小囡胃炎反复发作已有 3 年，脘时不舒，舌苔薄腻，当为内滞不清，气机不畅；其面色萎黄，人感乏力，乃为脾失健运，脾气亦虚，化源匮乏。此虚实互夹之症，调当消扶兼施。方选参苓白术散以健脾益气，化湿和胃；软柴胡、制香附、炒枳壳、佛手片、广陈皮、延胡索、台乌药以疏肝理气；厚朴花、藿香梗行气醒胃；花槟榔、莱菔子导滞消积；炒谷芽、鸡内金、六神曲消食助运。全方合之，疏肝理脾，消积助运，与之症情，尚为合宜。

患儿服膏以后，一年中间隔中药调理，其胃炎已和，脘胀未作，面色稍润，舌苔薄净，纳谷尚和，唯近月来便时松散，此胃气虽和，脾虚欠复也，故膏方调治，当以健脾益胃为主。方仍以参苓白术散健脾益气，加煨诃子、煨肉果以补脾固涩；陈阿胶、龙眼肉、大红枣补脾益血；刀芡实、金樱子温脾固肾；小青皮、广陈皮、制香附、佛手片、厚朴花、陈香橼、广木香理脾和胃，调畅气机；炒谷芽、六神曲消食助运。诸药合而施之，冀其脾胃得以健壮也。

如此服膏二年，患儿脾胃得以健和，舌净纳可，二便均调，唯月经初始，量少色淡，形瘦怕冷，此天癸初始，宫寒少血也。故继以调理，当以温补脾肾，兼补气血也。方选八珍汤以补气养血；菟丝子、补骨脂、益智仁、鹿角霜、胡桃肉、黑芝麻、刀芡实、金樱子以温补脾肾之阳而暖宫；龙眼肉、大红枣、陈阿胶增补血之功；朝白参、怀山药、白扁豆增健脾益气之力；少佐制香附、炒枳壳以调畅气机；鸡内金、六神曲、炒谷芽以消食助运，并防补药之滞。方药相合，温脾肾而益气血，畅气机而助运化。如是三次膏方，随症情转化而施，充分体现了辨证施膏之特色矣。

【案十】脾胃虚寒，脾运不健

郑某，男，6岁，2020年12月11日就诊。

患儿有慢性胃炎，时易脘痛，痛则喜按，面色不华，形神不振，纳谷不香，夜偶有遗尿，舌苔淡白，二便尚调，调当益气固肾，温中散寒。

处方：

桂枝 60 克	炒白芍 80 克	淡干姜 15 克	大红枣 30 克
炙甘草 30 克	潞党参 100 克	焦白术 100 克	云茯苓 100 克
广陈皮 30 克	炙黄芪 120 克	怀山药 100 克	莲子肉 100 克
益智仁 100 克	菟丝子 100 克	白莲须 100 克	覆盆子 100 克
桑螵蛸 100 克	软柴胡 100 克	制香附 120 克	佛手片 100 克
陈香橼 60 克	缩砂仁 30 克	厚朴花 80 克	炒谷芽 120 克
鸡内金 100 克	炒山楂 100 克		

另：

红参 60 克	陈阿胶 80 克	饴糖 400 克	黄酒适量

按：

该孩患慢性胃炎，脘痛喜按，舌苔淡白，当为中焦虚寒也；其面色不华，形神不振，为脾气亦虚弱，化源不足矣；脾阳不振，累及肾阳，导致肾气不固，又可致遗尿时作矣。故膏方调治，当以温中散寒，益气固肾为主。方选小建中汤以温中散寒；异功散加红参、炙黄芪、怀山药、莲子肉以健脾益气；益智仁、菟丝子、白莲须、覆盆子、桑螵蛸以温肾止遗；少佐软柴胡、制香附、佛手片、陈香橼以调畅气机；缩砂仁、厚朴花以行气和胃；炒谷芽、鸡内金、炒山楂以消食助运。诸药合而施之，共起调治健体之作用。

【案十一】肝胃不和，郁久化热

寿某，男，9岁。2021年12月11日就诊。

有胃窦炎史，时有脘痛，肝功能检查为小三阳，舌红苔净，纳谷一般，二便尚调，治以调和肝胃。

处方：

软柴胡100克	炒白芍100克	炒枳壳100克	生甘草30克
延胡索100克	川楝子60克	蒲公英150克	绿萼梅100克
北沙参120克	川石斛100克	绞股蓝120克	半枝莲150克
垂盆草120克	生黄芪120克	潞党参120克	怀山药100克
广陈皮30克	佛手片100克	藿香梗60克	鸡内金100克
炒山楂100克	炒谷芽120克		

另：

生晒参60克	陈阿胶100克	冰糖450克	黄酒适量

按：

学龄期儿童，常因学习压力大，情绪紧张，导致肝气不畅，横逆犯胃，而致气滞胃络，郁久化热。以该患儿脘痛时作，舌红苔净之象，以及胃窦炎、肝功能异常之病，当为肝胃不和，郁久化热之症，故膏方调治，当以清疏肝胃郁热为主。方选四逆散加金铃子散以解郁理气；蒲公英、绿萼梅、北沙参、川石斛以清养肝胃；绞股蓝、半枝莲、垂盆草清解热毒（结合现代中药药理学，三药合用能抗病毒，降酶降脂，保护肝功能）；少佐生晒参、生黄芪、潞党参、

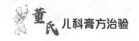

怀山药以健脾益气，扶正逐邪；广陈皮、佛手片、藿香梗、鸡内金、炒山楂、炒谷芽以理脾醒胃，消食助运。全方合之，以治疗为主，扶正助运为辅，这也符合膏方特色之一也。

3. 肠套叠

【病案】脉络瘀阻，气机不畅

任某，男，6岁。2019年11月29日就诊。

肠套二次手术，今年肠梗阻一次，形体较瘦，面色不华，偶有腹痛，纳谷一般，舌苔薄净，腹软便干，小溲清通，病本血络不畅，加之术后气血不足，调当活血补血，调畅气机。

处方：

生地黄120克	当归身60克	桃仁100克	红花30克
川芎60克	赤芍60克	怀牛膝100克	软柴胡100克
炒枳壳100克	桔梗30克	清甘草30克	太子参120克
焦白术100克	云茯苓120克	广陈皮30克	生黄芪100克
怀山药100克	制首乌100克	桑葚子100克	佛手片100克
台乌药100克	火麻仁100克	瓜蒌仁100克	郁李仁100克
莱菔子100克	鸡内金100克	炒谷芽100克	

另：

生晒参40克	陈阿胶150克	冰糖500克	黄酒适量

按：

复发性肠套叠，多为肠道脉络瘀阻，气血不畅之故，其肠梗阻亦多与瘀阻有关，该孩肠套叠二次手术，加之又肠梗阻一次，说明其瘀阻之脉络尚未通畅，加之其形体较瘦，面色不华，舌苔薄净，便干溲清，其气血亦显不足也。故膏方调治当以活血补血，调畅气机为主。方选血府逐瘀汤以活血祛瘀，行气止痛；异功散加生晒参、生黄芪、怀山药以益气健脾；制首乌、桑葚子、陈阿胶补养阴血；佛手片、台乌药疏理气机；火麻仁、瓜蒌仁、郁李仁、莱菔子通顺肠道；鸡内金、炒谷芽消食助运。如此活血养血，理气润肠，使其瘀阻之脉络通畅，使该病不再复发也。

4. 高热惊厥

【案一】脾肺不足，恋痰不清

赵某，男，4岁。2018年12月20日就诊。

4周岁小儿，去年至今，高热惊厥4次，脑电图（－），平素易感，纳谷一般，舌苔薄净，二便尚调，病本脾肺不足，痰浊易恋，故以补脾肺为主，兼祛风痰。

处方：

太子参100克	焦白术100克	云茯苓100克	炙甘草30克
广陈皮30克	生黄芪100克	怀山药100克	莲子肉100克
益智仁100克	菟丝子100克	刀芡实100克	金樱子100克
山萸肉80克	熟地黄100克	当归身60克	制首乌100克
白僵蚕60克	胆南星30克	石菖蒲60克	净蝉衣30克
钩藤60克	川石斛100克	薏苡仁120克	炒谷芽100克
鸡内金100克			

另：

生晒参30克	陈阿胶120克	冰糖450克	黄酒适量

按：

小儿高热惊厥一症，1~4岁易为发生，7岁以上即可少发，但若反复发生，亦可导致癫痫的发作，故必予以重视。高热惊厥症的特点是一次发作以后，即使感邪发热38℃左右，惊厥亦常易发。《巢氏病源》认为，小儿惊者，由于气血不和，热实在内，心神不定，故发惊厥。喻嘉言认为小儿阴不足，阳有余，故易发热，则生痰生风生惊。根据小儿机体及该证之特点，当为脾肺不足，易为邪干，恋痰不清（无形之痰），则一遇邪侵易痰气逆乱而发惊厥。故该病之缓解期当补脾固肺，从本论治，使其"正气存内，邪不可干"。纵观该孩之证，亦为素来脾肺不足，卫外不固，而致每以感邪引动恋痰而发惊厥，故适值冬令稳定期，膏方当以补脾虚、祛恋痰为主。方选异功散加生晒参、生黄芪、怀山药、莲子肉以健脾益气而固表；益智仁、菟丝子、刀芡实、金樱子、山萸肉补先天而益助后天；熟地黄、当归身、制首乌、陈阿胶补气之母；白僵蚕、胆南星、石菖

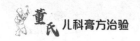

蒲疏化风痰而利窍；净蝉衣、钩藤平肝疏热；川石斛、薏苡仁、炒谷芽、鸡内金生津和胃，消食助运。全方合之，以达健脾益气，兼化恋痰之功效。

【案二】阴虚火旺，痰湿内恋

王某，女，9岁。2018年12月6日就诊。

患儿5岁时高热惊厥4次，去年又高热惊厥1次，脑电图异常，平素易感，晨起涕嚏，乳蛾肿大，皮肤少量湿疹，纳谷一般，舌红苔黄，便下干结，小溲通，年龄偏大，慎防变癫，适冬令季节，当调补肺肾以增体质，兼以化痰通络以祛留恋之痰。

处方：

生地黄150克	怀山药120克	山萸肉60克	云茯苓150克
福泽泻100克	牡丹皮100克	川黄柏60克	肥知母100克
女贞子100克	旱莲草120克	生黄芪120克	太子参120克
北沙参120克	川石斛100克	干百合120克	瓜蒌仁100克
全蝎15克	白僵蚕100克	钩藤60克	净蝉衣50克
条黄芩60克	黑玄参120克	土茯苓100克	白鲜皮100克
薏苡仁150克	炒谷芽100克	六神曲100克	鸡内金100克

另：

生晒参30克	西洋参20克	陈阿胶150克	冰糖500克

黄酒适量

按：

该小囡平素易于感邪，且晨起涕嚏较多，皮肤湿疹，乳蛾肿大，舌红苔黄，当为过敏之体，肺卫不固，湿热不清；又5岁高热惊厥4次，去年又发1次，脑电图异常，已有转为癫痫之象。现体症尚稳，膏方调补，当以补肺肾兼敛火，祛风痰以通络。方选知柏地黄汤以滋阴泻火，加二至丸增滋养之力；生晒参、生黄芪、太子参、西洋参、北沙参、川石斛益气养阴生津；干百合、瓜蒌仁润肺化痰；全蝎、白僵蚕、钩藤平肝息风；净蝉衣、条黄芩、黑玄参清肺热、利咽喉；土茯苓、白鲜皮、薏苡仁清利湿热；炒谷芽、六神曲、鸡内金消食助运，并防膏之滋腻。全方合之，以固本为主，清化祛痰为辅,从而达到补不呆邪,消不伤正之目的。

【案三】肺肾不足,阴虚有火

戴某,男,5岁。2020年12月20日就诊。

5岁小儿,有高热惊厥史,平素易感,舌红苔净,时音嘶哑,纳可喜饮,便下间隔,小溲通黄,肺肾阴虚有火,当以滋补增体为主。

处方:

生地黄120克	怀山药100克	山萸肉60克	云茯苓100克
福泽泻100克	牡丹皮60克	麦门冬100克	五味子30克
炙鳖甲120克	怀牛膝100克	川黄柏60克	太子参100克
北沙参100克	川石斛100克	天花粉100克	黑玄参100克
条黄芩60克	净蝉衣30克	黄菊花100克	钩藤60克
生牡蛎120克	炒白芍100克	瓜蒌仁100克	火麻仁100克
炒谷芽100克	鸡内金100克		

另:

| 生晒参20克 | 西洋参20克 | 龟甲胶120克 | 冰糖450克 |

黄酒适量

按:

该孩平素易于感邪,时音嘶哑,口干喜饮,舌红苔净,当为卫外不固,肺之气阴不足,门户受损,金水互累,且该孩又有高热惊厥史,冬令调补,理当滋养肺肾为主也。方选麦味地黄汤以补肺肾;兼以炙鳖甲、龟甲胶、怀牛膝、川黄柏滋阴降火;生晒参、西洋参、太子参、北沙参、川石斛、天花粉以益气生津;黑玄参、条黄芩、净蝉衣、黄菊花清热利咽,疏散风热;钩藤、生牡蛎、炒白芍平肝敛阴;瓜蒌仁、火麻仁、炒谷芽、鸡内金润肠通便,助运和胃。全方合之,滋阴敛火,益肺固表,症药相宜矣。

5. 反复呼吸道感染

(1)肺脾气虚

【案一】

王某,男,9岁。2018年12月25日就诊。

体弱易感,面色不华,动辄多汗,晨有涕嚏,纳谷不香,舌苔薄净，二便尚调，此脾肺不足，卫外不固，当以健脾益气。

处方：

潞党参100克　　云茯苓100克　　焦白术100克　　广陈皮30克

清甘草30克　　　生黄芪100克　　关防风100克　　莲子肉100克

怀山药100克　　熟地黄120克　　刀芡实100克　　金樱子100克

补骨脂100克　　益智仁100克　　龙眼肉80克　　　当归身60克

大红枣30克　　　香白芷100克　　苍耳子60克　　　净蝉衣50克

麻黄根100克　　瘪桃干100克　　薏苡仁120克　　佛手片100克

炒谷芽100克　　鸡内金100克　　六神曲120克

另：

生晒参60克　　　陈阿胶120克　　冰糖450克　　　黄酒适量

按：

该孩易于感邪，汗出较多，面色不华，纳谷不香，当为脾虚失运，水精乏源，诸脏失养，肺卫不固；其晨起流涕打喷嚏，虽为过敏之象，实乃寒温不适，肺虚调节失司而致。好在舌苔薄净，内无积滞，适值冬令，可以膏方调补脾肺强体。方以异功散合玉屏风散加生晒参、莲子肉、怀山药以健脾益气固卫；熟地黄、刀芡实、金樱子、补骨脂、益智仁补肾固精助养后天；龙眼肉、当归身、大红枣、陈阿胶补血养血；少佐香白芷、苍耳子、净蝉衣疏风利窍；麻黄根、瘪桃干止汗；薏苡仁、佛手片、炒谷芽、鸡内金、六神曲运脾化食和胃，并利膏药之吸收。全方合之，以补为主，以运助补，清晰明了。

【案二】

张某，男，5周岁。2018年12月20日就诊。

5周岁小儿，平素易感，咳涕时作，面色不华，舌苔薄腻，纳谷欠香，大便偏干，小溲通长，脾肺气虚，运化失健，治以调补脾肺，兼以消积。

处方：

潞党参120克　　焦白术100克　　云茯苓120克　　清甘草30克

广陈皮50克　　　姜半夏100克　　生黄芪120克　　关防风100克

怀山药 100 克　　　莲子肉 120 克　　　熟地黄 120 克　　　菟丝子 100 克
益智仁 100 克　　　刀芡实 100 克　　　当归身 60 克　　　　蜜紫菀 100 克
款冬花 100 克　　　川厚朴 60 克　　　　佛手片 100 克　　　枳实 100 克
莱菔子 100 克　　　缩砂仁 30 克　　　　薏苡仁 150 克　　　炒山楂 100 克
鸡内金 100 克　　　炒谷芽 100 克　　　六神曲 100 克

另：

生晒参 50 克　　　陈阿胶 120 克　　　冰糖 450 克　　　　黄酒适量

按：

该孩平素易感，咳涕时作，当为肺气虚弱，卫外不固，肺气失肃所致；其面色不华，纳谷不香，舌苔薄腻，便下偏干，又为运化不良，食滞未清，生化乏源之故；肺气不足，脾虚失运，二者又可互为因果。故调治之当以健脾益肺，兼以消积理脾为主。方选六君子汤合玉屏风散加生晒参、怀山药、莲子肉以健脾化痰，益气固表；熟地黄、菟丝子、益智仁、刀芡实以补肾助脾；当归身、陈阿胶补血壮气；蜜紫菀、款冬花润肺化痰；川厚朴、佛手片、枳实、莱菔子理气导滞；缩砂仁、薏苡仁化湿醒胃；炒山楂、鸡内金、炒谷芽、六神曲消积助运。全方合之，补消兼施，使脾肺气壮而运化得健也。

【案三】

毕某，男，8 岁。2018 年 12 月 7 日就诊。

体弱易感，汗多纳少，舌苔薄净，便干溲通，肺脾气虚，运化不良，治以健脾益气。

处方：

潞党参 120 克　　　焦白术 120 克　　　云茯苓 120 克　　　清甘草 30 克
广陈皮 30 克　　　　生黄芪 120 克　　　关防风 100 克　　　莲子肉 120 克
怀山药 120 克　　　炒扁豆 100 克　　　刀芡实 100 克　　　金樱子 100 克
益智仁 100 克　　　龙眼肉 100 克　　　大红枣 30 克　　　　当归身 60 克
麻黄根 100 克　　　瘪桃干 100 克　　　薏苡仁 120 克　　　炒山楂 100 克
炒谷芽 120 克　　　六神曲 120 克　　　鸡内金 100 克　　　佛手片 100 克
花槟榔 100 克　　　莱菔子 120 克

另：

生晒参 50 克　　陈阿胶 120 克　冰糖 450 克　　黄酒适量

按：

该孩体质虚弱，易于感邪，且平素多汗，当为脾气虚弱，生化乏源，诸脏失养，肺气不足，不能卫外所致；其纳谷不香、便下干结，亦为运化不良，胃气不振，气机不畅之故，好在舌苔薄净，内无积滞，又值冬令，可以膏方调补脾肺为主。方选异功散合玉屏风散加生晒参、莲子肉、怀山药、炒扁豆健脾益气，补肺固卫；刀芡实、金樱子、益智仁补肾助脾；龙眼肉、大红枣、当归身、陈阿胶补血养血；麻黄根、瘪桃干止汗；薏苡仁、炒山楂、炒谷芽、六神曲、鸡内金消食醒胃；少佐佛手片、花槟榔、莱菔子理气助运，并寓补中有通之意。全方补而合体，消而助运也。

【案四】

邵某，男，5 岁。2019 年 1 月 3 日就诊。

5 岁小儿，体弱易感，面色不华，汗出较多，咳嗽时作，纳谷不香，舌苔薄白，二便尚调，此为脾肺气虚为主，法以健脾补气，润肺和胃。

处方：

潞党参 100 克	焦白术 100 克	云茯苓 120 克	清甘草 30 克
广陈皮 30 克	姜半夏 100 克	生黄芪 120 克	关防风 60 克
怀山药 100 克	莲子肉 100 克	刀芡实 100 克	益智仁 100 克
菟丝子 100 克	金樱子 100 克	龙眼肉 100 克	干百合 100 克
款冬花 100 克	蜜紫菀 100 克	苦杏仁 60 克	浙贝母 100 克
薏苡仁 150 克	莱菔子 100 克	炒谷芽 100 克	鸡内金 100 克
炒山楂 100 克			

另：

生晒参 50 克　　陈阿胶 120 克　冰糖 400 克　　黄酒适量

按：

该孩形体虚弱，面色不华，纳谷不香，舌苔薄白，当为脾气不足、后天失调、生化乏源之故；脾气既虚，水津乏源，不能输养诸脏而致肺气不足，卫外不固，故其又易于感邪，咳嗽时作，汗出较多。其体以脾肺气虚为主，调补亦当以健脾益肺为主。方选六君子汤合玉屏风散加生晒参、怀山药、莲子肉以健脾化痰，益气固表；刀芡实、益智仁、菟丝子、金樱子以补益脾肾；龙眼肉、陈阿胶养血营脾；干百合、款冬花、蜜紫菀、苦杏仁、浙贝母以化痰止咳；薏苡仁、莱菔子、炒谷芽、鸡内金、炒山楂以化湿理脾醒胃。全方合之，补中兼以消运，与孩之体症甚为合宜。

【案五】

朱某，男，7岁。2019年12月17日就诊。

患儿平素易感作咳，面色欠华，纳谷不香，舌苔薄腻，少咳有痰，便下欠畅，其本脾肺不足，乃痰浊未清，兼有积滞，当先肃余邪，再以膏方调补。

处方：

（汤剂处方：广陈皮3克、姜半夏10克、款冬花10克、莱菔子10克、前胡6克、鸡内金6克、炒谷芽10克、六神曲10克、炒山楂10克、川厚朴3克，7剂）

潞党参120克	焦白术100克	云茯苓100克	清甘草30克
广陈皮50克	生黄芪150克	关防风60克	炒怀山100克
熟地黄150克	山萸肉60克	刀芡实100克	补骨脂100克
菟丝子100克	益智仁100克	当归身100克	款冬花100克
蜜紫菀100克	川贝母30克	干百合120克	川厚朴100克
莱菔子100克	薏苡仁120克	炒山楂100克	鸡内金100克
六神曲150克	炒谷芽150克		

另：

生晒参60克	陈阿胶120克	冰糖450克	黄酒适量

按：

该孩平素易于感邪咳嗽，且面色不华，纳谷不香，舌苔薄腻，当为素来脾运不佳，易于积滞呆胃，日久导致脾气虚弱，生化乏源，不能养脏润华，肺虚失养，不能固外而致。近因咳嗽有痰，且纳少苔腻，便下干结，乃痰浊积滞未清，当先以汤剂化痰消积，待痰积去方可调补。汤方以广陈皮、姜半夏、款冬花、莱菔子、前胡以化痰导痰；鸡内金、炒谷芽、六神曲、炒山楂、川厚朴消积助运。7 剂再诊，咳嗽已少，舌苔亦薄，邪已去大半，则以膏方调补脾肺为主。方选异功散合玉屏风散加生晒参、炒怀山健脾益气固卫；熟地黄、山萸肉、刀芡实、补骨脂、菟丝子、益智仁补先天而助后天；当归身、陈阿胶补气之母；款冬花、蜜紫菀、川贝母、干百合以养肺润肺化痰；川厚朴、莱菔子、薏苡仁、炒山楂、鸡内金、六神曲、炒谷芽消余邪而醒胃并防药之滋呆。全方以补为主，以运为辅，脾肺虚弱而易于积滞者用之甚为合宜。

【案六】

王某，男，5 岁。2019 年 12 月 17 日就诊。

体弱易感，反复咳喘，近喘虽平，咳嗽未止，面色不华，纳谷不香，舌苔薄白，便下不化，素体脾肺不足，痰浊尚恋，运化不良，先处汤药清运余邪，再以膏方调补肺脾以固本。

处方：

（汤剂处方：姜半夏 10 克、广陈皮 3 克、云茯苓 10 克、清甘草 3 克、百部 6 克、白前 5 克、浙贝母 10 克、炒山楂 10、炒谷芽 10、广木香 3 克，5 剂）

太子参 100 克	焦白术 100 克	云茯苓 100 克	清甘草 30 克
广陈皮 50 克	姜半夏 100 克	生黄芪 120 克	关防风 60 克
炒怀山 100 克	炒扁豆 100 克	莲子肉 100 克	缩砂仁 30 克
薏苡仁 200 克	熟地黄 120 克	冬虫夏草 15 克	菟丝子 100 克
当归身 60 克	大红枣 50 克	款冬花 100 克	蜜紫菀 100 克
厚朴花 100 克	佛手片 100 克	广木香 100 克	鸡内金 100 克
六神曲 150 克			

另：

朝白参 40 克	陈阿胶 100 克	冰糖 400 克	黄酒适量

按：

该孩面色不华，纳谷不香，便时不化，当为脾虚失运，胃气不苏，生化乏源所致；脾胃既虚，后天失调，不能滋养诸脏，而使肺气不足，卫外不固，故平素易为邪侵，而致反复咳嗽，故调治之，

当以补益脾肺之气为主。但近因感后咳嗽尚存，当先以汤药肃肺止
嗽，方以二陈汤加白前、百部、浙贝母化痰止咳；炒山楂、炒谷芽、
广木香运脾消食。服药 5 剂后，咳嗽已和，则以膏方调补。方选六
君子汤、玉屏风散、参苓白术散加朝白参以健脾杜痰，益气固表；
熟地黄、冬虫夏草、菟丝子补肾益脾；当归身、大红枣、陈阿胶补
气之母；辅以款冬花、蜜紫菀润化恋痰；厚朴花、佛手片理脾醒胃；
广木香、鸡内金、六神曲理脾助运消积。全方合之，健脾益肺为主，
兼以养血补肾以助体，疏理运化以达脾健胃和也。

【案七】

董某，男，5 岁。2020 年 12 月 1 日就诊。

患儿 3 岁起，易于感邪，肺炎 6 次，平素晨起涕嚏，面色萎黄，
日夜汗出时多，纳谷欠香，舌红苔薄，二便尚调，此脾肺气阴不足，
卫外不固，治当健脾益肺以固本。

处方：

太子参 100 克	焦白术 100 克	云茯苓 100 克	清甘草 30 克
广陈皮 30 克	生黄芪 120 克	关防风 60 克	怀山药 100 克
白扁豆 100 克	麦门冬 100 克	五味子 30 克	北沙参 100 克
生地黄 120 克	山萸肉 100 克	枸杞子 100 克	南沙参 100 克
款冬花 100 克	干百合 120 克	川贝母 30 克	条黄芩 60 克
黄菊花 100 克	净蝉衣 50 克	麻黄根 100 克	浮小麦 100 克
鸡内金 100 克	六神曲 100 克	炒谷芽 100 克	

另：

朝白参 60 克	陈阿胶 120 克	冰糖 400 克	黄酒适量

按：

该孩两年中 6 次患肺炎，且面色萎黄，易于感邪，纳谷不香，
当为脾气虚弱，生化乏源，肺脏失养，卫外失固而致。白天自汗，
夜间盗汗，舌质偏红，肺之气阴均虚也；另其晨起流涕打喷嚏，虽
有过敏，实为寒温不适，肺失调节，因虚而致。故膏方调治，当以
气阴双补为主。方选异功散合玉屏风散加朝白参、怀山药、白扁豆
以健脾益气而固表；生脉散加北沙参、生地黄、山萸肉、枸杞子以

益肺之气阴，补肾之阴精；南沙参、款冬花、干百合、川贝母养肺化痰；少佐条黄芩、黄菊花、净蝉衣清肺疏风；麻黄根、浮小麦止汗；鸡内金、六神曲、炒谷芽助运醒胃。全方合之，脾肺气阴同调，待脾肺强壮，则诸症可瘥矣。

【案八】

张某，女，6岁。2019年12月20日就诊。

平素易感，形体小弱，汗出时多，面色不华，纳谷欠香，舌苔薄白，便下干结，小溲通黄，此脾运不健，化源不足，肺气虚弱，卫外不固，法当运脾健脾以促生化之源，益气固表以御外邪。

处方：

潞党参100克	焦白术100克	云茯苓120克	清甘草30克
广陈皮30克	生黄芪100克	关防风60克	怀山药100克
莲子肉100克	炒扁豆100克	熟地黄120克	菟丝子100克
补骨脂100克	益智仁100克	刀芡实100克	煅龙骨100克
桑葚子100克	当归身60克	大红枣30枚	龙眼肉60克
薏苡仁120克	莱菔子100克	炒谷芽100克	炒山楂100克
六神曲100克	鸡内金100克	麻黄根100克	

另：

生晒参50克	陈阿胶120克	冰糖400克	黄酒适量

按：

该孩脾不健运，生化乏源，后天失调，导致营养发育不良，故见形体小弱，面色不华；脾虚乏源，致肺气不足，卫外不固，故时易感邪，汗出较多；其纳谷不香，便下干结，也是脾胃失运之故，好在舌苔薄净，内无积滞，又值冬令调补佳节，故膏方可以调补脾肺为主。方选异功散合玉屏风散加生晒参、怀山药、莲子肉、炒扁豆以健脾益气而固表；熟地黄、菟丝子、补骨脂、益智仁、刀芡实、煅龙骨补肾壮骨以促先天而助后天；桑葚子、当归身、大红枣、龙眼肉补血养血助化源，且当归身、桑葚子兼有润肠之功；薏苡仁化湿助运；莱菔子、炒谷芽、炒山楂、六神曲、鸡内金协助消化而醒胃；辅以麻黄根一味以止汗出。全方合之，先后天同补，气血同调，辅以消运之品，既防药滞，又利吸收而醒胃，一举两得。

【案九】

杨某，男，8 岁。2020 年 12 月 18 日就诊。

平素易感，便时不化，面色不华，形体消瘦，舌苔薄白，纳谷不香，小溲清长，脉软，此脾虚失运，化源不足，肺卫不固也，法当健脾补肺，从本调治。

处方：

潞党参 150 克	焦白术 120 克	云茯苓 120 克	清甘草 30 克
怀山药 100 克	炒扁豆 100 克	莲子肉 120 克	缩砂仁 30 克
薏苡仁 150 克	生黄芪 120 克	刀芡实 120 克	金樱子 120 克
补骨脂 100 克	益智仁 100 克	菟丝子 100 克	煨诃子 100 克
煨肉果 60 克	龙眼肉 100 克	当归身 60 克	大红枣 30 克
广木香 100 克	佛手片 100 克	陈香橼 100 克	鸡内金 100 克
炒谷芽 100 克			

另：

生晒参 60 克	冰糖 450 克	陈阿胶 120 克	黄酒适量

按：

该孩脾胃运化不良，则纳谷不香，便下不化；脾运不良，日久导致脾气虚弱，生化乏源，不能生肌润色，故见形体消瘦，面色不华；脾气虚弱，肺气失养，而致卫外不固，则易于感邪。故膏方调理，当以健脾补肺为主，方以参苓白术散为主，加生黄芪、生晒参以健脾益气；刀芡实、金樱子、补骨脂、益智仁、菟丝子补先天而助后天；煨诃子、煨肉果涩肠止泻，温中行气；龙眼肉、当归身、大红枣、陈阿胶以期气血同补而促化源；广木香、佛手片、陈香橼、鸡内金、炒谷芽理气运脾醒胃，并达补中有运、运中有消，使药物更好吸收之目的。

【案十】

翁某，女，5 岁。2020 年 12 月 6 日就诊。

患儿平素易感作咳，一年之中，已有 4 次肺炎，现晨起易咳，咽喉微红，夜有盗汗，纳谷欠香，舌红苔黄，便下干结，小溲通黄，遗尿时作，此肺之气阴不足，肾精不固也，治当益气养阴，固精止遗。

处方：

太子参100克	麦门冬100克	五味子30克	生黄芪100克
生地黄120克	干百合100克	黑玄参100克	川贝母30克
桔梗15克	生甘草30克	炒白芍60克	当归身60克
怀山药100克	山萸肉60克	桑螵蛸100克	覆盆子100克
白莲须100克	大红枣30枚	南沙参100克	蜜紫菀60克
款冬花100克	黄菊花100克	广陈皮30克	云茯苓100克
鸡内金100克	炒谷芽100克	川石斛100克	

另：

生晒参60克	陈阿胶100克	冰糖400克	黄酒适量

按：

该孩体弱易感，一年中已有4次肺炎，且夜间盗汗，其肺气阴已伤也。肺肾为子母之脏，致病又可互累，肺肾之阴既虚，则又可滋生内热而炎上，而致咽炎；肾阴既虚，则精气失于固摄而遗尿；其舌红苔黄，便下干结，小溲通黄，亦为阴虚有热之象。纵观其症，皆因虚致病，以病更致虚，从而产生互为因果之象。故待稳定期当从本论治，以补肺肾为主，使母子得健，则邪不可干也。方选黄芪生脉散合百合固金汤，一以益气养阴，一以滋肾养肺，取金水互养之意；加怀山药、山萸肉、桑螵蛸、覆盆子、白莲须补肾固精而止遗；生晒参、大红枣、当归身、陈阿胶求气血同补而扶正；南沙参、蜜紫菀、款冬花养肺润肺而化痰；少佐黄菊花清疏风热；广陈皮、云茯苓、鸡内金、炒谷芽、川石斛以健脾生津和胃。全方合之，既补肺肾之精气，又清虚火之上炎，除恋痰，醒脾胃，组方甚为合理。

【案十一】

王某，女，5岁。2020年12月5日就诊。

患儿形体瘦弱，平素易感，汗出较多，面色少华，四肢不温，纳谷不香，近感后咳嗽有痰，舌苔薄白，二便尚调，此脾肺不足，营卫不和，乃咳痰未尽，当先化痰止咳，再以调补。

处方：

（汤剂处方：广陈皮 3 克、姜半夏 10 克、云茯苓 10 克、清甘草 3 克、浙贝母 10 克、款冬花 10 克、炙苏子 6 克、苦杏仁 6 克、蜜紫菀 6 克、炒谷芽 10 克，7 剂）

生黄芪 120 克	焦白术 100 克	关防风 60 克	潞党参 100 克
云茯苓 120 克	清甘草 30 克	姜半夏 100 克	广陈皮 30 克
怀山药 100 克	桂枝 30 克	炒白芍 60 克	淡干姜 15 克
当归身 60 克	龙眼肉 80 克	款冬花 100 克	蜜紫菀 60 克
浙贝母 100 克	苦杏仁 60 克	厚朴花 50 克	佛手片 60 克
莱菔子 100 克	薏苡仁 120 克	炒谷芽 100 克	鸡内金 100 克
炒山楂 100 克			

另：

生晒参 40 克　　陈阿胶 100 克　　冰糖 400 克　　黄酒适量

按：

该孩面色少华，纳谷不香，形体瘦弱，乃由脾气虚弱，运化不良，生化乏源所致；脾气既虚，水精不能输养诸脏，以致肺气亦虚，营卫失和，则又致平素易于感邪，汗出较多，四肢不温，调理之，当以健脾益气，调和营卫为主。但近感邪虽瘥，咳痰未尽，当先汤剂化痰，待痰浊去，方可调补。方以二陈汤为主以燥湿化痰；浙贝母、款冬花、炙苏子、苦杏仁、蜜紫菀兼以润肺降气化痰；炒谷芽消食醒胃。服药 7 剂后，咳痰基本得和，则更以膏方调理。方选玉屏风散合六君子汤、生晒参、怀山药以健脾化痰，益气固表；桂枝汤以调和营卫；当归身、龙眼肉、陈阿胶补血而助生源；款冬花、蜜紫菀、浙贝母、苦杏仁兼化恋痰；厚朴花、佛手片、莱菔子理气和胃以助运；薏苡仁、炒谷芽、鸡内金、炒山楂化湿消积而醒胃。此调补之中而兼运，则脾肺气足，营卫得和，何愁体之不健，余邪不除。

【案十二】

童某，男，5 岁。2020 年 12 月 5 日就诊。

患儿体弱易感，面色不华，四肢不温，动辄多汗，喉时痰鸣，晨起涕嚏，纳谷不香，舌苔薄白，二便尚调，此脾肺气虚，营卫不和，当以补气和营为主。

处方：

潞党参120克	焦白术100克	云茯苓100克	炙甘草30克
广陈皮30克	生黄芪120克	关防风100克	桂枝30克
炒白芍60克	大红枣30克	怀山药100克	熟地黄120克
益智仁100克	刀芡实100克	当归身60克	款冬花100克
蜜紫菀60克	姜半夏100克	苍耳子60克	薏苡仁120克
莱菔子100克	炒谷芽100克	炒山楂100克	

另：

生晒参50克	冰糖400克	陈阿胶100克	黄酒适量

按：

脾为后天之本，儿之生长发育，水谷精微之吸收输布，全赖脾的运化功能，今儿脾虚失运，既致胃纳不香，又致生化乏源，继而又导致肺气不足，营卫不固也。其症之体弱易感，面色不华，四肢不温，多汗涕嚏，纳谷不香，均为其因所致。好在其内滞不显，适值冬令，可予膏方调扶为主。方选异功散、玉屏风散、桂枝汤以健脾益气，调和营卫；加生晒参、怀山药增健脾益气之力；熟地黄、益智仁、刀芡实补先天以促后天；当归身、陈阿胶以血为气之母；少佐款冬花、蜜紫菀、姜半夏以驱恋痰；苍耳子辛温通窍；兼以薏苡仁、莱菔子、炒谷芽、炒山楂化湿导滞消食，以助脾运而醒胃。全方合之，以本为主，顾及余症，甚合该孩之体也。

【案十三】

李某，男，11岁。2020年12月20日就诊。

11岁小儿，过敏体质，形体瘦小，婴时湿疹，遇寒温不适，时有咳嚏，咽喉微红，纳谷欠香，舌红根黄腻，二便尚调，肺肾阴虚，湿热未尽，法当滋阴降火化浊。

处方：

太子参120克	焦白术100克	云茯苓120克	生甘草30克
广陈皮30克	生黄芪150克	怀山药100克	莲子肉120克

生地黄 150 克　　制黄精 100 克　　炙鳖甲 120 克　　怀牛膝 100 克

川黄柏 100 克　　牡丹皮 60 克　　　条黄芩 60 克　　　嫩射干 100 克

牛蒡子 100 克　　干百合 120 克　　浙贝母 100 克　　款冬花 100 克

黄菊花 100 克　　净蝉衣 30 克　　　薏苡仁 150 克　　佩兰叶 100 克

鸡内金 100 克　　炒谷芽 100 克　　六神曲 100 克

另：

生晒参 60 克　　　西洋参 15 克　　　龟甲胶 120 克　　冰糖 500 克

黄酒适量

按：

该孩过敏体质，婴时湿疹，咳嗽涕嚏，遇寒温不适而作，且纳谷不香，舌红根腻，当为胎中湿热偏重，致出生以后胎毒未尽，湿热不清，影响脾运，日久导致生化乏源，脾肺气虚，卫外失固；先天不足，加之后天失养，从而影响生长发育而致形体瘦小。综其症，其本当为脾肺不足，肾精失养；其标乃为内滞之痰湿未尽。故当趁冬令病情尚稳，予以膏方调理为上。方选异功散加生晒参、生黄芪、怀山药、莲子肉以健脾益气而固卫；生地黄、制黄精、炙鳖甲、怀牛膝、龟甲胶、川黄柏、牡丹皮滋阴降火而填精；条黄芩、嫩射干、牛蒡子清肺利咽除余热；干百合、浙贝母、款冬花润肺化恋痰；黄菊花、净蝉衣疏肺利窍；薏苡仁、佩兰叶、鸡内金、炒谷芽、六神曲化湿食而助运，并使药不滞碍。全方标本兼施，量体随症而施药，与处膏原则相合也。

【案十四】

郑某，男，6 岁。2020 年 12 月 11 日就诊。

6 岁小儿体弱多病，面色不华，形体消瘦，咳痰时有，舌苔薄腻，纳谷不香，便下干结，脾胃虚弱，化源不足，痰滞不清，当先以化痰消积，然后调补。

处方：

（汤剂处方：广陈皮 3 克、姜半夏 10 克、云茯苓 10 克、炒甘草 3 克、款冬花 10 克、川厚朴 3 克、莱菔子 10 克、炒谷芽 10 克、炒山楂 10 克，7 剂）

潞党参 100 克	焦白术 100 克	云茯苓 100 克	清甘草 30 克
广陈皮 30 克	生黄芪 120 克	关防风 60 克	白扁豆 100 克
莲子肉 100 克	熟地黄 120 克	刀芡实 100 克	金樱子 100 克
菟丝子 100 克	当归身 60 克	款冬花 100 克	蜜紫菀 60 克
莱菔子 100 克	炒枳壳 100 克	佛手片 100 克	缩砂仁 30 克
薏苡仁 120 克	炒谷芽 100 克	鸡内金 100 克	炒山楂 100 克

另：

生晒参 50 克　　陈阿胶 100 克　　冰糖 400 克　　黄酒适量

2021 年 12 月 12 日复诊。

去年膏方以后，形神转佳，面色转润，舌苔薄净，纳谷正常，再以调理为主。

处方：

潞党参 120 克	焦白术 100 克	云茯苓 120 克	清甘草 30 克
广陈皮 30 克	生黄芪 120 克	怀山药 100 克	莲子肉 100 克
熟地黄 150 克	山萸肉 60 克	制黄精 100 克	补骨脂 100 克
益智仁 100 克	刀芡实 120 克	金樱子 120 克	胡桃肉 100 克
龙眼肉 80 克	制首乌 120 克	当归身 60 克	大红枣 30 克
莱菔子 100 克	缩砂仁 30 克	厚朴花 100 克	薏苡仁 150 克
鸡内金 100 克	炒谷芽 120 克		

另：

生晒参 60 克　　陈阿胶 120 克　　冰糖 400 克　　黄酒适量

按：

该孩形体消瘦，体弱多病，面色不华，当为后天失调，脾运不健，脾气虚弱，生化乏源，诸脏失养，又致肺气虚弱，卫表不固；其咳痰时有，舌苔薄腻，纳谷不香，当为脾虚失运，湿食不化，痰恋不清之故。调治之，当先以汤剂消积化痰，待痰食去，再以膏方调补，则更为适宜。汤方以二陈汤燥湿化痰；款冬花润肺化痰；川厚朴、莱菔子一以燥湿，一以导痰消积；炒谷芽、炒山楂消积醒胃。服药 7 剂以后，咳痰转和，积去苔净，乃以膏方调补之。方选异功散健脾益气，玉屏风散益肺固表，加生晒参、白扁豆、莲子肉以增健脾之力；熟地黄、刀芡实、金樱子、菟丝子补肾益先天而助脾；当归身、陈阿胶补气之母；款冬花、蜜紫菀润肺化恋痰；莱菔子、炒枳壳、佛手片、缩砂仁理脾胃之气而助运；薏苡仁、炒谷芽、鸡内金、炒山楂化湿消食和胃。全方合之，补中有运，兼化恋痰，与孩之体甚为合宜。

服膏以后，来年入冬复诊，其形神转佳，面色转润，生长发育渐趋正常，且时无外邪与内滞，故继而以调补脾肾为主。方选异功散加生晒参、生黄芪、怀山药、莲子肉以健脾益气；熟地黄、山萸肉、制黄精、补骨脂、益智仁、刀芡实、金樱子、胡桃肉以补肾助脾；龙眼肉、制首乌、当归身、大红枣、陈阿胶以补血养血；莱菔子、缩砂仁、厚朴花以理脾醒胃；薏苡仁、鸡内金、炒谷芽消化湿食。脾肾气血同补，疏理和胃兼施，既不呆滞又利吸收也。

【案十五】

唐某，女，8岁。2020年11月12日就诊。

易于感邪，咳喘时作，乳蛾肿大，夜有遗尿，纳谷不香，舌苔薄净，便下欠调，此脾肺气虚，肾气不固，治当健脾补肺益肾。

处方：

潞党参100克	焦白术100克	云茯苓100克	清甘草30克
怀山药100克	莲子肉100克	炒扁豆100克	缩砂仁30克
薏苡仁120克	炙黄芪100克	熟地黄100克	刀芡实100克
金樱子100克	益智仁100克	菟丝子100克	覆盆子100克
煨诃子100克	煨肉果100克	款冬花100克	广木香100克
广陈皮30克	鸡内金100克	炒山楂100克	炒谷芽100克

另：

生晒参50克	陈阿胶120克	冰糖400克	黄酒适量

2022年1月16日复诊。

膏后一年，体质已增，感邪减少，纳谷正常，唯遗尿偶有，舌苔薄净，大便尚调，再当原意调补之。

处方：

潞党参120克	云茯苓120克	焦白术100克	清甘草30克

怀山药 100 克	莲子肉 100 克	炒扁豆 100 克	缩砂仁 30 克
薏苡仁 120 克	生黄芪 120 克	熟地黄 120 克	山萸肉 100 克
刀芡实 100 克	金樱子 100 克	益智仁 100 克	补骨脂 100 克
覆盆子 100 克	桑螵蛸 100 克	菟丝子 100 克	龙眼肉 100 克
当归身 60 克	陈香橼 100 克	广木香 100 克	莱菔子 100 克
炒谷芽 100 克	六神曲 100 克	鸡内金 100 克	

另：

| 曲白参 50 克 | 陈阿胶 120 克 | 冰糖 450 克 | 黄酒适量 |

按：

该孩纳谷不香，舌苔薄净，便下欠调，当为脾失健运，脾气虚弱，胃气不和；其易于感邪，咳喘时作，乳蛾肿大，当为脾虚，生化乏源，导致肺气不足，肺卫不固；脾气既虚，其精微不能填养先天之精，而致肾精不足，失于固摄而遗尿时作也。膏方调治，当以健脾益肺，补肾止遗为主。方选参苓白术散加生晒参、生黄芪以健脾益气；熟地黄、刀芡实、金樱子、益智仁、菟丝子、覆盆子以补肾止遗；煨诃子、煨肉果固肠止涩；款冬花润化恋痰；广木香、广陈皮、鸡内金、炒山楂、炒谷芽理脾消积醒胃。全方合之，补而兼运，利于药效的发挥与吸收。

服膏以后，来年入冬复诊，其体质已增强，感邪次数减少，纳和便调，唯遗尿偶有，法已对症，继以调补脾肾为主。方选参苓白术散加曲白参、生黄芪以健脾益气；熟地黄、山萸肉、刀芡实、金樱子、益智仁、补骨脂、覆盆子、桑螵蛸、菟丝子以补肾填精止遗；龙眼肉、当归身、陈阿胶补血养血；陈香橼、广木香、莱菔子运脾理脾；炒谷芽、六神曲、鸡内金消食和胃。其较前之膏方增强了调补之力，此亦因脾运渐健而使然也。

【案十六】

郑某，女，6 岁。2021 年 1 月 12 日就诊。

易于感邪，咳少有痰，面色不华，纳谷不香，舌苔薄黄，便下干结，小溲尚清，此脾肺不足，胃气不苏，但余邪未清，当先肃肺化痰，然后调补。

处方：

（汤剂处方：霜桑叶 10 克、苦杏仁 6 克、淡竹茹 6 克、枇杷叶 10 克、浙贝母 10 克、前胡 6 克、牛蒡子 6 克、炒谷芽 10 克、莱菔子 6 克，5 剂）

太子参 100 克	焦白术 100 克	云茯苓 100 克	清甘草 30 克
广陈皮 30 克	生黄芪 100 克	怀山药 100 克	白扁豆 100 克
生地黄 120 克	刀芡实 100 克	金樱子 100 克	山萸肉 100 克
南沙参 100 克	干百合 100 克	款冬花 100 克	蜜紫菀 60 克
霜桑叶 100 克	浙贝母 100 克	肥知母 60 克	瓜蒌仁 100 克
莱菔子 100 克	川石斛 100 克	六神曲 100 克	炒谷芽 100 克
鸡内金 100 克			

另：

生晒参 50 克	冰糖 450 克	陈阿胶 100 克	黄酒适量

2021 年 11 月 29 日复诊。

用膏后近一年，患者体质增强，面色稍润，感邪亦少，唯近遗尿较多，舌红苔净，大便正常，法当滋补为主。

处方：

太子参 100 克	焦白术 100 克	云茯苓 100 克	清甘草 30 克
麦门冬 100 克	五味子 50 克	生黄芪 120 克	生地黄 120 克
怀山药 100 克	山萸肉 100 克	制黄精 100 克	枸杞子 100 克
怀牛膝 100 克	生龙骨 100 克	覆盆子 100 克	菟丝子 100 克
桑螵蛸 100 克	白莲须 100 克	胡桃肉 80 克	冬虫夏草 20 克
当归身 60 克	干百合 100 克	款冬花 100 克	佛手片 60 克
莱菔子 100 克	炒谷芽 100 克	鸡内金 100 克	

另：

朝白参 50 克	陈阿胶 120 克	冰糖 450 克	黄酒适量

按：

该孩易于感邪，面色不华，纳谷不香，当为脾气虚弱，运化不良，水精化源不足，致肺脏失养，肺气亦虚，而卫外肃化功能失常；近因感邪以后，咳嗽痰浊未清，故调理当先肃清余邪，先以汤剂服之，药以霜桑叶、苦杏仁、淡竹茹、枇杷叶、浙贝母、前胡、牛蒡子肃肺化痰；炒谷芽、莱菔子导滞消食。服药5剂以后，咳痰渐清，乃以膏方调之。方选异功散加生晒参、生黄芪、怀山药、白扁豆以健脾益气；生地黄、刀芡实、金樱子、山萸肉滋养先天，以益后天；南沙参、干百合、款冬花、蜜紫菀润肺养肺；霜桑叶、浙贝母清肃化痰；肥知母、瓜蒌仁、莱菔子以清润化痰导滞；川石斛、六神曲、炒谷芽、鸡内金生津消食而醒胃。全方组成，以调理脾肺为主，润肃余痰为辅。服膏以后一年来，体质增强，感邪亦少，唯遗尿较多，肾之精气尚不足也，膏方以脾、肺、肾同调之。方选四君子汤合生脉散加朝白参、生黄芪，一以健脾益气，一以补肺之气阴；生地黄、怀山药、山萸肉、制黄精、枸杞子、怀牛膝、生龙骨以滋肾壮骨；覆盆子、菟丝子、桑螵蛸、白莲须益肾止遗；胡桃肉、冬虫夏草兼补肺肾；当归身、陈阿胶养血补虚；干百合、款冬花养肺润肺化恋痰；佛手片、莱菔子、炒谷芽、鸡内金理脾消食，并防药之滋腻。综观全方，与体征、调治当为得法也。

【案十七】

汪某，男，5周岁。2021年12月28日就诊。

5周岁小儿，平素易感作喘，面色不华，形瘦多汗，近有咳痰，舌苔厚腻，纳谷不香，便下偏干，此本脾肺气弱，乃咳痰、积滞未清，法当先化痰消积，然后调补。

处方：

（汤剂处方：广陈皮3克、姜半夏10克、云茯苓10克、清甘草3克、浙贝母10克、苦杏仁6克、蜜紫菀6克、川厚朴3克、莱菔子10克、炒谷芽10克，5剂）

潞党参100克	焦白术100克	云茯苓120克	清甘草30克
广陈皮30克	姜半夏100克	生黄芪120克	关防风60克
怀山药100克	莲子肉120克	熟地黄120克	刀芡实100克
金樱子100克	菟丝子100克	益智仁100克	款冬花100克
浙贝母100克	缩砂仁30克	薏苡仁120克	莱菔子100克
六神曲100克	炒谷芽100克	鸡内金100克	炒山楂100克

另：

生晒参 40 克　　陈阿胶 120 克　冰糖 400 克　　　黄酒适量

按：

该孩平素易感作喘，且面色不华，形体消瘦，汗出较多，当为脾气虚弱，生化乏源，肺气失养，而致卫外不固；但近因感邪后，咳痰仍作，苔腻纳呆，便下干结，痰食内滞未清也，故调理服膏前，先予汤剂以化痰消积除余邪，方以二陈汤燥湿化痰；加浙贝母、苦杏仁、蜜紫菀清肃润化；川厚朴、莱菔子、炒谷芽行气导滞消食。服药 5 剂后，痰食已除，则以膏药调理。方选六君子汤合玉屏风散加生晒参、怀山药、莲子肉以健脾化痰，益气固卫；熟地黄、刀芡实、金樱子、菟丝子、益智仁补肾以助脾肺；款冬花、浙贝母润化恋痰；缩砂仁、薏苡仁、莱菔子理脾胃，化湿食；六神曲、炒谷芽、鸡内金、炒山楂消食运脾而醒胃。如此消扶兼施，做到补益而不呆邪，消理而不伤正，相得益彰也。

【案十八】

黄某，男，5 岁。2021 年 11 月 29 日就诊。

5 岁小儿，体弱易感，面色不华，四肢不温，汗出较多，纳谷不香，舌苔薄白，二便尚调，此脾肺气虚，营卫不和，法当健脾益气，调和营卫。

处方：

潞党参 100 克	焦白术 100 克	云茯苓 120 克	炙甘草 30 克
怀山药 100 克	莲子肉 100 克	白扁豆 100 克	缩砂仁 30 克
薏苡仁 150 克	桂枝 30 克	炒白芍 60 克	大红枣 30 枚
淡干姜 30 克	生黄芪 120 克	刀芡实 100 克	补骨脂 100 克
龙眼肉 100 克	当归身 60 克	麻黄根 100 克	厚朴花 60 克
小青皮 100 克	佛手片 100 克	陈香橼 100 克	莱菔子 100 克
炒山楂 100 克	鸡内金 100 克	炒谷芽 100 克	

另：

生晒参 40 克　　陈阿胶 100 克　冰糖 400 克　　　黄酒适量

按：

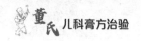

该孩体弱易感，面色不华，四肢不温，汗出较多，当为脾气虚弱，生化乏源，肺气不足，卫外不固所致。故膏方调治，当以健脾益气，调和营卫为主。方选参苓白术散合桂枝汤加生晒参、生黄芪以健脾益气，调和营卫；刀芡实、补骨脂以补肾助脾；龙眼肉、当归身、陈阿胶补气之母；麻黄根止汗；厚朴花、小青皮、佛手片、陈香橼、莱菔子理脾和胃；炒山楂、鸡内金、炒谷芽消食运脾。全方合之，补益调和为主，兼以理脾助运醒胃，使脾肺健，营卫和，胃气苏，何愁体之不健。

【案十九】

俞某，男，8岁。2019年12月17日就诊。

过敏体质，易感作咳，涕多稀稠，寒温不适，则喷嚏频作，舌红苔薄黄，二便尚调，此本肺气不足，乃感邪后余邪未尽，当先清肃。

处方：

（汤剂处方：黄菊花6克、净蝉衣3克、薄荷3克、霜桑叶10克、前胡5克、浙贝母10克、淡竹茹6克、枇杷叶10克、生甘草3克，6剂）

生黄芪150克	焦白术100克	关防风60克	太子参150克
炒怀山120克	炒扁豆150克	莲子肉150克	生地黄200克
山萸肉100克	制黄精100克	女贞子100克	炙鳖甲100克
南沙参100克	干百合120克	麦门冬100克	款冬花100克
浙贝母100克	条黄芩60克	黄菊花100克	净蝉衣50克
云茯苓150克	鸡内金100克	炒谷芽150克	六神曲150克

另：

生晒参50克	陈阿胶100克	冰糖400克	黄酒适量

按：

该孩平素易感作咳，一遇寒温不适，则流涕喷嚏，属体质薄弱之过敏体质，其因当为脾肺之气不足，不能固外御邪也，治当以益脾肺之气为主，但又肾为气之根，肺气之充足与否，一定程度又赖肾中之精气滋养，故此类体质，又值冬令，补脾肺之中增以补肾益精，必功效倍增，但近因余邪未尽，当先以汤剂肃肺化痰。药选黄菊花、净蝉衣、薄荷疏肃风热；霜桑叶、前胡、浙贝母、淡竹茹、枇杷叶、肃肺化痰；生甘草泻火以调和。服药 6 剂以后，咳涕均瘥，乃以膏方调扶。方选玉屏风散加生晒参、太子参、炒怀山、炒扁豆、莲子肉以健脾益肺而固卫；生地黄、山萸肉、制黄精、女贞子、炙鳖甲以滋养肾阴；南沙参、干百合、麦门冬、款冬花、浙贝母以养肺化痰；条黄芩、黄菊花、净蝉衣清肃肺热；云茯苓、鸡内金、炒谷芽、六神曲以消食助运。如此以本为主，兼以顾标，与孩之体症尚为相宜。

【案二十】

余某，男，6 岁。2018 年 12 月 22 日就诊。

体弱易感，形神不振，面色欠华，咳嗽偶作，舌苔薄白，纳谷不香，二便尚调，此脾气虚弱，生化乏力，胃气不振之故，治当健脾益气为主。

处方：

潞党参 120 克	焦白术 100 克	云茯苓 120 克	清甘草 30 克
广陈皮 30 克	姜半夏 100 克	生黄芪 120 克	关防风 60 克
怀山药 120 克	炒扁豆 100 克	莲子肉 120 克	刀芡实 120 克
金樱子 120 克	补骨脂 100 克	龙眼肉 100 克	大红枣 30 克
款冬花 100 克	佛手片 100 克	广木香 100 克	缩砂仁 30 克
薏苡仁 150 克	炒谷芽 120 克	鸡内金 100 克	炒山楂 100 克

另：

生晒参 40 克	陈阿胶 100 克	冰糖 400 克	黄酒适量

按：

该孩平时体弱易感，且形神不振，面色不华，当为后天失于调养，导致脾气虚弱，生化乏源，不能养肌泽肤；脾气既虚，精微不能输养于肺，致肺气不足而不能固外；且肺主一身之气，其不足，亦会影响脾运之功能也；其舌苔薄白，纳谷不香，亦为脾气虚弱，胃气不振之故也。故调治之，当以健脾益气，运脾和胃为主。方选六君子汤合玉屏风散，一以健脾化痰（因喉中偶有痰咳），一以益肺固表，另加生晒参、怀山药、炒扁豆、莲子肉以增健脾之力；刀芡实、金樱子、补骨脂以固肾助脾；龙眼肉、大红枣、陈阿胶养血补血；款冬花以润肺化恋痰；佛手片、广木香助运理脾；缩砂仁、薏苡仁、炒谷芽、鸡内金、炒山楂化湿消食以醒胃。全方合之，以补为主，兼以消运，使之达到脾肺气足，脾胃健运之目的。

【案二十一】

陈某，女，6岁。2019年12月27日就诊。

6岁小囡，平素易感，咳嗽时有，面色萎黄，纳谷不香，舌苔薄黄，二便尚调，此脾运不健，肺气较弱，治以健脾益肺。

处方：

太子参120克	焦白术120克	云茯苓120克	清甘草30克
广陈皮30克	生黄芪120克	怀山药120克	莲子肉120克
生地黄120克	刀芡实120克	金樱子120克	益智仁100克
制黄精100克	龙眼肉100克	当归身60克	干百合100克
麦门冬100克	款冬花100克	蜜紫菀60克	川石斛100克
莱菔子100克	炒谷芽100克	六神曲100克	鸡内金100克
炒山楂100克			

另：

生晒参40克	陈阿胶120克	冰糖400克	黄酒适量

按：

该小囡平素易感邪，且面色萎黄，纳谷不香，当为脾虚运化不良，生化乏源，不能充肌泽华；脾气既虚，水谷之精微不能输养于肺，而致肺气不足而不能固外；其咳嗽时有，亦为肺虚痰恋之症，且舌苔薄黄，尚有兼伤阴分之趋。故膏方调理，当以健养脾肺之气为主，兼以化痰助运。方选异功散加生晒参、生黄芪、怀山药、莲子肉以健脾益气而固卫；生地黄、刀芡实、金樱子、益智仁、制黄精补肾益精以固脾；龙眼肉、当归身、陈阿胶补气之母；干百合、麦门冬、款冬花、蜜紫菀养肺润肺而化恋痰；川石斛养胃生津；莱菔子、炒谷芽、六神曲、鸡内金、炒山楂消食助运而醒胃。全方合之，冀脾肺气壮，运化复健也。

【案二十二】

路某，男，5 岁。2019 年 12 月 7 日就诊。

5 岁小儿，体弱易感，面色萎黄，夜寐不佳，汗出较多，纳谷一般，大便偏干，舌苔薄净，此脾气不足，心气不宁，治以健脾宁心。

处方：

太子参120 克	焦白术100 克	云茯苓120 克	生甘草30 克
广陈皮30 克	炙黄芪120 克	炒怀山100 克	莲子肉120 克
当归身60 克	龙眼肉100 克	柏子仁100 克	制首乌120 克
青龙齿120 克	刀芡实120 克	金樱子120 克	麻黄根100 克
瘪桃干100 克	瓜蒌仁100 克	莱菔子100 克	佛手片100 克
薏苡仁150 克	川石斛100 克	炒谷芽100 克	鸡内金100 克
炒山楂100 克			

另：

生晒参40 克	陈阿胶100 克	冰糖400 克	黄酒适量

按：

该小囝体质薄弱，平时易于感邪，且面色萎黄，夜寐不佳，汗出较多，当为后天失于调养，导致脾气虚弱，脾运不健，生化乏源；肺失脾之精微物质输养，则肺气亦虚而不能固卫；脾气虚弱，则心血失养也。故调治之，当以健脾益气，养血宁心为主。方选异功散加生晒参、炙黄芪、炒怀山、莲子肉以健脾益气而固卫；当归身、龙眼肉、陈阿胶、柏子仁、制首乌、青龙齿养血宁心以安神；刀芡实、金樱子固肾助脾；麻黄根、瘪桃干涩汗止汗；瓜蒌仁、莱菔子、佛手片润肠导滞；薏苡仁、川石斛、炒谷芽、鸡内金、炒山楂化湿养胃消食以助运。如此补而兼运，症药相符，与幼孩之体尚相宜也。

（2）肺肾不足

【案一】

崔某，女，9 岁。2018 年 12 月 25 日就诊。

平素易感多咳，面色萎黄，夜寐多汗，纳谷正常，舌红唇朱苔净，便下干结，小溲短数，此肺肾不足，当以调养肺肾为主。

处方：

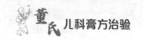

生地黄 120 克　　怀山药 100 克　　山萸肉 60 克　　云茯苓 100 克

福泽泻 100 克　　牡丹皮 100 克　　川黄柏 60 克　　肥知母 60 克

太子参 100 克　　麦门冬 100 克　　五味子 30 克　　炙鳖甲 120 克

怀牛膝 100 克　　制黄精 100 克　　川石斛 100 克　　天花粉 100 克

莲子肉 100 克　　干百合 100 克　　款冬花 100 克　　蜜紫菀 60 克

海浮石 100 克　　条黄芩 60 克　　黄菊花 100 克　　瓜蒌仁 100 克

鸡内金 100 克　　炒谷芽 100 克

另：

生晒参 50 克　　西洋参 20 克　　龟甲胶 150 克　　冰糖 450 克

黄酒适量

按：

该孩平素易于感邪咳嗽，且面色萎黄，夜寐多汗，舌红唇朱，当为肺之气阴不足，日久卫外失固；肾中之阴津起一身之滋养作用，精气不足，则可致开阖失利，其便下干结，小溲短数，均为其因；金水为母子关系，既互相为用，又互为因果，纵观其症，当为肺肾阴虚，内火上浮也。故膏方调治当以滋养阴津，兼敛内火。方选知柏地黄汤以滋阴降火；生脉散以益气养阴；加炙鳖甲、怀牛膝、制黄精以增滋肾之功；龟甲胶增滋肾泻火之力；西洋参、川石斛、天花粉养阴生津；生晒参、莲子肉以补气健脾增生精微；干百合、款冬花、蜜紫菀、海浮石以润肺祛痰；条黄芩、黄菊花清疏肺热；瓜蒌仁、鸡内金、炒谷芽润肠醒胃。全方合之，既补肺肾之阴，又清泻肺肾之火，与孩之体尚为合拍。

【案二】

张某，男，7 岁。2018 年 12 月 20 日就诊。

平素体弱易感，3 个月前感邪以后音嘶不喑，至今未瘥，舌红苔花薄腻，纳谷不香，二便尚调，此肺肾阴虚兼有积滞，治当先以化积，然后调补。

处方：

（汤剂处方：炒山楂 10 克、鸡内金 10 克、炒谷芽 10 克、广陈皮 3 克、佩兰叶 10 克、薏苡仁 15 克、云茯苓 10 克、川石斛 10 克、生

甘草3克，5剂）

生地黄120克	山萸肉100克	炙鳖甲120克	制黄精100克
女贞子100克	旱莲草100克	川黄柏80克	肥知母100克
生白芍100克	太子参100克	北沙参100克	天花粉100克
川石斛100克	黑玄参100克	干百合100克	玉蝴蝶30克
麦门冬100克	条黄芩30克	净蝉衣30克	黄菊花100克
佩兰叶100克	薏苡仁120克	云茯苓150克	炒谷芽100克
炒山楂100克	鸡内金100克	生甘草30克	

另：

朝白参50克	西洋参20克	陈阿胶120克	冰糖450克

黄酒适量

按：

该孩体弱多病，感邪以后音嘶不喑，3个月未愈，且舌质偏红，当为肺之门户受损，金水不足，阴虚上炎而不鸣也；但其舌苔薄腻，纳谷不香，为尚有积滞也，故当先化积和胃，然后调补。汤方以炒山楂、鸡内金、炒谷芽、广陈皮消积助运；佩兰叶、薏苡仁、云茯苓化湿利湿；川石斛养阴生津；生甘草泻火而调和诸药。服药5剂以后，腻苔已去，乃以调养肺肾之阴津为主。药选生地黄、山萸肉、炙鳖甲、制黄精、女贞子、旱莲草以滋养肾中之阴；川黄柏、肥知母、生白芍以敛阴泻热；朝白参、西洋参、太子参、北沙参、天花粉、川石斛补气养阴以生津；少佐黑玄参、干百合、玉蝴蝶、麦门冬养肺润肺而利咽；条黄芩、净蝉衣、黄菊花清肃肺经之热；佩兰叶、薏苡仁、云茯苓以化湿利湿；炒谷芽、炒山楂、鸡内金助运消食；生甘草泻火以调和诸药。此清滋兼施，消化兼用，膏能受之，不愁体之不复。

【案三】

都某，男，13岁。2018年12月6日就诊。

平素体弱，今年患肺炎2次，乳蛾偏大，音嘶不喑，纳谷欠香，舌红苔少，二便尚调，此肺肾阴虚，当以调养。

处方：

生黄芪 120 克	太子参 120 克	麦门冬 100 克	五味子 30 克
生地黄 100 克	怀山药 120 克	山萸肉 60 克	炙鳖甲 120 克
枸杞子 60 克	女贞子 100 克	旱莲草 100 克	炒白芍 100 克
川黄柏 60 克	肥知母 60 克	牡丹皮 60 克	北沙参 120 克
干百合 100 克	生玉竹 100 克	川石斛 100 克	天花粉 100 克
黑玄参 100 克	嫩射干 100 克	条黄芩 100 克	云茯苓 150 克
炒谷芽 120 克	鸡内金 120 克	六神曲 120 克	

另：

| 朝白参 80 克 | 西洋参 30 克 | 陈阿胶 120 克 | 龟甲胶 120 克 |
| 冰糖 500 克 | 黄酒适量 | | |

按：

该孩身体虚弱，反复感邪，年内患 2 次肺炎，当为肺气不足，卫外不固；其乳蛾肿大，音嘶不暗，舌红少苔为肺肾阴虚有火、痰瘀于喉也。故膏方调治之当以滋养肾阴而敛虚火，益气养阴而补肺金。方选黄芪生脉散加朝白参、西洋参以益气养阴；生地黄、怀山药、山萸肉、炙鳖甲、枸杞子、女贞子、旱莲草、炒白芍以滋养肾阴；龟甲胶、川黄柏、肥知母、牡丹皮泻肾之相火；北沙参、干百合、生玉竹、川石斛、天花粉清养润肺，生津和胃；黑玄参、嫩射干、条黄芩清肺利咽；云茯苓、炒谷芽、鸡内金、六神曲消食助运。全方合之，力使肺肾得养，卫外得固，使得康复也。

【案四】

俞某，男，9 岁。2018 年 12 月 18 日就诊。

体弱易感，人感乏力，面色不华，四肢欠温，纳谷一般，舌苔薄净，便下松散，小溲短数，此肺脾不足，肾气不固，治当补脾肺以益肾气。

处方：

潞党参 120 克	焦白术 100 克	云茯苓 120 克	清甘草 30 克
广陈皮 30 克	炙黄芪 120 克	怀山药 100 克	炒扁豆 100 克
莲子肉 120 克	熟地黄 120 克	山萸肉 60 克	菟丝子 100 克
金樱子 100 克	刀芡实 100 克	煨诃子 100 克	煨肉果 100 克

覆盆子 100 克　　桑螵蛸 100 克　　当归身 60 克　　大红枣 50 克

制首乌 120 克　　龙眼肉 100 克　　佛手片 100 克　　广木香 100 克

炒谷芽 100 克　　鸡内金 100 克

另：

生晒参 60 克　　陈阿胶 150 克　　冰糖 450 克　　黄酒适量

按：

纵观该孩之体症，当责之脾虚失运，生化乏源，导致肺气不足，不能固卫；生化乏源，不能充养先天，又可导致肾气不固。故调理之，当以健脾益肺，固肾补肾为主。方选异功散加生晒参、炙黄芪、怀山药、炒扁豆、莲子肉以健脾益气；熟地黄、山萸肉、菟丝子补肾中之阴阳；金樱子、刀芡实、煨诃子、煨肉果，一以固精缩泉，一以涩肠止泻；覆盆子、桑螵蛸固肾缩尿；当归身、大红枣、制首乌、龙眼肉、陈阿胶以补气之母；佛手片、广木香、炒谷芽、鸡内金理气运脾以醒胃。如此症药相符，则其效可知。

【案五】

何某，男，7 岁。2019 年 11 月 29 日就诊。

形胖多汗，面色潮红，易感作咳，咽喉微红，纳谷一般，舌红苔薄净，便干溲通，此肺肾阴虚，虚火上炎，治以滋阴降火为主。

处方：

太子参 120 克　　麦门冬 100 克　　五味子 30 克　　生地黄 150 克

怀山药 100 克　　山萸肉 60 克　　云茯苓 100 克　　福泽泻 100 克

牡丹皮 100 克　　川黄柏 100 克　　肥知母 100 克　　炙鳖甲 120 克

怀牛膝 100 克　　生黄芪 120 克　　莲子肉 120 克　　焦白术 100 克

川石斛 100 克　　天花粉 100 克　　干百合 100 克　　款冬花 100 克

地骨皮 100 克　　黑玄参 100 克　　条黄芩 100 克　　瓜蒌仁 100 克

广陈皮 30 克　　炒谷芽 120 克　　鸡内金 100 克　　六神曲 100 克

另：

西洋参 20 克　　生晒参 50 克　　陈阿胶 150 克　　冰糖 500 克

黄酒适量

按：

该孩平素易于感邪咳嗽，且汗出较多，舌红苔薄净，当为肺之气阴不足，失于固外；其面色潮红，咽喉微红，便下干结，亦为肺肾阴虚，津液不足，不能上承则虚火上炎，不能润肠则大便干燥。故调治之，当以滋养肺肾，益气固卫，兼清浮火。方选生脉散以益气养阴，补肺之气阴不足；知柏地黄汤加炙鳖甲、怀牛膝以滋肾泻火；生晒参、生黄芪、莲子肉、焦白术以健脾益气；西洋参、川石斛、天花粉辅以养阴生津；干百合、款冬花润肺化痰；地骨皮、黑玄参、条黄芩兼清肺肾之火；瓜蒌仁润肠通便；广陈皮、炒谷芽、鸡内金、六神曲醒胃助运。如此清养互施，助以运脾，以期达到气阴足而虚火清。

【案六】

贾某，女，7 岁。2019 年 12 月 12 日就诊。

平素易感作咳，乳蛾肿大，音嘶不喑，纳谷一般，舌红苔黄，二便尚调，此肺肾阴虚，当以滋养之。

处方：

太子参 100 克	生黄芪 120 克	怀山药 100 克	莲子肉 100 克
白扁豆 100 克	生地黄 120 克	山萸肉 60 克	怀牛膝 100 克
女贞子 100 克	炙鳖甲 120 克	麦门冬 100 克	黑玄参 100 克
北沙参 100 克	玉蝴蝶 30 克	条黄芩 60 克	黄菊花 100 克
干百合 100 克	款冬花 100 克	川贝母 30 克	广陈皮 30 克
云茯苓 100 克	鸡内金 100 克	炒谷芽 120 克	生甘草 30 克

另：

朝白参 60 克	陈阿胶 150 克	冰糖 500 克	黄酒适量

按：

该小囡平素易于感邪咳嗽，当为肺气不足，不能固守于外；其乳蛾肿大，音嘶不喑，舌红苔黄，乃为风热之邪侵袭，肺气失肃，痰浊壅结于喉，日久而致肺肾阴虚，虚火上炎也。故在病情尚稳期，调治当以益肺之气阴，滋肾之阴津，兼以清热化痰而消乳蛾。方以朝白参、太子参、生黄芪、怀山药、莲子肉、白扁豆以补益脾肺；生地黄、山萸肉、怀牛膝、女贞子、炙鳖甲滋养肾阴；麦门冬、黑玄参、北沙参、玉蝴蝶清养利咽；条黄芩、黄菊花清肺经之热；干百合、款冬花、川贝母润肺化痰；广陈皮、云茯苓、鸡内金、炒谷芽运脾而助消化；生甘草泻火兼调和诸药。如是配伍，尚为合理。

【案七】

吴某，男，7岁。2019年12月26日就诊。

平素体弱，易感咳喘，二目散光，纳谷一般，舌红苔黄，便干溲通，此肺气不足，肝肾阴虚，治以益肺滋肾。

处方：

生黄芪120克	太子参100克	麦门冬100克	五味子30克
生地黄120克	怀山药100克	山萸肉60克	制黄精100克
金樱子100克	刀芡实100克	女贞子100克	旱莲草100克
枸杞子60克	肥知母100克	川黄柏100克	谷精草100克
黄菊花100克	款冬花100克	干百合100克	蜜紫菀60克
川贝母30克	海浮石100克	制首乌100克	当归身60克
川石斛100克	广陈皮30克	云茯苓100克	炒谷芽100克

另：

朝白参60克	冰糖500克	陈阿胶120克	黄酒适量

按：

该孩平素体弱多病，且感则易作咳喘，当为肺气不足，卫外失固；又其二目散光，舌红苔黄，便下干结，则为肝肾之精气不足也。故调治之，当以补肺之气阴，滋养肝肾之阴精。方选黄芪生脉散加朝白参补肺气而益阴；生地黄、怀山药、山萸肉、制黄精、金樱子、刀芡实、女贞子、旱莲草、枸杞子补肝肾之阴精；辅以肥知母、川黄柏泻相火；谷精草、黄菊花清肺肝之热；款冬花、干百合、蜜紫菀、川贝母、海浮石润肺化痰；制首乌、当归身、陈阿胶养血补血；川石斛、广陈皮、云茯苓、炒谷芽生津运脾醒胃。合而使之，共奏益气养阴，滋养肝肾之功效。

【案八】

戴某，男，9岁。2019年12月4日就诊。

9岁小儿，身体偏矮，发育欠佳，平素易感，鼻塞易咳，夜汗时多，舌红苔薄，纳谷一般，二便尚调，肺肾不足，法当补肺滋肾。

处方：

太子参 120 克	麦门冬 100 克	五味子 30 克	生黄芪 120 克
怀山药 120 克	莲子肉 100 克	生地黄 120 克	山萸肉 60 克
制黄精 100 克	炙鳖甲 120 克	怀牛膝 100 克	刀芡实 100 克
金樱子 100 克	生牡蛎 120 克	生白芍 100 克	川黄柏 60 克
制首乌 100 克	当归身 100 克	干百合 120 克	款冬花 100 克
黄菊花 100 克	净蝉衣 30 克	云茯苓 120 克	广陈皮 30 克
鸡内金 100 克	清甘草 30 克		

另：

曲白参 60 克	西洋参 15 克	冰糖 450 克	陈阿胶 150 克

黄酒适量

按：

该孩平素易于感邪，且鼻塞易咳，夜汗时多，舌红苔薄，症属过敏体质，但因为肺之气阴不足，卫外不固也；又时值 9 岁，尚未发育，身高偏矮，当为先天之肾精不足，且因反复感邪，伤气耗精，致母子互为影响，从而使生长发育更为缓慢。时值冬令，病情尚稳，宜以调补肺肾为主也。方选生脉散加曲白参、西洋参、生黄芪、怀山药、莲子肉以补气益阴而固卫；生地黄、山萸肉、制黄精、炙鳖甲、怀牛膝、刀芡实、金樱子以补肾中之阴精；生牡蛎、生白芍、川黄柏以敛阴泻火；制首乌、当归身、陈阿胶补血养血；干百合、款冬花养肺润肺；黄菊花、净蝉衣清疏肺热；云茯苓、广陈皮、鸡内金健脾助运；清甘草调和诸药。全方合之，共奏补肺肾之阴精、助脾运而利吸收之功。

【案九】

洪某，男，8 岁。2020 年 11 月 27 日就诊。

平素易感，形体瘦弱，汗出较多，纳谷欠香，舌苔薄腻，便下松散，小溲清通，此脾肺不足，肾气不壮，法当补益脾肺以壮肾，乃近感邪初和，尚有咳嗽，兼有内积，当先肃化助运。

处方：

（汤剂处方：广陈皮 3 克、姜半夏 10 克、云茯苓 10 克、清甘草 3 克、霜桑叶 10 克、款冬花 10 克、浙贝母 10 克、川厚朴 3 克、炒山楂 10 克，5 剂）

潞党参 100 克	焦白术 100 克	云茯苓 100 克	清甘草 30 克
广陈皮 30 克	炙黄芪 120 克	炒怀山 100 克	莲子肉 100 克
熟地黄 120 克	金樱子 100 克	益智仁 100 克	补骨脂 100 克
刀芡实 100 克	当归身 80 克	龙眼肉 80 克	款冬花 100 克
蜜紫菀 100 克	麻黄根 100 克	浮小麦 100 克	川厚朴 100 克
佛手片 100 克	薏苡仁 120 克	鸡内金 100 克	炒谷芽 100 克

另：

曲白参 60 克	陈阿胶 120 克	冰糖 450 克	黄酒适量

按：

该孩平素易于感邪，且汗出较多，纳谷不香，当为脾肺气虚，卫外不固；由于脾虚失运，一则化源匮乏，水谷之精不能生肌益肾而致肾气亦虚，形体瘦弱；二则脾运失健，又易致湿食内滞，故而纳谷不香，便下松散，舌苔薄腻之症现。调治之，当以健脾益肺，补肾壮体，兼以助运理脾为主。乃近感后咳嗽，兼有积滞，故当先以汤药化痰消积，待邪去大半，方可调补。汤方以二陈汤燥湿化痰，加霜桑叶、款冬花、浙贝母以肃肺化痰；川厚朴、炒山楂行气燥湿消积。服药 5 剂以后，上症均瘥，以膏方调补之。方选异功散加曲白参、炙黄芪、炒怀山、莲子肉以健脾益肺；熟地黄、金樱子、益智仁、补骨脂、刀芡实补肾固精；当归身、龙眼肉、陈阿胶养血补血；款冬花、蜜紫菀润肺化余痰；麻黄根、浮小麦涩汗止汗；川厚朴、佛手片、薏苡仁、鸡内金、炒谷芽理脾化湿消食。如此脾健气旺肾壮，运化和而胃气充，不愁体之不健也。

【案十】

周某，女，10 岁。2020 年 11 月 27 日就诊。

过敏体质，易感作咳，晨多涕嚏，夜时盗汗，形体偏矮，纳谷一般，舌红苔黄，便下干结，此肺卫不固，肾气不足，当以调补肺肾。

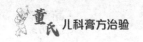
处方：

生地黄 120 克	怀山药 100 克	山萸肉 60 克	云茯苓 100 克
福泽泻 100 克	牡丹皮 60 克	麦门冬 100 克	五味子 30 克
太子参 100 克	女贞子 100 克	制黄精 100 克	刀芡实 100 克
金樱子 100 克	怀牛膝 100 克	莲子肉 100 克	白扁豆 100 克
当归身 60 克	干百合 100 克	款冬花 100 克	黄菊花 100 克
净蝉衣 30 克	川石斛 100 克	广陈皮 30 克	鸡内金 100 克
炒谷芽 100 克			

另：

朝白参 50 克	陈阿胶 150 克	冰糖 450 克	黄酒适量

按：

10 岁小囡，已值发育期，但其形体矮小，当为先天之肾精不足，后天之精微匮乏，导致二天失调，不能养肌壮骨也；其平素易感作咳，晨多涕嚏，乃为肺气不足，卫外不固，调节失宜也；而舌红苔黄，便下干结，阴虚津少也。今肺脾肾三脏又互为因果，故平稳期膏方调治，当以补先天之不足，益后天之脾肺为主。方选麦味地黄汤合生脉散以补肺肾之阴；加女贞子、制黄精、刀芡实、金樱子、怀牛膝以滋肾固精；朝白参、莲子肉、白扁豆以补脾益气；当归身、陈阿胶补益阴血；干百合、款冬花润肺养肺；黄菊花、净蝉衣清疏肺经之热；川石斛、广陈皮、鸡内金、炒谷芽养胃醒胃而助运。全方合之，以补肾益肺为主，少佐助脾运脾，以促其正常生长发育。

【案十一】

孔某，男，9 岁。2020 年 11 月 27 日就诊。

易于感邪咳喘，发育欠佳，形体偏小，面色萎黄，纳谷一般，夜汗较多，舌苔花剥，二便尚调，此肺肾不足，当以养肺滋肾。

处方：

太子参 100 克	麦门冬 100 克	五味子 30 克	生黄芪 120 克
怀山药 100 克	莲子肉 120 克	白扁豆 100 克	制首乌 120 克
当归身 60 克	生地黄 150 克	山萸肉 60 克	制黄精 100 克
刀芡实 100 克	金樱子 100 克	炙鳖甲 120 克	川石斛 100 克

天花粉 100 克　　生玉竹 100 克　　南沙参 100 克　　款冬花 100 克

海浮石 200 克　　干百合 100 克　　川贝母 30 克　　条黄芩 60 克

云茯苓 100 克　　鸡内金 100 克　　生甘草 30 克

另：

曲白参 60 克　　陈阿胶 120 克　　冰糖 450 克　　黄酒适量

按：

该孩平素易于感邪，感邪以后又多哮喘，且夜汗较多，舌苔花剥，当为肺之气阴不足，不能固卫御邪，肺气不足，则又致肾不纳气也；其形体矮小，发育不良，面色萎黄，一为先天肾精不足，二为后天化源匮乏，且肺肾金水之母子，既相互依存又可相互致累也。故调治当以补肺之气阴，滋肾之阴津为主。方选生脉散加曲白参、生黄芪、怀山药、莲子肉、白扁豆以补脾肺之气而益阴；制首乌、当归身、陈阿胶补血养血；生地黄、山萸肉、制黄精、刀芡实、金樱子、炙鳖甲补肾固精而壮骨；川石斛、天花粉、生玉竹养阴生津；南沙参、款冬花、海浮石、干百合、川贝母养肺润肺而化宿痰；少佐条黄芩以清肺热；云茯苓、鸡内金、生甘草助运消食而和胃。合而为膏，共奏调补之功效。

【案十二】

李某，女，8 岁。2020 年 11 月 29 日就诊。

患儿先天性尾骶骨隐裂，遗尿不止，平素易感作咳，纳谷一般，舌红苔净，二便尚调，近感后咳嗽经旬，当先养肺化痰，然后益肺补肾壮骨。

处方：

（汤剂处方：霜桑叶 10 克、苦杏仁 6 克、淡竹茹 6 克、枇杷叶 10 克、前胡 6 克、云茯苓 10 克、南沙参 10 克、川贝母 5 克、款冬花 10 克、生甘草 3 克，5 剂）

生地黄 120 克　　山萸肉 60 克　　炙鳖甲 100 克　　枸杞子 120 克

怀牛膝 100 克　　补骨脂 100 克　　川续断 100 克　　煅龙骨 100 克

金樱子 100 克　　刀芡实 100 克　　桑螵蛸 100 克　　覆盆子 100 克

白莲须 100 克　　太子参 120 克　　麦门冬 100 克　　五味子 30 克

生黄芪 120 克	怀山药 100 克	南沙参 100 克	款冬花 100 克
干百合 100 克	川贝母 40 克	冬虫夏草 15 克	广陈皮 30 克
云茯苓 100 克	鸡内金 100 克	炒谷芽 100 克	清甘草 30 克

另：

| 朝白参 60 克 | 陈阿胶 120 克 | 冰糖 500 克 | 黄酒适量 |

按：

8 岁小囡，遗尿不止，查为先天性尾骶骨隐裂，虽临床上有的较为难愈，但以中医肾主骨之论，予以调治，尚多获效之例；但该孩经常感冒咳嗽，肺卫不固，亦会影响其生长发育。故调补之，当以补肾壮骨，益气养肺为主。近乃感邪咳嗽未愈，先以汤剂清肃之。药以霜桑叶、苦杏仁、淡竹茹、枇杷叶、前胡、云茯苓肃肺化痰；南沙参、川贝母、款冬花养肺润肺化痰；生甘草泻火兼以调和。服药 5 剂以后，邪去大半，乃以膏方调养。药选生地黄、山萸肉、炙鳖甲、枸杞子以滋补肾精；怀牛膝、补骨脂、川续断、煅龙骨以补肾壮骨；金樱子、刀芡实、桑螵蛸、覆盆子、白莲须以固肾缩泉；生脉散加朝白参、生黄芪、怀山药补气阴而固卫；南沙参、款冬花、干百合、川贝母养肺润肺化痰；冬虫夏草肺肾同补；广陈皮、云茯苓、鸡内金、炒谷芽、清甘草兼以消化助运。全方合之，补肾壮骨，益肺固表，冀其金水互滋而相得益彰也。

【案十三】

洪某，女，14 岁。2020 年 12 月 7 日就诊。

交季易感，头晕乏力，时有耳鸣，二目干燥，近感后流浓涕，咳嗽不多，舌红苔薄净，纳谷一般，便干溲通，此肝肾阴虚，肺之气阴不足，当以滋肾养肝，益肺固表，近乃有新邪，当先清肃。

处方：

（汤剂处方：鱼腥草 10 克、条黄芩 6 克、黄菊花 6 克、净蝉衣 3 克、薄荷 3 克、霜桑叶 10 克、浙贝母 10 克、枇杷叶 10 克、川石斛 10 克、鸡内金 10 克、生甘草 3 克，7 剂）

| 生地黄 150 克 | 怀山药 120 克 | 山萸肉 100 克 | 云茯苓 150 克 |
| 福泽泻 100 克 | 牡丹皮 60 克 | 枸杞子 100 克 | 黄菊花 100 克 |

太子参 120 克	麦门冬 100 克	五味子 20 克	女贞子 100 克
旱莲草 100 克	怀牛膝 100 克	炙鳖甲 100 克	制黄精 100 克
北沙参 100 克	谷精草 100 克	密蒙花 100 克	白扁豆 100 克
天花粉 100 克	川石斛 100 克	桑葚子 100 克	制首乌 100 克
当归身 60 克	炒谷芽 120 克	鸡内金 100 克	莱菔子 120 克

另:

生晒参 80 克	西洋参 15 克	陈阿胶 150 克	冰糖 500 克

黄酒适量

按:

肾开窍于耳,肝开窍于目,今肝肾之阴不足,不能上滋于窍,故时见头晕乏力,耳鸣,目干;其遇气候交替变化,又易于感邪,当为肾精失于滋养,肺之气阴不足,导致不能御邪于外。故调治之,当以滋养肝肾之阴,补益肺之气阴为主。但因近感新邪,当先以汤方清肃祛邪,然后调补。汤方以鱼腥草、条黄芩清肺化浊;黄菊花、净蝉衣、薄荷疏肃风热;霜桑叶、浙贝母、枇杷叶肃肺化痰;川石斛、鸡内金生津醒胃;生甘草泻火而调和诸药。服药 7 剂以后,外邪已除,则予膏方调扶。方选杞菊地黄汤以补肝肾之阴;生脉散以补益肺之气阴;女贞子、旱莲草、怀牛膝、炙鳖甲、制黄精增滋养肝肾之功;北沙参、谷精草、密蒙花清肝明目;生晒参、西洋参、白扁豆、天花粉、川石斛益气养阴生津;桑葚子、制首乌、当归身、陈阿胶补养阴血;炒谷芽、鸡内金、莱菔子消食和胃以助运。全方合之,滋养益精为主,助运为辅,与孩之体尚为合宜。

【案十四】

李某,男,7 岁。2022 年 1 月 9 日就诊。

体弱易感,入冬以来,咳嗽断续难愈,以夜为主,形瘦纳少,夜汗较多,舌红苔薄,便干溲通,此肺肾不足为主,治以调补肺肾。

处方:

生地黄 120 克	怀山药 100 克	山萸肉 60 克	炙鳖甲 120 克
制黄精 100 克	女贞子 100 克	南沙参 100 克	麦门冬 100 克
五味子 30 克	川石斛 100 克	生黄芪 100 克	冬虫夏草 20 克

款冬花100克	蜜紫菀100克	百部100克	干百合100克
川贝母30克	条黄芩60克	黄菊花100克	瓜蒌仁100克
火麻仁100克	麻黄根100克	浮小麦100克	鸡内金100克
炒谷芽100克	云茯苓100克	生甘草30克	

另：

| 生晒参50克 | 西洋参15克 | 陈阿胶150克 | 冰糖450克 |
| 黄酒适量 | | | |

按：

该孩体弱易感，此次入冬以后，夜间时咳难愈，且汗出较多，舌质偏红，此平素肺卫不固，反复感邪，日久肺之气阴耗伤，更以夜属阴，故时夜咳难止，汗出较多；金水互滋，今肺阴不足，肾精受损不能充髓壮骨，故而可致形体瘦小，发育不良。调治之，当以肺肾同补，互为促进。药选生地黄、怀山药、山萸肉、炙鳖甲、制黄精、女贞子以滋肾固精；生脉散（太子参易南沙参）、生晒参、西洋参、川石斛、生黄芪补益肺之气阴；冬虫夏草补肺益肾；款冬花、蜜紫菀、百部、干百合、川贝母养肺润肺，止咳化痰；条黄芩、黄菊花清肺经之热；瓜蒌仁、火麻仁润肠通便；麻黄根、浮小麦涩汗止汗；鸡内金、炒谷芽、云茯苓、生甘草以助运化。全方合之，调理与治疗各据其半，这也是膏方之一特色。

【案十五】

曹某，女，13岁。2021年12月28日就诊。

13岁小图，形体胖实，身高偏矮，今年7月月经初潮，平素易感，嚏涕较多，纳谷正常，舌红苔黄，二便尚调，此肾精不足，肺卫不固，当以滋肾壮骨，益气固表。

处方：

生地黄150克	山萸肉100克	枸杞子100克	刀芡实100克
菟丝子100克	怀牛膝100克	制黄精120克	女贞子120克
旱莲草120克	炒白芍100克	白蒺藜120克	炙龟甲120克
川黄柏100克	牡丹皮100克	生黄芪120克	关防风100克
焦白术100克	太子参120克	北沙参120克	川石斛120克

天花粉 100 克　软柴胡 100 克　条黄芩 100 克　当归身 100 克
黄菊花 100 克　净蝉衣 50 克　云茯苓 120 克　广陈皮 30 克
炒谷芽 120 克

另：

生晒参 60 克　西洋参 20 克　陈阿胶 150 克　冰糖 500 克
黄酒适量

按：

13 岁小囡，形虽胖实，但身高偏矮，且又月经初潮，发育已至中后期，究其之因，多为肾精失于充养，不能填髓充骨；兼之平素易于感邪，流涕打喷嚏较多，其肺亦虚，卫外失固也；金水本为母子，病则相互累及，幸纳谷正常，脾运尚可，故调当补肾益肺为主。药以生地黄、山萸肉、枸杞子、刀芡实、菟丝子、怀牛膝、制黄精、女贞子、旱莲草、炒白芍、白蒺藜以补肾固精；炙龟甲、川黄柏、牡丹皮滋阴而降火；玉屏风散加太子参、生晒参益气以固表；西洋参、北沙参、川石斛、天花粉养阴生津；软柴胡、条黄芩、当归身、陈阿胶疏肝和血；黄菊花、净蝉衣疏散风热；云茯苓、广陈皮、炒谷芽健脾助运。全方组成，以补肾壮骨、益气固表、调畅经气为主，力使尽快补其不足也。

【案十六】

李某，男，12 岁。2022 年 1 月 8 日就诊。

12 岁小儿，形体瘦小，面色萎黄，汗多易感，纳谷一般，舌红苔少，便下干结，二脉细微数，此肾阴不足，肺卫不固，当以滋肾益肺为主。

处方：

生地黄 150 克　怀山药 120 克　山萸肉 100 克　炙鳖甲 120 克
制黄精 100 克　枸杞子 60 克　刀芡实 120 克　金樱子 120 克
女贞子 100 克　怀牛膝 100 克　菟丝子 100 克　胡桃肉 100 克
肉苁蓉 120 克　肥知母 60 克　川黄柏 100 克　太子参 120 克
麦门冬 100 克　五味子 30 克　生黄芪 120 克　天花粉 100 克
川石斛 120 克　干百合 100 克　浮小麦 100 克　瓜蒌仁 100 克

炒谷芽 120 克

另：

曲白参 60 克　　陈阿胶 120 克　　冰糖 450 克　　黄酒适量

按：

12 岁小儿，已属发育期，但其形体仍瘦小偏矮，当为先天肾精不足，不能生髓壮骨，从而导致发育不良；又其平素易于感邪，汗出较多，面色萎黄，舌红苔少，肺之气阴亦虚，卫表失于固守；肺与大肠为表里，肺津不足则又可使肠燥而便干难下。调治之，当以金水互补为用。药选生地黄、怀山药、山萸肉、炙鳖甲、制黄精、枸杞子、刀芡实、金樱子、女贞子、怀牛膝以补肾固精；菟丝子、胡桃肉、肉苁蓉温肾而使阴阳互济，且后二味又有润肠之功；肥知母、川黄柏少佐泻火；并以生脉散加曲白参、生黄芪补益肺之气阴；天花粉、川石斛增养阴生津之力；干百合、浮小麦、瓜蒌仁、炒谷芽润肺、止汗、润肠、开胃。全方合之，以滋补肺肾为主，力使精足体强，发育正常。

【案十七】

徐某，女，7 岁。2020 年 11 月 27 日。

易于感邪咳嗽，形神不振，身高偏矮，舌苔薄黄，纳谷一般，时汗较多，偶咳有痰，二便尚调，此肺卫不固，脾运不健，肾气不足，当以补益肺肾，健运脾胃为主。

处方：

生黄芪 120 克	焦白术 100 克	关防风 60 克	太子参 100 克
云茯苓 100 克	清甘草 30 克	广陈皮 30 克	怀山药 100 克
莲子肉 100 克	麦门冬 100 克	五味子 30 克	生地黄 120 克
制黄精 100 克	山萸肉 100 克	怀牛膝 100 克	刀芡实 100 克
南沙参 100 克	款冬花 100 克	干百合 100 克	浙贝母 100 克
霜桑叶 100 克	蜜紫菀 60 克	佛手片 60 克	炒谷芽 100 克
鸡内金 100 克	麻黄根 100 克	糯稻根 100 克	

另：

生晒参 40 克　　陈阿胶 100 克　　冰糖 400 克　　黄酒适量

2021年12月1日复诊。

膏方以后，体质增强，感邪次减，舌红花净，纳谷一般，二便尚调，唯形体较小，当以调补肺肾。

处方：

太子参120克	麦门冬100克	五味子30克	生黄芪120克
怀山药120克	莲子肉100克	川石斛120克	生玉竹100克
天花粉100克	生地黄150克	山萸肉60克	女贞子100克
旱莲草100克	制黄精100克	怀牛膝100克	炙鳖甲120克
刀芡实100克	金樱子100克	枸杞子100克	菟丝子100克
冬虫夏草20克	当归身60克	制首乌100克	南沙参100克
干百合120克	款冬花100克	广陈皮30克	炒谷芽100克
鸡内金100克			

另：

生晒参50克	西洋参15克	陈阿胶120克	黄酒适量

按：

该孩平素易于感邪，且面色不华，形神不振，汗出较多，当为脾虚生化乏源，肺气不足，卫外不固；又由脾肺气不足，反复易感而致恋痰难消，咳嗽时作；肾主骨生髓，为生长发育之根本，今后天之肺脾不足，导致先天肾之精微不足，故身高偏矮；其舌红苔黄，阴亦虚也。方选玉屏风散合异功散加生晒参、怀山药、莲子肉以健脾益气固表；生脉散以补肺之气阴；生地黄、制黄精、山萸肉、怀牛膝、刀芡实以补肾固精；南沙参、款冬花、干百合、浙贝母、霜桑叶、蜜紫菀以养肺润肺，止咳化痰；佛手片、炒谷芽、鸡内金理脾和胃；麻黄根、糯稻根涩汗止汗。全方合之，轻补轻润，兼以助运，意在渐以调补而利吸收也。

服膏方以后，一年内感邪次数大减，体质增强，形神转佳，唯身高尚未达标，药已见效，可增加调补之力也。方以生脉散益肺气、养肺阴；兼以生晒参、生黄芪、怀山药、莲子肉助以健脾益气；川石斛、生玉竹、天花粉助以养阴生津；生地黄、山萸肉、女贞子、旱莲草、制黄精、怀牛膝、炙鳖甲、刀芡实、金樱子、枸杞子补肾之阴精；菟丝子、冬虫夏草补肾之阳，且冬虫夏草又有补肺止咳之效；当归身、制首乌、陈阿胶补养阴血；南沙参、干百合、款冬花养肺润肺而化恋痰；广陈皮、炒谷芽、鸡内金化食助运。全方合之，以补为主，兼以润化，冀其体质渐以增强也。

【案十八】

祖某，女，5 岁。2021 年 1 月 3 日就诊。

5 岁小囡，体弱易感，形体矮小，涕嚏时作，咳痰时有，舌红苔净，纳谷一般，二便尚调，肺卫不固，肾精不足，当以益肺固表，滋养肾精。

处方：

太子参 120 克	麦门冬 100 克	五味子 30 克	生黄芪 120 克
怀山药 120 克	白扁豆 100 克	生地黄 150 克	山萸肉 100 克
炙鳖甲 80 克	制黄精 100 克	金樱子 100 克	刀芡实 100 克
干百合 120 克	款冬花 100 克	蜜紫菀 60 克	黄菊花 100 克
净蝉衣 50 克	条黄芩 80 克	天花粉 100 克	川石斛 100 克
广陈皮 30 克	云茯苓 120 克	炒谷芽 100 克	鸡内金 100 克

另：

生晒参 40 克	陈阿胶 100 克	冰糖 400 克	黄酒适量

2022 年 1 月 10 日复诊。

膏方以后一年中，感邪咳喘次减，舌苔薄净，纳谷一般，二便尚调，唯形体仍偏瘦小，此肺卫渐固，化源匮乏，肾精不足也，法当健脾益气，补肾壮骨。

处方：

太子参 120 克	焦白术 100 克	云茯苓 100 克	清甘草 30 克
广陈皮 30 克	生黄芪 100 克	莲子肉 100 克	炒怀山 100 克
白扁豆 100 克	龙眼肉 100 克	炙鳖甲 120 克	怀牛膝 100 克
菟丝子 100 克	制黄精 100 克	补骨脂 100 克	胡桃肉 100 克
刀芡实 100 克	金樱子 100 克	当归身 60 克	制首乌 100 克
款冬花 100 克	麦门冬 100 克	干百合 100 克	鸡内金 100 克
炒谷芽 100 克	六神曲 100 克	莱菔子 100 克	

另:

生晒参 50 克　　　陈阿胶 120 克　　　冰糖 450 克　　　黄酒适量

按:

该小囡体弱多病，涕嚏、咳痰时作，乃为过敏之体质，其因当为肺之气阴不足，卫外不固，痰恋难清；又肾主藏精，为人体生长发育之根本，5 岁小囡，生长缓慢，又当责之为先天肾精不足矣；其舌质偏红，可知其阴分亦伤焉。所幸舌净纳可，胃气未伤。故调治之，当以益肺固表，滋养肾精为主。方选生脉散以益肺气而养肺阴；生晒参、生黄芪、怀山药、白扁豆增健脾补气之力；生地黄、山萸肉、炙鳖甲、制黄精、金樱子、刀芡实补肾固精；干百合、款冬花、蜜紫菀养肺润肺而化恋痰；黄菊花、净蝉衣、条黄芩清疏肺热而通窍；天花粉、川石斛养胃生津；广陈皮、云茯苓、炒谷芽、鸡内金消食助运。全方合之，轻补肺肾，佐以理脾助运，与孩之体尚为合宜。服膏以后，一年内感邪次减，唯形体尚为瘦小，此肺卫渐固而化源肾精尚为不足，故再以健脾补肾为主也。方选异功散加生晒参、生黄芪、莲子肉、炒怀山、白扁豆、龙眼肉以健脾益气促生化源；炙鳖甲、怀牛膝、菟丝子、制黄精、补骨脂、胡桃肉、刀芡实、金樱子以补肾益肾，且后二味又有实脾之功；当归身、制首乌、陈阿胶养血补血；款冬花、麦门冬、干百合润肺养肺；鸡内金、炒谷芽、六神曲、莱菔子消食醒胃而助运。全方重在补脾肺而益肾，辅以化痰助运，配合尚为恰当。

【案十九】

王某，男，8 岁。2018 年 11 月 29 日就诊。

患儿体弱易感，夜汗较多，夜咳逾月，咽红滤泡，晨有涕嚏，舌红苔黄，纳谷一般，二便尚调，肺肾阴虚，虚火炎上，治以滋补肺肾，清热利咽。

处方:

太子参 100 克　　麦门冬 100 克　　五味子 30 克　　焦白术 100 克

云茯苓 100 克　　生甘草 30 克　　广陈皮 30 克　　生黄芪 120 克

莲子肉 100 克　　天花粉 100 克　　川石斛 100 克　　生地黄 120 克

制黄精 100 克	炙鳖甲 100 克	黑玄参 100 克	牛蒡子 60 克
干百合 120 克	款冬花 100 克	蜜紫菀 100 克	川贝母 30 克
枇杷叶 100 克	黄菊花 60 克	净蝉衣 30 克	麻黄根 100 克
浮小麦 100 克	炒谷芽 100 克	六神曲 100 克	鸡内金 100 克

另：

西洋参 20 克	生晒参 40 克	陈阿胶 150 克	冰糖 500 克

黄酒适量

按：

该孩体弱易感，且夜汗较多，舌红苔黄，当为肺之气阴不足，不能卫外御邪；肾阴为一身阴液之根本，与肺之阴液相互滋生，其夜咳逾月，咽红滤泡，晨有涕嚏者，肺肾阴虚，虚火炎上也。故调理之，当以益肺气养肺阴，滋肾阴而清炎火也。方以生脉散加西洋参补益肺之气阴；异功散加生晒参、生黄芪、莲子肉健脾益气；天花粉、川石斛养阴生津；生地黄、制黄精、炙鳖甲滋养肾阴；黑玄参、牛蒡子养肺利咽；干百合、款冬花、蜜紫菀、川贝母、枇杷叶养肺润肺而化痰；少佐黄菊花、净蝉衣清疏肺热；麻黄根、浮小麦涩汗止汗；炒谷芽、六神曲、鸡内金助运和胃。全方合之，益气养阴，利咽化痰助运，使之清补有序，药能起效。

【案二十】

谢某，男，15 岁。2019 年 12 月 25 日就诊。

15 岁小儿，有哮喘、湿疹史，形体丰满，纳谷旺盛，晨起嚏涕，二便尚调，舌红苔薄黄，此阴虚有火，湿邪内恋，治当滋阴降火，清化湿热。

处方：

生地黄 150 克	怀山药 120 克	山萸肉 100 克	云茯苓 120 克
福泽泻 100 克	牡丹皮 100 克	肥知母 100 克	川黄柏 100 克
炙鳖甲 120 克	麦门冬 100 克	川石斛 120 克	南沙参 100 克
款冬花 120 克	海浮石 120 克	霜桑叶 100 克	条黄芩 100 克
金银花 100 克	净蝉衣 50 克	黄菊花 100 克	土茯苓 120 克
白鲜皮 120 克	薏苡仁 150 克	佩兰叶 100 克	生甘草 30 克

炒山楂100克　鸡内金100克　六神曲100克　莱菔子100克

另：

生晒参40克　西洋参20克　龟甲胶120克　冰糖450克

黄酒适量

按：

15岁小儿，有哮喘、湿疹史，且时有发作，晨起涕嚏，当属过敏体质，究其原因，一为湿热之邪内恋不清日久又可伤及阴分，二为肾为气之根，肺为气之主，哮喘发作，虽病位在肺，但常与肾互为因果，且其症舌红苔薄黄，为肺肾之精气亦伤也。幸其形体壮实，纳谷旺盛，脾运未损，时值冬令，调补之当以滋养肺肾，清化湿热也。方以知柏地黄汤加龟甲胶、炙鳖甲以滋肾阴而降相火；生晒参、西洋参、麦门冬、川石斛益气养阴生津以补肺；南沙参、款冬花、海浮石、霜桑叶养肺润肺以化恋痰；条黄芩、金银花、净蝉衣、黄菊花清肃肺经之热；土茯苓、白鲜皮、薏苡仁、佩兰叶、生甘草解毒利湿；炒山楂、鸡内金、六神曲、莱菔子消积助运。如此标本兼顾、肺肾同调，以冀发育期能解除顽疾。

【案二十一】

余某，男，8岁。2021年12月20日就诊。

8岁小儿，形体偏矮，发育不良，平素易感，气候变化，涕嚏鼻塞，舌红苔净，纳谷一般，二便尚调，此肺肾不足，治以滋养肺肾。

处方：

太子参120克　麦门冬100克　五味子30克　焦白术100克

云茯苓150克　清甘草30克　广陈皮30克　生黄芪120克

怀山药120克　生地黄150克　制黄精120克　枸杞子100克

炙鳖甲120克　制首乌120克　当归身60克　条黄芩60克

黄菊花100克　净蝉衣30克　干百合120克　款冬花100克

鸡内金100克　炒谷芽120克　六神曲120克　莱菔子100克

另：

生晒参50克　陈阿胶120克　冰糖450克　黄酒适量

按：

8岁小儿，生长发育不良，形瘦矮小，当为肾之精气不足，不能填髓壮骨；其平时易于感邪，且气候变化，又多流涕打喷嚏，此过敏之体质，既责之于先天不足，又因之为肺气不足，卫外失固也。故调治之，当以肺肾同补，兼理脾益气，以助生化源而输精津于诸脏。方选生脉散合异功散以健脾益气而补肺阴；加生晒参、生黄芪、怀山药以增健脾益气之力；生地黄、制黄精、枸杞子、炙鳖甲滋养肾阴；制首乌、当归身、陈阿胶养血补血；条黄芩、黄菊花、净蝉衣清肃肺经之热；干百合、款冬花润肺养肺；鸡内金、炒谷芽、六神曲、莱菔子消食助运，并防膏之滋腻。如此量体裁衣，按症施药，方称合理。

（3）脾肺肾不足

【案一】

陈某，男，7岁。2018年11月28日就诊。

平素易感作咳，形体瘦小，面色萎黄，纳谷不香，舌红苔薄黄，二便尚调，此化源匮乏，肺气虚弱，肾精不足也，治以健脾益肺，补肾壮骨。

处方：

太子参100克	焦白术100克	云茯苓100克	清甘草30克
广陈皮30克	生黄芪120克	怀山药100克	生地黄100克
女贞子100克	刀芡实100克	制黄精120克	菟丝子100克
山萸肉60克	枸杞子100克	制首乌100克	桑葚子100克
龙眼肉60克	当归身60克	大红枣30克	麦门冬100克
干百合100克	款冬花100克	蜜紫菀60克	川黄柏60克
六神曲100克	鸡内金100克	炒谷芽100克	

另：

朝白参60克	陈阿胶120克	冰糖450克	黄酒适量

按：

7岁小儿，形体瘦小，面色萎黄，纳谷不香，此多先天不足，兼之后天失调，脾气虚弱，水谷之精微乏源，不能滋养先天之精；脾气不足，生化乏源，肺脏失养，则肺气不足，卫外不固而易感也。

适值冬令，膏方调治之，宜以肺、脾、肾三脏同补之。方选异功散加朝白参、生黄芪、怀山药以健脾益气而固卫；生地黄、女贞子、刀芡实、制黄精、菟丝子、山萸肉、枸杞子滋养肾精以壮骨；制首乌、桑葚子、龙眼肉、当归身、大红枣、陈阿胶补脾养血；麦门冬、干百合、款冬花、蜜紫菀养肺润肺化恋痰；少佐一味川黄柏以清泻相火；六神曲、鸡内金、炒谷芽消食助运，并防药之滋腻。如此证药相符，当可见效也。

【案二】

吴某，男，6岁。2019年12月4日就诊。

患儿形体瘦小，易感作咳，面色萎黄，形神不振，纳谷一般，舌苔薄黄，二便尚通，此化源匮乏，肺肾不足，当以健脾益肺，滋肾生精。

处方：

太子参100克	焦白术100克	云茯苓120克	清甘草30克
广陈皮30克	生黄芪120克	怀山药120克	莲子肉100克
炒扁豆100克	生地黄120克	熟地黄60克	山萸肉60克
制黄精100克	金樱子100克	刀芡实100克	炙鳖甲120克
制首乌120克	龙眼肉80克	南沙参100克	麦门冬100克
干百合100克	款冬花100克	川贝母30克	莱菔子100克
炒谷芽100克	鸡内金100克		

另：

生晒参50克	陈阿胶120克	冰糖450克	黄酒适量

按：

该孩形体瘦小，其本当为先天之精气不足，不能生髓壮骨；加之面色萎黄，形神不振，又为脾气虚弱，生化乏源，不能养肌泽色；脾气生化既虚而不足，则肺脏失养，肺气亦虚而不能卫外；先天不足，后天失养，则致形体更弱，体弱多病，生长发育不良。故调治之，当以健脾益肺，滋肾生精为主。方选异功散加生晒参、生黄芪、怀山药、莲子肉、炒扁豆健脾益气以固卫；生地黄、熟地黄、山萸肉、制黄精、金樱子、刀芡实、炙鳖甲滋肾补肾以固精；制首乌、龙眼肉、陈阿胶滋养阴血；南沙参、麦门冬、干百合、款冬花、川贝母养肺润肺化恋痰；莱菔子、炒谷芽、鸡内金导滞助运，并防膏之滋腻。全方合之，以补不足为主，兼化恋痰而助运，症药相宜也。

【案三】

林某，男，9岁。2020年12月7日就诊。

体弱易感，感则易咳，形体较瘦，面色萎黄，纳谷一般，舌苔薄黄，便下欠调，小溲短数，为日已久，尿检无异，此肺脾虚弱，肾气不足，治以肺脾肾同补。

处方：

太子参120克	焦白术100克	云茯苓100克	生甘草30克
广陈皮30克	生黄芪120克	莲子肉120克	白扁豆100克
怀山药120克	生地黄120克	山萸肉60克	制黄精100克
炙鳖甲120克	刀芡实100克	金樱子100克	煅龙骨100克
煅牡蛎100克	菟丝子100克	覆盆子100克	桑螵蛸100克
制首乌120克	南沙参100克	干百合120克	款冬花100克
广木香100克	鸡内金100克	炒谷芽120克	

另：

生晒参60克	陈阿胶120克	冰糖500克	黄酒适量

按：

该孩形体较瘦，面色萎黄，便下欠调，当为脾运不健，脾气虚弱，以致生化乏源，不能养肌润华；脾虚失健，水谷之精微无以濡养于肺，而致肺气不足，卫外不固，易于感邪作咳；后天之精不能充养先天之精，加之原本先天不足，致使肾精失养，肾气不固而致小溲短数，日久难愈。纵观其症，当责之脾肺虚弱，肾气不足也。故冬令膏方调治，当以肺脾肾三脏同调。方选异功散加生晒参、生黄芪、莲子肉、白扁豆、怀山药以健脾益气而固外；生地黄、山萸肉、制黄精、炙鳖甲、刀芡实、金樱子滋补肾精益先天；煅龙骨、煅牡蛎、菟丝子、覆盆子、桑螵蛸固肾涩精而缩泉；制首乌、陈阿胶兼养精血；南沙参、干百合、款冬花养肺润肺而化恋痰；广木香、鸡内金、炒谷芽运脾而助消化。全方合之，三脏同补，兼以理脾助运而利膏之吸收也。

【案四】

吴某，男，7 岁。2020 年 12 月 11 日就诊。

7 岁小儿，易感作咳，鼻塞涕有，面色不华，纳谷不香，夜睡遗尿，舌苔薄腻，大便尚调，脾肺虚弱，肾气不足，兼有积滞，当先以汤剂疏消，再以膏方健脾益肺，补肾固涩。

处方：

（汤剂处方：紫苏叶 6 克、关防风 6 克、苍耳子 10 克、广陈皮 3 克、云茯苓 10 克、川厚朴 5 克、炒山楂 10 克、鸡内金 6 克、炒谷芽 10 克，5 剂）

潞党参 100 克	焦白术 100 克	云茯苓 150 克	清甘草 30 克
广陈皮 30 克	姜半夏 100 克	生黄芪 120 克	关防风 60 克
怀山药 100 克	熟地黄 120 克	益智仁 100 克	刀芡实 100 克
金樱子 100 克	菟丝子 100 克	覆盆子 100 克	白莲须 100 克
桑螵蛸 100 克	苍耳子 100 克	香白芷 100 克	干百合 100 克
款冬花 100 克	川厚朴 60 克	莱菔子 100 克	炒山楂 100 克
炒谷芽 100 克	鸡内金 100 克		

另：

生晒参 60 克	陈阿胶 80 克	冰糖 600 克	黄酒适量

按：

该孩平素易感作咳，面色不华，夜睡遗尿，当为脾气虚弱，生化乏源，不能生肌泽色；水谷之精微不能输养于肺，则肺气虚弱而卫外不固；不能滋养于肾，则致肾之精气不足，失于固摄也。冬令调补，当以健脾益肺，补肾固涩为主。近外邪未尽，鼻塞多涕，积滞未清，苔腻纳少，故当先以疏邪祛积。汤剂以紫苏叶、关防风、苍耳子疏散风邪；广陈皮、云茯苓、川厚朴行气化湿；炒山楂、鸡内金、炒谷芽消食助运。服药 5 剂以后，邪去大半，乃以膏方调治。方选六君子汤合玉屏风散以健脾益气而化痰；加生晒参、怀山药以增健脾益气之功；熟地黄、益智仁、刀芡实、金樱子以补肾助脾；菟丝子、覆盆子、白莲须、桑螵蛸以补肾固涩而止遗；苍耳子、香白芷疏风通窍；干百合、款冬花养肺润肺而化恋痰；川厚朴、莱菔子、炒山楂、炒谷芽、鸡内金行气导滞消食而助运。全方合之，以补为主，兼消恋症，此亦膏方之一特色也。

【案五】

林某，女，8岁。2019年12月22日就诊。

患儿体弱易感，面色萎黄，形体瘦小，发育欠佳，夜汗较多，舌红薄黄，乳蛾肿大，纳谷欠香，二便尚调，此脾肺虚弱，肾精不足，法当健脾益肺，滋补肾精。

处方：

太子参120克	麦门冬100克	五味子30克	焦白术100克
云茯苓120克	清甘草30克	广陈皮30克	生地黄120克
怀山药120克	山萸肉100克	云茯苓100克	福泽泻60克
牡丹皮100克	黑玄参100克	干百合120克	川贝母30克
生黄芪120克	莲子肉120克	白扁豆120克	川石斛100克
女贞子100克	炙鳖甲120克	怀牛膝100克	条黄芩60克
黄菊花100克	牛蒡子100克	鸡内金100克	炒谷芽100克
六神曲100克			

另：

生晒参30克	陈阿胶100克	冰糖600克	黄酒适量

2010年12月14日复诊。

服膏以后，体质增强，感邪减少，一年增高7厘米，面色转润，纳谷一般，舌红苔净，二便尚调，仍当原法调补。

处方：

太子参120克	焦白术100克	云茯苓120克	清甘草30克
广陈皮30克	生黄芪150克	炒山药120克	莲子肉120克
生地黄120克	制黄精100克	怀牛膝100克	枸杞子100克
女贞子100克	旱莲草100克	炙鳖甲100克	益智仁120克
刀芡实120克	金樱子120克	制首乌120克	龙眼肉100克
南沙参100克	干百合100克	麦门冬100克	黑玄参100克
炒谷芽100克	六神曲100克	莱菔子120克	

另：

生晒参 60 克　　陈阿胶 150 克　　冰糖 500 克　　黄酒适量

按：

该小囡形体瘦小，乃为先天肾之精气不足也；又平素体弱易感，面色萎黄，为后天脾胃虚弱，化源不足，肺脏失养，卫外不固；先天之精不足，又失于后天充养，以致发育迟缓不良；其夜汗较多，乳蛾肿大，舌红苔薄，乃肺肾阴虚，虚火上浮也。纵观其症，当为脾肺气弱，肺肾阴虚，虚火上浮也。故调治之，当以肺脾肾三脏同调。方选生脉散合异功散以益气养阴而固卫；六味地黄汤以滋肾而降火；百合固金汤以肺肾同补；加生晒参、生黄芪、莲子肉、白扁豆以增健脾益气之力；川石斛增养阴生津之功；女贞子、炙鳖甲、怀牛膝增以滋补肾精；条黄芩、黄菊花兼以清肺经之热；牛蒡子利喉化痰；鸡内金、炒谷芽、六神曲消食助运，兼防补之过腻。服膏一料以后，体质明显增强，一年中身高已增 7 厘米，且感邪次减，面色转润，药既有效，当以原法追踪之。方选异功散加生晒参、生黄芪、炒山药、莲子肉以健脾益气而固卫；生地黄、制黄精、怀牛膝、枸杞子、女贞子、旱莲草、炙鳖甲、益智仁、刀芡实、金樱子以滋肾补肾而壮骨；制首乌、龙眼肉、陈阿胶滋养阴血益气母；南沙参、干百合、麦门冬、黑玄参润肺化痰结；炒谷芽、六神曲、莱菔子导滞消食助运防腻。方症相合，调之合宜。

【案六】

陆某，女，12 岁。2018 年 1 月 8 日就诊。

12 周岁小囡，面色萎黄，形体消瘦，有哮喘史，近年发作次减，但涕嚏仍作，少咳有痰，舌红苔黄腻，纳谷一般，二便尚调，此脾运不健，肺肾不足，痰湿留恋，先当汤剂以祛余邪，后以膏方健脾助运，补益肺肾，兼以化浊。

处方：

（汤剂处方：霜桑叶 10 克、浙贝母 10 克、苦杏仁 6 克、款冬花 10 克、广陈皮 3 克、姜半夏 10 克、云茯苓 10 克、黄菊花 10 克、净蝉衣 3 克、炒山楂 10 克、炒谷芽 10 克，5 剂）

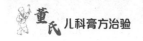

太子参 120 克　　焦白术 100 克　　云茯苓 120 克　　清甘草 30 克

广陈皮 30 克　　　生黄芪 120 克　　怀山药 120 克　　莲子肉 120 克

生地黄 120 克　　山萸肉 60 克　　　金樱子 120 克　　刀芡实 120 克

女贞子 120 克　　炙鳖甲 120 克　　当归身 60 克　　　南沙参 100 克

麦门冬 100 克　　干百合 120 克　　款冬花 100 克　　蜜紫菀 120 克

海浮石 120 克　　条黄芩 80 克　　　黄菊花 100 克　　净蝉衣 30 克

川厚朴 100 克　　佛手片 100 克　　莱菔子 100 克　　鸡内金 100 克

炒谷芽 120 克　　六神曲 120 克

另：

生晒参 60 克　　　陈阿胶 150 克　　冰糖 450 克　　　黄酒适量

按：

该小囡面色萎黄，形体消瘦，当为脾运不健，化源不足；脾气既虚，则肺气必弱，故常感而作哮喘；肺为气之主，肾为气之根，哮喘累发，常致肾气不足以纳气；现症涕嚏仍作，少咳有痰，舌红苔稍腻，余邪尚有留滞也，故当先汤剂以化余邪，然后予以调补。药以霜桑叶、浙贝母、苦杏仁、款冬花肃肺化痰；广陈皮、姜半夏、云茯苓化痰利湿；黄菊花、净蝉衣清肺卫之邪；炒山楂、炒谷芽以消积助运。服药 5 剂以后，邪去大半，乃以膏方治调。方选异功散加生晒参、生黄芪、怀山药、莲子肉健脾益气；生地黄、山萸肉、金樱子、刀芡实、女贞子、炙鳖甲滋养补肾；当归身、陈阿胶补气之母；南沙参、麦门冬、干百合、款冬花、蜜紫菀、海浮石养肺润肺而化痰；少佐条黄芩、黄菊花、净蝉衣以清肃肺热；川厚朴、佛手片、莱菔子行气助运；鸡内金、炒谷芽、六神曲消积化湿，并防药之滋呆。如此量症施调与孩之体甚为合拍。

【案七】

陈某，女，6 岁。2020 年 12 月 6 日就诊。

形体消瘦，身高偏矮，面色萎黄，肺炎以后，反复感邪，近咳痰尚多，夜汗较多，舌红苔净，纳谷欠香，便干溲通，此肺肾不足，余邪未清，当先拟肃肺化痰，然后调补。

处方：

（汤剂处方：霜桑叶 10 克、淡竹茹 10 克、枇杷叶 10 克、浙贝母 10 克、瓜蒌子 10 克、冬瓜子 10 克、鸡内金 6 克、广陈皮 3 克、生甘草 3 克，5 剂）

太子参 100 克	麦门冬 100 克	五味子 30 克	焦白术 100 克
云茯苓 120 克	清甘草 30 克	广陈皮 30 克	生黄芪 120 克
怀山药 100 克	生地黄 120 克	山萸肉 100 克	炙鳖甲 100 克
怀牛膝 100 克	制黄精 100 克	南沙参 100 克	川贝母 30 克
款冬花 100 克	干百合 100 克	霜桑叶 100 克	枇杷叶 100 克
苦杏仁 60 克	浮小麦 100 克	麻黄根 100 克	瓜蒌仁 100 克
鸡内金 100 克	炒谷芽 100 克	莱菔子 100 克	

另：

朝白参 50 克	陈阿胶 120 克	冰糖 400 克	黄酒适量

按：

6 岁小囡，形体消瘦、面色萎黄、身高偏矮，当为先天肾精不足，后天化源匮乏，先后二天互为影响；以其肺炎以后，反复感邪，夜汗较多，且舌质偏红，先后二天均累及肺之气阴不足也。调治之当以肺、脾、肾三脏同补，乃因近感邪咳痰未尽，故当先以汤剂肃肺化痰。药选霜桑叶、淡竹茹、枇杷叶、浙贝母以肃肺化痰；瓜蒌子、冬瓜子以清润化痰；辅以鸡内金、广陈皮理气消积；生甘草泻火而调和。服药 5 剂以后，邪去大半，乃施膏方以调理。方选生脉散、异功散加朝白参、生黄芪、怀山药以健脾益气而养肺阴；生地黄、山萸肉、炙鳖甲、怀牛膝、制黄精滋补肾阴；南沙参、川贝母、款冬花、干百合养肺润肺；霜桑叶、枇杷叶、苦杏仁肃肺化痰；浮小麦、麻黄根固汗止汗；少佐瓜蒌仁化痰兼以润肠；鸡内金、炒谷芽、莱菔子理气消积并防药之滋腻。全方合之，消扶兼施，既补体之弱，又可祛留滞之邪也。

【案八】

钱某，女，6 岁。2020 年 12 月 14 日就诊。

此女为双胞胎之一，先天不足，形体偏小，兼有胎火，面颊湿疹时发，平素易感，近肺炎初和，形神不振，纳少口干，舌红苔黄，

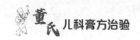

二便尚调，此肺肾阴虚有火，湿浊不清，治当滋养化湿。

处方：

太子参100克	麦门冬100克	五味子30克	焦白术100克
云茯苓120克	生甘草30克	广陈皮30克	生黄芪100克
怀山药100克	莲子肉120克	白扁豆100克	生地黄100克
炙鳖甲100克	山萸肉100克	女贞子100克	制黄精100克
怀牛膝60克	天花粉100克	川石斛100克	北沙参100克
条黄芩60克	黄菊花60克	白鲜皮100克	土茯苓100克
金银花100克	薏苡仁150克	炒谷芽100克	鸡内金100克

另：

生晒参40克	陈阿胶120克	冰糖400克	黄酒适量

按：

小囡为双胞胎之一，形体偏小，多为先天不足之故；其平素易于感邪，面颊湿疹时发，为卫外不固，湿热内蕴不清；且又肺炎以后，形神不振，口干纳少，舌红苔黄，肺胃阴津亦伤也。故调补之，当以滋养肺肾，和胃生津，兼化内蕴之湿热。方选生脉散合异功散以益气养阴，加生晒参、生黄芪、怀山药、莲子肉、白扁豆以增补脾肺之气；生地黄、炙鳖甲、山萸肉、女贞子、制黄精、怀牛膝以滋肾益精；天花粉、川石斛、北沙参养胃生津；少辅条黄芩、黄菊花以清肺经之热；白鲜皮、土茯苓、金银花、薏苡仁以解毒化湿；炒谷芽、鸡内金消食助运，并防药之滋腻。全方合之，先后二天同调，内蕴湿热兼清，与孩之体质尚为合适也。

【案九】

孙某，女，17岁。2021年1月3日就诊。

过敏体质，易于感邪，喷嚏时作，鼻塞流涕，面色偏黄，月经不调，量少，舌红苔薄黄，纳谷不香，二便尚调，二脉细弱，此脾肺不足，不能固外，肾精不足，不能养血，治当健脾益肺，滋养阴血为主。

处方：

太子参120克	焦白术120克	云茯苓150克	清甘草30克

广陈皮 50 克	生黄芪 150 克	怀山药 120 克	莲子肉 120 克
生地黄 150 克	枸杞子 100 克	制黄精 100 克	女贞子 100 克
旱莲草 100 克	胡桃肉 100 克	黑芝麻 100 克	炙龟甲 120 克
当归身 100 克	制首乌 120 克	桑葚子 120 克	条黄芩 60 克
黄菊花 100 克	净蝉衣 30 克	香白芷 100 克	苍耳子 100 克
川石斛 100 克	鸡内金 120 克	炒谷芽 100 克	六神曲 150 克

另：

| 曲白参 60 克 | 陈阿胶 200 克 | 冰糖 500 克 | 黄酒适量 |

按：

17 岁少女，平素易于感邪，且流涕打喷嚏不止，此过敏体质，当为脾肺之气不足，不能固守于外也；又月经不调，经量偏少，且面色偏黄，舌红苔黄，二脉细弱，又为肾之精血不足也。故调理当以健脾益肺，滋养阴血为主。方选异功散加曲白参、生黄芪、怀山药、莲子肉以健脾益肺；生地黄、枸杞子、制黄精、女贞子、旱莲草、胡桃肉、黑芝麻、炙龟甲滋养肾精；当归身、制首乌、桑葚子、陈阿胶养血补血；条黄芩、黄菊花、净蝉衣清肺疏热；少佐香白芷、苍耳子以温通上窍；川石斛、鸡内金、炒谷芽、六神曲以养胃消食而助运也。

（4）脏虚兼积

【案一】

吴某，女，10 岁。2019 年 12 月 1 日就诊。

10 岁小囡，体弱易感，舌苔薄腻，面色萎黄，纳谷一般，便干溲通，此脾虚化源不足，湿食内滞，法当健脾益气，运脾以消湿食。

处方：

潞党参 120 克	焦白术 100 克	云茯苓 100 克	清甘草 30 克
广陈皮 30 克	生黄芪 100 克	怀山药 100 克	莲子肉 100 克
刀芡实 100 克	金樱子 100 克	当归身 60 克	制香附 100 克
佛手片 100 克	陈香橼 100 克	炒枳壳 100 克	花槟榔 60 克
莱菔子 100 克	川厚朴 60 克	广藿香 100 克	缩砂仁 30 克
薏苡仁 120 克	鸡内金 100 克	六神曲 100 克	炒谷芽 100 克

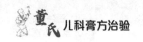

另：

生晒参 50 克 　　陈阿胶 120 克 　冰糖 400 克 　　　黄酒适量

按：

该小囡平素身体虚弱，易于感邪，且面色萎黄，此为脾气虚弱，化源不足，不能润肤养肌；水谷精微匮乏不能输养诸脏，而致肺气亦为不足，卫外功能受损也。又其症，舌苔薄腻，便下干结，乃运化失常，湿食内滞未尽也。膏方调理当以健脾益气，兼以运脾消积（湿）。方选异功散加生晒参、生黄芪、怀山药、莲子肉以健脾益气；刀芡实、金樱子以固肾实脾；当归身、陈阿胶以补气之母；制香附、佛手片、陈香橼、炒枳壳、花槟榔、莱菔子以理气导滞；川厚朴、广藿香、缩砂仁以行气醒胃；薏苡仁、鸡内金、六神曲、炒谷芽化湿消食以助运。全方合之，补中寓运，运中寓消，使脾肺气壮，脾胃健运也。

【案二】

李某，女，6 岁。2018 年 12 月 7 日就诊。

6 岁小囡，体弱易感，面色少华，伴有花斑，形体较瘦，偶有腹痛，纳谷不香，舌苔薄浮，二便尚调，此脾虚气机不畅，治以健脾理气为主。

处方：

潞党参 120 克　　焦白术 100 克　　云茯苓 120 克　　清甘草 30 克
广陈皮 30 克　　　生黄芪 100 克　　关防风 100 克　　软柴胡 100 克
炒白芍 100 克　　炒枳壳 100 克　　莲子肉 100 克　　刀芡实 100 克
金樱子 100 克　　龙眼肉 100 克　　当归身 60 克　　　延胡索 60 克
制香附 100 克　　佛手片 100 克　　花槟榔 100 克　　莱菔子 100 克
薏苡仁 150 克　　鸡内金 100 克　　六神曲 100 克　　炒谷芽 100 克

另：

生晒参 40 克 　　陈阿胶 100 克 　冰糖 400 克 　　　黄酒适量

按：

该小囡平素体弱易感，且面色少华，形体消瘦，当为后天失于调养，脾气不足，生化乏源，不能养肌充华；水精乏源，则肺脏失于充养，致肺气不足而不能固守于外；又其症，面有花斑，偶有腹痛，纳少苔浮，为尚有内滞，气机不畅，时有不通而痛也。总之其为虚实互夹之证，但以虚为主。故冬令膏方调补，当健脾益气以固其本，理气消滞以治其标。方选异功散合玉屏风散以健脾益气而固表；四逆散疏理气机而畅运；加生晒参、莲子肉增益气健脾之力；刀芡实、金樱子固肾助脾；龙眼肉、当归身、陈阿胶养血补血；延胡索、制香附、佛手片、花槟榔、莱菔子增理气导滞之功；薏苡仁、鸡内金、六神曲、炒谷芽化湿消食。全方合之，补而不呆滞，疏消而不伤正，使之脾肺气壮，运化得健，气机舒畅，生长发育正常也。

【案三】

吕某，女，9岁。2019年12月19日就诊。

9岁小囡，面色不华，易于感邪，稍有咳痰，已有月余，纳谷不香，舌苔薄腻，二便尚调，此脾气虚弱，痰滞未尽，治以健脾为主，兼化痰滞。

处方：

潞党参120克	焦白术100克	云茯苓120克	清甘草30克
广陈皮30克	姜半夏100克	生黄芪120克	怀山药100克
莲子肉100克	煨诃子60克	刀芡实100克	金樱子100克
当归身60克	蜜紫菀100克	款冬花100克	佛手片100克
炒枳壳100克	川厚朴100克	广藿香100克	缩砂仁30克
莱菔子100克	福泽泻100克	薏苡仁150克	炒谷芽120克
鸡内金100克	六神曲120克	炒山楂100克	

另：

生晒参40克	陈阿胶120克	冰糖450克	黄酒适量

按：

该小囡平素易于感邪，面色不华，当为脾气虚弱，生化乏源，水谷精微不能输养于肺而致肺气亦虚不能固守于外；其咳痰月余未除且纳谷不香，舌苔薄腻，当为脾虚不能杜痰，湿食失于运化之故也。故膏方调治，当以健脾杜痰，益气固卫，兼化湿食。方选六君子汤以健脾杜痰，加生晒参、生黄芪、怀山药、莲子肉以助健脾益气之功；煨诃子、刀芡实、金樱子以益肾助脾，且煨诃子又有化痰止咳之功；当归身、陈阿胶补气之母；蜜紫菀、款冬花兼以润肺化痰；佛手片、炒枳壳、川厚朴、广藿香、缩砂仁、莱菔子行气和胃；福泽泻、薏苡仁化湿利湿；炒谷芽、鸡内金、六神曲、炒山楂消食运脾，以利药之吸收。全方合之，共奏健脾益气，杜痰消积之功。

【案四】

王某，女，5 岁。2020 年 12 月 21 日就诊。

平素易感，形体瘦弱，面色花斑，舌苔薄浮，脐周时痛，二便尚调，此脾气虚弱，运化乏力，气机不畅，治当健运脾胃，和畅气机。

处方：

潞党参 120 克	焦白术 100 克	云茯苓 120 克	清甘草 30 克
广陈皮 30 克	生黄芪 100 克	怀山药 100 克	炒扁豆 100 克
莲子肉 100 克	刀芡实 100 克	补骨脂 100 克	菟丝子 100 克
佛手片 100 克	小青皮 60 克	炒枳壳 100 克	延胡索 80 克
花槟榔 60 克	莱菔子 100 克	缩砂仁 30 克	广藿香 100 克
厚朴花 100 克	薏苡仁 150 克	鸡内金 100 克	六神曲 100 克
炒山楂 100 克	炒谷芽 100 克	广木香 50 克	

另：

生晒参 30 克	陈阿胶 100 克	冰糖 400 克	黄酒适量

按：

5 岁小囝，形体瘦弱，平素又易于感邪，此为后天失调，生化乏源，脾气虚弱，又精微失于向肺输送，致肺气亦虚，而卫外不固；其面色花斑，脐周时痛，舌苔薄浮，当为脾虚失运，气机不畅，兼有积滞也。故冬令膏方调治，当以健脾益气，理脾化积为主。方选异功散以健脾益气，增生晒参、生黄芪、怀山药、炒扁豆、莲子肉助健脾益气之力；刀芡实、补骨脂、菟丝子补先天而助后天；佛手片、小青皮、炒枳壳、延胡索疏理气机；花槟榔、莱菔子杀虫导滞；缩砂仁、广藿香、厚朴花、薏苡仁行气和胃；鸡内金、六神曲、炒山楂、炒谷芽、广木香消食助运。全方合之，消扶各半，因其年龄尚小，脾胃薄弱，不能耐受过补之品，只要令其运化正常，精微运化吸收，则后天之脾胃自然康复也。

【案五】

王某，女，5岁。2020年11月15日就诊。

体弱易感，面色花白，鼻塞清涕，时有腹痛，舌苔稍厚，纳谷一般，二便尚调，此脾胃虚弱，湿食内滞，气机不畅，寒阻鼻窍，当先以汤剂疏消，然后调补。

处方：

（汤剂处方：关防风5克、苍耳子6克、香白芷5克、广陈皮3克、川厚朴3克、炒枳壳5克、佛手片6克、云茯苓10克、炒山楂10克，5剂）

潞党参100克	焦白术100克	云茯苓120克	清甘草30克
广陈皮30克	生黄芪100克	关防风100克	怀山药100克
莲子肉120克	白扁豆100克	刀芡实100克	补骨脂80克
菟丝子100克	苍耳子60克	香白芷80克	软柴胡60克
制香附120克	炒枳壳100克	佛手片100克	花槟榔60克
缩砂仁30克	川厚朴60克	紫苏叶100克	薏苡仁120克
广木香100克	鸡内金100克	炒谷芽120克	炒山楂100克

另：

生晒参30克	陈阿胶100克	冰糖400克	黄酒适量

按：

5岁小囡，体质薄弱，易于感邪，当为后天失于调养，脾虚而致生化乏源；脾胃既虚，则水谷之精微失于输布而致肺气亦虚，难以固卫；其时鼻塞流涕，时有腹痛，舌苔稍厚，乃风邪未除，食积不清，气机不畅也。故先拟汤剂疏风利窍，消食理脾。药以关防风、苍耳子、香白芷辛温以疏风利窍；广陈皮、川厚朴、炒枳壳、佛手片、云茯苓、炒山楂理气消食。服药5剂以后，上症好转，乃以膏方调养。方选异功散合玉屏风散，一以健脾益气，一以益肺固表；增生晒参、怀山药、莲子肉、白扁豆以助益气健脾之力；刀芡实、补骨脂、菟丝子补先天而助后天；少佐苍耳子、香白芷以辛温通窍；

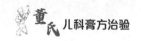

软柴胡、制香附、炒枳壳、佛手片、花槟榔以疏理肝脾；缩砂仁、川厚朴、紫苏叶、薏苡仁行气和胃；广木香、鸡内金、炒谷芽、炒山楂以消食助运。全方合之，轻补脾肺，辅以疏理助运，与幼孩体质之特性尚为合宜也。

【案六】

李某，男，5岁。2020年12月7日就诊。

患儿体弱易感，形体矮小，纳谷不香，舌苔薄浮，二便尚调，此先天不足，后天运化乏力，调当补脾肾助消化。

处方：

潞党参100克	焦白术100克	云茯苓120克	清甘草30克
广陈皮30克	生黄芪120克	关防风100克	怀山药100克
莲子肉100克	山萸肉80克	益智仁100克	刀芡实100克
金樱子100克	补骨脂80克	菟丝子100克	川厚朴100克
佛手片60克	广藿香100克	缩砂仁30克	薏苡仁150克
六神曲100克	炒谷芽100克	鸡内金100克	莱菔子100克

另：

生晒参40克	冰糖450克	陈阿胶100克	黄酒适量

按：

5岁小儿，体弱易感，形体矮小，其一为先天之肾精不足，影响后天之脾运功能，其二为后天脾气受损，水精乏源，不能充养先天之精，使之肾精更失充养，不能生髓壮骨，从而影响生长发育；而脾虚化源不足，则肺又失于养，致虚而不能卫外，而易于感邪；其舌苔薄浮，纳谷不香，亦是运化不良而致胃气不苏之故。故调当补脾益肺，补肾壮骨，兼理脾助运。方选异功散合玉屏风散加生晒参、怀山药、莲子肉以益气健脾，兼以固表；山萸肉、益智仁、刀芡实、金樱子、补骨脂、菟丝子以补肾壮骨；川厚朴、佛手片、广藿香、缩砂仁理气醒胃；薏苡仁、六神曲、炒谷芽、鸡内金、莱菔子消食助运。全方合之，消扶兼施，相得益彰也。

【案七】

何某，女，7岁。2022年1月9日就诊。

7 岁小儿，面色萎黄，易感纳少，舌苔薄腻，二便尚调，此脾肺不足，运化不良，调当补益脾肺，兼以消积。

处方：

潞党参 100 克	焦白术 100 克	云茯苓 100 克	清甘草 30 克
怀山药 100 克	莲子肉 100 克	白扁豆 100 克	缩砂仁 30 克
薏苡仁 120 克	生黄芪 100 克	关防风 60 克	益智仁 100 克
刀芡实 100 克	金樱子 100 克	菟丝子 100 克	龙眼肉 100 克
当归身 60 克	川厚朴 60 克	佛手片 100 克	广陈皮 30 克
陈香橼 100 克	小青皮 60 克	莱菔子 100 克	炒谷芽 100 克
炒山楂 100 克	六神曲 100 克	鸡内金 100 克	

另：

生晒参 30 克	陈阿胶 120 克	冰糖 450 克	黄酒适量

按：

该孩纳谷较少，舌苔薄腻，乃内有积滞，脾虚失运；脾胃既虚，水谷不化，生化乏源，无以充养荣华，则面色萎黄；脾气虚弱，肺气不足，不能卫外，故易于感邪。故调当补益脾肺，兼以消积。方选参苓白术散合玉屏风散加生晒参以健脾益气，补肺固表；益智仁、刀芡实、金樱子、菟丝子补肾固精而助后天；龙眼肉、当归身、陈阿胶以养阴血；川厚朴、佛手片、广陈皮、陈香橼、小青皮理气宽中消积；莱菔子、炒谷芽、炒山楂、六神曲、鸡内金消食助运。全方合之，共奏健脾益肺，消积健运之功。

【案八】

田某，男，6 岁。2022 年 1 月 14 日就诊。

形体消瘦，平素多汗，易于感邪，便时不化，脘腹时痛，纳谷欠香，舌苔薄腻，此脾胃虚弱，肺卫不固，气机不畅，食滞不清，先拟开路方，以消积导滞，继以膏方调补肺脾。

处方：

（汤剂处方：川厚朴 3 克、小青皮 5 克、炒枳壳 6 克、佛手片 6 克、广木香 3 克、六神曲 10 克、鸡内金 6 克、炒山楂 10 克、炒谷芽 10 克、云茯苓 10 克，7 剂）

潞党参 120 克　　焦白术 100 克　　云茯苓 100 克　　清甘草 30 克
生黄芪 120 克　　关防风 60 克　　软柴胡 60 克　　制香附 100 克
炒枳壳 60 克　　广木香 100 克　　佛手片 100 克　　陈香橼 100 克
小青皮 60 克　　台乌药 60 克　　川厚朴 100 克　　缩砂仁 30 克
炒米仁 150 克　　广陈皮 50 克　　六神曲 120 克　　炒谷芽 100 克
鸡内金 100 克　　炒山楂 100 克　　麻黄根 100 克　　补骨脂 100 克
冬虫夏草 10 克

另：

生晒参 50 克　　陈阿胶 100 克　　冰糖 400 克　　黄酒适量

按：

该孩形体消瘦，平素多汗，易于感邪，乃由脾气虚弱，运化不良，生化乏源，肺卫不固所致；其脘腹时痛，便时不化，纳谷不香，舌苔薄腻，为积滞不清，气机不畅之故。调理之，当先以汤剂消积理气以助运，待积滞去，气机畅，才可膏方调补。汤剂以川厚朴、小青皮、炒枳壳、佛手片、广木香行气理气以助消化；六神曲、鸡内金、炒山楂、炒谷芽、云茯苓消积化湿以醒胃。服药 7 剂以后，诸症已瘥，乃以膏方调理。方选四君子汤合玉屏风散加生晒参补脾肺之气而固表；软柴胡、制香附、炒枳壳、广木香、佛手片、陈香橼、小青皮、台乌药疏肝理脾畅气机；川厚朴、缩砂仁、炒米仁、广陈皮行气化湿；六神曲、炒谷芽、鸡内金、炒山楂消食和胃；少佐麻黄根以止汗；补骨脂、冬虫夏草补肺肾而壮体。全方消扶兼施，以期小儿脾胃之根本得健也。

【案九】

萱某，女，5 岁。2021 年 12 月 20 日就诊。

5 岁小囡，形体消瘦，面色不华，易于感邪，脘腹时痛，舌苔薄腻，纳谷不香，便下干结，小溲尚通，此脾虚失运，化源不足，但湿食未清，先以消积导滞，然后予补。

处方：

（汤剂处方：软柴胡 10 克、炒枳壳 6 克、制香附 12 克、佛手片 6 克、莱菔子 10 克、广陈皮 3 克、川厚朴 5 克、六神曲 10 克、鸡内

金6克、炒山楂10克，7剂）

潞党参100克	焦白术100克	云茯苓100克	清甘草30克
广陈皮30克	生黄芪100克	怀山药100克	当归身60克
软柴胡100克	制香附100克	小青皮60克	炒枳壳100克
佛手片100克	陈香橼100克	川厚朴100克	缩砂仁30克
广藿香100克	瓜蒌仁100克	莱菔子100克	炒山楂100克
六神曲100克	炒谷芽100克	鸡内金100克	

另：

生晒参40克　　陈阿胶100克　　冰糖400克　　黄酒适量

按：

该小囡形体消瘦，面色不华，易于感邪，乃由脾虚失运，生化乏源，导致脾肺气虚，卫外不固；但其脘腹时痛，纳谷不香，舌苔薄腻，便下干结，又为湿食内滞，气机不畅之故。该孩之体当为虚实互夹，本虚标实之证。调理之，当先消积导滞，疏畅气机。然脾虚易滞之体膏方调理亦当消扶兼施，方可获效。先予汤方7剂，以软柴胡、炒枳壳、制香附、佛手片疏肝理气，通畅气机；莱菔子、广陈皮、川厚朴行气导滞；六神曲、鸡内金、炒山楂消积醒胃。7剂后，舌苔已薄，腹痛未作，以膏方调理。方选异功散加生晒参、生黄芪、怀山药以健脾益气；当归身、陈阿胶补血养血助化源；软柴胡、制香附、小青皮、炒枳壳、佛手片、陈香橼疏肝理气以助运；川厚朴、缩砂仁、广藿香行气化湿以醒胃；瓜蒌仁、莱菔子润肠导滞；炒山楂、六神曲、炒谷芽、鸡内金消食和胃。全方消扶兼施，相得益彰，与脾虚易滞之体甚为合拍。

（5）气阴不足

【案一】

姜某，男，10岁。2018年12月31日就诊。

患儿体弱易感，形体不壮，面色不润，时感乏力，扁桃体炎时发，汗多喜饮，舌红苔薄，便干溲通，脉细，此气阴不足，阴虚火旺，治当益气养阴，滋肾降火。

处方：

太子参 150 克	麦门冬 100 克	五味子 30 克	生地黄 150 克
怀山药 100 克	山萸肉 100 克	云茯苓 150 克	福泽泻 100 克
牡丹皮 100 克	川黄柏 50 克	肥知母 100 克	生黄芪 150 克
莲子肉 100 克	白扁豆 100 克	天门冬 100 克	北沙参 100 克
川石斛 100 克	天花粉 100 克	女贞子 100 克	炙鳖甲 150 克
枸杞子 100 克	盐杜仲 100 克	怀牛膝 100 克	黑玄参 100 克
条黄芩 100 克	黄菊花 100 克	鸡内金 100 克	炒谷芽 100 克
火麻仁 100 克			

另：

| 西洋参 30 克 | 生晒参 50 克 | 陈阿胶 120 克 | 冰糖 450 克 |
| 黄酒适量 | | | |

按：

该孩体弱易感，形体不壮，面色不润，时感乏力，当为生化乏源，脾肺之气不足，以致脾虚不能生肌泽华，肺虚不能卫外固表；其扁桃体炎时发，汗多喜饮，舌红苔薄，便干脉细，又为肺之阴分亦伤，日久母子同累，又致阴虚火旺。故调治之，当以益气养阴，滋肾降火为主。方选生脉散以补肺之气阴；知柏地黄汤以滋肾降火；加生晒参、生黄芪、莲子肉、白扁豆以增健脾益气；西洋参、天门冬、北沙参、川石斛、天花粉以增养阴生津；女贞子、炙鳖甲、枸杞子、盐杜仲、怀牛膝以滋肾补肾；黑玄参、条黄芩、黄菊花以清肺利咽；鸡内金、炒谷芽、火麻仁以消食润肠。全方合之，共奏益气养阴，滋肾降火之功。

【案二】

陈某，女，6 岁。2019 年 1 月 12 日就诊。

肺炎以后，时易感邪，面色欠华，乏力汗多，乳蛾时炎，舌红口干，便下欠畅，小溲量少，肺之气阴不足，当以益气养阴。

处方：

太子参 100 克	麦门冬 100 克	五味子 30 克	生地黄 120 克
黑玄参 100 克	川贝母 30 克	干百合 100 克	生黄芪 120 克
白扁豆 100 克	怀山药 100 克	天花粉 100 克	川石斛 100 克

生玉竹 100 克　　制黄精 100 克　　山萸肉 60 克　　女贞子 100 克

肥知母 100 克　　川黄柏 50 克　　款冬花 100 克　　条黄芩 60 克

火麻仁 100 克　　麻黄根 100 克　　浮小麦 100 克　　广陈皮 30 克

云茯苓 120 克　　炒谷芽 100 克　　鸡内金 100 克　　生甘草 30 克

另：

生晒参 50 克　　陈阿胶 100 克　　冰糖 400 克　　黄酒适量

按：

该小囡肺炎以后，调养失宜，乃致反复感邪，且多汗乏力，面色不华，舌红口干，一派肺之气阴不足之象；而其乳蛾时炎，舌红便干，小溲量少，乃为阴虚有热之象。故冬令膏方调治，当以益气养阴为主，兼滋养肾阴以清虚火。方选生脉散合百合固金汤，一以益肺气而养肺阴，一以滋肾阴而养肺；加生晒参、生黄芪、白扁豆、怀山药以增健脾益气之力；天花粉、川石斛、生玉竹以增养阴生津之功；制黄精、山萸肉、女贞子、肥知母、川黄柏助滋养肾阴兼清相火；款冬花、条黄芩润肺兼清肺经之热；火麻仁以润肠通便；麻黄根、浮小麦涩汗止汗；广陈皮、云茯苓、炒谷芽、鸡内金以助运醒胃；生甘草泻火兼调和诸药。纵观全方，以益气养阴生津为主线，兼以润肺养肺而清虚火，与孩之体症尚相宜也。

【案三】

郑某，女，6 岁。2018 年 12 月 17 日就诊。

患儿平素易感，近又咳嗽，面色不华，形体较小，纳少喜饮，汗出较多，便下欠畅，舌红苔黄，此气阴不足，先肃肺化痰，再以养肺生津，膏方调补。

处方：

（汤剂处方：霜桑叶 10 克、淡竹茹 6 克、枇杷叶 10 克、浙贝母 10 克、前胡 6 克、蜜紫菀 6 克、苦杏仁 6 克、川石斛 10 克、浮小麦 10 克、鸡内金 6 克，5 剂）

太子参 150 克　　麦门冬 100 克　　五味子 50 克　　生黄芪 100 克

南沙参 150 克　　天门冬 100 克　　干百合 120 克　　川石斛 100 克

天花粉 100 克　　生地黄 150 克　　枸杞子 100 克　　炙鳖甲 120 克

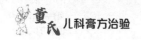

怀山药 150 克　　炒白芍 60 克　　川贝母 40 克　　款冬花 100 克
条黄芩 60 克　　黄菊花 60 克　　肥知母 60 克　　火麻仁 100 克
麻黄根 100 克　　浮小麦 100 克　　糯稻根 100 克　　云茯苓 150 克
广陈皮 30 克　　鸡内金 100 克　　生甘草 30 克

另：

生晒参 50 克　　陈阿胶 100 克　　冰糖 400 克　　黄酒适量

按：

6 岁小囡，平素体弱多病，且形体较瘦，面色不华，纳少喜饮，汗出较多，此为反复感邪，以致肺之津气不足，不能固外润肺；且视孩之形体瘦小，先天之肾精亦为不足，今母子互为因果，故调治当益气养阴，以补肺之气阴不足，滋养肾精，以补先天之不足。但近感咳嗽，当先汤剂肃肺化痰。药选霜桑叶、淡竹茹、枇杷叶、浙贝母、前胡、蜜紫菀、苦杏仁以肃肺化痰止咳；川石斛养阴生津；浮小麦涩汗；鸡内金助消化以醒胃。服药 5 剂以后，邪去大半，乃以膏方调养。方选生脉散益肺气、养肺阴；加生晒参、生黄芪以增补气之力；南沙参、天门冬、干百合、川石斛、天花粉以增养肺生津之功；生地黄、枸杞子、炙鳖甲、怀山药、炒白芍以滋养肾精之根本；川贝母、款冬花清润化痰；条黄芩、黄菊花兼清肺经之热；肥知母、火麻仁以清润大肠；麻黄根、浮小麦、糯稻根涩汗止汗；云茯苓、广陈皮、鸡内金、生甘草以消利助运。全方合之，主次分明，互为协调，冀其建功也。

【案四】

叶某，男，5 岁。2019 年 12 月 17 日就诊。

患儿一年之中已有 3 次肺炎，面色萎黄，形瘦汗多，纳少喜饮，便下干结，遗尿时作，近感邪以后，咳嗽有痰，当先肃肺化痰，然后膏方以调补。

处方：

（汤剂处方：霜桑叶 10 克、淡竹茹 6 克、枇杷叶 10 克、牛蒡子 6 克、款冬花 10 克、蜜紫菀 6 克、瓜蒌仁 10 克、鸡内金 6 克、炒谷芽 10 克，5 剂）

太子参 150 克　　麦门冬 100 克　　五味子 50 克　　生地黄 200 克

炒白芍 100 克　　黑玄参 100 克　　桔梗 30 克　　　生甘草 30 克

川贝母 30 克　　　干百合 120 克　　生黄芪 150 克　　川石斛 120 克

天花粉 100 克　　山萸肉 60 克　　　制黄精 100 克　　炙鳖甲 120 克

肥知母 60 克　　　川黄柏 60 克　　　桑螵蛸 100 克　　覆盆子 100 克

冬虫夏草 15 克　　款冬花 100 克　　条黄芩 100 克　　浮小麦 150 克

瓜蒌仁 120 克　　炒谷芽 150 克

另：

生晒参 30 克　　　西洋参 20 克　　　陈阿胶 100 克　　冰糖 400 克

黄酒适量

按：

该小儿一年之中已患 3 次肺炎，且面色萎黄，形瘦多汗，纳少喜饮，夜睡遗尿，当为屡次受邪以后调扶失宜，而致肺之气阴不足，不能卫外固表；而肾之阴精为一身之根本，与肺又是母子关系，病理上又可互为因果，故肺肾阴虚，金水失于互滋，在上不能滋养于肺，在下使肾阴不足，精气不固，固摄乏力而致遗尿。调治之，当以益肺气养肺阴、滋肾阴而清虚火为主。乃近感邪后咳嗽，宜先以汤剂肃肺化痰，方以霜桑叶、淡竹茹、枇杷叶、牛蒡子、款冬花、蜜紫菀、瓜蒌仁肃肺化痰润肠；鸡内金、炒谷芽消食醒胃。服药 5 剂以后，邪去大半，乃以膏方调治。方选生脉散合百合固金汤为主，以益气养阴，滋肾利咽；加生晒参、生黄芪增补气之力；西洋参、川石斛、天花粉增养阴生津之功；山萸肉、制黄精、炙鳖甲、肥知母、川黄柏滋肾阴而兼泻火；桑螵蛸、覆盆子固涩止遗；冬虫夏草同补肺肾；款冬花润肺化痰；少佐条黄芩以清肺之余热；浮小麦涩汗止汗；瓜蒌仁、炒谷芽润肠醒胃。诸药合之，共达养肺滋肾之目的。

【案五】

沈某，男，9 岁。2019 年 12 月 5 日就诊。

平素易感，人感乏力，午后低热，手心灼热，纳谷不香，舌红苔薄，二便尚调，此气阴不足，虚火不清，法当清养。

处方：

太子参 100 克	麦门冬 100 克	五味子 30 克	生黄芪 100 克
北沙参 120 克	生玉竹 100 克	川石斛 120 克	干百合 100 克
生地黄 150 克	炙鳖甲 100 克	肥知母 60 克	川黄柏 60 克
生牡蛎 120 克	炒白芍 120 克	地骨皮 100 克	银柴胡 100 克
青蒿 100 克	白薇 100 克	乌梅 60 克	火麻仁 60 克
炒谷芽 100 克	鸡内金 100 克	炒山楂 100 克	生甘草 30 克

另：

朝白参 50 克	西洋参 30 克	陈阿胶 120 克	龟甲胶 100 克
冰糖 450 克	黄酒适量		

按：

肺主一身之气，又有卫外功能，该孩平素易于感邪，且人感乏力，当为肺气不足，卫外不固；由于反复感邪，又多致耗伤津液而产生阴虚内热，故见午后低热、手心灼热之象；其舌红苔黄，纳谷不香，胃气亦伤也。故膏方调治当以益气养阴、清虚火而生胃气为主。方选生脉散以益肺气养肺阴；朝白参、生黄芪增补气之力；西洋参、北沙参、生玉竹、川石斛、干百合助养阴生津之功；生地黄、炙鳖甲、肥知母、川黄柏滋肾阴而清相火；生牡蛎、炒白芍敛阴止汗；地骨皮、银柴胡、青蒿、白薇、乌梅清虚热；火麻仁润肠通便；炒谷芽、鸡内金、炒山楂消食助运；生甘草泻火兼以调和。诸药合之，则可共起滋养清热之功矣。

【案六】

周某，女，9 岁。2019 年 11 月 22 日就诊。

患儿平素体弱，入秋以来，易于感邪，口燥唇干，纳谷一般，舌红苔黄，便干溲通，此阴虚火旺为患，法当清燥养脏。

处方：

南沙参 100 克	北沙参 100 克	天门冬 100 克	麦门冬 100 克
川石斛 100 克	天花粉 100 克	生玉竹 100 克	怀山药 100 克
白扁豆 100 克	炙龟甲 100 克	生地黄 120 克	川黄柏 60 克
肥知母 60 克	女贞子 100 克	芦根 100 克	牡丹皮 60 克

黑玄参 100 克　　焦栀子 100 克　　淡竹叶 60 克　　条黄芩 60 克
金银花 100 克　　蒲公英 100 克　　鸡内金 100 克　　炒谷芽 100 克
生甘草 30 克

另：

西洋参 40 克　　鳖甲胶 120 克　　冰糖 400 克　　　黄酒适量

按：

燥为干涩之邪，最易损伤津液，尤在入秋以后，敛肃干燥之气常从口鼻而入，侵犯肺卫，而肺又喜润恶燥。因之该孩立秋后易感，口唇干燥，乳蛾红炎，舌红苔黄，便干，当为秋燥伤津之证。故调治当以清燥养脏为主。药以南沙参、北沙参、天门冬、麦门冬、川石斛、天花粉、生玉竹以养肺生津；怀山药、白扁豆兼养脾胃之阴；鳖甲胶、炙龟甲、生地黄、川黄柏、肥知母、女贞子滋肾阴保肺津而兼清相火；芦根、牡丹皮、黑玄参、焦栀子、淡竹叶、条黄芩、金银花、蒲公英清凉泻火以除燥；鸡内金、炒谷芽消食醒胃；生甘草泻火兼以调和诸药。如此以清凉润燥，养阴生津，调治该孩尚为相宜。

【案七】

方某，女，7 岁。2020 年 12 月 6 日就诊。

患儿季节变化时，易于感邪，晨起涕嚏，人感乏力，夜寐时汗，纳少喜饮，舌红苔薄，二便尚调，此气阴不足，肺卫不固，治以益气养阴为主。

处方：

太子参 100 克　　麦门冬 100 克　　五味子 30 克　　生黄芪 120 克
川石斛 100 克　　生玉竹 100 克　　天花粉 100 克　　生地黄 120 克
怀山药 100 克　　旱莲草 100 克　　炙鳖甲 100 克　　制首乌 100 克
当归身 60 克　　南沙参 100 克　　干百合 100 克　　条黄芩 60 克
净蝉衣 30 克　　黄菊花 100 克　　炒白芍 60 克　　浮小麦 100 克
云茯苓 120 克　　广陈皮 30 克　　鸡内金 100 克　　炒谷芽 100 克
生甘草 30 克

另：

朝白参60克　　陈阿胶120克　　冰糖450克　　　黄酒适量

按：

该小囡每逢季节气候变化则易于感邪，且每于晨起涕嚏较多，人感乏力，当属肺气虚弱、卫外不固之过敏体质；又其夜寐时汗，口干喜饮，舌红苔薄，可知其阴分亦伤也。故调治之当以益气养阴为主。方选生脉散以益肺气养肺阴；加朝白参、生黄芪以增益气之力；川石斛、生玉竹、天花粉增养阴生津之功；生地黄、怀山药、旱莲草、炙鳖甲滋肾阴而保肺；制首乌、当归身、陈阿胶补益阴血；南沙参、干百合养肺润肺；条黄芩、净蝉衣、黄菊花清疏肺经之热；炒白芍、浮小麦敛阴涩汗；云茯苓、广陈皮、鸡内金、炒谷芽理脾助运；生甘草泻火兼以调和。诸药相合而施，与孩之体甚为相宜。

【案八】

余某，男，9岁。2020年12月26日就诊。

易于感邪，感则咳嗽，乳蛾肿大，纳谷一般，舌红苔净，便下偏干，小溲短数，时有不畅，此肺肾阴虚，治当滋养。

处方：

太子参120克	麦门冬100克	五味子30克	生地黄150克
黑玄参100克	干百合120克	桔梗30克	生甘草30克
浙贝母100克	炒白芍100克	生黄芪120克	怀山药120克
莲子肉120克	川石斛100克	生玉竹100克	北沙参100克
制黄精100克	女贞子100克	炙鳖甲120克	怀牛膝100克
桑螵蛸100克	覆盆子100克	川黄柏100克	肥知母60克
款冬花100克	条黄芩100克	黄菊花100克	鸡内金100克
炒谷芽100克	莱菔子100克		

另：

生晒参60克　　西洋参15克　　龟甲胶100克　　冰糖450克
黄酒适量

按：

该孩平素易于感邪，且感而咳嗽，乳蛾肿大，当属肺虚不固，肺失清肃，痰热凝结；且舌红便干，小溲短数，肺肾之阴亦伤，以致肠燥失润，虚火上炎。故调治之当以益气养阴，滋肾益肺为主。方选生脉散合百合固金汤为主，一以补肺之气阴，一以滋肾阴而保肺；加生晒参、生黄芪、怀山药、莲子肉以增健脾益肺之力；西洋参、川石斛、生玉竹、北沙参增养阴生津之功；制黄精、女贞子、炙鳖甲、怀牛膝以滋肾润肺；桑螵蛸、覆盆子固肾止遗；川黄柏、肥知母兼清相火；款冬花润肺化恋痰；条黄芩、黄菊花清肺经之热；鸡内金、炒谷芽、莱菔子消积导滞，并防膏之滋腻。诸药相合，共奏益气养阴，滋肾敛火之功。

【案九】

季某，男，4岁。2020年12月7日就诊。

4周岁小儿，体弱易感，时有咳嗽，晨多涕嚏，动则汗多，舌苔花剥，纳谷一般，二便尚调，此气阴不足，卫外不固，治当益气养阴，兼补肾精。

处方：

太子参120克	麦门冬100克	五味子30克	生黄芪100克
莲子肉100克	白扁豆100克	怀山药100克	鲜石斛50克
天花粉100克	生地黄120克	山萸肉60克	炙鳖甲100克
南沙参100克	干百合100克	款冬花100克	条黄芩50克
黄菊花100克	净蝉衣50克	炒白芍100克	浮小麦100克
云茯苓150克	广陈皮30克	炒谷芽120克	鸡内金120克
清甘草30克			

另：

生晒参40克	冰糖400克	陈阿胶100克	黄酒适量

按：

4岁小儿，平素易于感邪，且时有咳嗽，晨起涕嚏，此当为肺气不足，卫外不固之过敏体质；以其汗出较多，舌苔花剥，可知其阴津亦伤也。故调治之当以益气养阴为主。方选生脉散以养肺益肺而固卫；加生晒参、生黄芪、莲子肉、白扁豆、怀山药助健脾益气；鲜石斛、天花粉助养阴生津；生地黄、山萸肉、炙鳖甲、滋肾阴以保肺；南沙参、干百合、款冬花养肺润肺化恋痰；条黄芩、黄菊花、净蝉衣清疏肺经之热；炒白芍、浮小麦敛阴止汗；云茯苓、广陈皮、炒谷芽、鸡内金、清甘草醒胃消食并防药之腻。全方合之，以轻取胜，其年龄尚小，总以不呆滞、利吸收为目的。

【案十】

张某，女，4岁。2020年12月17日就诊。

平素易感作喘，近感后喘平咳多，形体消瘦，夜寐不佳，汗出较多，纳谷不香，舌红苔黄，便干溲通，此脾肺虚弱，气阴不足，乃余邪未尽，当先肃肺，然后膏方调补。

处方：

（汤剂处方：霜桑叶10克、浙贝母10克、款冬花10克、苦杏仁6克、蜜紫菀6克、蜜百部6克、云茯苓10克、广陈皮3克、莱菔子10克、生甘草3克，5剂）

太子参150克	麦门冬100克	五味子50克	焦白术100克
云茯苓150克	清甘草30克	广陈皮50克	生黄芪100克
怀山药100克	白扁豆100克	川石斛150克	天花粉100克
生地黄200克	山萸肉60克	女贞子100克	南沙参100克
干百合120克	款冬花100克	川贝母30克	炒白芍100克
浮小麦150克	莱菔子120克	炒谷芽100克	鸡内金100克

另：

生晒参50克	陈阿胶100克	冰糖450克	黄酒适量

按：

4岁小囡，平素易感，感而作喘，且形体消瘦，纳谷不香，当为脾肺之气虚弱，化源不足，卫外不固也；又其夜寐多汗，舌红苔黄，可知其阴分亦伤也。调治之当以益气养阴为主。乃近感后咳嗽尚多，当先肃肺化痰，然后调补。汤剂以霜桑叶、浙贝母、款冬花、苦杏仁、蜜紫菀、蜜百部以肃肺止咳化痰；云茯苓、广陈皮、莱菔子以导痰利湿醒胃；生甘草调和诸药。服药5剂以后，邪去大半，乃以膏方调理。方选生脉散合异功散健脾益气养阴；加生晒参、生黄芪、怀山药、白扁豆增健脾益气之力；川石斛、天花粉增养阴生津之功；生地黄、山萸肉、女贞子滋肾阴而保肺津；南沙参、干百合、款冬花、川贝母养肺而化恋痰；炒白芍、浮小麦敛阴止汗；莱菔子、炒谷芽、鸡内金导痰理脾兼消食。全方合之，轻补轻消，与幼孩之体尚称相宜。

【案十一】

杨某，男，8岁。2021年12月13日就诊。

患儿过敏体质，平素易感，晨起涕嚏，易汗少咳，咽喉微红，面色不华，纳谷一般，舌红苔薄，二便尚调，此肺气阴不足，卫外不固，法当益气养阴。

处方：

太子参100克	麦门冬100克	五味子30克	生黄芪120克
焦白术100克	关防风60克	怀山药100克	生地黄120克
制黄精100克	炙鳖甲120克	制首乌100克	当归身60克
南沙参100克	干百合120克	款冬花100克	浙贝母100克
黑玄参100克	净蝉衣30克	黄菊花100克	香白芷60克
炒白芍100克	浮小麦100克	广陈皮30克	鸡内金100克
炒谷芽100克			

另：

朝白参50克	陈阿胶120克	冰糖450克	黄酒适量

按：

该孩平素易于感邪，且每于晨起流涕打喷嚏，待稍后可愈，此为肺气虚弱、卫外不固之过敏体质；又其易汗少咳，咽喉微红，舌红苔薄，可知其阴分亦伤，肺热未尽也。膏方调治，当以益气养阴为主，兼以润肺清肺为辅。方选生脉散合玉屏风散以益气养阴而固表；加朝白参、怀山药以增健脾益气之功；生地黄、制黄精、炙鳖甲滋肾阴而益肺；制首乌、当归身、陈阿胶兼养阴血；南沙参、干百合、款冬花、浙贝母、黑玄参养肺利咽而化恋痰；净蝉衣、黄菊花清肃肺热；少佐香白芷以温通利窍；炒白芍、浮小麦敛阴止汗；广陈皮、鸡内金、炒谷芽消食助运。方虽轻巧，与症相符则可。

【案十二】

李某，女，7岁。2021年12月19日就诊。

患儿体弱易感，咳嗽时作，乳蛾肿大，晨起涕嚏，纳谷欠香，舌苔花剥，二便尚调，此肺肾阴虚，卫外不固，当以调养肺肾以固本。

处方：

太子参120克	麦门冬100克	五味子30克	生地黄120克
黑玄参100克	干百合120克	浙贝母100克	炒白芍100克
当归身60克	桔梗30克	清甘草30克	生黄芪120克
怀山药100克	莲子肉100克	川石斛100克	天花粉100克
生玉竹100克	白扁豆100克	山萸肉60克	炙鳖甲120克
款冬花120克	净蝉衣30克	黄菊花60克	广陈皮30克
炒谷芽100克	鸡内金100克		

另：

生晒参50克	西洋参15克	陈阿胶120克	冰糖450克

黄酒适量

按：

该小囡平素体质薄弱，易于感邪，且每于晨起流涕打喷嚏，稍后即瘥，此为肺气虚弱，肺卫不固所致；其咳嗽时作，乳蛾肿大，舌苔花剥，乃肺热未尽，肺肾阴虚也。故膏方调治，当以益气养阴，滋肾利咽为主。方选生脉散合百合固金汤以益肺生津，滋阴润肺为主；加生晒参、生黄芪、怀山药、莲子肉增健脾益气之力；西洋参、川石斛、天花粉、生玉竹、白扁豆添养阴生津之功；山萸肉、炙鳖甲养肾精而益肺阴；南沙参、款冬花养肺化痰；净蝉衣、黄菊花兼清疏肺热以利窍；广陈皮、炒谷芽、鸡内金理脾消食以助运。全方合之，补养有度，清疏并施，冀其药能合体而有效。

【案十三】

李某，女，8岁。2021年12月14日就诊。

8周岁小囡，体弱易感，形体消瘦，夜寐汗多龂齿，纳谷不香，舌红苔花，便下干结，治以调养肺肾，兼以和胃。

处方：

太子参120克	麦门冬100克	五味子30克	生黄芪120克

怀山药 100 克	莲子肉 120 克	川石斛 100 克	天花粉 100 克
生玉竹 100 克	白扁豆 100 克	生地黄 120 克	炙鳖甲 120 克
制黄精 100 克	肉苁蓉 100 克	瓜蒌仁 100 克	南沙参 100 克
干百合 100 克	款冬花 100 克	条黄芩 60 克	黄菊花 60 克
炒白芍 100 克	麻黄根 100 克	广陈皮 30 克	炒谷芽 100 克
鸡内金 100 克	六神曲 100 克	生甘草 30 克	

另：

| 生晒参 40 克 | 陈阿胶 120 克 | 冰糖 450 克 | 黄酒适量 |

按：

该小囡平素体弱易感，形体消瘦，当为先天之肾精不足，导致后天气弱易感，卫外不固；又夜寐多汗，舌红苔花，便下干结，亦为阴虚津伤之故，龋齿者，为体弱所致。故膏方调治，当以益气养肺，滋阴益精为主。方选生脉散以益肺气而养肺阴；加生晒参、生黄芪、怀山药、莲子肉健脾益气而固卫；川石斛、天花粉、生玉竹、白扁豆助以养阴生津；生地黄、炙鳖甲、制黄精、肉苁蓉、瓜蒌仁滋养肾阴，增液润肠；南沙参、干百合、款冬花养肺润肺化恋痰；少佐条黄芩、黄菊花以清疏肺经之热；炒白芍、麻黄根以敛阴止汗；广陈皮、炒谷芽、鸡内金、六神曲醒脾助运而不伤津；生甘草泻火兼以调和。诸药相合，使气阴得复，胃气可和。

6. 哮喘

【案一】肺肾不足，恋痰未尽（1）

华某，男，13 岁。2018 年 12 月 6 日就诊。

13 岁小儿，3 岁时曾患肾病，体质较弱，易于感邪，感作哮喘，现病情尚稳，但晨起嚏多，偶咳仍作，夜寐有汗，舌红苔黄，纳谷一般，二便尚调，此肺肾不足，法当调补肺肾。

处方：

生地黄 150 克	干百合 120 克	炒白芍 100 克	川贝母 30 克
生甘草 30 克	麦门冬 120 克	太子参 120 克	五味子 30 克
炙鳖甲 120 克	山萸肉 100 克	怀牛膝 100 克	川石斛 120 克
女贞子 100 克	炒白芍 100 克	生牡蛎 120 克	生黄芪 120 克

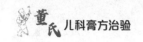

怀山药 100 克　　云茯苓 150 克　　南沙参 120 克　　蛤蚧一对(去头足)

海浮石 100 克　　款冬花 100 克　　蜜紫菀 60 克　　苦杏仁 60 克

净蝉衣 30 克　　黄菊花 100 克

另：

朝白参 60 克　　陈阿胶 120 克　　冰糖 650 克　　黄酒适量

按：

该孩患肾病以后，病情虽愈，但肾之精气已伤，肾精既伤，则不能滋养肺金；其盗汗苔黄，晨起多涕，偶作咳嗽，肺气阴不足、卫表不固；其感则哮喘发作，本为肺虚肾不纳气。故病情稳定期，宜调补肺肾为主。方选百合固金汤合生脉散滋养肺肾，益气养阴；炙鳖甲、山萸肉、怀牛膝、川石斛、女贞子、炒白芍、生牡蛎滋肾阴敛阴；朝白参、生黄芪、怀山药、云茯苓、南沙参补脾益肺；蛤蚧温肾纳气；海浮石、款冬花、蜜紫菀、苦杏仁润肺化痰；净蝉衣、黄菊花清疏肺热。全方合之，肺肾同补，标本兼顾。

【案二】肺肾不足，恋痰未尽（2）

李某，男，7 岁。2018 年 12 月 7 日就诊。

7 岁小儿，哮喘时发已有数年，晨起涕嚏，少量咳嗽，纳谷不香，舌红苔净，二便尚调，此肺肾不足，卫外不固为主，法当调养肺肾，兼以醒胃。

处方：

生黄芪 120 克　　太子参 120 克　　麦门冬 100 克　　五味子 30 克

生地黄 150 克　　女贞子 120 克　　炙鳖甲 120 克　　山萸肉 100 克

怀山药 120 克　　莲子肉 120 克　　川石斛 100 克　　生玉竹 100 克

云茯苓 100 克　　当归身 100 克　　南沙参 100 克　　干百合 120 克

款冬花 100 克　　蜜紫菀 100 克　　海浮石 120 克　　浙贝母 100 克

条黄芩 80 克　　净蝉衣 30 克　　鸡内金 100 克　　莱菔子 100 克

六神曲 100 克　　炒谷芽 100 克　　广陈皮 30 克　　清甘草 30 克

蛤蚧一对(去头足)

另：

生晒参 50 克　　陈阿胶 120 克　　冰糖 500 克　　黄酒适量

按：

7 岁小儿，哮喘时发，已有数年难愈，此肺脏必虚，累及于肾；其晨起涕嚏，少量咳嗽，则是肺气不固，尚有痰恋；病久伤胃，则纳谷不香；舌红苔净也是气阴不足之症也。崇"痰之本源于肾，痰之动主于脾，痰之成贮于肺"之理，当补益肺气，滋补肾阴，理脾醒胃。方选黄芪生脉散益气养阴；生地黄、女贞子、炙鳖甲、山萸肉滋养肾阴；怀山药、莲子肉、川石斛、生玉竹、云茯苓健脾益胃；蛤蚧温肾纳气定喘；生晒参、当归身、陈阿胶调补气血；南沙参、干百合、款冬花、蜜紫菀、海浮石、浙贝母润肺化痰；条黄芩、净蝉衣清疏肺热；鸡内金、莱菔子、六神曲、炒谷芽、广陈皮、清甘草醒胃助运。全方合之，补虚可固本，健运可理脾醒胃也。

【案三】肺脾肾不足，恋痰未尽

戴某，男，14 岁。2018 年 12 月 24 日就诊。

14 岁小儿，哮喘时发，现病情稳定，唯喉时有痰，舌苔薄净，纳谷一般，二便尚调，此肺脾肾不足，痰恋不清，予以补肺益肾，健脾化痰。

处方：

熟地黄 150 克	当归身 100 克	广陈皮 30 克	姜半夏 100 克
云茯苓 120 克	清甘草 30 克	菟丝子 100 克	刀芡实 100 克
金樱子 100 克	益智仁 100 克	冬虫夏草 20 克	蛤蚧一对(去头足)
怀山药 100 克	潞党参 120 克	生黄芪 120 克	制首乌 100 克
当归身 100 克	干百合 120 克	浙贝母 100 克	款冬花 100 克
蜜紫菀 60 克	炙苏子 120 克	苦杏仁 60 克	海浮石 120 克
莱菔子 100 克	六神曲 120 克	炒谷芽 120 克	

另：

朝白参 65 克	冰糖 450 克	陈阿胶 120 克	黄酒适量

按：

14 岁小儿，哮喘仍时发作，以其病情已久，肺脾肾三脏必兼不足，此次哮喘已平，但喉有痰鸣，余邪未尽也，幸舌苔薄净，纳谷、大便正常，病情趋稳也，故调治当以补肺益肾，健脾化痰为主。方选金水六君煎补肾化痰；菟丝子、刀芡实、金樱子、益智仁加强补肾之力；冬虫夏草、蛤蚧温肾阳以纳气；朝白参、怀山药、潞党参、生黄芪健脾益气；制首乌、当归身、陈阿胶补气之母；干百合、浙贝母、款冬花、蜜紫菀、炙苏子、苦杏仁、海浮石清肺润肺，化痰止咳；莱菔子、六神曲、炒谷芽助运以防滋腻。全方肺、脾、肾三脏合而调之，使其上能益肺养肺，中能健脾化饮，下能益肾纳气，标本结合，主次分明。

【案四】脾肺不足，肾气不固

张某，男，5岁。2019年12月17日就诊。

患儿反复感邪，感则哮喘，形神不振，纳谷不香，舌红苔净，二便正常，此肺卫不固，肾气不足，调当健脾益肺，补肾固本。

处方：

太子参100克	焦白术100克	云茯苓150克	清甘草30克
广陈皮30克	生黄芪120克	关防风60克	麦门冬100克
五味子30克	川石斛100克	生地黄150克	山萸肉100克
枸杞子100克	怀山药120克	菟丝子100克	冬虫夏草20克
炒谷芽100克	干百合120克	款冬花100克	蜜紫菀100克
川贝母30克	大红枣30枚	制首乌120克	鸡内金100克

蛤蚧一对(去头足)

另：

生晒参40克	陈阿胶100克	冰糖400克	黄酒适量

按：

肺主气属卫，脾主生化运输精微于诸脏，今该孩反复感邪，形神不振，当属肺脾气虚，卫外不固；其感则哮喘发作，一为宿饮内恋，一为病久累及肾气不固；而舌质偏红、纳谷不香则为肺肾之阴亦伤，胃气不苏之故。故平稳期膏方调治，当以益气阴而固表，补肾气而固本，兼以化痰醒胃，乃为上策。方选异功散、玉屏风散加生晒参健脾益气固表；生脉散、川石斛养肺胃之阴而生津；生地黄、山萸肉、枸杞子、怀山药、菟丝子补肾固精；冬虫夏草、蛤蚧温肾纳气；干百合、款冬花、蜜紫菀、川贝母润肺化痰；大红枣、陈阿胶、制首乌补血；鸡内金、炒谷芽健运开胃。全方合之，固本为主，再兼以化痰醒胃，与孩之体尚为相合。

【案五】肺肾不足，饮浊内恋

颜某，男，13 岁。2019 年 12 月 17 日就诊。

素来肺肾不足，易作喘咳发哮，调理以后，已有起色，舌红苔黄，纳谷尚可，二便尚调，再予膏方滋补肺肾，以冀固本除痼。

处方：

太子参 150 克	麦门冬 100 克	五味子 60 克	生黄芪 150 克
生地黄 250 克	怀山药 150 克	山萸肉 100 克	菟丝子 100 克
炙鳖甲 120 克	制黄精 100 克	女贞子 100 克	旱莲草 100 克
当归身 100 克	川石斛 120 克	天花粉 100 克	干百合 100 克
款冬花 100 克	川贝母 40 克	苦杏仁 80 克	冬虫夏草 20 克
鸡内金 100 克	广陈皮 30 克	云茯苓 150 克	炒谷芽 150 克

蛤蚧一对(去头足)

另：

朝白参 60 克	陈阿胶 120 克	冰糖 450 克	黄酒适量

按：

该孩平素易感，感则咳嗽哮喘，当属病久肺气不足，卫外不固，痰浊内恋；肺主吸气，肾主纳气，哮喘反复，肺肾均显不足。近期中药调理以后，病情稳定，效果已显，时值冬令，则再予膏方调补固本为宜。方选生脉散加朝白参、生黄芪补益肺之气阴以固表；生地黄、怀山药、山萸肉、菟丝子、炙鳖甲、制黄精、女贞子、旱莲草补肾固精；当归身、陈阿胶补气之母；川石斛、天花粉养阴生津；干百合、款冬花、川贝母、苦杏仁润肺化痰；冬虫夏草、蛤蚧温肾纳气；广陈皮、云茯苓、炒谷芽、鸡内金健脾胃以助运化。全方合之，共起补肾纳气、益肺理脾、养肺化痰之功。

【案六】脾肺不足，肾气不固，饮浊不化

吴某，女，7 岁。2019 年 12 月 13 日就诊。

6 岁半小囡，易感作喘，现面色不华，纳谷不香，喉有痰鸣，舌苔薄白，便下尚调，夜偶遗尿，此脾肺不足，肾气不固，调当补肺

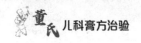

益肾，健脾化痰（饮）。

处方：

熟地黄 150 克	当归身 60 克	广陈皮 30 克	姜半夏 100 克
云茯苓 120 克	清甘草 30 克	潞党参 100 克	焦白术 100 克
刀芡实 100 克	金樱子 100 克	覆盆子 100 克	菟丝子 100 克
补骨脂 100 克	龙眼肉 60 克	怀山药 120 克	莲子肉 120 克
炒扁豆 100 克	生黄芪 150 克	莱菔子 100 克	鹅管石 120 克
干百合 120 克	款冬花 100 克	蜜紫菀 100 克	炒谷芽 120 克
鸡内金 100 克	六神曲 120 克	蛤蚧一对_(去头足)	

另：

生晒参 60 克	陈阿胶 150 克	冰糖 500 克	黄酒适量

按：

该孩易感作喘，面色不华、痰鸣纳少，遗尿时作，舌苔薄白，乃是脾虚化源不足，肺虚不能固表，肾虚失于固摄；肺脾肾三脏不足，从而影响水液（痰）之运行，而产生此症。现病情趋稳，调治之法，当以补肺益肾，健脾化痰（饮）为主。方选金水六君煎合六君子汤益肾健脾化痰；刀芡实、金樱子、覆盆子、菟丝子、补骨脂补肾涩泉止遗；龙眼肉、怀山药、莲子肉、炒扁豆、生黄芪、生晒参健脾益气；蛤蚧、鹅管石温肾定喘；干百合、款冬花、蜜紫菀润肺化痰；炒谷芽、鸡内金、六神曲、莱菔子健运脾胃以助消化，兼防膏药之腻。全方合之，使脾运复健，肺源得清，肾气得充，痰饮得化，则咳喘平也。

【案七】肺肾阴虚，胃弱痰恋

郑某，男，12 岁。2020 年 11 月 29 日就诊。

患儿平素易感，5 岁时发哮喘，至今逢感则发，现面色萎黄，人感烦热，晨多涕嚏，少咳有痰，纳谷不香，舌红苔黄，便干溲少，二脉细略数，此肺肾阴虚，痰热内恋，治当调养肺肾，兼化饮浊。

处方：

生地黄 150 克	怀山药 120 克	山萸肉 100 克	云茯苓 120 克
福泽泻 100 克	牡丹皮 100 克	川黄柏 60 克	肥知母 100 克

炙鳖甲 120 克　　制黄精 100 克　　南沙参 120 克　　干百合 120 克
款冬花 100 克　　蜜紫菀 100 克　　苦杏仁 60 克　　川贝母 30 克
海浮石 120 克　　条黄芩 60 克　　黄菊花 100 克　　净蝉衣 50 克
生黄芪 120 克　　当归身 100 克　　制首乌 120 克　　鸡内金 100 克
六神曲 120 克　　莱菔子 100 克　　炒谷芽 120 克

另：

曲白参 40 克　　西洋参 20 克　　陈阿胶 150 克　　冰糖 500 克
黄酒适量

按：

该孩易于感邪，感则哮喘，且病情已有 7 年，当为肺气不足，卫外不固，肾气不纳，宿饮内恋；其面色萎黄、纳谷不香是脾肺气虚，胃气不苏；人感烦热，舌红苔黄，便干溲少，二脉细数，此为肺肾之阴不足，兼有虚火之象。现病情稳定，又值冬令，适于膏方调补，以滋养肺肾之阴，补益脾肺之气为主，兼以清除内恋之痰。方选知柏地黄汤加炙鳖甲、制黄精滋肾降火；南沙参、干百合、款冬花、蜜紫菀、川贝母、苦杏仁、海浮石润肺化痰；条黄芩、黄菊花、净蝉衣清肃肺经之热；曲白参、西洋参、川石斛、生黄芪益气养阴；当归身、制首乌、陈阿胶补益养血；鸡内金、六神曲、莱菔子、炒谷芽健胃助运，并防补药之腻。全方从本论调，兼化宿饮和胃，与该孩之体与症情甚为相合。

【案八】脾肺不足，肾虚不纳

王某，男，6 岁。2020 年 11 月 15 日就诊。

6 岁小儿，平素易感，哮喘时发，形体偏小，面色不华，纳谷不香，舌苔薄白，便下松散，小溲清长，此脾肾不足，卫外不固，痰浊内恋，治以调补扶正为主。

处方：

熟地黄 120 克　　当归身 100 克　　广陈皮 30 克　　姜半夏 100 克
云茯苓 120 克　　清甘草 30 克　　生黄芪 120 克　　焦白术 100 克
关防风 60 克　　制首乌 120 克　　刀芡实 100 克　　金樱子 120 克
菟丝子 100 克　　补骨脂 100 克　　潞党参 120 克　　龙眼肉 80 克

怀山药 120 克	莲子肉 120 克	炒扁豆 100 克	薏苡仁 120 克
煨诃子 100 克	胡桃肉 100 克	鹅管石 100 克	蛤蚧一对(去头足)
干百合 120 克	款冬花 120 克	蜜紫菀 60 克	鸡内金 100 克
炒谷芽 120 克	六神曲 100 克	莱菔子 120 克	

另：

| 生晒参 60 克 | 陈阿胶 120 克 | 冰糖 450 克 | 黄酒适量 |

按：

该孩平素易于感邪，当为肺气不足，不能固表；其感邪哮喘发作，当为宿饮未尽，引而发之；面色不华，纳谷不香，便下松散，此为脾虚失运，化源不足也；而形体偏小，小溲清长，则为肾之精气不足，失于摄纳壮骨。此先后二天，肺脾肾三脏均显不足，故膏方调治，三脏同补为主。方选金水六君煎健脾益肾化痰；玉屏风散益气固表；刀芡实、金樱子、菟丝子、补骨脂补肾固精；生晒参、潞党参、龙眼肉、怀山药、莲子肉、炒扁豆、薏苡仁、煨诃子健脾益气，促生化之源；胡桃肉、鹅管石、蛤蚧温肾定喘；制首乌、陈阿胶补气之母；干百合、款冬花、蜜紫菀润肺化痰；鸡内金、炒谷芽、六神曲、莱菔子助运防滋。全方合之，使肺脾肾功能复健，水液运化如常，痰之本源清也。

【案九】脾虚肺弱，肾阴不足

张某，男，12 岁。2020 年 12 月 4 日就诊。

患儿易作喘哮，反复 5 年，晨起涕嚏，汗出较多，疲惫乏力，纳谷不香，舌红苔黄，便干溲黄，二脉细而微数，此气阴不足，当以调养为主。

处方：

生地黄 150 克	怀山药 100 克	山萸肉 100 克	炙鳖甲 150 克
制黄精 100 克	女贞子 100 克	旱莲草 100 克	川黄柏 60 克
太子参 120 克	麦门冬 100 克	五味子 30 克	川石斛 100 克
焦白术 100 克	云茯苓 150 克	生甘草 30 克	广陈皮 50 克
生黄芪 120 克	干百合 100 克	款冬花 100 克	蜜紫菀 60 克
川贝母 30 克	海浮石 120 克	苦杏仁 60 克	条黄芩 100 克

黄菊花 100 克　　炒谷芽 100 克　　鸡内金 100 克

另：

曲白参 80 克　　西洋参 20 克　　冰糖 500 克　　陈阿胶 120 克

黄酒适量

按：

该孩易作喘哮，晨起涕嚏，汗出较多是肺气不足，卫外不固；疲惫乏力，纳谷不香是脾气亦虚，运化乏力；舌红苔黄，便干溲黄，脉细微数是肺肾阴虚之症。膏方调补当以养肺肾之阴，益脾肺之气为主。方选生地黄、怀山药、山萸肉、炙鳖甲、制黄精、女贞子、旱莲草滋养肾阴；并佐川黄柏泻相火；生脉散加西洋参、川石斛益气养阴；异功散加曲白参、生黄芪健脾益气而固表；干百合、款冬花、蜜紫菀、川贝母、海浮石、苦杏仁润肺化痰；条黄芩、黄菊花清肺通窍；炒谷芽、鸡内金健胃助运。全方以补益为主，兼以润化内恋之痰，以冀机体渐以强壮。

【案十】肺肾阴虚，脾气不足，心神失养

应某，男，11 岁。2011 年 11 月 15 日就诊。

哮喘发作已有 3 年，平素易感，形体消瘦，乳蛾肿大，惊惕多梦，舌苔花剥，纳少喜饮，便干溲通，二脉细，此肺肾阴虚，脾气不足，心神不宁为主，治当滋养益心神。

处方：

生地黄 150 克	山萸肉 100 克	怀牛膝 100 克	枸杞子 100 克
炙鳖甲 120 克	太子参 120 克	麦门冬 100 克	五味子 30 克
北沙参 100 克	川石斛 100 克	天花粉 100 克	生黄芪 150 克
云茯苓 120 克	怀山药 120 克	莲子肉 120 克	白扁豆 100 克
南沙参 100 克	款冬花 100 克	干百合 120 克	苦杏仁 100 克
浙贝母 100 克	海浮石 100 克	黑玄参 100 克	净蝉衣 30 克
条黄芩 100 克	黄菊花 60 克	灵芝 100 克	青龙齿 120 克
炒谷芽 120 克	鸡内金 100 克	六神曲 120 克	生甘草 30 克
广陈皮 30 克			

另：

曲白参50克　西洋参20克　陈阿胶200克　冰糖500克
黄酒适量

2012年11月22日复诊。

服膏以后，一年中感邪、哮喘发作均减，症状亦缓，舌红苔净，纳谷尚可，二便尚调，当以原法追踪，继服膏方一料。

2013年12月13日复诊。

服膏两年，哮喘未作，形神亦振，舌红苔净，纳谷正常，二便尚调，滋养肺肾以固本。

处方：

生地黄150克	怀山药120克	山萸肉100克	炙鳖甲120克
制首乌120克	制黄精100克	刀芡实100克	金樱子100克
胡桃肉100克	黑芝麻100克	当归身100克	蛤蚧一对（去头足）
川黄柏60克	肥知母60克	太子参120克	麦门冬100克
五味子30克	川石斛120克	炒白芍60克	干百合120克
生黄芪150克	莲子肉120克	云茯苓120克	白扁豆100克
炒谷芽100克	鸡内金100克		

另：

曲白参60克　陈阿胶200克　冰糖500克　黄酒适量

按：

该孩反复易感，感则哮喘发作，且形体消瘦，当为脾肺之气不足，卫外不固，生化乏源；其乳蛾肿大，惊惕多梦，舌苔花剥，纳少喜饮，二脉细，当为肺肾阴虚、心神失养之故也。故调当补益肺肾、促生化源益心神为主。方中选生地黄、炙鳖甲、制首乌、胡桃肉滋养肾中之阴阳；生脉散加西洋参、北沙参、川石斛、天花粉滋养肺胃之阴；曲白参、生黄芪、云茯苓、怀山药、莲子肉、白扁豆健脾益气；南沙参、款冬花、干百合、苦杏仁、浙贝母、海浮石以润肺清肺而化内恋之痰；黑玄参、净蝉衣、条黄芩、黄菊花清热利咽；灵芝、青龙齿安神镇惊；炒谷芽、鸡内金、六神曲、生甘草、广陈皮助运醒胃，以防膏腻。服膏后一年中，体质渐壮，故感邪、哮喘发作次数均大为减少，药之有效，当以原法追踪。待服膏两年后，即使感邪哮喘也不再发作，且形神转佳，发育之年，再调补以巩固之。方以生地黄、怀山药、山萸肉、炙鳖甲、制首乌、制黄精、刀芡实、金樱子、胡桃肉、黑芝麻、蛤蚧滋养肾中之阴阳；少佐川黄柏、肥知母泻相火；生脉散加川石斛、炒白芍、干百合补益肺之气阴；加当归身、陈阿胶补养阴血；曲白参、生黄芪、莲子肉、云茯苓、白扁豆健脾益气；炒谷芽、鸡内金健胃助运。全方调配，以期阴阳平和、补益强壮为主。

【案十一】肺肾阴虚，脾气不足

苏某，男，7岁。2021年11月16日就诊。

7岁小儿，体弱多感，感则哮喘，发已4年，面色不华，汗出较多，乳蛾肿大，晨起涕嚏，鼻塞不通，舌红苔净，纳谷不香，二便尚调，此脾肺气弱，肺肾阴虚，卫外不固，宿饮不化也，当以调补肺肾，兼以通窍。

处方：

生地黄150克	怀山药100克	山萸肉100克	炙鳖甲120克
枸杞子60克	女贞子100克	旱莲草100克	太子参100克
麦门冬100克	五味子30克	川石斛120克	生黄芪120克
莲子肉120克	白扁豆120克	云茯苓150克	炒白芍100克
浮小麦100克	黑玄参100克	嫩射干100克	净蝉衣50克
黄菊花100克	干百合120克	款冬花120克	蜜紫菀100克
海浮石120克	浙贝母100克	炒谷芽120克	鸡内金100克

另：

生晒参80克	冰糖450克	陈阿胶120克	黄酒适量

按：

该孩体弱易感，汗出较多，面色不华，纳谷不香，当为脾肺不足，卫外不固；感则哮喘发作，一为久病损肾，肾气不纳，一为宿饮不清，感而诱发痰阻气道；其乳蛾肿大，晨起涕嚏，鼻塞不通，当为虚火上炎，痰气壅结，肺卫不固，不适温差之因，而舌红苔净亦为气阴不足之象。其本以虚为主，但调当补肺脾之气，养肺肾之阴，兼以润化恋痰清窍。药以生地黄、怀山药、山萸肉、炙鳖甲、枸杞子、女贞子、旱莲草滋肾固本；生脉散加川石斛养肺之气阴而生津；生晒参、生黄芪、莲子肉、白扁豆、云茯苓健脾益气而固表；炒白芍、浮小麦敛阴止汗；黑玄参、嫩射干、净蝉衣、黄菊花清热利咽通窍；干百合、款冬花、蜜紫菀、海浮石、浙贝母润肺化痰除宿饮；炒谷芽、鸡内金健胃助运。全方合之，共奏滋养益气兼化宿留痰饮之功也。

【案十二】脾肺不足，痰食内滞

林某，男，5岁。2021年12月14日就诊。

5岁小儿，每月易感，感则哮喘，9月曾患肺炎，现面色不华，形体消瘦，汗出多，舌苔薄腻，纳谷不香，二便尚调，此脾肺不足，宿饮内恋，运化不良，当以补益脾肺，化饮运脾为主。

处方：

生黄芪120克	焦白术100克	关防风60克	潞党参120克
云茯苓120克	清甘草30克	广陈皮30克	姜半夏100克
莲子肉120克	怀山药100克	菟丝子100克	益智仁100克
补骨脂100克	金樱子120克	刀芡实120克	款冬花100克
苦杏仁100克	炙苏子60克	鹅管石100克	蛤蚧一对(去头足)
麻黄根100克	糯稻根100克	川厚朴60克	缩砂仁30克
炒山楂100克	六神曲100克	炒谷芽100克	莱菔子100克
鸡内金100克			

另：

生晒参50克	陈阿胶120克	冰糖400克	黄酒适量

按：

该孩每月易感，感则哮喘，汗出多，当为肺气虚弱，卫表不固，宿饮内恋；其面色不华，形体消瘦，苔腻纳少，当为脾胃虚弱，运化不良，生化乏源也。故膏方调理健脾益肺，固表助运，补肾纳气，温化宿饮。方选玉屏风散合六君子汤加生晒参、莲子肉、怀山药以益气固表，健脾化痰；菟丝子、益智仁、补骨脂、金樱子、刀芡实补肾固精；款冬花、苦杏仁、炙苏子润肺降气化痰；鹅管石、蛤蚧温化纳气化饮；麻黄根、糯稻根涩汗止汗；川厚朴、缩砂仁宽中醒胃；炒山楂、六神曲、炒谷芽、莱菔子、鸡内金消食健胃。全方合之，使脾肺气健而肾气足，宿饮得化而病自愈也。

【案十三】脾肾阳虚，营卫不和

卢某，男，5岁。2021年12月17日就诊。

有先心病病史，平素易感，哮喘痰鸣，反复发作，现面色不华，喉时痰鸣，汗出较多，肢末不温，舌淡苔白，纳谷欠香，二便尚调，脾肺不足，脾肾阳虚，治当益气固表，温阳化饮。

处方：

潞党参200克	焦白术100克	云茯苓150克	清甘草30克
广陈皮50克	桂枝30克	炒白芍100克	生姜片30克
北细辛30克	淡干姜30克	淡附片30克	五味子50克
姜半夏100克	生黄芪150克	炒怀山150克	鹅管石150克
冬虫夏草20克	炒谷芽150克	炒山楂100克	莱菔子80克
六神曲150克	鸡内金100克	薏苡仁150克	蛤蚧一对(去头足)

另：

生晒参30克	陈阿胶80克	冰糖400克	黄酒适量

按：

该孩先心病，其本心气不足；又平素易感，面色不华，汗出较多，纳谷不香，当为脾肺之气不足，致使卫外不固；其喉时痰鸣，肢末不温，舌淡苔白，当为脾肾阳气不足，无以化饮。故调当益气固表，温阳化饮为主。方选异功散以健脾益气；桂枝汤调和营卫；苓桂术甘汤以温化痰饮；细辛、淡干姜、淡附片、五味子加强温阳化饮之力；加半夏有二陈汤之意，燥湿化痰；生晒参、生黄芪、炒怀山加强健脾益气之功；鹅管石、冬虫夏草、蛤蚧温肾益肺，化痰平喘；炒谷芽、炒山楂、莱菔子、六神曲、鸡内金、薏苡仁健脾胃以促生化之源。全方合之，使脾肺健而卫外固、化源足；阳气足而肾气固，则水液（宿饮）化也。

【案十四】脾肺不足，肾气不纳

王某，男，8岁。2021年11月27日就诊。

过敏体质，晨起嚏涕，感后又易发哮喘，病已4年，面色不华，动辄多汗，形寒畏冷，舌苔薄白，纳谷一般，二便尚调，此脾肺气虚，肾阳不足，宿饮内恋也，调当从本而论。

处方：

潞党参 100 克	焦白术 100 克	云茯苓 100 克	炒甘草 30 克
广陈皮 30 克	姜半夏 100 克	怀山药 100 克	生黄芪 120 克
关防风 60 克	蛤蚧一对(去头足)	上肉桂 20 克	菟丝子 100 克
补骨脂 100 克	益智仁 100 克	款冬花 100 克	蜜紫菀 60 克
北细辛 15 克	苍耳子 100 克	香白芷 100 克	熟地黄 120 克
当归身 100 克	莱菔子 100 克	鸡内金 100 克	炒谷芽 100 克

另：

曲白参 50 克	陈阿胶 100 克	冰糖 400 克	黄酒适量

按：

该孩平素易感，晨起嚏涕，面色不华，动辄多汗，当为脾气不足，生化乏源，而致肺气亦虚，卫外不固，调节失宜也；其感后则发哮喘，且有 4 年，形寒畏冷，舌苔薄白，是为脾肺不足，累及肾阳，影响水液运化和纳气之功能也。故平稳期膏方调补，当以补肾纳气，健脾益肺为主。方选六君子汤加怀山药以健脾化痰；玉屏风散以益气固表；参蛤散以温肾纳气；上肉桂、菟丝子、补骨脂、益智仁助以温补肾阳；款冬花、蜜紫菀润肺祛恋痰；北细辛、苍耳子、香白芷辛温通窍；熟地黄、当归身、陈阿胶补气之母；莱菔子、鸡内金、炒谷芽消食助运。如此审证论因而以调治，与该孩之体症尚相合宜。

7. 病毒性心肌炎

【案一】心阴不足，余邪未尽

成某，女，13 岁。2018 年 12 月 17 日就诊。

足 13 岁小囡，病毒性心肌炎以后早搏频发已有两年，形神不振，纳谷不香，咽红时炎，舌红苔薄腻，二便尚调，此心阴不足，余火湿食未尽，当先消化，然后清补。

处方：

（汤剂处方：川厚朴 5 克、广藿香 10 克、佩兰叶 10 克、云茯苓

10克、薏苡仁15克、滑石12克、鸡内金10克、炒谷芽10克、六神曲10克、苦参6克、紫丹参10克、川石斛10克，7剂）

炙甘草30克	桂枝40克	太子参200克	生地黄250克
麦门冬100克	火麻仁100克	大红枣100枚	川石斛100克
焦栀子100克	淡竹叶100克	黑玄参150克	苦参100克
紫丹参100克	川芎60克	制首乌100克	当归身60克
生黄芪200克	酸枣仁120克	柏子仁120克	灵芝100克
云茯苓150克	佩兰叶100克	炒谷芽100克	鸡内金100克
六神曲150克			

另：

朝白参50克	陈阿胶150克	冰糖450克	黄酒适量

按：

该孩患病毒性心肌炎后，气阴已伤，湿热毒留恋，心脉受损，故早搏频发，形神不振；其纳谷不香、舌红苔薄腻，乃脾运失健，内有湿食。调补前先以汤剂化湿消食。汤方选川厚朴、广藿香、佩兰叶、云茯苓、薏苡仁、滑石、鸡内金、炒谷芽、六神曲渗湿消食，醒脾助运；苦参、紫丹参、川石斛解毒活血，养阴生津。服药7剂以后腻苔已薄，纳谷已动，余邪渐清，乃予膏方调治之。方选炙甘草汤去生姜加石斛以益气养阴复脉；焦栀子、淡竹叶、黑玄参、苦参清心之余热；紫丹参、川芎活血通脉；制首乌、当归身、陈阿胶、朝白参、生黄芪益气养血；酸枣仁、柏子仁、灵芝养心安神；云茯苓、佩兰叶、炒谷芽、鸡内金、六神曲化湿消食，助运防腻。全方合之，共奏益气养阴，活血养血，安神养心之效。

【案二】气阴不足，肺卫不固

杨某，男，11岁。2019年12月8日就诊。

11岁小儿，曾患病毒性心肌炎，半素易感，咳嗽时有，咽喉微红，面色较黄，汗出较多，纳可喜饮，舌红苔净，二便尚调，气阴不足，肺卫不固，治以益气养阴。

处方：

生黄芪 150 克	焦白术 100 克	关防风 100 克	太子参 150 克
云茯苓 150 克	清甘草 30 克	广陈皮 30 克	麦门冬 100 克
五味子 30 克	女贞子 100 克	旱莲草 100 克	生地黄 150 克
怀山药 120 克	北沙参 120 克	川石斛 100 克	天花粉 100 克
制首乌 120 克	当归身 100 克	干百合 120 克	款冬花 120 克
川贝母 30 克	苦参 100 克	紫丹参 100 克	黑玄参 100 克
黄菊花 100 克	远志 60 克	柏子仁 120 克	炒白芍 120 克
炒谷芽 100 克	六神曲 100 克		

另：

朝白参 50 克	陈阿胶 120 克	冰糖 450 克	黄酒适量

按：

病毒性心肌炎多为中医之心脉痹阻，其常为感邪以后邪气内客于心，使心之气阴受损，导致心主血脉的功能异常所致。如《黄帝内经》曰："脉痹不已，复感于邪，内舍于心。"该孩虽病尚稳，但平素易感，面色萎黄，汗出较多，舌红喜饮，乃脾气不足，心气失养，肺气不足，卫外不固，病邪时袭所致。故膏方调治，当以健脾益气，补益心肺气阴（血），从本而论，并兼顾时咳、咽炎之易诱发病邪，随症而治。方选玉屏风散合异功散、生脉散加朝白参以健脾益气固表，并补益心之气阴，三方合力而施；加二至丸、生地黄、怀山药补肾阴求精血同源；北沙参、川石斛、天花粉清养生津和胃；制首乌、当归身、陈阿胶补血养血；干百合、款冬花、川贝母养肺润肺化恋痰；苦参、紫丹参、黑玄参、黄菊花解毒活血利咽；远志、柏子仁、炒白芍宁心益阴；炒谷芽、六神曲消食助运。全方合之，以调本为主，兼顾治余留之邪。

8. 早搏

【案一】精血不足，心气虚弱

刘某，男，16 岁。2019 年 12 月 12 日就诊。

16 岁小儿，2 岁半、10 岁各行一次心脏手术，现早搏时发，夜寐不佳，面色萎黄，形神不振，形体瘦小，发育欠佳，纳谷不香，舌红苔黄，二便尚调，此心肾不足，当以滋养心肾。

处方：

生地黄 150 克	怀山药 120 克	山萸肉 100 克	云茯苓 120 克
福泽泻 100 克	牡丹皮 60 克	炙鳖甲 120 克	枸杞子 100 克
制黄精 100 克	太子参 100 克	麦门冬 100 克	五味子 30 克
生黄芪 120 克	北沙参 120 克	川石斛 100 克	天花粉 100 克
莲子肉 120 克	灵芝 100 克	酸枣仁 100 克	柏子仁 100 克
制首乌 120 克	当归身 100 克	紫丹参 100 克	鸡内金 100 克
炒谷芽 100 克	六神曲 100 克	生甘草 30 克	

另：

曲白参 50 克	陈阿胶 200 克	冰糖 500 克	黄酒适量

按：

心为血之府，血正常运行于脉管之内，全赖气之推动，该孩经过两次心脏手术，但仍早搏时发，夜寐不佳，形神不振，当为心之气血受耗，伤及神明也。又其面色萎黄，形体瘦小，舌红苔黄，乃先天之肾精不足，阴分受耗，生长发育不良也。精血同源，互为滋养，故膏方调治，当滋肾精以养心之气血也。方选六味地黄汤加炙鳖甲、枸杞子、制黄精以滋养肾阴；生脉散加曲白参、生黄芪补心之气阴不足；北沙参、川石斛、天花粉、莲子肉生津益脾以和胃；灵芝、酸枣仁、柏子仁宁心安神；制首乌、当归身、紫丹参、陈阿胶补血兼以治血；鸡内金、炒谷芽、六神曲消食助运并防膏之呆滞；一味生甘草泻火兼调和诸药。全方合之，助先天而补气血，生胃津而助运化，总使药之生效、体之健壮也。

【案二】阴血不足，心神不宁

金某，男，16 岁。2020 年 11 月 16 日初诊。

频发室性早搏，形神不振，形体瘦弱，面色较黄，夜寐不佳，扁桃体炎时发，纳谷正常，舌红苔少，二便尚调，二脉细弱，此心阴不足，阴虚火浮，治当调养。

处方：

生地黄 150 克	黑玄参 100 克	麦门冬 100 克	天门冬 120 克
紫丹参 100 克	当归身 100 克	潞党参 150 克	云茯苓 150 克

远志 30 克	柏子仁 100 克	酸枣仁 100 克	桔梗 30 克
太子参 120 克	五味子 30 克	炙甘草 50 克	淮小麦 120 克
大红枣 30 克	生黄芪 150 克	怀山药 120 克	山萸肉 100 克
制黄精 120 克	枸杞子 100 克	炙鳖甲 120 克	当归身 100 克
川石斛 120 克	天花粉 120 克	苦参 100 克	黑玄参 100 克
黄菊花 100 克	广陈皮 30 克	炒谷芽 120 克	六神曲 120 克

另：

朝白参 100 克	陈阿胶 150 克	冰糖 500 克	黄酒适量

按：

该孩早搏频发，形神不振，舌红少苔，二脉细弱，当为阴虚血少，气阴不足，导致血液不能在脉管内正常运行；心气（血）不足，则神明被扰而夜寐不佳；肾之阴精不足，不能生髓壮骨，故发育不良，形体瘦弱；阴虚则易火炎，故其疲劳或感邪则扁桃体炎时发。故膏方调治，当以滋阴养血、补心安神为主。方选天王补心丹以滋养阴血，宁心安神；合生脉散以补心之气阴不足；甘麦大枣汤以养心安神；另加朝白参、生黄芪以增益气之功；怀山药、山萸肉、制黄精、枸杞子、炙鳖甲以助滋养阴精之力；陈阿胶、当归身补养阴血；川石斛、天花粉以生津和胃；少佐苦参、黑玄参、黄菊花以解毒利咽；广陈皮、炒谷芽、六神曲理脾消食助运。全方合之，力使气阴得复，心神得宁，血府得畅也。

9. 先天性心脏病

【病案】心阴不足，余邪未尽

王某，男，7 岁。2021 年 12 月 8 日就诊。

先心病史，体弱易感，色黄汗多，夜寐不佳，肢凉不温，纳谷一般，舌苔薄净，二便尚调，此脾肺气虚，营卫不和也，调当健脾益气，调和营卫。

处方：

潞党参 100 克	焦白术 100 克	云茯苓 100 克	炙甘草 30 克
广陈皮 30 克	生黄芪 120 克	怀山药 120 克	莲子肉 100 克
桂枝 100 克	炒白芍 100 克	淡干姜 15 克	大红枣 30 克

淡附片 30 克	熟地黄 120 克	川芎 30 克	制首乌 100 克
当归身 100 克	龙眼肉 100 克	淮小麦 120 克	灵芝 100 克
酸枣仁 100 克	远志 80 克	麻黄根 100 克	糯稻根 100 克
炒谷芽 100 克	鸡内金 100 克		

另:

生晒参 60 克	陈阿胶 120 克	冰糖 400 克	黄酒适量

按:

该孩体弱易感，面色萎黄，当为脾虚失运，化源不足，水谷之精微不能输养于肺，致肺气亦虚而卫外不固；其汗出较多，肢凉不温，营卫失和，阳气失于温煦也；况原有先天性心脏病史，其营血亦必受损。膏方调治，当以健脾益气，调和营血，宁心安神为主。方选异功散加生黄芪、生晒参、怀山药、莲子肉以健脾益气；桂枝汤加淡附片以调和营卫，温阳益阳；熟地黄、川芎、制首乌、当归身、陈阿胶、龙眼肉以补血养血；甘麦大枣汤加灵芝、酸枣仁、远志以养心安神；麻黄根、糯稻根以涩汗止汗；炒谷芽、鸡内金以消食和胃。全方合之，补气血而和营卫，助其后天壮而生长发育正常也。

10. 血小板减少

【病案】肾阴不足，气血未充

林某，男，10 岁。2018 年 12 月 19 日就诊。

10 岁小儿，血小板减少病史，现病情稳定，面色不华，形神不振，纳谷尚可，舌红苔净，二便尚调，此调补气血，滋养肝肾。

处方：

熟地黄 150 克	炒白芍 100 克	当归身 100 克	川芎 100 克
太子参 120 克	焦白术 100 克	云茯苓 150 克	清甘草 30 克
炙黄芪 150 克	制首乌 120 克	大红枣 50 枚	桑葚子 100 克
黑芝麻 100 克	龙眼肉 100 克	女贞子 100 克	旱莲草 100 克
炙鳖甲 150 克	制黄精 120 克	怀牛膝 100 克	山萸肉 100 克
枸杞子 100 克	广陈皮 30 克	怀山药 120 克	川石斛 120 克
炒谷芽 100 克			

另：

曲白参60克　　陈阿胶100克　　冰糖600克　　黄酒适量

按：

该10岁小儿有血小板减少病史，现病情稳定，但面色不华，形神不振，舌红苔净，当为气血阴精尚不足，故膏方调治以调扶气血，滋养阴精为主。方选八珍汤以益气补血；加曲白参、炙黄芪以增益气之力；制首乌、大红枣、桑葚子、黑芝麻、龙眼肉、陈阿胶以助补血之功；二至丸加炙鳖甲、制黄精、怀牛膝、山萸肉、枸杞子以滋补肾之阴精；广陈皮、怀山药、川石斛、炒谷芽以健脾生津和胃。全方合之，调补气血，滋养阴精，助孩之体康复和发育正常。

11. 贫血

【案一】脾肺不足，生化乏源

王某，女，10岁。2019年12月10日就诊。

婴儿时期行巨结肠手术，平素易患感冒，轻度贫血已久，血红蛋白100g/L，人感乏力，面色不华，舌苔薄净，纳谷尚可，便下日2次，治以健脾益气。

处方：

潞党参120克	焦白术120克	云茯苓150克	生甘草30克
广陈皮30克	炒怀山120克	炒扁豆120克	炙黄芪120克
当归身100克	制首乌120克	龙眼肉120克	煨诃子100克
煨肉果100克	刀芡实100克	金樱子100克	菟丝子120克
益智仁100克	补骨脂100克	佛手片100克	广木香100克
缩砂仁30克	六神曲120克	炒谷芽120克	

另：

朝白参80克　　陈阿胶120克　　冰糖500克　　黄酒适量

按：

该小囡婴儿时期行巨结肠手术，脾气已损，后失于调护，脾运未复，致脾之生化乏源，气血不足，故见面色㿠白，人感乏力，轻度贫血；脾土既虚，肺金易弱，故致卫外不固，易于感邪；好在舌苔薄净，纳谷尚可，胃气未伤。故膏方调治，当以健脾益气为主。方选异功散加朝白参、炒怀山、炒扁豆以健脾益气；当归补血汤加制首乌、陈阿胶、龙眼肉以生血补血；煨诃子、煨肉果、刀芡实、金樱子补脾肾而固涩；菟丝子、益智仁、补骨脂温肾阳而煦脾；由于小儿脾胃本弱，运化乏力，恐调护之剂易于呆滞，故加佛手片、广木香以疏理脾胃；缩砂仁、六神曲、炒谷芽以消食助运。全方以补益为主，少佐消运，以达到补而不滞，从而使脾肺气壮，生化有源，机体强壮矣。

【案二】精髓不足，气血乏源

俞某，男，15 岁。2019 年 12 月 10 日就诊。

再生障碍性贫血 6 年，三系均低，尤以血小板为甚，近 2 年时常输血。平素易患感冒，头晕乏力，面色萎黄，舌红少苔，二便尚调，纳谷一般，二脉细而微数，治以益精生髓，促生化源。

处方：

太子参 120 克	焦白术 120 克	云茯苓 150 克	炙甘草 30 克
广陈皮 30 克	怀山药 120 克	白扁豆 120 克	生地黄 150 克
山萸肉 100 克	女贞子 120 克	旱莲草 120 克	炙鳖甲 120 克
怀牛膝 120 克	制黄精 120 克	刀芡实 120 克	金樱子 120 克
菟丝子 120 克	补骨脂 100 克	胡桃肉 120 克	生黄芪 150 克
当归身 100 克	熟地黄 150 克	制首乌 120 克	桑葚子 120 克
黑芝麻 100 克	大红枣 50 枚	紫河车 30 克	川黄柏 60 克
炒白芍 100 克	干荷叶 120 克	炒谷芽 120 克	鸡内金 100 克

另：

朝白参 80 克	陈阿胶 150 克	冰糖 600 克	黄酒适量

按：

该少男患再生障碍性贫血 6 年，肝脾肾已呈不足，精血生化乏源；由于阴血不足，故见头晕乏力，面色萎黄；化源匮之，血不生气，而致卫外不固，体弱易感；其舌红少苔，二脉细而微弱，亦是精、气、血不足之象。故膏方调治，当以益精生髓，促生化源。方选异功散加朝白参、怀山药、白扁豆以健脾固表，促生化源；生地黄、山萸肉、女贞子、旱莲草、炙鳖甲、怀牛膝、制黄精、刀芡实、金樱子以补肝肾之阴；菟丝子、补骨脂、胡桃肉以阴中求阳；当归补血汤加熟地黄、制首乌、桑葚子、黑芝麻、大红枣以益气生血补血；紫河车为血肉之品可补精髓；川黄柏、炒白芍、干荷叶，一以敛阴泻火，一以升清降浊；炒谷芽、鸡内金助以消食醒胃。全方以补益为主，冀其能达到较为理想之效果。

【案三】脾肺虚弱，气血不足

张某，男，6岁。2019年12月8日就诊。

患儿面色萎黄，体弱易感，汗出时多，偶有头晕，舌淡苔白，纳谷不香，二便尚调，血红蛋白100g/L，治以健脾益气，补血养血。

处方：

潞党参120克	焦白术100克	云茯苓100克	炙甘草30克
广陈皮30克	炙黄芪120克	怀山药120克	莲子肉100克
白扁豆100克	熟地黄120克	当归身100克	川芎30克
炒白芍100克	桑葚子120克	大红枣30克	龙眼肉80克
益智仁100克	补骨脂100克	刀芡实120克	菟丝子100克
麻黄根120克	糯稻根100克	炒谷芽120克	佛手片100克
炒山楂100克	鸡内金100克		

另：

红参30克	陈阿胶120克	冰糖450克	黄酒适量

按：

脾主运化，其华在面，今该孩脾胃虚弱，则受纳不佳，纳谷不香，生化无源，则见面色萎黄，血虚头晕；又"脾者，肺之母也"，脾土不足，土不生金，致肺气不足，卫外不固而易于感邪；其平素多汗，舌淡苔白，亦是气血不足之象。故膏方调治当以健脾益气，补血养血为主。方选异功散加红参、炙黄芪、怀山药、莲子肉、白扁豆以健脾益气；四物汤加桑葚子、大红枣、龙眼肉、陈阿胶以补血和血；（异功、四物已含八珍之意）益智仁、补骨脂、刀芡实、菟丝子补肾阳而助脾土；麻黄根、糯稻根涩汗止汗；炒谷芽、佛手片、炒山楂、鸡内金理脾消食以醒胃。全方合之，补气血，益脾肺，与该孩虚弱之体甚为相宜。

12. 慢性肾炎

【案一】肺肾阴虚，卫外不固（1）

杨某，男，8岁。2018年12月27日就诊。

8岁小儿，平素易感，急性肾炎以后，尿蛋白及尿红细胞时有异常已3年，形神欠振，纳谷欠香，乳蛾肿大，舌红苔净，大便尚调，此肺金不足，肾精不固，则金水不宁，法当清滋互施。

处方：

生地黄150克	怀山药120克	山萸肉60克	云茯苓120克
福泽泻100克	牡丹皮100克	肥知母60克	川黄柏60克
刀芡实120克	金樱子120克	制黄精100克	炙鳖甲100克
怀牛膝100克	生黄芪120克	太子参120克	川石斛100克
麦门冬100克	干百合100克	款冬花100克	黑玄参100克
条黄芩100克	净蝉衣50克	黄菊花100克	鹿含草120克
白茅根120克	六神曲100克	炒谷芽100克	鸡内金100克

另：

生晒参40克	西洋参15克	陈阿胶150克	冰糖400克

黄酒适量

按：

该孩平素易于感邪，且乳蛾肿大，舌红苔净，当为肺之气阴不足，卫外不固，肺之门户为痰热所壅；其急性肾炎以后，尿蛋白及红细胞时显，病程3年，乃为久病肾精失于固摄，加之平素反复感邪，也导致金不清则水不宁也。故膏方调治，当以补养肺肾之精气兼清肺经之恋热为主。方选知柏地黄汤以滋肾阴而兼清相火；加刀芡实、金樱子、制黄精、炙鳖甲、怀牛膝增滋肾阴之力而固精；生晒参、西洋参、生黄芪、太子参、川石斛益气阴而生津；麦门冬、干百合、款冬花养肺而润肺；黑玄参、条黄芩、净蝉衣、黄菊花清肃肺经之热；鹿含草、白茅根清利凉血；六神曲、炒谷芽、鸡内金消食助运兼防药之滋腻。全方合之，清滋互施，肺肾同调，冀其金清则水清，水清则血宁也。

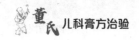

【案二】肺肾阴虚，卫外不固（2）

陈某，女，10岁。2020年12月26日初诊。

患儿有慢性肾炎史，现病情较稳，但尿蛋白时显异常，面色萎黄，形神不振，舌苔薄净，纳谷尚可，二便尚调，治当健脾益气，补肾固精。

处方：

潞党参120克	焦白术100克	云茯苓120克	炙甘草30克
生黄芪120克	炒扁豆100克	熟地黄120克	山萸肉100克
怀山药100克	福泽泻100克	牡丹皮100克	女贞子120克
旱莲草120克	炙鳖甲120克	制黄精120克	刀芡实120克
金樱子120克	益智仁100克	锁阳100克	补骨脂100克
菟丝子100克	白莲须100克	制首乌120克	当归身60克
大红枣30克	龙眼肉60克	玉米须150克	薏苡仁120克
炒谷芽120克	六神曲120克	鸡内金100克	

另：

生晒参50克	陈阿胶150克	冰糖400克	黄酒适量

2022年1月15日复诊。

膏方以后，继以中药调治，尿检已正常，面色转润，形神亦佳，舌苔薄净，纳谷正常，二便尚调，药已见效，仍崇原意为主。

处方：

潞党参120克	焦白术100克	云茯苓120克	炙甘草30克
生黄芪120克	炒扁豆100克	莲子肉100克	熟地黄120克
山萸肉100克	怀山药100克	福泽泻100克	牡丹皮100克
女贞子120克	旱莲草120克	炙鳖甲120克	制黄精120克
刀芡实120克	金樱子120克	益智仁100克	补骨脂100克
胡桃肉100克	菟丝子100克	白莲须100克	制首乌120克
当归身60克	大红枣30克	龙眼肉60克	玉米须150克
炒谷芽120克	六神曲120克	鸡内金100克	

另：

生晒参60克	陈阿胶150克	冰糖450克	黄酒适量

按：

该小囡慢性肾炎数年，尿检时显尿蛋白（＋），且面色萎黄，形神不振。究其因，一为脾气虚弱，水谷之精微不能输养于先天之精气；二为肾之精气耗损，失于固摄，又不能颐养后天之脾，致使脾肾互累，疾病难以痊愈也。好在舌苔薄净，纳谷尚可，二便正常，内无滞而胃气未伤也，故调本治体之刻，乃以健脾益气，补肾固精为上策。方选四君子汤加生晒参、生黄芪、炒扁豆以健脾益气；六味地黄汤加女贞子、旱莲草、炙鳖甲、制黄精、刀芡实、金樱子以补肾中之阴精；益智仁、锁阳、补骨脂、菟丝子、白莲须温补肾阳而求阴；制首乌、当归身、大红枣、龙眼肉、陈阿胶补气之母；少佐玉米须、薏苡仁化湿利尿；炒谷芽、六神曲、鸡内金消食助运。服膏以后，又辅以中药调理，尿检已属正常，且面色转润，形神亦佳，故仍当原意予以巩固之。以前之膏方去锁阳、薏苡仁，增胡桃肉、莲子肉，以期达到更佳之效果。

【案三】脾气虚弱，肾精不固

李某，男，8岁。2020年12月6日就诊。

8岁小儿，形体较弱，3年前感邪后尿检蛋白（＋～＋＋）、红细胞（＋），至今未愈，舌苔薄净，纳谷一般，二便尚调。此病久脾气不足，肾之精气不固，治以健脾益肾。

处方：

潞党参100克	焦白术100克	云茯苓120克	炙甘草30克
广陈皮30克	生黄芪120克	莲子肉120克	熟地黄150克
炒怀山120克	山萸肉60克	福泽泻100克	牡丹皮100克
刀芡实120克	金樱子120克	怀牛膝100克	旱莲草120克
女贞子100克	盐杜仲100克	白莲须100克	制首乌120克
炒藕节100克	小蓟草120克	茜草根100克	玉米须150克
薏苡仁150克	车前草150克	鸡内金100克	炒谷芽100克
六神曲100克			

另：

生晒参40克	陈阿胶150克	冰糖450克	黄酒适量

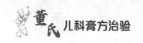

2021 年 12 月 20 日复诊。

服膏后,又中药调理,形体渐丰,感邪亦少,虽感邪后,尿检蛋白和红细胞亦仅微量和偶见,舌苔薄净,纳谷正常,二便尚调,法药相符,再以原法。

处方:

潞党参 100 克	焦白术 100 克	云茯苓 120 克	炙甘草 30 克
广陈皮 30 克	生黄芪 120 克	莲子肉 120 克	生地黄 120 克
怀山药 100 克	山萸肉 60 克	福泽泻 100 克	牡丹皮 60 克
枸杞子 100 克	女贞子 120 克	旱莲草 120 克	制黄精 100 克
炙鳖甲 120 克	刀芡实 120 克	金樱子 100 克	盐杜仲 100 克
益智仁 100 克	菟丝子 100 克	制首乌 120 克	当归身 60 克
大红枣 30 克	玉米须 150 克	车前草 150 克	薏苡仁 150 克
鸡内金 100 克	炒谷芽 100 克	莱菔子 100 克	

另:

曲白参 50 克	西洋参 20 克	陈阿胶 150 克	冰糖 500 克

黄酒适量

按:

该孩 3 年前感受外邪以后,尿检出现蛋白尿和红细胞异常至今未见痊愈。刻诊见形体瘦弱,面色少华,舌苔薄净,纳谷一般,二便尚调,此因当为病久脾气虚弱,气不摄血,肾气不足不能固摄精微。故冬令膏方调治当健脾益气,补肾固精。方选异功散加生晒参、生黄芪、莲子肉以健脾益气;六味地黄汤加刀芡实、金樱子、怀牛膝、旱莲草、女贞子、盐杜仲、白莲须以补肾固精;少佐制首乌、陈阿胶以补气之母;炒藕节、小蓟草、茜草根以止血;玉米须、薏苡仁、车前草以化湿利尿;鸡内金、炒谷芽、六神曲消食助运。如此补益而不留邪,标本分明,搭配合理,使其精气固而病趋痊矣。

服膏方以后,又予中药汤剂间隔调治,该孩形体渐壮,感邪亦少,尿蛋白和红细胞只是感邪以后偶见微量和少数,且舌苔薄净,纳谷正常,二便均调,药既见效,当以原意追踪而巩固之。方选异功散加曲白参、生黄芪、莲子肉以健脾益气;六味地黄汤加枸杞子、女贞子、旱莲草、制黄精、炙鳖甲、刀芡实、金樱子以补肾固精；
盐杜仲、益智仁、菟丝子以补精之中而求阳；制首乌、当归身、陈
阿胶、大红枣以补血养血；少佐玉米须、车前草、薏苡仁以通利；
鸡内金、炒谷芽、莱菔子以消食助运，并防膏之呆滞。全方根据症
情，较以前一年膏药增强调补之品，但仍不忘兼以通利和助运，如
此之目的，总使达到补而不滞，从而取得更佳之效果。

13. 肾病综合征

【病案】肾精不固，肺阴不足

计某，男，12岁。2019年12月8日就诊。

患儿有肾病综合征病史，现病情稳定，两侧扁桃体已摘除，形
体虚胖，时鼻塞打喷嚏，舌红苔净，二便尚调，此病久肾精不固，
肺之气阴不足，当以滋养为主。

处方：

熟地黄150克	怀山药120克	山萸肉100克	云茯苓150克
福泽泻100克	牡丹皮100克	川黄柏100克	肥知母60克
太子参100克	麦门冬100克	五味子30克	女贞子120克
旱莲草120克	刀芡实120克	金樱子120克	怀牛膝120克
枸杞子100克	炙鳖甲120克	生黄芪120克	茶树根150克
半枝莲120克	连翘120克	金银花100克	车前草150克
黑玄参100克	黄菊花100克	净蝉衣30克	鸡内金100克
炒谷芽100克			

另：

生晒参50克	陈阿胶120克	冰糖500克	黄酒适量

按：

该孩有肾病综合征病史，扁桃体已摘除，但形体虚胖，时鼻塞
打喷嚏，舌红苔净，可知其因多为反复感邪，一则导致肺之气阴不
足，二则热毒内侵于肾，而致肾损精伤，特别是该病久用激素，常
致阴虚火旺，形体虚胖亦是其因。现病虽稳定，补虚之外，乃当防
余火（邪）复燃也。故调治当以滋肾固精，益气养阴调其本，解毒
疏热以治其标也。方选知柏地黄汤以滋肾阴而降相火；生脉散以益

气阴而固卫；另增加女贞子、旱莲草、刀芡实、金樱子、怀牛膝、枸杞子、炙鳖甲以增补肾养阴固精之力；生晒参、生黄芪增益气之功；茶树根、半枝莲、连翘、金银花、车前草以解毒利水；黑玄参、黄菊花、净蝉衣清疏门户而利肺窍；鸡内金、炒谷芽消食助运。全方合之，标本兼顾，意在使其巩固也。

14. 血尿

【案一】肺肾阴虚，血运不畅

王某，女，9岁。2018年12月21日就诊。

患儿时尿常规显红细胞（＋），隐血（＋～＋＋），肾B超见胡桃夹综合征，形神尚可，纳谷正常，乳蛾微肿，舌红苔净，二便尚调，法当补肾精以和血。

处方：

生地黄120克	怀山药100克	山萸肉60克	云茯苓100克
福泽泻100克	牡丹皮60克	女贞子100克	旱莲草100克
怀牛膝100克	川黄柏60克	当归身60克	川芎60克
参三七30克	白茅根150克	茜草根100克	仙鹤草100克
小蓟草100克	车前草150克	炒藕节100克	北沙参100克
黑玄参100克	麦门冬100克	霜桑叶100克	川石斛100克
鸡内金100克	炒谷芽100克		

另：

| 朝白参60克 | 陈阿胶120克 | 冰糖450克 | 黄酒适量 |

按：

该小囡尿常规时显红细胞和隐血，肾B超见胡桃夹综合征，此多为肾精不足，脉络不畅之故；其症乳蛾微肿，舌红苔净，可知肺经常受邪，金水亦可互为因果，故膏方调治当以滋肾固精，活血祛瘀，清咽利下。方选六味地黄汤加女贞子、旱莲草、怀牛膝、川黄柏以滋肾固精中兼以泻火；当归身、川芎、参三七以活血通络；朝白参补气以助血运；白茅根、茜草根、仙鹤草、小蓟草、车前草、炒藕节凉血止血，清热利尿；北沙参、黑玄参、麦门冬、霜桑叶养肺利咽以清上；川石斛、鸡内金、炒谷芽养胃生津，消食和胃。全方合之，与症之因、孩之体尚相吻合。

【案二】金水不清，血络不宁

陈某，男，14岁。2018年12月5日就诊。

患儿幼时尿检红细胞常（＋＋～＋＋＋），平素易感，近又感后咽痛，舌红苔净，纳谷一般，二便尚调，治以清利。今尿检，尿胆原（＋），上皮细胞少许。先宜清肃，然后予以清养。

汤剂处方：连翘12克、金银花10克、净蝉衣5克、黄菊花12克、牛蒡子6克、桔梗3克、生甘草3克、云茯苓12克、车前草15克、薏苡仁15克、炒山楂12克、炒谷芽10克。5剂。

2018年12月12日就诊。

咽痛已和，纳谷一般，舌红苔净，二便尚调，尿检红细胞（＋），此病久阴血不足，治以滋养利下。

处方：

生地黄150克	怀山药120克	山萸肉60克	云茯苓150克
福泽泻100克	牡丹皮60克	川黄柏60克	肥知母60克
生黄芪120克	北沙参120克	麦门冬100克	怀牛膝100克
女贞子120克	旱莲草120克	炙龟甲120克	黑玄参100克
条黄芩100克	净蝉衣50克	黄菊花100克	金银花100克
板蓝根120克	白茅根100克	茜草根100克	仙鹤草120克
炒藕节100克	炒谷芽120克	鸡内金100克	

另：

生晒参60克	西洋参20克	冰糖500克	陈阿胶120克

黄酒适量

按：

该孩尿检红细胞时显，且平素易感，咽喉偏红，舌红苔净，此反复感受风热之邪，导致肺之气阴不足，肺卫失固，而肺经之余邪未尽，导致外邪与正气互为因果；肺肾为母子关系，津液输布与滋养失常，尚可导致金不清、水不宁，而血不止。故膏方调治当以清养肺肾为主，乃因近余邪未尽，当先以汤剂清肃。药以连翘、金银花、净蝉衣、黄菊花清疏风热之邪；牛蒡子、桔梗、生甘草清肃利咽；云茯苓、车前草、薏苡仁清利湿邪；炒山楂、炒谷芽助运和胃。服药5剂以后，外邪已尽，乃以膏方调补。方选知柏地黄汤以滋养肾阴兼清相火；生晒参、西洋参、生黄芪、北沙参、麦门冬以补肺之气阴；怀牛膝、女贞子、旱莲草、炙龟甲以增滋阴敛火之功；黑玄参、条黄芩、净蝉衣、黄菊花清肺经之热而利咽；金银花、板蓝根解毒清上；白茅根、茜草根、仙鹤草、炒藕节凉血止血；炒谷芽、鸡内金消食助运。全方合之，清上利下，气阴同补，凉血止血，与孩之体症较为合宜。

【案三】肾精不足，阴血不固

孙某，男，18岁。2018年12月5日就诊。

患儿形体偏瘦，腰酸乏力，纳谷欠香，舌红苔净，二脉细而微数，尿检时显隐血，今尿检隐血（+），便干溲少，此肾阴不足，当以滋阴降火为主。

处方：

生地黄180克	怀山药120克	山萸肉60克	云茯苓150克
福泽泻100克	牡丹皮100克	川黄柏60克	肥知母60克
女贞子120克	旱莲草100克	怀牛膝120克	枸杞子100克
刀芡实120克	金樱子120克	制黄精100克	生牡蛎150克
炒白芍100克	车前草150克	仙鹤草120克	淡竹叶60克
白茅根100克	北沙参120克	麦门冬100克	川石斛100克
鸡内金100克	炒谷芽100克		

另：

西洋参20克	陈阿胶150克	冰糖500克	鳖甲胶120克
黄酒适量			

按：

腰为肾之府，其症腰酸乏力，形体偏瘦，舌红脉细微数，此明显肾阴不足，阴虚有火；其尿中隐血不止，亦为阴血不固之症也。故膏方调治，当滋阴降火，凉血止血。方选知柏地黄汤以滋阴降火；加女贞子、旱莲草、怀牛膝、枸杞子、刀芡实、金樱子、制黄精以滋肾固精；生牡蛎、炒白芍以敛阴泻火；车前草、仙鹤草、淡竹叶、白茅根以清利凉血；西洋参、北沙参、麦门冬、川石斛以养阴生津、养肺胃；鸡内金、炒谷芽以消食助运。全方合之，以冀精固火敛，金水自清。

【案四】肺气不足，肾精不固

应某，男，8岁。2019年12月1日就诊。

患儿尿检时有隐血出现，平素易感，时多涕嚏，咽喉微红，纳谷一般，舌红苔净，二便尚调，此肺金不固，精水受耗，当以调补肺肾，清金利水。

处方：

生地黄150克	怀山药100克	山萸肉100克	云茯苓100克
福泽泻100克	牡丹皮60克	太子参100克	麦门冬100克
五味子30克	制黄精100克	女贞子120克	旱莲草120克
炙鳖甲120克	茜草根100克	仙鹤草120克	白茅根100克
车前草150克	淡竹叶60克	北沙参100克	黑玄参100克
川石斛100克	净蝉衣50克	黄菊花100克	鸡内金100克
炒谷芽100克			

另：

朝白参100克	冰糖500克	陈阿胶120克	黄酒适量

按：

该孩平素易感，时多涕嚏，咽喉微红，舌红苔净，其过敏体质之因，当属肺之气阴不足，卫外不固，余邪难尽；其尿检时有隐血出现，一为肾精不足不能固摄，一为肺金受累使肾水不清而致血不宁。故调治之当以肺肾同补，兼以清金利水。方选六味地黄汤以滋肾泻火；生脉散以补肺之气阴而固表；另加制黄精、女贞子、旱莲草、炙鳖甲以滋补阴精；朝白参以增益气之力；茜草根、仙鹤草、白茅根、车前草、淡竹叶以凉血止血，清利通浊；北沙参、黑玄参、川石斛养阴生津，清热利咽；净蝉衣、黄菊花清疏肺经之热以利窍；鸡内金、炒谷芽消食助运。全方合而使之，共奏清滋利水之功矣。

【案五】精血不足，阴虚有热

朱某，女，16岁。2019年12月13日就诊。

患儿尿检时显红细胞（＋～＋＋），月经量少，面色较萎，舌红苔黄，纳谷不香，便干溲通，二脉细小，治以滋养阴血。

处方：

生地黄 150 克	怀山药 120 克	山萸肉 60 克	云茯苓 120 克
福泽泻 100 克	牡丹皮 60 克	川黄柏 60 克	肥知母 100 克
女贞子 120 克	旱莲草 120 克	怀牛膝 100 克	炙龟甲 120 克
制首乌 120 克	桑葚子 100 克	当归身 100 克	生黄芪 120 克
太子参 120 克	白茅根 150 克	小蓟草 120 克	茜草根 100 克
炒藕节 100 克	北沙参 120 克	川石斛 100 克	鸡内金 100 克
六神曲 120 克	炒谷芽 120 克		

另：

生晒参 30 克	西洋参 20 克	陈阿胶 200 克	冰糖 500 克
黄酒适量			

按：

该少女青春期月经量少，面色较萎，且尿检时有红细胞出现，舌红苔黄，便干脉细，当为肾中之精血不足，阴虚火旺所致。故膏方调治当以滋阴降火、养血凉血为主。方选知柏地黄汤以滋肾阴兼降相火；加女贞子、旱莲草、怀牛膝、炙龟甲以增滋肾养阴之功；制首乌、桑葚子、当归身、陈阿胶以养血补血；生晒参、西洋参、生黄芪、太子参益气养阴以助血运；白茅根、小蓟草、茜草根、炒藕节以凉血止血；北沙参、川石斛、鸡内金、六神曲、炒谷芽生津和胃以助运。全方合之，阴精气血同调之矣。

【案六】肺肾阴虚，血络不宁（1）

李某，女，12 岁。2020 年 12 月 6 日就诊。

12 岁小囡，形体尚实，尿检时显红细胞（＋）已有 3 年，各项检查无异常，乳蛾肿大，纳谷尚可，舌红苔净，二便尚调，此肺肾阴虚有火，法当滋阴清金以冀水清血宁。

处方：

生地黄 150 克	怀山药 120 克	山萸肉 100 克	云茯苓 120 克
福泽泻 100 克	牡丹皮 100 克	肥知母 100 克	川黄柏 60 克

女贞子100克　　旱莲草120克　　制黄精100克　　怀牛膝100克

炙龟甲120克　　北沙参100克　　麦门冬100克　　川石斛100克

天花粉100克　　黑玄参100克　　条黄芩100克　　黄菊花100克

白茅根150克　　茜草根100克　　小蓟草120克　　淡竹叶100克

车前草150克　　鸡内金100克　　炒谷芽100克

另：

生晒参40克　　西洋参20克　　鳖甲胶120克　　冰糖400克

黄酒适量

2021年12月20日复诊。

服膏方以后，兼以中药调理，半年来尿检红细胞正常，偶见小溲隐血，形体尚实，纳谷正常，舌苔薄净，二便尚调，法已对症，仍以原法追踪。

处方：

生地黄150克　　怀山药120克　　山萸肉100克　　云茯苓120克

福泽泻100克　　牡丹皮100克　　肥知母100克　　川黄柏60克

女贞子100克　　旱莲草120克　　制黄精100克　　怀牛膝100克

枸杞子100克　　刀芡实100克　　莲子肉120克　　炙龟甲120克

北沙参100克　　麦门冬100克　　川石斛100克　　制首乌120克

大红枣30克　　黑玄参100克　　条黄芩100克　　黄菊花100克

白茅根150克　　车前草150克　　鸡内金100克　　炒谷芽100克

另：

生晒参50克　　西洋参15克　　陈阿胶100克　　鳖甲胶100克

冰糖400克　　黄酒适量

按：

该小囡尿检红细胞（＋）已有3年，其形体尚实，乳蛾肿大，舌红苔净，其因当为肺肾阴虚有火，好在纳谷正常，二便尚调，脾胃无伤，故调治之当以滋肺肾之阴而清肺肾之火，使金水互滋，水清血宁。方选知柏地黄汤滋肾阴而泻相火；加女贞子、旱莲草、制黄精、怀牛膝、鳖甲胶以增滋养肾阴之力；炙龟甲兼以滋阴泻火；西洋参、北沙参、麦门冬、川石斛、天花粉养阴生津；黑玄参、条黄芩、黄菊花清疏肺经之热；白茅根、茜草根、小蓟草、淡竹叶、车前草清凉利湿；鸡内金、炒谷芽消食以助运。服膏方以后，兼以间隔中药调治，半年中尿检红细胞已正常，偶见少量隐血出现，药既对症，仍当原法追踪，予以巩固。后于前一年膏方中去茜草根、小蓟草、天花粉、淡竹叶，加枸杞子、刀芡实、莲子肉以增养阴固精之力；制首乌、大红枣、陈阿胶兼以养血补血，使之调补精血之功更伟也。

【案七】肺肾阴虚，血络不宁（2）

周某，男，11 岁。2022 年 1 月 28 日就诊。

患儿急性肾炎以后尿检时有红细胞（＋＋），平素易感，面色潮红，形瘦色黄，乳蛾肿大，纳谷欠香，舌红苔黄，便干溲黄，此肺肾阴虚，金水不清，当以清滋兼施。

处方：

生地黄 150 克	怀山药 100 克	山萸肉 60 克	云茯苓 150 克
福泽泻 100 克	牡丹皮 50 克	川黄柏 50 克	肥知母 100 克
女贞子 120 克	旱莲草 100 克	怀牛膝 100 克	北沙参 100 克
麦门冬 100 克	川石斛 100 克	黑玄参 100 克	条黄芩 100 克
净蝉衣 50 克	黄菊花 100 克	车前草 150 克	茜草根 100 克
白茅根 150 克	赤小豆 100 克	玉米须 150 克	炒山楂 100 克
鸡内金 100 克	炒谷芽 100 克		

另：

西洋参 20 克	鳖甲胶 100 克	冰糖 400 克	黄酒适量

按：

该孩患急性肾炎以后尿检时显红细胞（＋＋），其面色潮红，舌红苔黄，便干溲黄，当为肾阴不足，阴虚火旺，精血不固也；又其平素易感，形瘦色黄，乳蛾肿大，系肺金时受风热之邪所侵，一致肺之气阴不足，二致金水互累为因也。故调治之，当以清养肺肾为主。方选知柏地黄汤以滋肾阴而泻相火，加鳖甲胶、女贞子、旱莲草、怀牛膝增滋养肾阴之功；西洋参、北沙参、麦门冬、川石斛以养阴生津而益肺；黑玄参、条黄芩、净蝉衣、黄菊花清疏肺热以利窍；车前草、茜草根、白茅根、赤小豆、玉米须清热利水，凉血止血；炒山楂、鸡内金、炒谷芽消食以醒胃。全方合之，金水互滋，兼以凉血利水，和胃助运，冀其体康而疾和矣。

15. 小便不利

【案一】脾阳不振，水湿不化

陈某，男，9岁。2018年12月6日就诊。

患儿曾因输尿管狭窄手术，现面色萎黄，纳谷不香，四肢不温，舌苔薄腻，便通，小溲短少，当以健脾化湿，通阳利水为主。

处方：

太子参100克	焦白术100克	云茯苓150克	清甘草30克
广陈皮30克	生黄芪120克	桂枝30克	猪苓100克
福泽泻100克	益智仁100克	台乌药100克	怀山药100克
菟丝子100克	白莲须100克	川草薢100克	当归身60克
紫丹参60克	鸡内金100克	炒谷芽100克	六神曲100克

另：

朝白参60克	陈阿胶120克	冰糖400克	黄酒适量

按：

该孩面色萎黄，纳谷不香，四肢不温，当为脾运不健，脾气虚弱，阳气不能温达四肢；其曾因输尿管狭窄手术，但术后小溲短少，且舌苔薄腻，亦为阳气不振，水湿失于通调也。故膏方调治，当以健脾化湿，通阳利水为主。方选异功散加朝白参、生黄芪以健脾益气；五苓散以通阳利水；缩泉丸加菟丝子、白莲须以温肾祛寒，使膀胱之气约束有权；川草薢增通利化湿之力；当归身、紫丹参活血通络；鸡内金、炒谷芽、六神曲消积助运。如是调治与该孩之体症尚相吻合。

【案二】肾气不足，湿食不清

陈某，男，6岁。2019年12月8日就诊。

患儿小溲短数已有数月，尿检正常，无包茎及包皮过长，面色萎黄，纳谷不香，舌苔薄腻，便下偏干，病为肾气不足之故，乃内滞不清，先拟消滞，然后调补。

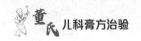

处方：

（汤剂处方：莱菔子 10 克、炒枳壳 6 克、川厚朴 3 克、鸡内金 6 克、炒谷芽 10 克、六神曲 10 克、广陈皮 3 克、炒山楂 10 克、薏苡仁 15 克、云茯苓 10 克、佩兰叶 10 克，5 剂）

生地黄 120 克	怀山药 100 克	山萸肉 60 克	云茯苓 120 克
福泽泻 100 克	牡丹皮 60 克	益智仁 100 克	台乌药 100 克
太子参 100 克	炒白术 100 克	清甘草 30 克	生黄芪 100 克
菟丝子 100 克	覆盆子 100 克	桑螵蛸 100 克	白莲须 100 克
川石斛 100 克	薏苡仁 120 克	通草 30 克	广陈皮 30 克
莱菔子 100 克	六神曲 100 克	炒谷芽 100 克	鸡内金 100 克
炒山楂 60 克			

另：

生晒参 60 克	陈阿胶 100 克	冰糖 400 克	黄酒适量

按：

该 6 岁小儿小溲短数已有数月，检查无异，当为肾气不足之故，但刻诊舌苔薄腻，纳谷不香，便下偏干，又为内有积滞也。冬令调补，当先以汤剂导滞。药以莱菔子、炒枳壳、川厚朴行气导滞；鸡内金、炒谷芽、六神曲、广陈皮、炒山楂消积化食；薏苡仁、云茯苓、佩兰叶兼化湿利水。服药 5 剂以后，舌净纳可，便下已调，乃以膏方固肾涩尿，健脾益气为主。方以六味地黄汤、缩泉丸、四君子汤，一以三补三泻，一以固肾缩泉，一以健脾益气；另加生黄芪、生晒参以增益气之力；加菟丝子、覆盆子、桑螵蛸、白莲须以助固肾涩泉之功；少佐川石斛、薏苡仁、通草，一以防燥伤津，一以化湿通浊；广陈皮、莱菔子行气导滞；六神曲、炒谷芽、鸡内金、炒山楂消食和胃，共防药之滋腻。

【案三】肾气不固，脾胃虚弱

王某，男，6 岁。2020 年 12 月 26 日就诊。

患儿小溲短数已有数月，尿检无殊，面色较黄，形瘦纳少，偶有脘痛，舌苔薄净，大便正常，此肾气不足，脾气虚弱，胃气不和，法当固肾缩泉，健脾和胃。

处方：

太子参 100 克	焦白术 100 克	云茯苓 100 克	清甘草 30 克
怀山药 100 克	生扁豆 100 克	莲子肉 100 克	缩砂仁 30 克
薏苡仁 120 克	菟丝子 100 克	覆盆子 100 克	枸杞子 100 克
五味子 30 克	车前子 100 克	益智仁 100 克	白莲须 100 克
刀芡实 100 克	金樱子 100 克	台乌药 100 克	制香附 120 克
通草 30 克	莱菔子 120 克	佛手片 100 克	广陈皮 30 克
炒谷芽 100 克	鸡内金 100 克	炒山楂 100 克	

另：

生晒参 30 克	陈阿胶 120 克	冰糖 400 克	黄酒适量

按：

该孩面色萎黄，形体瘦弱，纳谷不香，当为脾气虚弱，化源不足；由于后天之精不能滋养先天之精，导致肾气不足，制约无权，而发生小溲短数，数月不愈之症；其偶有脘痛，亦为脾胃虚弱，胃气不和之故。故膏方调治，当以健脾益气和胃，固肾涩尿为主。方选参苓白术散合五子衍宗丸为主，一以健脾益气，一以固肾涩尿；另加益智仁、白莲须、刀芡实、金樱子助固肾涩泉之功；台乌药、制香附以行气和胃；少佐通草以通利；莱菔子、佛手片、广陈皮、炒谷芽、鸡内金、炒山楂以运脾助消化而防膏之滋腻。全方补中寓运，涩中寓通，总使其药效之发挥无碍也。

16. 外阴炎

【病案】肾阴不足，湿热下注

陈某，女，8 岁。2019 年 12 月 22 日就诊。

足 8 岁小囡，形体瘦小，面色萎黄，二阴时有炎症，纳谷不香，舌红苔黄，便下干结，小溲通黄，此下焦湿热，调当清利为主。

处方：

生地黄 120 克	怀山药 100 克	山萸肉 100 克	云茯苓 100 克
福泽泻 100 克	牡丹皮 100 克	川黄柏 100 克	肥知母 60 克
怀牛膝 100 克	女贞子 100 克	旱莲草 100 克	车前草 120 克
萹蓄 100 克	瞿麦 100 克	滑石 50 克	焦栀子 100 克

生甘草 30 克	通草 30 克	淡竹叶 100 克	金银花 100 克
北沙参 120 克	川石斛 100 克	火麻仁 100 克	瓜蒌仁 100 克
炒谷芽 100 克	鸡内金 100 克		

另：

西洋参 15 克	龟甲胶 120 克	冰糖 400 克	黄酒适量

按：

该小囡形体瘦小，面色萎黄，当为肾之精气不足不能生髓壮骨而致发育不良；其前后二阴时见炎症，且舌红苔黄，便干溲黄，又为下焦湿热未尽。故膏方调治，当以滋肾阴而泻热，清下焦而利湿为主。方选知柏地黄汤加怀牛膝、女贞子、旱莲草、龟甲胶以滋肾阴而泻肾火；八正散加淡竹叶、金银花以清利下焦之湿热；西洋参、北沙参、川石斛以养阴生津；火麻仁、瓜蒌仁以润肠通便；炒谷芽、鸡内金以消食助运。方药相合，标本兼治，与该囡之体症较为相宜。

17．癫痫

【案一】痰热互结，阻络蒙窍

戴某，男，9 岁。2019 年 11 月 14 日就诊。

9 岁小儿，5 岁时发生癫痫，西药治疗，未见痊愈，现月发 4～5次，每次发作约 2 分钟，四肢抽搐，喉中痰鸣，舌红苔黄，口干喜饮，便下干结，小溲通黄，适值冬令，家长要求膏方调理，治以滋阴降火，豁痰制痫。

处方：

全蝎 20 克	白僵蚕 60 克	钩藤 100 克	天竺黄 100 克
天浆壳 100 克	胆南星 20 克	明天麻 80 克	青礞石 100 克
石菖蒲 100 克	莱菔子 120 克	枳实 100 克	焦栀子 100 克
川黄连 20 克	条黄芩 100 克	川黄柏 100 克	生地黄 120 克
肥知母 100 克	生牡蛎 150 克	牡丹皮 100 克	软柴胡 100 克
净蝉衣 50 克	黄菊花 100 克	川石斛 100 克	薏苡仁 120 克
云茯苓 120 克	广陈皮 30 克	炒谷芽 120 克	鸡内金 100 克

另：

龟甲胶 120 克	冰糖 450 克	黄酒适量

按：

癫痫之症多为先天不足或受惊气乱；急惊风时下痰不净，痰入心包，恋而不清；素来心热肝旺，或痰湿内盛等，从而神气愦乱，痰气交结，阻络蒙窍而致。该孩发病4年，治疗未效，发时喉中痰鸣，其症舌红苔黄，便下干结，乃心肝火旺，痰湿互结，蒙蔽心窍所致，故若膏方调治，亦当以大剂滋养清火，豁痰制痫为主。方选董氏镇痫丸加减，以全蝎、白僵蚕、钩藤息风止痉；天竺黄、天浆壳、胆南星、明天麻、青礞石、石菖蒲、莱菔子、枳实豁痰导痰而开心窍；黄连解毒汤以清热生之痰湿；龟甲胶、生地黄、肥知母、生牡蛎、牡丹皮以敛阴泻火；软柴胡、净蝉衣、黄菊花清疏肝风；川石斛、薏苡仁、云茯苓、广陈皮、炒谷芽、鸡内金生津化湿助消化。全方相合，以大剂治疗，因症施药为主，冀其痰热渐除，为后期继续治疗打下良好基础。

【案二】肺肾不足，痰恋阻络

俞某，男，13 岁。2020 年 12 月 15 日就诊。

患儿有哮喘史，近年尚和，今年 3 月和 8 月各出现晕厥抽搐 1 次，每次约 5 分钟，脑电图检查有癫波出现，发作时喉有痰鸣声，面色较黄，形体较瘦，纳谷一般，舌红苔黄，二便尚通，二脉细，此素体肺肾阴虚，痰浊恋阻脉络，入冬之间，当滋养以补肺肾，化痰以通脉络。

处方：

生地黄 150 克	山萸肉 100 克	炙鳖甲 120 克	女贞子 120 克
旱莲草 120 克	南沙参 100 克	麦门冬 100 克	北沙参 120 克
怀山药 120 克	白扁豆 100 克	川石斛 120 克	莲子肉 120 克
天竺黄 100 克	胆南星 30 克	全蝎 10 克	白僵蚕 100 克
明天麻 100 克	款冬花 100 克	干百合 120 克	蜜紫菀 100 克
云茯苓 120 克	青礞石 120 克	莱菔子 100 克	川黄柏 100 克
条黄芩 100 克	焦栀子 100 克	石菖蒲 60 克	广陈皮 30 克
炒谷芽 100 克	鸡内金 100 克		

另：

生晒参 30 克　　陈阿胶 100 克　　冰糖 450 克　　　黄酒适量

2021 年 12 月 7 日复诊。

膏方以后，兼以中药调理，一年中抽搐未作，脑电图癫波尚有，纳谷一般，舌苔薄黄，二便尚调，仍当滋补为主，兼以化痰通络。

处方：

生地黄 150 克	怀山药 120 克	山萸肉 100 克	云茯苓 150 克
福泽泻 100 克	牡丹皮 100 克	川黄柏 100 克	肥知母 100 克
麦门冬 100 克	五味子 30 克	炙鳖甲 120 克	生牡蛎 150 克
炒白芍 120 克	太子参 120 克	莲子肉 120 克	白扁豆 120 克
川石斛 100 克	北沙参 120 克	天花粉 100 克	全蝎 20 克
白僵蚕 100 克	明天麻 100 克	钩藤 100 克	天浆壳 100 克
干百合 100 克	款冬花 100 克	青礞石 100 克	莱菔子 100 克
石菖蒲 100 克	条黄芩 100 克	广陈皮 30 克	炒谷芽 120 克

另：

生晒参 30 克　　西洋参 20 克　　陈阿胶 150 克　　冰糖 450 克

黄酒适量

按：

该患儿有哮喘病史，近年虽有缓解，但在 3 月和 8 月各出现异常晕厥抽搐 1 次，每次约 5 分钟，脑电图有癫波出现。其症面色萎黄，形体消瘦，癫发时喉中有痰鸣声，舌红苔黄，二脉细。分析其因，当为反复哮喘发作以后，肺肾之阴已虚，且内有恋痰不清，内外有所动，则致痰气互结、阻络蒙窍而作抽搐。如此本虚标实之证，现癫未发，故可标本兼治之，施以调补肺肾以固其本，豁痰息风以除其标。药以生地黄、山萸肉、炙鳖甲、女贞子、旱莲草滋养肾阴；南沙参、麦门冬、北沙参、怀山药、白扁豆、川石斛、莲子肉养肺益脾而生津；天竺黄、胆南星、全蝎、白僵蚕、明天麻息风化痰；款冬花、干百合、蜜紫菀、云茯苓润肺化恋痰；青礞石、莱菔子导下除顽痰；川黄柏、条黄芩、焦栀子兼清三焦之火；一味石菖蒲开窍醒脑；广陈皮、炒谷芽、鸡内金消食助运并利药之吸收。如此肺肾同补，疏风痰、消恋痰、除顽痰并用，静观药效。

服膏一料以后，中药又予间隔调养，一年中抽搐未作，唯脑电图癫波偶见，病已稳定趋愈，膏方仍以原意追踪之。方以知柏地黄、麦味地黄合用，以肺肾互滋，兼泻相火；加炙鳖甲、生牡蛎、炒白芍增滋阴敛阴之力；生晒参、西洋参、太子参、莲子肉、白扁豆、川石斛、北沙参、天花粉益气养阴以生津；全蝎、白僵蚕、明天麻、钩藤、天浆壳息风化痰；干百合、款冬花润肺化痰；青礞石、莱菔子导下除顽痰；石菖蒲开窍醒脑；条黄芩一味清肺热；炒谷芽、广陈皮助运消食。如此仍以标本兼顾，冀其得以巩固。

【案三】二天不足，痰气易乱

吕某，男，11 岁。2020 年 12 月 28 日就诊。

11 岁小儿，出生足月，体重 2 千克，形体小弱，纳谷不香，时多口水，偶发惊搐，脑电图检查出现癫波，现服抗癫药治疗，舌红苔净，二便尚调，治以调养脾肾，镇惊息风。

处方：

紫河车 30 克	茯神木 100 克	珍珠 30 克	琥珀 20 克
胆南星 30 克	天竺黄 100 克	生地黄 120 克	山萸肉 60 克
炙鳖甲 120 克	枸杞子 60 克	益智仁 100 克	太子参 100 克
焦白术 100 克	怀山药 120 克	莲子肉 120 克	北沙参 100 克
炒白芍 100 克	川石斛 100 克	天花粉 100 克	白僵蚕 100 克
明天麻 100 克	全蝎 15 克	钩藤 60 克	石菖蒲 100 克
广陈皮 30 克	鸡内金 100 克	炒谷芽 100 克	

另：

生晒参 30 克	西洋参 10 克	陈阿胶 120 克	冰糖 500 克

黄酒适量

2021 年 12 月 6 日复诊。

服膏以后，予以中药调治年余，惊搐已平，癫波消失，体质已增，形体渐实，唯口水较多，舌红苔净，二便尚调，药已见效，治以原法为主。

处方：

上方加菟丝子 100 克。

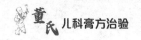

按：

该孩出生虽为足月，但体重仅为 2 千克，且年至 11 岁，形体小弱，口水较多，其癫痫之因，当属先天不足，元本怯弱，后天失养，脾运不健，化源匮乏，如此一以受惊气乱，痰气互结，阻络蒙窍而易发癫痫。故膏方调治，当以培补元神，清心豁痰为主。方选董氏定痫散为主，以紫河车血肉之品为培元之要药，《得配本草》谓其大补气血，尤治癫痫；茯神木、珍珠养心安神；琥珀镇惊立志；胆南星、天竺黄豁痰清心；另加生地黄、山萸肉、炙鳖甲、枸杞子、益智仁增培元之功；生晒参、太子参、焦白术、怀山药、莲子肉补益后天之脾；西洋参、北沙参、炒白芍、川石斛、天花粉益阴生津；白僵蚕、明天麻、全蝎、钩藤、石菖蒲增平肝息风、化痰醒窍之力；广陈皮、鸡内金、炒谷芽理脾消食，利药之吸收。

服膏以后，一年中又予中药调治，惊搐未再发作，脑电图正常，且体质已增，形体渐实，唯口水仍多，药已见效，不再更改，以原方加菟丝子，仍以培元固本为主。

【案四】阴虚火旺，扰心蒙窍

汪某，男，8 岁。2019 年 11 月 14 日就诊。

8 岁小儿，脑炎以后癫发抽搐，月发十多次，发时喉中痰鸣。脑电图：癫波出现。现服西药治疗，舌红苔黄，纳谷一般，便下干结。此阴虚火旺，痰火扰心，治以滋阴降火，豁痰制痫。

处方：

生地黄 120 克	川黄柏 100 克	肥知母 100 克	焦栀子 100 克
川黄连 20 克	连翘 100 克	牡丹皮 100 克	黄菊花 100 克
软柴胡 100 克	钩藤 100 克	明天麻 100 克	生牡蛎 150 克
生白芍 100 克	全蝎 20 克	天浆壳 100 克	白僵蚕 60 克
胆南星 20 克	青礞石 100 克	石菖蒲 100 克	枳实 100 克
莱菔子 120 克	川石斛 100 克	广陈皮 30 克	鸡内金 100 克
炒谷芽 150 克			

另：

龟甲胶 120 克	冰糖 400 克	黄酒适量

按：

小儿癫痫之症，以因痰火者为多。该患儿热病之后，营阴耗损，痰浊内恋，阴虚则相火旺盛，痰火相携，扰心乱神，甚则上蒙脑窍，而发痫疾。其舌红苔黄，发时痰鸣，均为痰火内恋之明证。故治当滋阴降火，清心豁痰。方中以生地黄、龟甲胶、川黄柏、肥知母以滋阴泻火；焦栀子、川黄连、连翘、牡丹皮以清心除热；黄菊花、软柴胡、钩藤、明天麻、生牡蛎、生白芍以清热平肝；全蝎一味以息风止痉；天浆壳、白僵蚕、胆南星、青礞石、石菖蒲以豁痰开窍；枳实、莱菔子以导痰下行；川石斛、广陈皮、鸡内金、炒谷芽养胃醒胃以保护胃气。如此顽疾，膏方缓图，亦当有效。

18. 夜惊

【案一】脾气虚弱，心气不足

屠某，女，12 岁。2019 年 1 月 2 日就诊。

12 岁小囡，夜睡易惊，汗出较多，面色不华，纳谷不香，舌苔薄净，二便尚调，此心脾之气不足，当以调扶。

处方：

潞党参 100 克	焦白术 100 克	云茯苓 120 克	清甘草 30 克
广陈皮 30 克	炙黄芪 120 克	怀山药 100 克	莲子肉 100 克
生扁豆 100 克	桂枝 50 克	炒白芍 100 克	煅龙骨 100 克
煅牡蛎 120 克	刀芡实 100 克	金樱子 100 克	熟地黄 120 克
制首乌 100 克	龙眼肉 100 克	当归身 60 克	青龙齿 100 克
酸枣仁 100 克	柏子仁 100 克	远志 60 克	麻黄根 100 克
浮小麦 100 克	佛手片 60 克	鸡内金 100 克	炒谷芽 120 克
六神曲 100 克			

另：

曲白参 50 克	陈阿胶 150 克	冰糖 500 克	黄酒适量

按：

心主血脉，为血之府，而血脉的运行又赖于心气的充沛，则心血充盈，脉道通利，神志所主，思维、睡寐亦佳；"汗为心之液"，为津液所化生，脾为生化之源，后天之本，人体诸脏器有赖于脾所化生输送的水谷精微充养。今该孩心脾之气不足，则出现夜惊寐差、汗多纳少、面色不华之症，故膏方调治，当以健脾益气为主。方选异功散加曲白参、炙黄芪、怀山药、莲子肉、生扁豆以健脾益气；桂枝、炒白芍、煅龙骨、煅牡蛎以和营敛阴；刀芡实、金樱子固精健脾；熟地黄、制首乌、龙眼肉、当归身、陈阿胶补益心血；青龙齿、酸枣仁、柏子仁、远志宁心安神；麻黄根、浮小麦止汗涩汗；佛手片、鸡内金、炒谷芽、六神曲消食醒胃以助运。全方合之，补心脾之不足，助运化而利吸收。

【案二】肺气不足，神志失养

叶某，女，8 岁。2019 年 12 月 20 日就诊。

8 岁小囡，平素易感作咳，夜睡惊哭，纳谷一般，舌红苔黄，二便尚调，此肺卫不固，心神不宁，调当益肺养心。

处方：

太子参 120 克	麦门冬 100 克	五味子 30 克	焦白术 120 克
云茯苓 100 克	生甘草 30 克	广陈皮 30 克	生黄芪 120 克
生地黄 150 克	制黄精 100 克	怀山药 120 克	南沙参 120 克
川石斛 100 克	干百合 120 克	当归身 60 克	青龙齿 120 克
柏子仁 100 克	远志 60 克	钩藤 60 克	浙贝母 100 克
款冬花 100 克	蜜紫菀 100 克	净蝉衣 50 克	条黄芩 60 克
莱菔子 120 克	鸡内金 100 克	炒谷芽 120 克	六神曲 100 克

另：

生晒参 40 克	陈阿胶 120 克	冰糖 400 克	黄酒适量

2020 年 12 月 13 日复诊。

服膏方以后，感邪次减，夜惊已和，纳谷尚可，舌苔薄净，二便尚调，再以原意调补为主。

处方：

太子参 120 克	麦门冬 100 克	五味子 30 克	焦白术 100 克
云茯苓 120 克	清甘草 30 克	广陈皮 30 克	生黄芪 100 克
怀山药 100 克	莲子肉 100 克	南沙参 100 克	干百合 100 克
款冬花 100 克	熟地黄 120 克	制首乌 100 克	当归身 60 克

刀芡实 100 克　　金樱子 100 克　　山萸肉 60 克　　女贞子 100 克

菟丝子 100 克　　益智仁 100 克　　条黄芩 100 克　　莱菔子 100 克

佛手片 60 克　　炒谷芽 100 克　　六神曲 100 克

另：

生晒参 50 克　　陈阿胶 120 克　　冰糖 450 克　　黄酒适量

按：

肺主气而外合皮毛，故有保护肌表、御邪外入之功能。该小囡平时易于感邪，感则作咳，乃由肺气虚弱，卫外不固，感则肺失宣肃之故；心主血而主神志，血液正常运行赖气之推动，今肺气不足，日久又累心之气血不足，神志失养，而致夜睡惊哭不安。其舌红苔黄者，心肺之气阴（血）俱伤也。故膏方调治，宜以调养心肺之气阴（血）为主。方选生脉散以益心肺之气阴；异功散加生晒参、生黄芪以增益气固表之力；生地黄、制黄精、怀山药、南沙参、川石斛、干百合增养肺肾阴津之功；当归身、陈阿胶补血养血；青龙齿、柏子仁、远志、钩藤宁心安神；少佐浙贝母、款冬花、蜜紫菀以除痰恋；净蝉衣、条黄芩除肺经之余热；莱菔子、鸡内金、炒谷芽、六神曲消食助运，并防补剂之滋腻。

服膏以后，患儿一年中感邪已少，夜寐安宁，舌净纳少，二便正常，调扶已和，可以原意追踪。方选生脉散合异功散，一以补心肺之气阴，一以健脾益气；生晒参、生黄芪、怀山药、莲子肉以增益气健脾之力；南沙参、干百合、款冬花以养肺润肺；熟地黄、制首乌、当归身、陈阿胶补血养血；刀芡实、金樱子、山萸肉、女贞子、菟丝子、益智仁以补肾之阴阳而固精；一味条黄芩以清肺经之热；莱菔子、佛手片、炒谷芽、六神曲理脾化食而助运。如此调补以使其能正常生长发育也。

【案三】气阴不足，心神失守

吕某，女，6 岁。2020 年 12 月 6 日就诊。

6 岁小囡，形体偏瘦，夜睡惊叫，时时发生，平素易感咳嗽，汗出时多，纳谷一般，舌红苔净，二便尚调，此肺卫不固，心神不宁，治以补肺宁心。

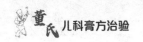

处方：

太子参 100 克　　麦门冬 100 克　　五味子 30 克　　焦白术 100 克

云茯苓 100 克　　炙甘草 30 克　　广陈皮 30 克　　生黄芪 100 克

莲子肉 100 克　　怀山药 100 克　　生扁豆 100 克　　川石斛 100 克

天花粉 100 克　　生地黄 120 克　　山萸肉 80 克　　炙鳖甲 100 克

怀牛膝 80 克　　制首乌 100 克　　炒白芍 80 克　　浮小麦 100 克

青龙齿 120 克　　柏子仁 100 克　　灯心草 30 克　　炒谷芽 100 克

鸡内金 100 克

另：

生晒参 30 克　　西洋参 10 克　　陈阿胶 100 克　　冰糖 400 克

黄酒适量

按：

该小囡平素易于感邪，汗出较多，舌红苔净，当为肺之气阴不足，卫外失于固守也；其形体偏瘦，生长不良，一为脾之化源不足，二为先天之肾精亦亏，且先后二天互为影响；精血同源，肺肾阴亏，肺气不足，则可致心之气阴（血）失养，导致神志失守，而夜寐惊叫也。故膏方调治当以益心肺之气阴，滋精血而宁心定志也。方选生脉散以益心肺之气阴；异功散加生晒参、生黄芪、莲子肉、怀山药、生扁豆以增健脾益气之力；西洋参、川石斛、天花粉以增养阴生津之功；生地黄、山萸肉、炙鳖甲、怀牛膝补肾中之精；制首乌、陈阿胶以养血补血；炒白芍、浮小麦敛阴止汗；青龙齿、柏子仁、灯心草宁心安神；炒谷芽、鸡内金消食助运。全方相合，使气阴足而精血充，则体格健矣。

19. 遗尿

【案一】脾肺不足，肾精不固

汪某，男，6 岁。2018 年 12 月 20 日就诊。

患儿夜睡遗尿，易感作咳，面色萎黄，汗出较多，纳谷一般，舌红苔净，二便尚调，此脾气虚弱，肺卫不固，肾精不足，当以脾肺肾同调。

处方：

太子参 100 克	麦门冬 100 克	五味子 30 克	生黄芪 120 克
莲子肉 100 克	怀山药 100 克	熟地黄 120 克	山萸肉 60 克
菟丝子 100 克	覆盆子 100 克	桑螵蛸 100 克	白莲须 100 克
益智仁 100 克	麻黄根 100 克	浮小麦 100 克	干百合 100 克
款冬花 100 克	南沙参 100 克	净蝉衣 30 克	条黄芩 60 克
广陈皮 30 克	云茯苓 100 克	鸡内金 100 克	炒谷芽 120 克
生甘草 30 克			

另:

朝白参 50 克	陈阿胶 120 克	冰糖 400 克	黄酒适量

按：

该孩平素易于感邪，咳嗽时作，且面色萎黄，舌红多汗，当为肺之气阴不足，卫外不固也；其夜睡遗尿，日久难愈，又为肾之精气不足，固摄无权。今母子同累，当以调补肺肾为主。方选生脉散补肺之气阴；朝白参、生黄芪、莲子肉、怀山药健脾益气；熟地黄、山萸肉、菟丝子、覆盆子、桑螵蛸、白莲须、益智仁补肾益精而止遗；麻黄根、浮小麦涩汗止汗；干百合、款冬花、南沙参润肺化恋痰；净蝉衣、条黄芩兼清肺经之热；广陈皮、云茯苓、鸡内金、炒谷芽、生甘草运脾消食以和胃。全方合之，肺肾同补，兼消恋邪而助运，药简而效不逊也。

【案二】肾气不足，固摄失宜

方某，男，6 岁。2019 年 1 月 19 日就诊。

患儿遗尿时作，小溲短数，尿检无殊，舌净纳少，大便尚调，此肾气不固，当以调摄之。

处方：

枸杞子 60 克	菟丝子 100 克	覆盆子 100 克	五味子 30 克
车前子 60 克	益智仁 100 克	台乌药 100 克	怀山药 100 克
熟地黄 100 克	山萸肉 60 克	刀芡实 100 克	金樱子 100 克
女贞子 100 克	白莲须 100 克	桑螵蛸 100 克	太子参 100 克
川黄柏 60 克	川石斛 100 克	广陈皮 30 克	云茯苓 100 克
鸡内金 100 克	炒谷芽 100 克		

另：

生晒参 50 克　　陈阿胶 100 克　　冰糖 400 克　　黄酒适量

按：

该 6 岁小儿夜睡遗尿，白天小溲短数，检查无异，且舌苔薄净，又无内滞，当为先天之肾气不足，固摄无权也。故膏方调治，当以固肾缩尿为主。方选五子衍宗丸合缩泉丸以固肾缩尿；加熟地黄、山萸肉、刀芡实、金樱子、女贞子、白莲须、桑螵蛸以增补肾固精缩尿之力；生晒参、太子参增益气之功；一味川黄柏以泻火；川石斛以养胃生津；广陈皮、云茯苓、鸡内金、炒谷芽以理脾消食而助运。全方合之，简洁明了，与孩之体症尚为相宜。

【案三】气阴不足，肾精不固

俞某，男，13 岁。2019 年 12 月 20 日就诊。

患儿夜偶遗尿，疲劳则甚，已有数年，平素易感作咳，寐时多汗，纳谷一般，舌红苔净，便下干结，此肺之气阴不足，肾之精气不固，当以益肺固卫，滋肾固精。

处方：

太子参 100 克	麦门冬 100 克	五味子 30 克	生地黄 120 克
怀山药 100 克	山萸肉 100 克	云茯苓 100 克	福泽泻 100 克
牡丹皮 100 克	莲子肉 100 克	白扁豆 100 克	生黄芪 120 克
炙鳖甲 120 克	怀牛膝 100 克	女贞子 100 克	覆盆子 100 克
桑螵蛸 100 克	白莲须 100 克	煅龙骨 100 克	煅牡蛎 120 克
炒白芍 100 克	浮小麦 100 克	火麻仁 100 克	瓜蒌仁 100 克
鸡内金 100 克	六神曲 100 克	炒谷芽 100 克	

另：

朝白参 50 克　　西洋参 15 克　　陈阿胶 120 克　　冰糖 450 克

黄酒适量

按：

该孩平素易感，感则易咳，寐时多汗，当为肺之气阴不足，卫外不固也；其夜有遗尿，疲劳更甚，为肾之精气不足，固摄无权也；其舌质偏红，便下干结，为阴虚津少矣。故膏方调治，当以益肺固卫，滋肾固精。方选生脉散合麦味地黄汤，一以补肺之气阴，一以补肺肾之阴，二者相互为用；加朝白参、莲子肉、白扁豆、生黄芪增健脾益气固表之力；西洋参、川石斛增养阴生津之功；炙鳖甲、怀牛膝、女贞子、覆盆子、桑螵蛸、白莲须助养肾阴，并予固涩止遗；煅龙骨、煅牡蛎、炒白芍、浮小麦敛阴止汗；火麻仁、瓜蒌仁润肠通便；鸡内金、六神曲、炒谷芽消食助运。全方合之，使肺气足、肾精固而体复健也。

【案四】脾肾阳虚，营卫不和

李某，女，8 岁。2019 年 12 月 20 日就诊。

患儿夜睡遗尿，断续不愈，面色不华，易感多汗，纳谷不香，肢末不温，舌苔薄白，便下欠调，小溲清通，此脾肾之阳不振，脾气虚弱，营卫不和也，调当温补和营。

处方：

潞党参 100 克	焦白术 100 克	云茯苓 120 克	炙甘草 30 克
广陈皮 30 克	淡干姜 15 克	桂枝 50 克	炒白芍 100 克
大红枣 30 克	炙黄芪 120 克	怀山药 100 克	炒扁豆 100 克
菟丝子 100 克	益智仁 100 克	补骨脂 100 克	淡附片 15 克
山萸肉 60 克	刀芡实 100 克	金樱子 100 克	覆盆子 100 克
白莲须 100 克	桑螵蛸 100 克	煨诃子 100 克	煨肉果 100 克
麻黄根 100 克	糯稻根 100 克	鸡内金 100 克	六神曲 100 克
炒谷芽 120 克	炒山楂 100 克		

另：

红参 60 克	陈阿胶 120 克	冰糖 500 克	黄酒适量

按：

该小囡面色不华，平时易感，汗出较多，此脾气虚弱，化源不足，营卫失和也；又夜睡遗尿，为日已久，肢末不温，便下欠调，小溲清通，脾肾之阳亦虚也。故冬令膏方调治之，当以健脾益气，调和营卫，温补脾肾之阳。方选异功散、理中汤、桂枝汤以健脾益气，调和营卫，温补脾阳；加红参、炙黄芪、怀山药、炒扁豆以增健脾益气之功；菟丝子、益智仁、补骨脂、淡附片以补肾温阳；山黄肉、刀芡实、金樱子、覆盆子、白莲须、桑螵蛸以固肾止遗；煨诃子、煨肉果以涩肠理脾；麻黄根、糯稻根涩汗止汗；再以鸡内金、六神曲、炒谷芽、炒山楂消食醒胃以助运。如此症因明辨，则方药亦可精细也。

【案五】脾气虚弱，阴精不固

张某，男，12 岁。2020 年 12 月 13 日就诊。

12 岁小儿，形体消瘦，面色萎黄，夜有遗尿，纳谷一般，舌红苔净，便下干结，小溲时短数，此化源匮乏，肾之精气不足，固摄无权，治以健脾滋肾为主。

处方：

太子参 120 克	焦白术 100 克	云茯苓 100 克	生甘草 30 克
广陈皮 30 克	莲子肉 120 克	生地黄 150 克	怀山药 120 克
山萸肉 60 克	福泽泻 100 克	牡丹皮 100 克	川黄柏 60 克
肥知母 60 克	怀牛膝 100 克	制黄精 100 克	女贞子 100 克
旱莲草 100 克	刀芡实 100 克	金樱子 100 克	覆盆子 100 克
桑螵蛸 100 克	制首乌 120 克	天花粉 100 克	川石斛 100 克
瓜蒌仁 100 克	火麻仁 100 克	莱菔子 100 克	鸡内金 100 克
炒谷芽 100 克			

另：

生晒参 50 克	陈阿胶 150 克	冰糖 500 克	黄酒适量

按：

该 12 岁小儿已值发育年龄，但其形体仍消瘦，面色萎黄，当为后天化源不足，不能健肌润华也；其夜有遗尿，小溲短数，便下干结，舌红苔净，乃为后天之精不能充养先天之精，而致肾精不足，相火偏旺，失于固摄也。故膏方调治，当以先后二天同求之。方以异功散加生晒参、莲子肉以健脾益气，促生化源；知柏地黄汤加怀牛膝、制黄精、女贞子、旱莲草以滋补肾阴兼泻相火；刀芡实、金樱子、覆盆子、桑螵蛸固肾精而止遗尿；制首乌、陈阿胶补血养血；天花粉、川石斛养阴生津助胃气；少佐瓜蒌仁、火麻仁润肠通便；莱菔子、鸡内金、炒谷芽以导滞消食，并利补药之吸收。全方合之，脾肾同补，运而助化，滋而不腻，则药可效也。

【案六】脾虚失运，肾气不足（1）

黄某，女，6岁。2020年11月29日就诊。

6岁小囡，夜睡多尿，面色不华，腹痛时作，纳谷不香，舌苔薄稍腻，便下欠化，小溲通清，此脾失健运，肾气不足，当以健脾助运，补肾止遗。

处方：

潞党参100克	焦白术100克	云茯苓120克	清甘草30克
广陈皮30克	怀山药100克	炒扁豆100克	制香附100克
延胡索60克	陈香橼100克	台乌药100克	佛手片60克
广木香100克	川厚朴50克	缩砂仁30克	薏苡仁100克
鸡内金100克	炒谷芽100克	六神曲100克	补骨脂100克
菟丝子100克	白莲须100克	覆盆子100克	益智仁100克
桑螵蛸100克			

另：

生晒参50克	陈阿胶100克	冰糖400克	黄酒适量

按：

该小囡面色不华，腹痛时作，纳谷不香，舌苔稍薄腻，便下欠化，当为脾运不健，脾气虚弱，化源不足所致；其夜睡尿多，小溲通清，乃为后天之化源匮乏，不能充养先天之肾气而为。故膏方调治，当以健脾运脾为主，补肾固肾为辅。因消化好则吸收好，吸收好则化源足，化源足则肾气固也，尤以小儿脾胃薄弱之体，当知其中之利弊。方选异功散加生晒参、怀山药、炒扁豆以健脾益气；制香附、延胡索、陈香橼、台乌药、佛手片、广木香以理气运脾；川厚朴、缩砂仁以行气和胃；薏苡仁、鸡内金、炒谷芽、六神曲化湿消食；补骨脂、菟丝子、白莲须、覆盆子、益智仁、桑螵蛸温肾固精而止遗。全方合之，症因明辨，方向清楚，则不愁药之不效也。

【案七】脾虚失运，肾气不足（2）

罗某，男，6岁。2020年12月4日就诊。

患儿遗尿时作，面色不华，纳谷不香，舌苔薄腻，便时不化，小溲通黄，此脾虚失运，不能输精补肾，法当运脾消滞，兼补肾气。

处方：

潞党参 100 克	焦白术 100 克	云茯苓 120 克	清甘草 30 克
莲子肉 100 克	炒扁豆 100 克	怀山药 100 克	缩砂仁 30 克
薏苡仁 120 克	生黄芪 120 克	炒枳壳 100 克	广木香 100 克
川厚朴 60 克	佛手片 100 克	炒谷芽 100 克	鸡内金 100 克
炒山楂 100 克	六神曲 100 克	益智仁 100 克	菟丝子 100 克
刀芡实 100 克	金樱子 100 克	白莲须 100 克	桑螵蛸 100 克
覆盆子 100 克			

另：

生晒参 60 克	陈阿胶 100 克	冰糖 450 克	黄酒适量

2021 年 12 月 5 日复诊。

膏方以后，间隔中药调治，遗尿已和，便下亦调，唯面色欠华，血红蛋白 105g/L，舌苔薄净，法当健脾益气以生化源为主。

处方：

潞党参 100 克	焦白术 100 克	云茯苓 120 克	炙甘草 30 克
怀山药 120 克	莲子肉 100 克	炒扁豆 100 克	缩砂仁 30 克
薏苡仁 120 克	生黄芪 120 克	当归身 100 克	龙眼肉 80 克
桑葚子 100 克	制首乌 120 克	大红枣 50 枚	刀芡实 100 克
制黄精 120 克	枸杞子 60 克	菟丝子 120 克	黑芝麻 80 克
桑螵蛸 100 克	覆盆子 100 克	炒谷芽 100 克	鸡内金 100 克
炒枳壳 100 克	莱菔子 100 克		

另：

生晒参 60 克	陈阿胶 120 克	冰糖 450 克	黄酒适量

按：

该孩面色不华，纳谷不香，舌苔薄腻，便时不化，当为运化不良，脾气虚弱，化源不足，导致水谷之精微不能消化吸收滋养润泽肌肤；由于化源匮乏，精微不能充养于先天之肾，以致肾气不足而遗尿时作；其小溲通黄，也是内滞未清之因。综其因乃以脾虚为主，兼以内滞，故膏方调治当以健脾益气、消滞运脾为主，兼补肾气。方选参苓白术散加生晒参、生黄芪以健脾益气；炒枳壳、广木香、川厚朴、佛手片以理脾运脾；炒谷芽、鸡内金、炒山楂、六神曲消积而醒胃；益智仁、菟丝子温补肾阳之气；刀芡实、金樱子、白莲须、桑螵蛸、覆盆子以固肾益精而止遗。全方合之，注重脾胃，冀其脾运复，脾气壮，则先后二天皆可充实也。

服膏方以后，又间隔中药调治，其遗尿已无，脾运亦健，唯面色欠华，血红蛋白105g/L，化源仍显不足，故仍当以健脾益气为主，辅以补血益肾。方选参苓白术散加生晒参、生黄芪以健脾益气；当归身、龙眼肉、桑葚子、制首乌、大红枣、陈阿胶以补血养血；刀芡实、制黄精、枸杞子、菟丝子、黑芝麻、桑螵蛸、覆盆子同补肾之阴阳而固精；炒谷芽、鸡内金、炒枳壳、莱菔子理气导滞消食，以助运防腻。如此配伍，做到因变而法变，法变而药变，总以合宜为其度矣。

【案八】脾肺不足，肾气不固

林某，男，8岁。2020年12月27日就诊。

8岁小儿，夜睡遗尿，鼻时塞多涕嚏，面色欠华，形神不振，汗多肢冷，纳谷一般，舌苔薄净，二便尚调，此脾肺不足，肾气不固，当以调补脾肺肾为主。

处方：

生黄芪120克	焦白术100克	关防风60克	潞党参100克
云茯苓120克	炙甘草30克	广陈皮30克	莲子肉120克
怀山药100克	淡附片30克	盐杜仲100克	补骨脂100克
菟丝子100克	益智仁100克	刀芡实100克	金樱子100克
桑螵蛸100克	覆盆子100克	熟地黄120克	当归身60克
大红枣100克	制首乌100克	香白芷100克	苍耳子100克
鸡内金100克	炒谷芽120克	六神曲100克	

另：

生晒参 60 克　　陈阿胶 150 克　　冰糖 450 克　　　黄酒适量

2021 年 11 月 21 日复诊。

去年膏方以后遗尿未作，感邪亦少，面色转润，四肢温和，舌苔薄净，纳谷正常，二便尚调，再以调扶为主。

处方：

潞党参 100 克　　焦白术 100 克　　云茯苓 120 克　　炙甘草 30 克

生黄芪 120 克　　怀山药 120 克　　桂枝 60 克　　　炒白芍 100 克

大红枣 100 克　　熟地黄 120 克　　当归身 100 克　　桑葚子 100 克

制首乌 100 克　　补骨脂 100 克　　益智仁 100 克　　菟丝子 100 克

覆盆子 100 克　　桑螵蛸 100 克　　白莲须 100 克　　刀芡实 100 克

香白芷 100 克　　鸡内金 100 克　　炒谷芽 100 克

另：

生晒参 60 克　　陈阿胶 150 克　　冰糖 450 克　　　黄酒适量

按：

该孩平素易于感邪，且面色不华，形神不振，汗多肢凉，当为脾运不健，化源不足，导致脾肺之气皆虚，卫外不固；脾肺气虚，水谷精微不能输于先天，又致肾中之阳气不足，固摄无权，导致夜睡遗尿，肢末不温。此肺、脾、肾三脏皆显不足，膏方调补，当以健脾益气，温补肾阳。方选玉屏风散合异功散以健脾益气固表；加生晒参、莲子肉、怀山药以增健脾益气之力；淡附片、盐杜仲、补骨脂、菟丝子、益智仁以温补肾阳；刀芡实、金樱子、桑螵蛸、覆盆子兼以固肾止遗；熟地黄、当归身、大红枣、陈阿胶、制首乌以补气之母；少佐香白芷、苍耳子以辛温利窍；鸡内金、炒谷芽、六神曲以消食助运。

服膏以后一年，其遗尿未作，感邪亦少，面色转润，四肢温和，调补已见成效，当以原意追补。方选四君子汤加生晒参、生黄芪、怀山药以健脾益气；桂枝、炒白芍、大红枣以和营；熟地黄、当归身、桑葚子、制首乌、陈阿胶以补血益气；补骨脂、益智仁、菟丝子温补肾阳；覆盆子、桑螵蛸、白莲须、刀芡实固肾涩精；香白芷一味以温利通窍；鸡内金、炒谷芽以消食助运。全方合之，补气血而助肾阳，力助该孩正常发育。

附：尾骶骨隐裂

【案一】肾精不足，固摄无权（1）

王某，男，14岁。2019年1月9日就诊。

患儿夜睡遗尿，至今未愈（先天性尾骶骨隐裂），纳谷正常，舌红苔黄，大便干结，肢末不温，此肾精不足，无以壮骨，法当滋补肾精为主。

处方：

熟地黄 150 克	怀山药 120 克	山萸肉 60 克	云茯苓 150 克
福泽泻 100 克	牡丹皮 60 克	肥知母 60 克	川黄柏 60 克
女贞子 100 克	枸杞子 60 克	制黄精 100 克	炙龟甲 120 克
怀牛膝 100 克	煅龙骨 100 克	煅牡蛎 120 克	胡桃肉 100 克
益智仁 100 克	菟丝子 100 克	肉苁蓉 120 克	刀芡实 100 克
金樱子 120 克	覆盆子 100 克	桑螵蛸 100 克	制首乌 120 克
太子参 100 克	莲子肉 120 克	川石斛 100 克	天花粉 100 克
鸡内金 100 克	炒谷芽 100 克		

另：

朝白参 60 克　陈阿胶 100 克　鳖甲胶 100 克　冰糖 500 克

黄酒适量

按：

14岁小儿，夜睡遗尿，自幼至今未愈，X线检查示尾骶骨隐裂，此症虽为难治，但亦非不可愈。观其症，舌红苔黄，纳谷正常，便下干结，肢末欠温，此为肾中之精气不足，无以壮骨而失于固摄。适值冬令，更逢发育期，膏方调治当以补肾（阴阳）壮骨为主。方选知柏地黄汤以滋肾阴而泻相火；加女贞子、枸杞子、制黄精、鳖甲胶、炙龟甲以增补肾阴之功；怀牛膝、煅龙骨、煅牡蛎以补肾壮骨而敛阴；胡桃肉、益智仁、菟丝子、肉苁蓉以温补肾阳，阴阳同求；刀芡实、金樱子、覆盆子、桑螵蛸助固肾止遗；制首乌、陈阿胶补血养精；朝白参、太子参、莲子肉、川石斛、天花粉健脾益气，养阴生津；鸡内金、炒谷芽消食和胃。全方合之，力求肾中之阴阳同补、精气同求，促其筋骨健壮，以期遗尿得和也。

【案二】肾精不足，固摄无权（2）

郑某，男，9 岁。2019 年 12 月 26 日就诊。

9 岁小儿，遗尿至今，X 线示尾骶骨隐裂，纳谷尚和，舌苔薄净，便下尚调，此肾精不足，当以补肾壮骨。

处方：

山萸肉 60 克	制黄精 100 克	煅龙骨 100 克	煅牡蛎 120 克
炙鳖甲 120 克	川续断 100 克	炙龟甲 120 克	川黄柏 60 克
胡桃肉 100 克	补骨脂 100 克	益智仁 100 克	肉苁蓉 100 克
菟丝子 100 克	刀芡实 100 克	金樱子 100 克	白莲须 100 克
覆盆子 100 克	桑螵蛸 100 克	熟地黄 120 克	制首乌 100 克
当归身 60 克	生黄芪 120 克	潞党参 100 克	怀山药 120 克
广陈皮 30 克	鸡内金 100 克	六神曲 100 克	

另：

朝白参 60 克　　　陈阿胶 120 克　　　冰糖 500 克　　　黄酒适量

2020 年 12 月 4 日复诊。

服膏方以后，患儿兼以间隔中药调补，身体健康，发育正常，遗尿已少，纳谷亦和，舌苔薄净，大便正常，药已见效，仍以原法巩固之。

处方：

山茱萸 60 克	制黄精 100 克	枸杞子 100 克	女贞子 100 克
旱莲草 100 克	怀牛膝 100 克	炙鳖甲 120 克	胡桃肉 100 克
菟丝子 100 克	益智仁 100 克	补骨脂 100 克	刀芡实 100 克
金樱子 100 克	覆盆子 100 克	白莲须 100 克	桑螵蛸 100 克
熟地黄 120 克	制首乌 100 克	生黄芪 120 克	潞党参 120 克
怀山药 100 克	广陈皮 30 克	云茯苓 100 克	炒谷芽 100 克
鸡内金 100 克	莱菔子 100 克		

另：

曲白参 70 克　　　陈阿胶 120 克　　　冰糖 500 克　　　黄酒适量

按：

9 岁小儿，遗尿至今，X 线检查示尾骶骨隐裂，此虽为先天之因，若后天能予以调补，或可使其遗尿不作也。观其症，舌苔薄净，纳谷正常，二便均调，以肾主骨而生髓，兼之又无内滞，故膏方调治，当以补肾壮骨为主也。药以山萸肉、制黄精、煅龙骨、煅牡蛎、炙鳖甲、川续断补肾阴而壮筋骨；炙龟甲、川黄柏以防相火过旺；胡桃肉、补骨脂、益智仁、肉苁蓉、菟丝子补肾阳以求同；刀芡实、金樱子、白莲须、覆盆子、桑螵蛸固肾精而止遗；熟地黄、制首乌、当归身、陈阿胶养血补血；朝白参、生黄芪、潞党参、怀山药补后天之气以助先天；广陈皮、鸡内金、六神曲醒脾消食以防膏之滋腻。如此阴阳既济，精气同求，以期显效也。

服膏以后，兼以中药间隔调补，该孩身体健康，发育正常，遗尿明显减少，且脾胃功能正常，当继续冬令膏方调补之。药以山萸肉、制黄精、枸杞子、女贞子、旱莲草、怀牛膝、炙鳖甲滋肾益阴；胡桃肉、菟丝子、益智仁、补骨脂温肾助阳；刀芡实、金樱子、覆盆子、白莲须、桑螵蛸固肾止遗；熟地黄、制首乌、陈阿胶养血补血；曲白参、生黄芪、潞党参、怀山药健脾益气助先天；广陈皮、云茯苓、炒谷芽、鸡内金、莱菔子理脾消食以助运。如此追踪调理，当可见效更显也。

【案三】肺肾阴虚，肾精不固

李某，男，9 岁。2019 年 11 月 29 日就诊。

9 岁小儿，遗尿已久（尾骶骨隐裂）平素易感，乳蛾肿大，纳谷正常，舌红苔薄黄，便干溲通，此肺肾之阴不足，虚火炎上，治当滋养肺肾为主。

处方：

生地黄 120 克	怀山药 120 克	山萸肉 100 克	福泽泻 100 克
牡丹皮 100 克	川黄柏 100 克	肥知母 100 克	麦门冬 100 克
干百合 100 克	浙贝母 100 克	黑玄参 100 克	桔梗 15 克
炒白芍 100 克	炙鳖甲 120 克	怀牛膝 100 克	刀芡实 100 克
金樱子 100 克	煅龙骨 100 克	煅牡蛎 150 克	覆盆子 100 克

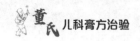

桑螵蛸100克　　太子参120克　　生黄芪120克　　川石斛100克
条黄芩60克　　　黄菊花60克　　　鸡内金100克　　炒谷芽100克
六神曲120克

另：

曲白参50克　　　陈阿胶120克　　冰糖450克　　　黄酒适量

2021年1月2日复诊。

患儿服膏以后中药间隔调治，遗尿好转，唯体质过敏，晨夜稍咳打喷嚏，舌红苔黄，二便尚调，仍以原法主之。

处方：

生地黄120克　　怀山药100克　　山萸肉100克　　云茯苓100克
福泽泻100克　　牡丹皮100克　　南沙参100克　　麦门冬100克
五味子30克　　　制黄精120克　　炙鳖甲120克　　怀牛膝100克
枸杞子100克　　女贞子100克　　煅龙骨120克　　煅牡蛎150克
桑螵蛸100克　　白莲须100克　　覆盆子100克　　生黄芪120克
干百合120克　　款冬花100克　　黑玄参100克　　川石斛100克
净蝉衣30克　　　黄菊花60克　　　广陈皮30克　　　鸡内金100克
炒谷芽100克

另：

曲白参50克　　　陈阿胶120克　　冰糖450克　　　黄酒适量

按：

该9岁小儿，遗尿已久，X现检查示尾骶骨隐裂，此类遗尿虽与先天相关，但亦不乏后天失养，肾精不足；其症平素易感，乳蛾肿大，舌红苔黄，便下干结，以肺主气，又有调节卫外的功能，反复感邪，必致肺气不足，卫外不固，反复感邪，则门户受损，痰热壅结而乳蛾肿大；又肺肾之津互为滋养，阴津受耗，则虚火易浮。故该小儿之病因当为先天之肾精不足，后天之调扶失宜，肺阴受损，调治当滋肾壮骨，益气养阴。方选知柏地黄汤、百合固金汤为主，一以滋肾阴而兼泻火，一以滋肾养肺；另加炙鳖甲、怀牛膝、刀芡实、金樱子以固精壮骨；煅龙骨、煅牡蛎亦可敛阴壮骨；覆盆子、桑螵蛸缩泉止遗；曲白参、太子参、生黄芪、川石斛益气养阴；条黄芩、黄菊花兼清肺经之热；鸡内金、炒谷芽、六神曲消食助运。如是调理，冀其肺肾之阴津足，虚火敛也。

服膏以后，一年中又间隔中药调理，其遗尿明显好转，唯卫外欠固，涕嚏时作，乃当以滋肾益肺为主。方选六味地黄汤以滋肾益阴，生脉散以调养肺之气阴；加制黄精、炙鳖甲、怀牛膝、枸杞子、女贞子增滋养肾阴之力；煅龙骨、煅牡蛎以敛阴壮骨；桑螵蛸、白莲须、覆盆子缩泉止遗；曲白参、生黄芪增补气之力；干百合、款冬花、黑玄参、川石斛以养肺化痰生津；净蝉衣、黄菊花清疏肺热而利窍；广陈皮、鸡内金、炒谷芽理胃消食。如此据证而稍行药物调整，希其更显效果。

【案四】脾肾不足，固摄无权

黄某，男，12 岁。2020 年 12 月 1 日就诊。

患遗尿至今未愈（尾骶骨隐裂），纳谷一般，食后易便，舌苔红润，小溲通黄，此肾精不足，不能壮骨，脾虚失运，化源不足，法当补肾壮骨，健运脾胃，先后天同补。

处方：

太子参 100 克	焦白术 100 克	云茯苓 150 克	清甘草 30 克
广陈皮 30 克	生黄芪 120 克	白扁豆 120 克	怀山药 100 克
莲子肉 100 克	刀芡实 100 克	煨诃子 100 克	炙鳖甲 120 克
山萸肉 100 克	制黄精 100 克	补骨脂 100 克	金狗脊 100 克
怀牛膝 100 克	金樱子 120 克	覆盆子 100 克	桑螵蛸 100 克
白莲须 120 克	菟丝子 100 克	鸡内金 100 克	炒谷芽 100 克

另：

朝白参 100 克	陈阿胶 120 克	冰糖 500 克	黄酒适量

2021 年 12 月 13 日复诊。

患儿服膏方以后，兼时中药调补，遗尿大减，大便亦调，纳谷正常，舌苔薄净，药已见效，当以原意巩固。

处方：

太子参 100 克	焦白术 100 克	云茯苓 150 克	清甘草 30 克
广陈皮 30 克	生黄芪 150 克	莲子肉 120 克	怀山药 120 克

炒扁豆 100 克　　煅龙骨 120 克　　煅牡蛎 150 克　　补骨脂 100 克

炙鳖甲 120 克　　怀牛膝 100 克　　山萸肉 100 克　　金狗脊 100 克

刀芡实 100 克　　金樱子 100 克　　覆盆子 120 克　　桑螵蛸 120 克

菟丝子 120 克　　益智仁 120 克　　熟地黄 150 克　　当归身 60 克

佛手片 100 克　　川石斛 120 克　　鸡内金 100 克　　炒谷芽 120 克

另：

朝白参 80 克　　陈阿胶 150 克　　冰糖 500 克　　黄酒适量

按：

该 12 岁小儿遗尿至今与先天性尾骶骨隐裂有关，中医当属先天之肾精不足；而今之症，食后易便，舌苔红润，乃后天之脾虚失健，又致精微不能输养先天之精。因此膏方调治当以健脾益气以助先天；补肾固精以壮骨，冀脾健精固，先后二天健壮也。方选异功散加朝白参、生黄芪、白扁豆、怀山药、莲子肉以健脾益气，方内潞党参易太子参补气阴，因其舌红润，阴分亦略伤，用白扁豆亦是此意；刀芡实、煨诃子健脾止泻；炙鳖甲、山萸肉、制黄精、补骨脂、金狗脊、怀牛膝、金樱子补肾壮骨；覆盆子、桑螵蛸、白莲须、菟丝子益肾缩泉；鸡内金、炒谷芽以消食和胃。

患儿服膏方以后，一年中有间隔以中药调补，遗尿明显减少，大便亦正常，且舌净纳可，药已见效，再以原法追踪之。方选异功散加朝白参、生黄芪、莲子肉、怀山药、炒扁豆以健脾益气；煅龙骨、煅牡蛎、补骨脂、炙鳖甲、怀牛膝、山萸肉、金狗脊、刀芡实、金樱子以补肾壮骨；覆盆子、桑螵蛸、菟丝子、益智仁以益肾止遗；熟地黄、当归身、陈阿胶以补血增液；佛手片、川石斛、鸡内金、炒谷芽理脾养胃，消食助运。如此在其生长发育期予以调补良有益也。

20. 智力低下

【案一】脾气虚弱，肾气不足（1）

鲍某，男，5 岁。2019 年 12 月 15 日就诊。

5 岁小儿，早产 1 个月，言语不多，面色欠华，纳谷欠香，舌苔薄白，便时不化，小溲清通，此本先天不足，加之后天失调，法当先后天同补。

处方：

潞党参 100 克	焦白术 100 克	云茯苓 100 克	炙甘草 30 克
广陈皮 30 克	怀山药 100 克	炒扁豆 100 克	煨诃子 100 克
煨肉果 80 克	熟地黄 100 克	山萸肉 60 克	补骨脂 100 克
益智仁 100 克	菟丝子 100 克	白莲须 100 克	刀芡实 100 克
金樱子 100 克	当归身 60 克	大红枣 30 克	石菖蒲 60 克
远志 50 克	广木香 100 克	炒谷芽 100 克	炒山楂 100 克

另：

陈阿胶 80 克	冰糖 400 克	黄酒适量

按：

该小儿已有 5 岁，言语尚少，早产 1 个月，当与先天之肾气不足有关；又面色不华，便时不化，纳谷欠香，后天之脾运亦失健也；如此先天不足，后天又失调，致使生长发育受到影响，故调治之，当以健脾益气，补肾益精为主。方选异功散加怀山药、炒扁豆以健脾益气；加煨诃子、煨肉果固涩止泻；熟地黄、山萸肉、补骨脂、益智仁、菟丝子、白莲须、刀芡实、金樱子补肾之阴阳而固精；当归身、大红枣、陈阿胶补血养血；石菖蒲、远志开窍养心；广木香、炒谷芽、炒山楂理脾消食以醒胃。诸药相合，意在补先天之不足，促后天之健运，使其生长发育正常矣。

【案二】脾气虚弱，肾气不足（2）

王某，女，7 岁。2020 年 12 月 27 日就诊。

6 周岁 4 个月，生时脑缺氧（羊水少），智力欠佳，体弱易感，面色少华，纳谷不香，舌苔薄净，大便尚调，小便短数，此先天不足，后天失养，当以脾肾同补。

处方：

太子参 100 克	焦白术 100 克	云茯苓 100 克	炙甘草 30 克
广陈皮 30 克	生黄芪 120 克	怀山药 100 克	莲子肉 100 克
佛手片 60 克	鸡内金 100 克	炒谷芽 100 克	山萸肉 60 克
制黄精 100 克	怀牛膝 100 克	刀芡实 100 克	益智仁 100 克

补骨脂100克　菟丝子100克　覆盆子100克　桑螵蛸100克
熟地黄120克　制首乌100克　灵芝80克　　石菖蒲60克

另：

生晒参40克　　陈阿胶120克　冰糖450克　　黄酒适量

2021年12月5日复诊。

患儿服膏方以后中药间隔调养，智力明显进步，感邪减少，唯近多汗，舌净纳可，二便尚调，再以原法巩固。

处方：

太子参100克　　焦白术100克　　云茯苓100克　　炙甘草30克
广陈皮30克　　生黄芪120克　　怀山药100克　　鸡内金100克
炒谷芽100克　　炒枳壳100克　　炒山楂100克　　山萸肉60克
制黄精100克　　怀牛膝100克　　刀芡实100克　　金樱子100克
枸杞子60克　　益智仁100克　　补骨脂100克　　菟丝子100克
覆盆子100克　　桑螵蛸100克　　熟地黄120克　　制首乌100克
灵芝80克　　　石菖蒲60克　　远志30克　　　麻黄根100克
浮小麦100克

另：

朝白参60克　　阿胶120克　　冰糖450克　　黄酒适量

按：

该小囡出生时因脑缺氧导致智力发育不佳，脑为髓之海，靠肾中之精气而充养，故智力不全亦与肾中之精气不足有关，且小溲短数，亦是肾气不足之症；平素体弱易感，面色少华，舌虽净而纳不香，此后天之脾胃之气亦不足也，使水谷不能化生精微，导致化源匮乏，不能输布诸脏、充肌润色，如此先后二天互为因果，故膏方调治，当以补肾之不足，促脾之健运。方选异功散加生晒参、生黄芪、怀山药、莲子肉以健脾益气；佛手片、鸡内金、炒谷芽辅以理脾助运；山萸肉、制黄精、怀牛膝、刀芡实补肾阴而固精；益智仁、补骨脂、菟丝子补肾阳而益智；覆盆子、桑螵蛸益肾固精以缩泉；熟地黄、制首乌、陈阿胶滋补阴血；灵芝、石菖蒲养心开窍。诸法合之，脾肾同补，气血同调，力促其生长发育健壮也。

服膏方以后，兼以中药间隔调理，患儿智力进步明显，体质亦渐增强，舌苔薄净，纳谷正常，药已见效，当以原法追踪。以原膏方内去莲子肉、佛手片，增金樱子、枸杞子以助养阴固精之力；远志宁心安神；麻黄根、浮小麦以涩汗止汗；炒枳壳、炒山楂理脾消食，兼防药之滋腻。若如是调理数年，兼之养护得法，智力恢复、生长正常大有望也。

21. 抽动障碍

【案一】肝肾阴虚，引动肝风

张某，女，9岁。2018年12月18日就诊。

9岁小囡，鼻眼抽动，反复年余，面色萎黄，纳谷一般，舌红苔净，便干溲通，二脉细弦，此肾阴不足，肝风内动，治当滋水养肝以息风。

处方：

生地黄150克	怀山药100克	山萸肉60克	云茯苓120克
福泽泻100克	牡丹皮60克	肥知母60克	川黄柏60克
怀牛膝100克	枸杞子60克	石决明120克	珍珠母120克
生牡蛎120克	生白芍100克	黄菊花100克	谷精草100克
密蒙花100克	钩藤60克	净蝉衣30克	白僵蚕60克
软柴胡60克	北沙参120克	川石斛100克	鸡内金100克
炒谷芽120克	火麻仁100克		

另：

生晒参30克	西洋参20克	鳖甲胶120克	冰糖400克

黄酒适量

按：

该孩抽动症反复发作已年余，其舌红苔净，二脉细弦，便干溲通，乃病久伤及肾阴，导致水不涵木，阴虚阳亢，引动肝风；肝开窍于目，肾水不足，目精失养，肝风内动，则二目连劄也，故调治当以滋水养肝为主，使其阴阳平衡，肝风自止。方选知柏地黄汤加怀牛膝、枸杞子、鳖甲胶滋养肾水以降相火；石决明、珍珠母、生牡蛎、生白芍平肝潜阳，清肝明目；黄菊花、谷精草、密蒙花清肝明目；钩藤、净蝉衣、白僵蚕息风止痉；少佐软柴胡条达肝气；生晒参、西洋参、北沙参、川石斛补气养阴，益胃生津；鸡内金、炒谷芽、火麻仁健胃助运通便。全方合之，共奏滋阴潜阳，养肝息风之功。

【案二】阴虚阳亢，脾肺不足

张某，女，10岁。2018年11月26日就诊。

患儿二目连劄，颈部抽动，反复2年，易感乏力，纳谷一般，舌红苔净，二便尚调，此肝肾不足，肝阳时亢，脾气亦虚也，当以滋养肝肾，平肝潜阳，调理脾胃。

处方：

生地黄120克	怀山药100克	山萸肉60克	云茯苓100克
福泽泻100克	牡丹皮60克	川黄柏60克	肥知母60克
怀牛膝100克	枸杞子60克	女贞子100克	旱莲草100克
制黄精100克	炙鳖甲120克	珍珠母100克	炒白芍100克
钩藤60克	白僵蚕60克	北沙参100克	谷精草100克
密蒙花100克	黄菊花100克	太子参100克	川石斛100克
炒谷芽100克	鸡内金100克		

另：

生晒参60克	西洋参15克	陈阿胶100克	冰糖400克

黄酒适量

按：

该孩抽动症反复2年，肝阳时亢，日久耗伤肾阴，阴津不足，则无以滋水涵木，致筋失濡养，肝风内动；又病久肾之精气亏损，累及脾肺，致精微不足，卫外不固，则可见平素易感，时感乏力；其舌红苔净，亦为阴分不足之症。故调治当以滋养肝肾，平肝潜阳，益气阴而利脾胃。方选知柏地黄汤加怀牛膝、枸杞子、女贞子、旱莲草、制黄精、炙鳖甲滋肝肾之阴泻相火；珍珠母、炒白芍、钩藤、白僵蚕平肝潜阳，清热息风；北沙参、谷精草、密蒙花、黄菊花清肝明目；生晒参、西洋参、太子参、川石斛补气益阴；炒谷芽、鸡内金健运醒胃。全方合之，以滋养息风为主，兼顾他症，对于反复发作之抽动症，调之尚为合宜。

【案三】肝肾阴虚，精血不足

袁某，女，10 岁。2018 年 11 月 28 日就诊。

患儿头部、肢体时有抽动，二目时劄，反复发作已有 2 年，形体瘦长，夜寐不佳，纳谷一般，舌红苔少，口干喜饮，便下干结，小溲通黄，此肝肾阴虚动风为主，治当滋阴降火以息风。

处方：

生地黄 120 克	川黄柏 100 克	肥知母 100 克	怀牛膝 100 克
枸杞子 60 克	制黄精 100 克	炙龟甲 120 克	生牡蛎 120 克
石决明 150 克	珍珠母 100 克	生白芍 100 克	软柴胡 60 克
黄菊花 100 克	谷精草 100 克	密蒙花 100 克	钩藤 60 克
白僵蚕 60 克	酸枣仁 100 克	柏子仁 100 克	当归身 60 克
太子参 100 克	北沙参 100 克	川石斛 100 克	天花粉 100 克
云茯苓 120 克	炒谷芽 100 克	生甘草 30 克	

另：

生晒参 30 克	西洋参 20 克	陈阿胶 120 克	冰糖 400 克

黄酒适量

按：

该孩头部、肢体、二目抽动，反复 2 年，当为肝肾之阴耗伤，不能滋水涵木，肝风时动之症；其舌红少苔，口干喜饮，便干溲黄，脾胃之阴亦伤也；精血同源，阴精不足，肢体失于充养，则见形体消瘦；精血不足又可致心血失养而使夜寐不佳。故调治当以填补阴精，平肝潜阳，养血宁心为主。药选生地黄、川黄柏、肥知母、怀牛膝、枸杞子、制黄精、炙龟甲滋养肝肾以降火；生牡蛎、石决明、珍珠母、生白芍平肝潜阳；软柴胡、黄菊花、谷精草、密蒙花清疏肝气以利目；钩藤、白僵蚕息风止痉；酸枣仁、柏子仁、当归身、陈阿胶滋养阴血、养心安神；生晒参、西洋参、太子参、北沙参、川石斛、天花粉补气养阴，益胃生津；云茯苓、炒谷芽、生甘草健脾胃助运化。全方合之，以滋阴息风为主，意在使本正源清也。

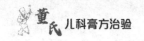

【案四】肝风易动，痰湿食内滞

张某，男，12 岁。2018 年 12 月 22 日就诊。

12 岁小儿，形胖易感，肢体时抽动，二目连劄，反复年余，脘部不舒，纳谷欠香，舌红苔稍腻，二便尚通，脉弦偏滑，肝气偏旺，痰食内滞，治以平肝息风，化痰消食。

处方：

生地黄 150 克	川黄柏 100 克	肥知母 100 克	牡丹皮 100 克
枸杞子 100 克	女贞子 120 克	旱莲草 120 克	石决明 120 克
珍珠母 120 克	炒白芍 100 克	钩藤 100 克	白僵蚕 100 克
全蝎 15 克	北沙参 150 克	白蒺藜 120 克	黄菊花 100 克
软柴胡 100 克	川楝子 100 克	制香附 120 克	佛手片 100 克
广陈皮 30 克	怀山药 120 克	云茯苓 150 克	薏苡仁 120 克
鸡内金 120 克	六神曲 100 克		

另：

生晒参 20 克	鳖甲胶 120 克	冰糖 400 克	黄酒适量

按：

该孩肢体抽动，反复年余，当为肝阳易亢，肝风时动之症；其脘部不舒，苔腻纳少，形体较胖，当为痰、湿、食内滞脾胃，肝气不畅所致；其舌红，脉弦偏滑，均为阴分不足，肝阳偏旺，痰、湿、食内恋之象。故调治当以平肝息风，化痰消食为主。药选生地黄、川黄柏、肥知母、牡丹皮、枸杞子、女贞子、旱莲草滋阴泻热；石决明、珍珠母、炒白芍、钩藤、白僵蚕、全蝎平肝潜阳，止痉化痰；北沙参、白蒺藜、黄菊花清肝明目；软柴胡、川楝子、制香附、佛手片、广陈皮疏肝理气和胃；怀山药、云茯苓、薏苡仁、鸡内金、六神曲健脾胃，消湿食，助运化，并杜痰滋生。全方合之，以平肝潜阳为主，兼以化痰消积，如此以治疗为主，以调补为辅，亦是膏方之一特色矣。

【案五】肝风时动，肺窍络伤

戴某，男，10 岁。2019 年 12 月 20 日就诊。

10 岁小儿，目、鼻、口角时有抽动，反复两年余，鼻塞时衄，纳谷一般，舌红苔黄，二便尚调，治以滋阴潜阳，平肝息风为主。

处方：

生地黄 150 克	怀山药 120 克	山萸肉 60 克	牡丹皮 100 克
云茯苓 100 克	女贞子 120 克	旱莲草 120 克	枸杞子 100 克
制黄精 100 克	川黄柏 100 克	怀牛膝 100 克	炙鳖甲 120 克
石决明 150 克	珍珠母 120 克	生白芍 100 克	钩藤 100 克
黄菊花 100 克	净蝉衣 30 克	条黄芩 100 克	白茅根 120 克
谷精草 120 克	密蒙花 100 克	焦栀子 100 克	北沙参 100 克
川石斛 100 克	焦白术 100 克	六神曲 100 克	炒谷芽 120 克

另：

西洋参 20 克	龟甲胶 120 克	冰糖 500 克	黄酒适量

按：

该孩抽动症反复发作两年，且以目、鼻、口为主，以目为肝窍，鼻为肺窍，口为脾窍，且头为诸阳之会，今肝肾阴虚，肝阳上亢，引动肝风，以致头面诸窍抽搐而动；其鼻塞时衄，又为肺经有热，灼伤脉络；舌红苔黄，亦为阴虚有火之象。故调治当以滋阴潜阳息风为主，兼以清窍凉血。方选六味地黄汤加女贞子、旱莲草、枸杞子、制黄精、川黄柏、怀牛膝、龟甲胶、炙鳖甲以滋阴泻热；石决明、珍珠母、生白芍、钩藤以平肝息风；黄菊花、净蝉衣、条黄芩清疏肺热；白茅根清热凉血止衄；谷精草、密蒙花、焦栀子清肝明目；西洋参、北沙参、川石斛益气养阴，生津和胃；焦白术、六神曲、炒谷芽健脾助运。全方合之，共奏益阴潜阳，清肺和胃理脾之功。

【案六】肝旺动风，气逆上冲

姚某，男，11 岁。2019 年 12 月 20 日就诊。

患儿面部抽动，二目时眨，喉时吼声，发已年余，纳谷正常，舌红苔黄，便干溲黄，脉弦，当为肝旺风动气逆，治以平肝泻火。

处方：

生地黄 120 克	怀山药 100 克	山萸肉 60 克	云茯苓 100 克
福泽泻 100 克	牡丹皮 60 克	肥知母 100 克	川黄柏 60 克

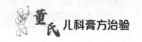

制黄精 100 克	怀牛膝 100 克	枸杞子 100 克	炙鳖甲 120 克
北沙参 100 克	川石斛 100 克	磁石 120 克	决明子 120 克
石决明 150 克	珍珠母 120 克	生牡蛎 120 克	钩藤 60 克
全蝎 20 克	白僵蚕 100 克	生白芍 100 克	当归身 60 克
黄菊花 100 克	木贼草 100 克	焦栀子 100 克	射干 60 克
莲子肉 120 克	炒谷芽 100 克		

另：

西洋参 20 克	龟甲胶 120 克	冰糖 450 克	黄酒适量

按：

该孩抽动症频繁发作已有年余，近月来抽动转甚，可见面搐、目劄、喉发吼声，根据其症，兼见舌红苔黄，便干溲黄，二脉弦，当为肝旺动风，气逆而上，故调治当以平肝息风泻火为主。方选知柏地黄汤、制黄精、怀牛膝、枸杞子、炙鳖甲、龟甲胶滋阴泻热；西洋参、北沙参、川石斛清养阴津；磁石、决明子、石决明、珍珠母、生牡蛎、钩藤平肝潜阳；全蝎、白僵蚕息风止痉；生白芍、当归身养血柔肝；黄菊花、木贼草、焦栀子清肝明目；射干祛痰利咽；莲子肉、炒谷芽健胃助运。全方合之，育阴敛阳，平肝息风为主，以期收到较佳的调治效果。

【案七】肝经热盛，肺窍络伤

陈某，女，8 岁。2020 年 1 月 16 日就诊。

患儿二目时劄，眼结膜稍红，鼻炎打喷嚏，鼻衄时作，纳谷一般，舌红苔黄，二便尚调，当以清肺肝之火，滋养育阴。

处方：

肥知母 60 克	川黄柏 60 克	生地黄 120 克	怀山药 100 克
山萸肉 60 克	云茯苓 100 克	福泽泻 100 克	牡丹皮 100 克
怀牛膝 100 克	枸杞子 100 克	制黄精 100 克	炙龟甲 100 克
生牡蛎 120 克	决明子 100 克	珍珠母 100 克	钩藤 60 克
白僵蚕 60 克	软柴胡 100 克	炒白芍 100 克	谷精草 100 克
密蒙花 100 克	木贼草 60 克	条黄芩 60 克	黄菊花 100 克
净蝉衣 30 克	焦栀子 100 克	白茅根 150 克	北沙参 100 克

川石斛 100 克　　鸡内金 100 克　　炒谷芽 100 克

另：

西洋参 15 克　　鳖甲胶 120 克　冰糖 450 克　　黄酒适量

按：

该孩二目时劄，眼结膜稍红，是肝经之热，熏蒸于目，郁而化风；鼻炎喷嚏，鼻衄时作，是风热之邪伤于肺窍，灼伤脉络；其舌红苔黄为阴虚有热之象。故调治当以清肺肝之火，兼以滋养育阴为主。方选知柏地黄汤加怀牛膝、枸杞子、制黄精、炙龟甲滋阴降火；生牡蛎、决明子、珍珠母以平肝潜阳；钩藤、白僵蚕息风止痉；柴胡、炒白芍疏肝柔肝；谷精草、密蒙花、木贼草清肝明目；条黄芩、黄菊花、净蝉衣、焦栀子、白茅根清热凉血止衄；西洋参、北沙参、川石斛益气养阴；鸡内金、炒谷芽健胃助运防腻。全方合之，育阴敛火，平肝息风，如是调治之，尚为合宜。

【案八】阴虚阳亢，肝风易动

张某，男，15 岁。2019 年 12 月 6 日就诊。

患儿抽动症发已 3 年，近头搐较甚，咽喉作吼，纳谷正常，舌红苔净，二便尚调，二脉弦细，此为阳亢之体，调当滋阴降火，平肝息风。

处方：

生地黄 150 克　　川黄柏 100 克　　肥知母 100 克　　炙鳖甲 120 克

怀牛膝 100 克　　制黄精 120 克　　磁石 120 克　　　生牡蛎 180 克

石决明 180 克　　珍珠母 150 克　　钩藤 100 克　　　全蝎 15 克

白僵蚕 100 克　　软柴胡 100 克　　炒白芍 120 克　　黄菊花 100 克

谷精草 120 克　　焦栀子 100 克　　条黄芩 100 克　　桑白皮 100 克

射干 100 克　　　北沙参 120 克　　川石斛 100 克　　云茯苓 120 克

炒谷芽 120 克

另：

西洋参 30 克　　龟甲胶 120 克　冰糖 450 克　　黄酒适量

按：

该孩抽动症反复发作已有 3 年，近时头搐较甚，喉发吼声，当为肝旺阳亢动风之症；反复发作 3 年，日久必耗及肝肾之阴，且其舌红，脉弦细，亦为阴虚阳亢之症。时逢冬令，又值青春发育期，故调治之当以滋养肝肾，平肝息风为主。药选生地黄、川黄柏、肥知母、炙鳖甲、怀牛膝、制黄精、龟甲胶滋阴降火；磁石、生牡蛎、石决明、珍珠母平肝潜阳；钩藤、全蝎、白僵蚕息风止痉；软柴胡、炒白芍疏肝气、柔肝阴；黄菊花、谷精草、焦栀子清肝利目；条黄芩、桑白皮、射干清肺利咽；西洋参、北沙参、川石斛益气养阴；云茯苓、炒谷芽健脾助运防腻。全方合之，滋阴以潜阳，滋水以涵木，平肝以息风，使肝肾功能恢复正常，则抽动可止。

【案九】肝肾不足，肝风易动

姚某，男，11 岁。2020 年 1 月 8 日就诊。

患儿抽动偶发，二目时劄，初始发育，舌红苔净，纳谷正常，二便尚调，调养肝肾，平肝息风。

处方：

肥知母 60 克	川黄柏 60 克	生地黄 120 克	怀山药 100 克
山萸肉 60 克	云茯苓 120 克	福泽泻 100 克	牡丹皮 100 克
炙鳖甲 120 克	枸杞子 100 克	制黄精 100 克	生牡蛎 150 克
石决明 150 克	珍珠母 120 克	钩藤 60 克	炒白芍 100 克
软柴胡 100 克	净蝉衣 30 克	决明子 100 克	黄菊花 100 克
谷精草 100 克	密蒙花 100 克	北沙参 120 克	川石斛 100 克
天花粉 100 克	佛手片 100 克	鸡内金 100 克	炒谷芽 120 克

另：

西洋参 20 克	陈阿胶 150 克	冰糖 450 克	黄酒适量

按：

该孩抽动症偶有发作，发时以目劄为主，其症舌红苔净，纳和便调，当为肝肾不足，肝风时动，以其初始发育，又值冬令进补期，故调治之，宜以平肝息风，滋养肝肾为主。方选知柏地黄汤加炙鳖甲、枸杞子、制黄精滋阴降火；生牡蛎、石决明、珍珠母、钩藤平肝息风；炒白芍、软柴胡柔肝敛阴；净蝉衣、决明子、黄菊花、谷精草、密蒙花清肝明目；西洋参、北沙参、川石斛、天花粉益气养阴；佛手片、鸡内金、炒谷芽健脾和胃，兼助运化，以防滋腻。全方合之，育阴潜阳、平肝息风为主，与孩之体症甚为相宜。

【案十】肝肾不足，虚风易动

章某，男，11 岁。2020 年 1 月 8 日复诊。

患儿疲劳紧张后易发抽动，纳谷尚可，舌红苔薄，二便尚调，二脉细略数，此肝肾不足，虚风内动，治以滋养肝肾。

处方：

生地黄 120 克	怀山药 100 克	山萸肉 60 克	云茯苓 100 克
牡丹皮 100 克	女贞子 100 克	旱莲草 100 克	怀牛膝 100 克
炙鳖甲 100 克	枸杞子 100 克	制黄精 100 克	川黄柏 60 克
炙龟甲 100 克	生牡蛎 100 克	生白芍 100 克	北沙参 100 克
川石斛 100 克	天花粉 100 克	制首乌 100 克	当归身 100 克
鸡内金 100 克	炒谷芽 120 克	广陈皮 30 克	

另：

西洋参 20 克	陈阿胶 150 克	冰糖 450 克	黄酒适量

按：

该孩素体较弱，疲劳或紧张以后易发抽动，观其舌红苔薄，二脉细而略数，当为肾之阴精不足，肝脉失养，故疲劳紧张而致虚风内动，好在纳谷正常，二便尚调，脾运尚可，故膏方调治，当以滋养肝肾之阴精，滋水涵木，定息内风。方选六味地黄汤合二至丸，加怀牛膝、炙鳖甲、枸杞子、制黄精以滋养肝肾之阴；川黄柏、炙龟甲、生牡蛎、生白芍以敛阴泻热；西洋参、北沙参、川石斛、天花粉以养阴生津；制首乌、当归身、陈阿胶以养阴血；鸡内金、炒谷芽、广陈皮理脾消食，助运防腻。全方合之，滋养肝肾，舒润经脉，定息内风，与该孩之抽动症尚为合宜。

【案十一】肝肾阴虚，肝气不畅

陆某，女，9 岁。2021 年 1 月 3 日就诊。

患儿面部抽动，紧张时发作，已有 3 年，右侧斜疝，纳谷尚可，舌红苔黄，二便尚调，予滋养柔肝。

处方：

生地黄 150 克	怀山药 120 克	山萸肉 60 克	云茯苓 150 克
福泽泻 100 克	牡丹皮 60 克	川黄柏 60 克	肥知母 100 克
枸杞子 60 克	女贞子 120 克	炙鳖甲 150 克	生牡蛎 150 克
珍珠母 120 克	炒白芍 100 克	钩藤 60 克	全蝎 10 克
白僵蚕 60 克	橘核 100 克	软柴胡 100 克	台乌药 100 克
北沙参 150 克	怀山药 100 克	川石斛 120 克	炒谷芽 120 克
炒山楂 100 克			

另：

生晒参 50 克	西洋参 20 克	陈阿胶 120 克	冰糖 400 克
黄酒适量			

按：

该女孩面部抽动，紧张易发，乃为肝气不畅，引动肝风之症；由于病已反复 3 年，其症舌红苔黄，则肝肾之阴亦见不足；其斜疝下注，虽多为寒凝气滞，但亦与肝肾不足有关，故调治之当以滋养柔肝为主。方选知柏地黄汤加枸杞子、女贞子、炙鳖甲滋阴泻火；生牡蛎、珍珠母、炒白芍、钩藤、全蝎、白僵蚕平肝潜阳，息风止痉；橘核、软柴胡、台乌药疏肝理气；生晒参、西洋参、北沙参、怀山药、川石斛益气养阴；炒谷芽、炒山楂消食化瘀而助运。全方合之，育阴泻热，平肝息风，柔肝顺气，切合其体。

【案十二】肺肾阴虚，卫外不固

周某，男，13 岁。2020 年 11 月 29 日复诊。

患儿偶有抽动，体弱易感，乳蛾肿大，纳谷正常，汗出夜多，舌红苔黄，便干溲通，此肾阴不足，肺气虚弱，治以滋养肺肾为主。

处方：

太子参 100 克	麦门冬 100 克	五味子 30 克	生地黄 150 克
怀山药 100 克	山萸肉 60 克	云茯苓 120 克	福泽泻 100 克
牡丹皮 100 克	川黄柏 100 克	肥知母 100 克	怀牛膝 100 克
女贞子 100 克	枸杞子 100 克	炙鳖甲 120 克	生牡蛎 150 克
生白芍 100 克	北沙参 100 克	川石斛 100 克	天花粉 100 克
麻黄根 100 克	浮小麦 100 克	黑玄参 100 克	蒲公英 150 克

瓜蒌仁 100 克　　火麻仁 100 克

另：

西洋参 30 克　　生晒参 40 克　　陈阿胶 120 克　　冰糖 450 克

黄酒适量

按：

该孩体弱易感、夜间盗汗、舌红当为气阴不足，卫外不固之象；由于肺金不足常可累及肾水，肾水不足，又可致肝木失于滋润，故又可见肢体抽动之症；其乳蛾肿大、苔黄便干之症亦为虚火上熏，肠热失濡。故调治当以滋养肺肾、益气养阴为主，清热润肠为辅。方选生脉散加生晒参、西洋参以补肺之气阴而固外；知柏地黄汤滋肾阴，清相火，除蒸热；加怀牛膝、女贞子、枸杞子、炙鳖甲增滋养肝肾之功，生牡蛎、生白芍潜阳柔肝；北沙参、川石斛、天花粉清养生津；麻黄根、浮小麦涩汗止汗；黑玄参、蒲公英清热利咽；瓜蒌仁、火麻仁润肠通便。全方合之，使肝肾得养，气阴得复，使其体健而症消矣。

【案十三】肺肾不足，心肝火旺

胡某，男，7 岁。2021 年 1 月 17 日就诊。

7 岁小儿，好动少静，抽动目劄，时有发作，晨起涕嚏，乳蛾肿大，纳谷一般，舌红苔黄，便干溲通，此肺肾阴虚，心肝火旺，治以清滋互施。

处方：

生地黄 120 克	川黄柏 60 克	肥知母 100 克	炙鳖甲 100 克
制黄精 100 克	枸杞子 60 克	怀山药 100 克	生牡蛎 150 克
石决明 150 克	珍珠母 150 克	炒白芍 100 克	焦栀子 100 克
淡竹叶 100 克	净蝉衣 30 克	黄菊花 60 克	黑玄参 100 克
谷精草 100 克	密蒙花 100 克	太子参 100 克	麦门冬 100 克
川石斛 100 克	炒谷芽 100 克	鸡内金 100 克	广陈皮 30 克
火麻仁 100 克			

另：

生晒参 25 克　　陈阿胶 120 克　　冰糖 450 克　　黄酒适量

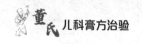

按：

该孩多动少静，目劄时作，当为心肝火旺，肝风时动；晨起涕嚏，乳蛾肿大，是为肺气不足，卫外不固，反复感邪，火邪上熏而成；其舌红苔黄、便干之症，亦为阴虚火旺之象也。故调当育阴潜阳，清心益肺。药选生地黄、川黄柏、肥知母、炙鳖甲、制黄精、枸杞子、怀山药滋肝肾之阴而泻火；生牡蛎、石决明、珍珠母、炒白芍平肝潜阳；焦栀子、淡竹叶清心火；净蝉衣、黄菊花、黑玄参利肺窍门户；谷精草、密蒙花清肝益目；生晒参、太子参、麦门冬、川石斛补气阴而固表；炒谷芽、鸡内金、广陈皮、火麻仁消食助运以通便。全方合之，使气阴得补，火邪得清，标本兼治，相得益彰。

【案十四】肝肾不足，痰热结喉

徐某，男，11岁。2020年12月20日就诊。

患儿抽动症反复发作两年多，以目劄搐鼻为主，夜睡微张口，鼾声重（腺样体肥大），伴汗较多，纳谷一般，舌红苔黄，唇朱十燥，便干溲通，此肺肾阴虚，伴有燥火，治以滋养清肺。

处方：

生地黄150克	川黄柏100克	肥知母100克	怀山药100克
山萸肉100克	云茯苓150克	牡丹皮100克	枸杞子100克
炙龟甲120克	谷精草100克	密蒙花100克	黄菊花100克
木贼草100克	条黄芩100克	焦栀子100克	黑玄参100克
皂角刺100克	浙贝母100克	怀牛膝100克	北沙参120克
川石斛100克	天花粉100克	麻黄根100克	浮小麦120克
瓜蒌仁100克	火麻仁100克	白扁豆100克	鸡内金100克
炒谷芽120克			

另：

生晒参30克	西洋参20克	陈阿胶120克	冰糖500克

黄酒适量

按：

该孩抽动症反复两年，且以目劄搐鼻为主，当为肺肝有热，肝风易动之症；其腺样体肥大，夜睡张口呼吸，鼾声重，亦为肺热炼液为痰，上熏咽喉之故；其舌红苔黄，唇朱干燥，便干，是为阴虚火旺之象；夜汗较多为阴虚盗汗。由于病情日久，肺金必累肾水，而肝肾不足又可互为因果，故调治当以滋养清肺为主。方选知柏地黄汤、枸杞子、炙龟甲滋阴降火；谷精草、密蒙花、黄菊花、木贼草清疏肝经风热；条黄芩、焦栀子清泻肺与三焦之火；黑玄参、皂角刺、浙贝母化痰散结利咽；怀牛膝引火下行；生晒参、西洋参、北沙参、川石斛、天花粉清养气阴；麻黄根、浮小麦止汗；瓜蒌仁、火麻仁润肠通便；白扁豆、鸡内金、炒谷芽健运开胃。全方合之，清滋互施，标本兼顾，量体而施之也。

【案十五】肝肾阴虚，精气不固

王某，男，8岁。2021年12月13日就诊。

患儿夜睡时有遗尿，抽动目劄，紧张则发，纳谷一般，舌红苔净，大便正常，此肾阴不足，精气不固，治以滋补肾阴为主。

处方：

生地黄120克	怀山药100克	山萸肉80克	云茯苓150克
福泽泻100克	牡丹皮80克	炙鳖甲120克	女贞子100克
枸杞子60克	怀牛膝100克	制黄精100克	覆盆子100克
桑螵蛸100克	白莲须100克	生牡蛎120克	生白芍60克
决明子100克	谷精草100克	密蒙花100克	黄菊花100克
北沙参120克	川石斛100克	广陈皮30克	炒谷芽100克
鸡内金100克			

另：

| 朝白参50克 | 西洋参15克 | 陈阿胶120克 | 冰糖650克 |
| 黄酒适量 | | | |

按：

8岁小儿，夜睡遗尿时作，其症舌红苔净，大便正常，当为肾之精气不足，失于固摄；由于肾之阴精不足，常致肝木失养，又由紧张而致肝气不畅，此二因均可使肝风动而抽动作矣。故调治之，当以滋养肝肾，固精止遗为主。方选六味地黄汤加炙鳖甲、女贞子、枸杞子、怀牛膝、制黄精以滋肝肾之阴；覆盆子、桑螵蛸、白莲须以固肾缩泉；生牡蛎、生白芍、决明子平肝敛阴；谷精草、密蒙花、黄菊花清肝益目；朝白参、西洋参、北沙参、川石斛补气阴而生津；广陈皮、炒谷芽、鸡内金理脾消食，并防药之滋腻。全方合之，以滋养肝肾为主，兼以潜阳益目，调治该孩之体症尚为合宜。

22. 过敏性紫癜

【案一】气阴不足，湿热未尽（1）

徐某，女，9岁。2018年12月1日就诊。

患儿去年患过敏性紫癜，经中药治疗病情趋稳，但下肢时有针尖状出血点出现，疲劳或感冒以后更易发作，纳谷一般，舌红苔薄黄，二便尚调，此阴血不和，湿邪未尽，调当益气滋肾，清疏化湿。

处方：

生地黄 150 克	怀山药 100 克	女贞子 100 克	旱莲草 100 克
川黄柏 50 克	肥知母 60 克	太子参 30 克	北沙参 100 克
川石斛 100 克	牡丹皮 60 克	赤芍 60 克	大红枣 30 克
当归身 60 克	制首乌 120 克	连翘 100 克	金银花 100 克
净蝉衣 50 克	生甘草 30 克	绵茵陈 100 克	薏苡仁 120 克
云茯苓 120 克	鸡内金 100 克	炒谷芽 100 克	

另：

生晒参 50 克	陈阿胶 120 克	冰糖 450 克	黄酒适量

按：

小儿过敏性紫癜之病特点为常易反复发作，究其原因，一为脾运不健，湿热余邪未尽，或遇风热之邪外袭，则又致脉络受伤；二为致病日久，导致气阴不足，不能固摄，故一遇过分疲劳，则易于复发。但临床上本病又多见虚实互夹之证，应细心明辨。该孩病情逾年，且又反复发作，好在病情趋稳，纳谷正常，二便尚调，虽舌红苔黄，尚有内恋之湿热，但已属本虚为主之证，故膏方调治，当以益气滋肾（血）为主，辅以清疏余留之湿热。药选生地黄、怀山药、女贞子、旱莲草、川黄柏、肥知母滋阴泻火；生晒参、太子参、北沙参、川石斛补气生津；牡丹皮、赤芍、大红枣、当归身、制首乌、陈阿胶凉血养血以和络；连翘、金银花、净蝉衣、生甘草清热疏风；绵茵陈、薏苡仁清化湿浊；云茯苓、鸡内金、炒谷芽健脾胃、助运化。全方合之，为标本兼顾之法也。

【案二】气阴不足，湿热未尽（2）

李某，女，7岁。2019年12月5日就诊。

患儿去年4月患过敏性紫癜后，平素易感，感则双下肢紫癜散发，近未感邪，病情尚稳，但纳谷欠香，舌红苔薄黄，二便尚调，此气阴（血）已虚，致外邪易侵，兼之湿邪不清，故调当益气养阴（血），兼清化余邪。

处方：

生地黄 150 克	怀山药 100 克	山萸肉 60 克	女贞子 100 克
旱莲草 100 克	肥知母 60 克	川黄柏 50 克	北沙参 150 克
川石斛 100 克	太子参 100 克	焦白术 100 克	云茯苓 120 克
生甘草 30 克	生黄芪 100 克	制首乌 120 克	当归身 100 克
炒白芍 100 克	大红枣 50 枚	牡丹皮 100 克	紫草 50 克
金银花 100 克	净蝉衣 60 克	连翘 100 克	绵茵陈 100 克

另：

生晒参 60 克	西洋参 60 克	冰糖 450 克	陈阿胶 100 克
鳖甲胶 100 克	黄酒适量		

按：

该孩过敏性紫癜，反复发作已有一年半，且平素易感，感则必发，纳谷不香，舌红苔黄，当为病久脾肺气虚，卫外不固，阴血不和，尚有余邪滞留。故调当益气养阴，清化余邪。药选生地黄、怀山药、山萸肉、女贞子、旱莲草、鳖甲胶、肥知母、川黄柏滋养肝肾之阴而清相火；西洋参、北沙参、川石斛养阴生津；四君子汤加生晒参、生黄芪健脾益气以固卫；制首乌、当归身、陈阿胶、炒白芍、大红枣补血养血；少佐牡丹皮、紫草凉血和络；金银花、净蝉衣、连翘清热疏风；绵茵陈清化湿浊。全方合之，共奏益气养阴（血），清热化湿之效。

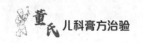

【案三】气阴不足，湿热未尽（3）

王某，女，9岁。2021年12月5日就诊。

患儿今年3月患过敏性紫癜，经治后已趋稳定，但遇感或疲劳后仍有双下肢散发出血点，纳谷一般，舌红苔薄黄，二便尚调，调当健脾益气，滋阴化浊。

处方：

生地黄150克	怀山药120克	山萸肉60克	女贞子120克
旱莲草120克	制黄精100克	炙鳖甲120克	太子参100克
生黄芪120克	焦白术100克	牡丹皮100克	白茅根150克
赤芍60克	制首乌120克	大红枣50枚	金银花100克
净蝉衣30克	关防风60克	黄菊花100克	绵茵陈60克
薏苡仁150克	川石斛100克	广陈皮30克	炒谷芽100克

另：

生晒参50克	龟甲胶100克	冰糖450克	黄酒适量

按：

该孩今年3月患过敏性紫癜，经治疗后，病情虽趋平稳，但感邪或疲劳后，仍有双下肢出血点出现，当为病久，脾肺气虚，卫外不固，湿邪易滞；其舌质偏红，当为阴分亦伤也。故调治之，应以健脾益气，滋养阴血以固本，清疏化浊除余邪。药选生地黄、怀山药、山萸肉、女贞子、旱莲草、制黄精、炙鳖甲、龟甲胶滋养肾阴；生晒参、太子参、生黄芪、焦白术健脾益肺；牡丹皮、白茅根、赤芍、制首乌、大红枣凉血养血以和络；金银花、净蝉衣、关防风、黄菊花清热疏风；绵茵陈、薏苡仁清化湿浊；川石斛、广陈皮、炒谷芽生津消食和胃。全方合之，脾肺肾同调，兼以疏化余邪，乃标本同治也。

【案四】气阴不足，湿热未尽（4）

顾某，男，9岁。2020年12月15日就诊。

患儿今年3月发过敏性紫癜，病情时有反复，尿常规（－），面色不华，纳谷一般，舌红苔薄，二便尚调，此病情日久，气阴血已伤，脉络不和，调当益气养阴和血为主。

处方：

生地黄 150 克　　怀山药 100 克　　山萸肉 60 克　　女贞子 100 克
旱莲草 100 克　　肥知母 60 克　　川黄柏 50 克　　太子参 100 克
焦白术 100 克　　云茯苓 120 克　　生甘草 30 克　　生黄芪 120 克
当归身 100 克　　大红枣 50 枚　　炒白芍 100 克　　制首乌 120 克
牡丹皮 100 克　　紫草 50 克　　北沙参 150 克　　川石斛 100 克
连翘 100 克　　金银花 100 克　　净蝉衣 60 克　　绵茵陈 100 克
薏苡仁 150 克

另：

生晒参 40 克　　西洋参 60 克　　陈阿胶 100 克　　鳖甲胶 100 克
冰糖 450 克　　黄酒适量

2021 年 12 月 5 日复诊。

服用膏方以后，继以中药调治数月，紫癜未再发作，纳谷正常，舌苔薄净，二便尚调，调当益气阴以和血。

处方：

生地黄 120 克　　怀山药 120 克　　山萸肉 100 克　　女贞子 120 克
旱莲草 120 克　　怀牛膝 100 克　　炙鳖甲 120 克　　肥知母 60 克
太子参 100 克　　麦门冬 100 克　　川石斛 100 克　　生黄芪 120 克
当归身 60 克　　制首乌 120 克　　炒白芍 60 克　　牡丹皮 60 克
净蝉衣 50 克　　金银花 100 克　　薏苡仁 150 克　　绵茵陈 100 克
云茯苓 150 克　　炒谷芽 100 克　　鸡内金 100 克　　生甘草 30 克

另：

朝白参 40 克　　西洋参 20 克　　陈阿胶 120 克　　冰糖 450 克
黄酒适量

按：

该孩过敏性紫癜已逾半年，但紫癜反复发作，其纳谷一般，舌红苔薄，当为病久湿热之邪虽去大半，但其气阴已耗，其本难固也，故调治之，当以益气养阴和血为主，辅以清化余邪。药选生地黄、怀山药、山萸肉、女贞子、旱莲草、肥知母、川黄柏滋阴泻热；四君子汤加生晒参、生黄芪补益脾肺之气；当归身、大红枣、炒白芍、制首乌、陈阿胶补血和络；牡丹皮、紫草凉血；北沙参、川石斛养阴生津；连翘、金银花、净蝉衣疏风清热；绵茵陈、薏苡仁清化湿浊。服膏之后，中药继续调治数月，紫癜未发，余症尚和，故以原法调补，以期巩固。药选生地黄、怀山药、山萸肉、女贞子、旱莲草、怀牛膝、炙鳖甲、肥知母滋养肾阴；太子参、麦门冬、川石斛、生黄芪、朝白参、西洋参益气养阴；当归身、制首乌、炒白芍、牡丹皮养血和络；净蝉衣、金银花清热疏风；薏苡仁、绵茵陈清化湿浊；云茯苓、炒谷芽、鸡内金、生甘草消食助运，防膏滋腻。随访数年，机体已健，紫癜未再复发。

【案五】气阴不足，湿热未尽（5）

陆某，男，10岁。2019年12月4日就诊。

患儿过敏性紫癜反复发作已有一年半，以双下肢为甚，感邪或疲劳后则发，舌红苔薄稍腻，纳谷一般，二便尚调，此病久余留之湿热未尽而气阴受耗也，调治当以益气养阴，兼清化湿热。

处方：

生地黄 150克	怀山药 120克	山萸肉 100克	云茯苓 150克
福泽泻 100克	牡丹皮 100克	女贞子 120克	旱莲草 120克
生黄芪 150克	太子参 120克	北沙参 120克	川石斛 120克
金银花 100克	净蝉衣 50克	黄菊花 100克	绵茵陈 60克
薏苡仁 150克	猪苓 100克	大红枣 30克	当归身 100克
赤芍 100克	鸡内金 100克	炒谷芽 100克	炒山楂 100克

另：

生晒参 60克	西洋参 20克	陈阿胶 150克	冰糖 500克
黄酒适量			

按：

小儿紫癜的形成有内外之因，内因多为小儿脾本不足，常致运化失健，湿食内滞；外因多为热邪侵袭，导致气血搏结，热伤脉络。该孩紫癜反复发作一年半，且每逢感邪或疲劳以后更易发作，观其症，舌质偏红而苔薄腻，可知其一为病久气阴耗伤，故劳则易致脉络不和；二为留恋之湿（食）热未尽，故一感外邪又易为灼伤脉络。

如此二者均为反复发作之因也，且又可互为因果，故调治之，当以益气阴而补不足，除湿（食）热以祛余邪。方选六味地黄汤加女贞子、旱莲草以滋阴固精（六味地黄汤又有三补三泻之功），生晒参、西洋参、生黄芪、太子参以益气养阴；北沙参、川石斛清热生津；金银花、净蝉衣、黄菊花清疏风热之邪；绵茵陈、薏苡仁、猪苓化浊利湿；大红枣、当归身、赤芍凉血养血和络；鸡内金、炒谷芽、炒山楂消积助运。全方合之，清养兼施，相互为用，与孩之症情尚为吻合。

【案六】气阴不足，卫外不固

田某，男，6岁。2020年12月7日就诊。

患儿上半年患过敏紫癜，经治疗后现病情稳定，但平素易感作咳，汗出较多，纳少喜饮，舌红苔净，二便尚调，其本肺之气阴不足，调当益气养阴，滋肾固本为主。

处方：

太子参120克	麦门冬100克	五味子30克	生地黄120克
怀山药120克	制黄精100克	女贞子120克	旱莲草120克
莲子肉120克	炙鳖甲120克	川黄柏60克	生黄芪120克
川石斛100克	当归身60克	大红枣30克	制首乌100克
炙甘草30克	金银花100克	连翘100克	净蝉衣30克
浙贝母100克	淡竹茹100克	浮小麦100克	麻黄根100克
薏苡仁150克	鸡内金100克	炒谷芽100克	

另：

曲白参40克	西洋参20克	陈阿胶120克	冰糖450克

黄酒适量

按：

该孩曾患过敏性紫癜，现病情稳定，其平素易感作咳，汗出较多，乃脾肺不足，卫外不固也；又纳少喜饮，舌红苔净，其阴分也伤。故调当益气养阴，滋肾固本，并少辅清化之品，以除滞留之邪。故方选生脉散以补益肺之气阴；生地黄、怀山药、制黄精、女贞子、旱莲草、莲子肉、炙鳖甲、川黄柏滋养阴精；曲白参、西洋参、生黄芪、川石斛益气养阴；当归身、大红枣、制首乌、陈阿胶、炙甘草养血补血；金银花、连翘、净蝉衣疏风清热；浙贝母、淡竹茹化痰止咳；浮小麦、麻黄根止汗；薏苡仁、鸡内金、炒谷芽消食助运，并防药之滋腻。全方合之，治本调体为主，清化余邪为辅，亦为该病缓解期调养固本之一法也。

【案七】阴虚火旺，络脉不和

张某，男，8岁。2021年12月5日就诊。

患儿年初患过敏性紫癜，现双下肢常有针点状出血点散发，皮肤红疹亦时有发，唇朱口干，舌红少苔，纳谷一般，二便尚调，此阴虚火旺，治以滋阴降火。

处方：

生地黄 150 克	怀山药 100 克	山萸肉 60 克	云茯苓 100 克
福泽泻 100 克	牡丹皮 50 克	肥知母 60 克	川黄柏 60 克
炙鳖甲 120 克	怀牛膝 100 克	女贞子 120 克	旱莲草 120 克
制黄精 100 克	太子参 100 克	川石斛 120 克	天花粉 100 克
北沙参 120 克	麦门冬 100 克	淡竹叶 100 克	条黄芩 60 克
连翘 100 克	金银花 100 克	黄菊花 100 克	净蝉衣 50 克
赤芍 100 克	大红枣 30 克	炒谷芽 120 克	鸡内金 100 克

另：

曲白参 60 克	西洋参 20 克	龟甲胶 120 克	冰糖 450 克

黄酒适量

按：

该孩过敏性紫癜发已近一年，尚未稳定，且皮疹时发，舌红唇朱，当为邪热留恋未尽而气阴已伤也，故调治之，当以益气养阴，兼清余邪。方选知柏地黄汤加炙鳖甲、龟甲胶、怀牛膝、女贞子、旱莲草、制黄精以滋阴泻火；曲白参、西洋参、太子参、川石斛、天花粉、北沙参、麦门冬以益气阴而生津；淡竹叶、条黄芩、连翘、金银花清解余热；黄菊花、净蝉衣疏风透邪；赤芍、大红枣凉血和血；炒谷芽、鸡内金消食助运。全方合之，益气养阴，补耗伤之精气，清凉和络，除留恋之热，对阴虚火旺之反复发作的过敏性紫癜用之较为妥切。

23. 荨麻疹

【案一】脾肺不足，运化不良

沈某，男，8 岁。2018 年 11 月 29 日就诊。

8 岁小儿，荨麻疹反复易发，形体偏瘦，面色不华，纳谷不香，舌苔薄稍腻，二便尚调，此脾肺不足，运化不良，易为风邪侵袭，调当补脾肺，助消运，兼祛风。

处方：

潞党参 120 克	焦白术 100 克	云茯苓 100 克	清甘草 30 克
广陈皮 30 克	生黄芪 120 克	关防风 100 克	莲子肉 100 克
怀山药 100 克	白扁豆 100 克	薏苡仁 100 克	缩砂仁 30 克
川厚朴 100 克	鸡内金 100 克	炒谷芽 100 克	炒山楂 100 克
六神曲 100 克	净蝉衣 50 克	黄菊花 100 克	金银花 100 克
晚蚕砂 100 克	荆芥穗 100 克	当归身 60 克	川芎 60 克

另：

生晒参 40 克	陈阿胶 120 克	冰糖 450 克	黄酒适量

按：

该小儿荨麻疹反复发作半年，已为慢性期，其症形体消瘦，面色不华，当为脾气虚弱，化源不足，不能生肌润华；脾气不足，化源匮乏，肺失其养，则致肺气虚弱，卫外不固，易为虚邪贼风所袭；又其舌苔薄腻，纳谷不香，为脾之运化不良，积滞不清也。故值其稍稳时，膏方调治，当以健脾益气固其本，消积运脾助化源，兼以疏风肃余邪。方选异功散合玉屏风散以健脾益气固表；加生晒参、莲子肉、怀山药、白扁豆增健脾之力；薏苡仁、缩砂仁、川厚朴化湿醒胃；辅以鸡内金、炒谷芽、炒山楂、六神曲消积助运；净蝉衣、黄菊花、金银花、晚蚕砂、荆芥穗清疏风邪；当归身、川芎意在活血以祛风。全方合之，健脾肺之气，促生化源而固表，疏风消枳，祛邪而助运，使患儿病除体壮而康复矣。

【案二】肺肾阴虚，肺卫不固

俞某，男，11 岁。2019 年 12 月 22 日就诊。

11 岁小儿，平素咽炎易咳，荨麻疹反复发作亦有年余，纳谷一般，舌红苔净，二便尚调，此肺肾阴虚，风邪易侵，现症尚稳，调当补益肺肾为主。

处方：

生地黄 150 克	女贞子 120 克	旱莲草 120 克	怀牛膝 100 克
炙鳖甲 100 克	川黄柏 50 克	肥知母 100 克	北沙参 120 克
麦门冬 100 克	干百合 120 克	怀山药 120 克	白扁豆 120 克
莲子肉 120 克	川石斛 120 克	黑玄参 100 克	条黄芩 100 克
金银花 120 克	净蝉衣 30 克	黄菊花 100 克	荆芥穗 100 克
晚蚕砂 100 克	牡丹皮 100 克	广陈皮 30 克	鸡内金 100 克
炒山楂 100 克	生甘草 30 克		

另：

西洋参 15 克	生晒参 20 克	龟甲胶 120 克	冰糖 450 克
黄酒适量			

2021 年 1 月 3 日复诊。

膏后一年，荨麻疹发作一次，咽炎已平，唯偶有耳鸣，下肢时有抽筋，纳谷正常，舌红苔净，二便尚调，此肝肾阴虚，调当滋养濡筋。

处方：

生地黄 150 克	怀山药 120 克	山萸肉 60 克	云茯苓 120 克
福泽泻 100 克	牡丹皮 100 克	女贞子 100 克	旱莲草 100 克
炙鳖甲 120 克	怀牛膝 100 克	制黄精 100 克	枸杞子 100 克
盐杜仲 100 克	刀芡实 100 克	生牡蛎 150 克	炒白芍 100 克
生甘草 30 克	制首乌 120 克	当归身 60 克	太子参 120 克
莲子肉 120 克	净蝉衣 50 克	黄菊花 100 克	川石斛 100 克
天花粉 100 克	炒谷芽 100 克	鸡内金 100 克	

另：

曲白参 60 克	陈阿胶 150 克	冰糖 500 克	黄酒适量

按：

该孩慢性荨麻疹反复发作已有年余，且平素咽炎时咳，舌质偏红，当为风热之邪反复侵袭肺卫，伤及门户，日久损伤肺肾之阴，金水互失滋养，则又可致虚火上炎，从而形成以虚致邪、以邪致虚的恶性循环。故值其尚属平稳期，膏方调治，当以补肺益肾固其本，疏风利咽尽其邪。药选生地黄、女贞子、旱莲草、怀牛膝、炙鳖甲以滋养肾阴；并以川黄柏、肥知母、龟甲胶兼泻相火；北沙参、麦门冬、干百合以养肺；生晒参、怀山药、白扁豆、莲子肉以健脾益肺；西洋参、川石斛以养阴生津。如此以金水互滋固其本。另以黑玄参、条黄芩、金银花、净蝉衣、黄菊花清疏肺窍而利门户；荆芥穗、晚蚕砂、牡丹皮凉血祛风以共除邪热；广陈皮、鸡内金、炒山楂消食运脾并防药之滋；生甘草一味泻火兼调和诸药。

患儿服用膏方后一年中，荨麻疹仅发一次，咽炎已平，但时有耳鸣、下肢抽筋之候，此肝肾不足，筋脉失养也。膏方调治，仍当滋补为主。方选六味地黄汤合二至丸，加炙鳖甲、怀牛膝、制黄精、枸杞子、盐杜仲、刀芡实以滋补肝肾；生牡蛎、炒白芍、生甘草以敛阴缓急；制首乌、当归身、陈阿胶以养血濡筋；另以曲白参、太子参、莲子肉以健脾益气；净蝉衣、黄菊花疏风散热以防风邪复袭；川石斛、天花粉、炒谷芽、鸡内金生津消食以和胃。如此症变法变，方药与体相合，为调治之原则也。

【案三】脾虚肺弱，卫外不固

孔某，女，8岁。2019年12月20日就诊。

患儿荨麻疹反复发作已有半年，平素体虚易感，面色萎黄，纳谷欠香，舌红苔黄，二便尚调，此脾肺不足也，调当健脾益气，兼以疏风化湿（食）。

处方：

太子参 100 克	焦白术 100 克	云茯苓 150 克	生甘草 30 克
广陈皮 30 克	生黄芪 100 克	怀山药 100 克	白扁豆 100 克
莲子肉 100 克	刀芡实 100 克	金樱子 100 克	制黄精 100 克
薏苡仁 120 克	炒谷芽 100 克	炒山楂 100 克	六神曲 100 克
北沙参 100 克	川石斛 100 克	净蝉衣 30 克	黄菊花 100 克
晚蚕砂 100 克	荆芥穗 100 克	当归身 60 克	赤芍 60 克

另：

朝白参 40 克　　陈阿胶 120 克　冰糖 400 克　　　黄酒适量

2020 年 12 月 12 日复诊。

患儿今年荨麻疹未发，面色稍润，二乳稍见发育，触之感痛，纳谷一般，舌红苔黄，便下偏干，小溲通黄，发育初期，当调肝肾。

处方：

生地黄 150 克	怀山药 100 克	山萸肉 100 克	云茯苓 100 克
福泽泻 100 克	牡丹皮 100 克	川黄柏 60 克	肥知母 60 克
软柴胡 60 克	焦白术 100 克	炒白芍 60 克	当归身 60 克
生甘草 30 克	炙龟甲 120 克	北沙参 100 克	川石斛 100 克
制香附 120 克	橘核 100 克	广陈皮 30 克	薏苡仁 120 克
鸡内金 100 克	炒山楂 100 克		

另：

朝白参 40 克　　陈阿胶 120 克　冰糖 450 克　　　黄酒适量

按：

该小囡平素易于感邪，且荨麻疹反复易发，已有半年，面色萎黄，纳谷不香，当为脾之化源不足，肺之失于精微输养，以致卫外不固，易为风邪所袭也；其舌红苔黄，阴津亦受损也。现病情尚稳，膏方调治，当以健脾益气为主，兼以疏风化湿（食）和胃。方选异功散加朝白参、生黄芪、怀山药、白扁豆、莲子肉以健脾益气而固表；加刀芡实、金樱子、制黄精以固养先天而助后天；薏苡仁、炒谷芽、炒山楂、六神曲化湿消食以助脾之运化；北沙参、川石斛清养生津；净蝉衣、黄菊花、晚蚕砂、荆芥穗以疏散风邪；当归身、赤芍、陈阿胶以养血活血，兼活血祛风之意。全方相合，主次分明，调配尚称合宜。

服膏一年以后，患儿体质增强，感邪已少，荨麻疹未发，面色亦润，适值发育初起，二乳硬痛，其症舌红苔黄，便干溲黄，当为肝肾不调，肝气不畅也。故膏方调治，当以滋养肝肾，疏肝解郁为主。方选知柏地黄汤以滋阴泻热；逍遥散以疏肝解郁；加炙龟甲、北沙参、川石斛以助敛阴生津；制香附、橘核以疏肝散结；广陈皮、薏苡仁、鸡内金、炒山楂以理脾化湿消食，并防膏之滋腻。如此调治，与发育初期之肝肾不和者尚称合适。

【案四】脾肾不足，卫外不固

应某，男，7 岁。2021 年 1 月 9 日就诊。

患儿过敏体质，晨多涕嚏，偶发荨麻疹，形体较瘦，纳谷尚可，舌苔薄黄，二便尚调，此化源不足，致肾精不充，肺卫失固，调当健脾益肺，填补肾精，兼以清疏。

处方：

太子参100克	焦白术100克	云茯苓100克	清甘草30克
广陈皮30克	生黄芪100克	莲子肉100克	怀山药100克
生地黄120克	制黄精100克	炙鳖甲100克	女贞子100克
旱莲草100克	山萸肉100克	北沙参100克	麦门冬100克
川石斛100克	当归身60克	黄菊花60克	净蝉衣30克
晚蚕砂100克	薏苡仁120克	鸡内金100克	炒谷芽100克
炒山楂100克	六神曲100克		

另：

生晒参30克	陈阿胶120克	冰糖450克	黄酒适量

按：

该孩晨起涕嚏较多，且荨麻疹偶有发生，当为肺卫不固，寒温失于调节，风邪易为所侵；又其形体较为瘦弱，当为后天之化源不足，不能充养先天之精所致；其舌苔薄黄者，阴分亦不足也。适值冬令，又病情尚稳，膏方调治，当以调补先后二天，兼以清疏余邪为主。方选异功散加生晒参、生黄芪、莲子肉、怀山药以健脾益气而固表；生地黄、制黄精、炙鳖甲、女贞子、旱莲草、山萸肉滋补肾阴而填精；北沙参、麦门冬、川石斛清养肺阴而生津；当归身、陈阿胶养血兼以活血祛风；黄菊花、净蝉衣、晚蚕砂、薏苡仁疏风邪而利湿；鸡内金、炒谷芽、炒山楂、六神曲消食助运而理脾。方药相合，从本论治，补消合宜矣。

【案五】毒邪滞留，阴分受耗

张某，男，12 岁。2020 年 1 月 8 日就诊。

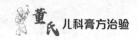

12 岁小儿，虫咬之后荨麻疹时发已有 8 年多，形体较瘦，皮肤感痒，纳谷尚可，舌红苔薄净，便干溲通，现病情尚缓，调当滋养兼以清热疏风。

处方：

生地黄 150 克	怀山药 120 克	山萸肉 60 克	云茯苓 150 克
福泽泻 120 克	牡丹皮 100 克	川黄柏 100 克	肥知母 60 克
焦栀子 100 克	条黄芩 100 克	川黄连 20 克	生甘草 30 克
北沙参 120 克	天花粉 100 克	川石斛 100 克	金银花 120 克
连翘 120 克	关防风 100 克	净蝉衣 50 克	霜桑叶 100 克
晚蚕砂 100 克	白鲜皮 120 克	赤芍 100 克	桃仁 100 克
川芎 60 克			

另：

西洋参 20 克	生晒参 30 克	龟甲胶 120 克	冰糖 500 克

黄酒适量

2020 年 12 月 19 日复诊。

服膏方 1 年，荨麻疹发作减少，舌红苔薄净，二便尚调，再以滋养活血祛风。

处方：

生地黄 150 克	怀山药 120 克	山萸肉 100 克	云茯苓 150 克
福泽泻 100 克	牡丹皮 100 克	川黄柏 100 克	肥知母 60 克
冬青子 120 克	旱莲草 120 克	制黄精 100 克	炙鳖甲 150 克
北沙参 100 克	麦门冬 100 克	川石斛 120 克	条黄芩 100 克
焦栀子 100 克	净蝉衣 30 克	黄菊花 100 克	晚蚕砂 100 克
荆芥穗 100 克	当归身 60 克	赤芍 60 克	川芎 60 克
广陈皮 30 克	炒谷芽 100 克	生甘草 30 克	

另：

生晒参 30 克	西洋参 20 克	龟甲胶 120 克	冰糖 500 克

黄酒适量

2021 年 12 月 15 日复诊。

患儿形体健壮，荨麻疹不发，二目近视，纳谷正常，舌红苔净，二便尚调，调养见功，再宗原法，以补肝肾为主，兼以和血。

处方：

生地黄150克	怀山药100克	山萸肉100克	云茯苓150克
福泽泻120克	牡丹皮100克	枸杞子100克	黄菊花100克
冬青子120克	旱莲草120克	炙鳖甲150克	怀牛膝100克
胡桃肉100克	黑芝麻120克	决明子120克	谷精草120克
密蒙花100克	净蝉衣30克	北沙参120克	麦门冬100克
莲子肉120克	川石斛120克	当归身100克	制首乌100克
鸡内金100克	炒谷芽120克		

另：

朝白参50克	西洋参20克	陈阿胶150克	冰糖500克

黄酒适量

按：

该12岁小儿，皮肤被虫咬之后荨麻疹时发、皮肤瘙痒，已有8年，其形体较瘦，舌质偏红，便下干结，此当为虫毒之邪留滞肌肤，日久阴分受损，精气受耗，从而又致生长发育受损，此症为虚实互夹，相互为因，故膏方调治，当以滋养益精，解毒祛邪为主。方选知柏地黄汤加龟甲胶以滋阴泻火；黄连解毒汤以清解热毒；加西洋参、北沙参、天花粉、川石斛以清养生津；金银花、连翘助以解毒；关防风、净蝉衣、霜桑叶、晚蚕砂、白鲜皮兼以疏风止痒；赤芍、桃仁、川芎以凉血活血而助解热毒。全方相合，清养各半，慢病缓调。

患儿服膏以后，一年中荨麻疹发作次数大减，余症亦较正常，故调当继以滋养，少佐解毒疏热。方选知柏地黄汤加龟甲胶以滋阴泻热；二至丸、制黄精、炙鳖甲增滋补肾阴之功；北沙参、麦门冬、川石斛清养生津；条黄芩、焦栀子清解余毒；净蝉衣、黄菊花、晚蚕砂、荆芥穗疏风散热；当归身、赤芍、川芎活血祛风；广陈皮、炒谷芽理脾消食；生甘草泻火兼以调和诸药。全方合之，增强了滋补之力，减少了清解之剂，此法药随症而施之也。

患儿又服膏一年，荨麻疹已痊愈不发，形体得以健壮，纳谷正常，舌红苔净，二便尚调，唯二目近视，调养见功，当以补肝肾为主。方选杞菊地黄汤以滋养肝肾而明目；加二至丸、炙鳖甲、怀牛膝、胡桃肉、黑芝麻以增补肾之力；决明子、谷精草、密蒙花、净蝉衣清肝明目；朝白参、北沙参、麦门冬、莲子肉、川石斛补气益阴；当归身、制首乌、陈阿胶补血养肝；鸡内金、炒谷芽消食和胃，并防膏之滋腻。

以上三次膏方调治，均是辨证而施，并随着病情之变及时调整治则和方药，使膏方充分发挥其功能和特点，在临床上起到了良好作用。

【案六】二天不足，肺卫不固

柴某，男，7 岁。2021 年 12 月 10 日就诊。

7 岁小儿，形体瘦弱，面色不华，涕嚏时作，荨麻疹反复发作，已有年余，舌苔薄净，纳谷不香，二便尚调，治以益气固表，活血祛风。

处方：

生黄芪 120 克	焦白术 120 克	关防风 60 克	潞党参 120 克
云茯苓 150 克	清甘草 30 克	广陈皮 30 克	怀山药 100 克
莲子肉 100 克	白扁豆 100 克	益智仁 100 克	补骨脂 100 克
刀芡实 120 克	金樱子 120 克	当归身 60 克	川芎 60 克
荆芥穗 100 克	晚蚕砂 100 克	黄菊花 100 克	净蝉衣 30 克
薏苡仁 150 克	炒谷芽 100 克	炒山楂 100 克	鸡内金 100 克
六神曲 120 克			

另：

生晒参 40 克	陈阿胶 120 克	冰糖 450 克	黄酒 100 克

按：

该孩形体瘦弱，面色不华，舌苔薄净，纳谷不香，当为先天不足，后天失养，脾气虚弱，化源匮乏；其涕嚏时作，荨麻疹反复发作，虽为过敏之象，实为卫外失固，气血不足之因，故调治之，当以益气固表，补肾养血（活血）为主。方选玉屏风散合异功散加生晒参、怀山药、莲子肉、白扁豆以健脾益气而固表；益智仁、补骨脂、刀芡实、金樱子以补肾固精而助脾；当归身、陈阿胶、川芎补血活血以祛风；辅以荆芥穗、晚蚕砂、黄菊花、净蝉衣清疏风邪；薏苡仁、炒谷芽、炒山楂、鸡内金、六神曲以化湿助运。若是从本论治，以标为辅，配伍尚为合宜。

【案七】脾虚气滞，湿食不清

柯某，男，7岁。2019年12月8日就诊。

7岁小儿，肢体易发丘疹性荨麻疹，腹痛易作，面色不华，形神欠佳，纳谷不香，舌苔薄浮，便下欠化，小溲尚通，现病情尚稳，适值冬令，当以调和肝脾，疏清余邪。

处方：

潞党参100克	焦白术100克	云茯苓100克	生甘草30克
广陈皮30克	炒怀山100克	莲子肉100克	白扁豆100克
刀芡实100克	软柴胡100克	炒枳壳60克	炒白芍60克
延胡索80克	佛手片60克	陈香橼100克	广藿香60克
缩砂仁30克	川厚朴100克	薏苡仁150克	福泽泻100克
炒谷芽120克	炒山楂100克	鸡内金100克	土茯苓100克
蒲公英150克	黄菊花60克	金银花100克	

另：

生晒参40克	陈阿胶120克	冰糖450克	黄酒适量

按：

脾主运化，脾健则水谷化为精微，输养诸脏；脾运失职，则易致水湿停滞不化，气机不畅。故该孩面色不华，形神欠佳，纳谷不香，当为脾气虚弱，化源不足；其平素肢体易发丘疹性荨麻疹，腹痛易作（脾又主四肢肌肉），当为脾运不健，湿食易滞，气机不畅之故。现病情尚属稳定，故冬令膏方调治，可以健脾运脾，疏肝解热为主。方选异功散加生晒参、炒怀山、莲子肉、白扁豆、刀芡实以健脾益气促化源；四逆散加延胡索、佛手片、陈香橼以疏肝理气，调和肝脾；广藿香、缩砂仁化湿行气以醒脾胃；川厚朴、薏苡仁、福泽泻燥湿渗湿化余浊；炒谷芽、炒山楂、鸡内金消食化积助脾运；土茯苓、蒲公英、黄菊花、金银花清解热邪。方药相合，重在调和肝脾，健脾化浊，

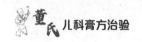

使尚在生长期的小儿后天化源得以输养先天之肾精，使之健康成长。

24. 湿疹

【案一】湿热不清，阴分受损

严某，男，15 岁。2018 年 12 月 1 日就诊。

患儿下肢湿疹，时轻时重，面色萎黄，纳谷尚可，舌红苔黄，二便尚调，时值冬令，调补当以滋阴降火，兼化湿浊。

处方：

生地黄 150 克	女贞子 120 克	旱莲草 120 克	炙鳖甲 120 克
枸杞子 120 克	怀牛膝 100 克	北沙参 150 克	川石斛 120 克
牡丹皮 60 克	肥知母 60 克	川黄柏 60 克	条黄芩 100 克
焦栀子 100 克	金银花 100 克	野菊花 60 克	蒲公英 150 克
白鲜皮 100 克	福泽泻 120 克	地肤子 100 克	土茯苓 120 克
滑石 100 克	生甘草 30 克	怀山药 100 克	云茯苓 150 克
薏苡仁 150 克	炒谷芽 100 克		

另：

曲白参 80 克	鳖甲胶 120 克	陈阿胶 120 克	冰糖 500 克

黄酒适量

按：

该孩下肢湿疹，时有反复，面色萎黄，乃湿热之邪，缠绵难清，损伤脾胃之故也；舌红苔黄，乃邪热日久，伤及阴分也。其值发育期间，又适冬令，膏方当以滋阴降火，兼化湿浊。药选生地黄、女贞子、旱莲草、炙鳖甲、枸杞子、怀牛膝滋养肾阴；曲白参、北沙参、川石斛益气养胃生津；牡丹皮、肥知母、川黄柏滋阴泻火；条黄芩、焦栀子、金银花、野菊花、蒲公英、白鲜皮清热解毒；福泽泻、地肤子、土茯苓、滑石、生甘草清热除湿；怀山药、云茯苓、薏苡仁、炒谷芽健运脾胃。全方合之，既益气养阴以调本，又清化湿热以治标，与孩之体症甚为合宜。

【案二】脾虚失运，湿食不清

鲍某，女，8 岁。2018 年 11 月 22 日就诊。

8 岁小囡，面色萎黄，体弱易感，皮肤湿疹，反复发作，纳谷欠香，舌苔薄腻，二便尚调，此脾虚失运，湿邪不清，先宜汤剂化湿消积，待湿食渐清，再以膏方健脾益气，运脾以化湿食。

处方：

（汤剂处方：炒山楂10克、鸡内金6克、炒谷芽10克、广陈皮3克、川厚朴3克、薏苡仁15克、土茯苓10克、白鲜皮10克、黄菊花6克，7剂）

潞党参120克	焦白术100克	云茯苓120克	清甘草30克
生黄芪120克	怀山药100克	莲子肉100克	刀芡实100克
金樱子100克	条黄芩60克	黄菊花100克	净蝉衣30克
白鲜皮100克	土茯苓100克	地肤子100克	福泽泻100克
薏苡仁120克	川厚朴50克	佛手片100克	广陈皮30克
川石斛100克	鸡内金100克	六神曲100克	炒谷芽100克
炒山楂100克			

另：

生晒参30克	陈阿胶120克	冰糖450克	黄酒适量

按：

该孩皮肤湿疹，纳谷欠香，舌苔薄腻，乃脾虚失运，湿食不清；脾胃既虚，水谷不化，生化乏源，无以充养荣华，则面色萎黄；脾气虚弱，肺气不足，不能卫外，故易于感邪。先宜汤剂化湿消积，待湿食渐清，再以膏方调理。汤药选炒山楂、鸡内金、炒谷芽、广陈皮消食醒胃；川厚朴、薏苡仁、土茯苓、白鲜皮、黄菊花燥湿化湿，清疏邪热。服药7剂以后，患儿舌苔转薄，纳谷亦动，湿疹平稳，则予膏方调治之。方选四君子汤加生黄芪、生晒参、怀山药、莲子肉以健脾益气；刀芡实、金樱子固精益脾；条黄芩、黄菊花、净蝉衣、白鲜皮清热解毒；土茯苓、地肤子、福泽泻、薏苡仁清热利湿；川厚朴、佛手片、广陈皮理气运脾；川石斛、鸡内金、六神曲、炒谷芽、炒山楂消食和胃。全方合之，以健脾运脾为主，兼化湿消食，使脾运正常，湿食渐清，生化有源，体格健壮。

【案三】脾胃虚弱，肝肾失养

张某，男，5岁。2019年12月22日就诊。

5岁小儿，体弱易感，面色较萎，二目畏光，口周湿疹，时易发作，纳谷欠香，舌苔薄黄，二便尚调，此脾胃虚弱，肝肾失养，虚火炎上，调当健运脾胃、补益肝肾为主，辅以清肝明目、解毒化湿。

处方：

太子参100克	焦白术100克	云茯苓120克	清甘草30克
生黄芪120克	怀山药100克	生地黄120克	女贞子100克
旱莲草100克	枸杞子100克	怀牛膝100克	川石斛100克
当归身60克	谷精草100克	黄菊花60克	净蝉衣30克
条黄芩60克	蒲公英120克	牡丹皮50克	白鲜皮100克
薏苡仁150克	土茯苓120克	鸡内金100克	

另：

生晒参30克	西洋参15克	陈阿胶100克	冰糖400克

黄酒适量

按：

该孩口周湿疹，纳谷欠香，舌苔薄黄，乃脾虚失运，湿食内恋；脾胃既虚，水谷不化，生化乏源，无以充养荣华，而见面色萎黄；脾气虚弱，肺气不足，不能卫外，故又易于感邪；精微不足，肝肾失养，虚火上炎，则二目畏光。故调当健运脾胃，补益肝肾为主，辅以清肝明目，解毒化湿。方选四君子汤加生晒参、西洋参、生黄芪、怀山药健脾益气；生地黄、女贞子、旱莲草、枸杞子、怀牛膝、川石斛滋养肝肾之阴；当归身、陈阿胶补血养血；谷精草、黄菊花、净蝉衣清热疏肝明目；辅以条黄芩、蒲公英、牡丹皮、白鲜皮清凉解毒；薏苡仁、土茯苓清热渗湿；炒谷芽、鸡内金消食和胃。全方合之，以健脾益气固卫，滋养肝肾明目为主，辅以解毒化湿，标本兼顾，相互为用。

【案四】脾胃虚弱，湿食易滞

黄某，男，7岁。2020年1月3日就诊。

7岁小儿，婴时湿疹，现偶发作，形体消瘦，面色不华，纳谷欠香，舌苔薄净，多食易泻，小溲通长，此脾胃虚弱，湿食易积，调当健运脾胃，化湿消食。

处方：

潞党参120克	焦白术100克	云茯苓120克	清甘草30克
怀山药100克	生扁豆100克	莲子肉120克	缩砂仁30克
薏苡仁120克	生黄芪100克	刀芡实100克	金樱子100克
益智仁100克	金银花60克	野菊花60克	福泽泻100克
土茯苓100克	白鲜皮100克	川厚朴60克	广陈皮30克
广木香100克	六神曲100克	鸡内金100克	炒谷芽100克
炒山楂100克			

另：

生晒参40克	陈阿胶120克	冰糖500克	黄酒适量

按：

该孩纳谷欠香，多食易泻，乃脾胃虚弱，失于健运；脾胃既虚，水谷不化，生化乏源，无以充养机体、荣润面华，则形体消瘦，面色不华；其湿疹自婴至今，偶时发作，一为内恋之湿邪未尽，二为脾运不健而湿邪易滞也。故调当健运脾胃，化湿消食。方选参苓白术散加生黄芪、生晒参益气健脾；刀芡实、金樱子、益智仁补益脾肾；金银花、野菊花、福泽泻、土茯苓、白鲜皮清热解毒利湿；川厚朴、广陈皮、广木香理气运脾；六神曲、鸡内金、炒谷芽、炒山楂消食和胃。全方合之，以健运脾胃为主，兼以清化湿食，标本兼顾也。

【案五】脾肺不足，湿邪未尽

叶某，男，6岁。2020年12月28日就诊。

患儿婴时湿疹，现偶发作，易感作咳，晨多涕嚏，纳谷一般，舌苔薄浮，二便尚调，此过敏体质，脾肺不足，调当健脾益肺，兼化湿食。

处方：

太子参120克	焦白术100克	云茯苓120克	清甘草30克
生黄芪120克	关防风100克	怀山药120克	炒扁豆100克
莲子肉120克	刀芡实100克	金樱子120克	当归身60克
款冬花100克	蜜百部100克	浙贝母100克	苦杏仁60克

净蝉衣 50 克	黄菊花 100 克	土茯苓 100 克	白鲜皮 100 克
福泽泻 100 克	薏苡仁 120 克	缩砂仁 30 克	广陈皮 30 克
六神曲 100 克	炒谷芽 120 克	鸡内金 100 克	炒山楂 100 克

另：

| 生晒参 50 克 | 陈阿胶 120 克 | 冰糖 450 克 | 黄酒适量 |

按：

该孩自婴儿期至今，皮肤湿疹偶发，乃内恋之湿热未尽；湿性黏腻，易滞易呆，日久必致脾运受损；脾气既虚，生化乏源，则又可使肺气不足，卫外不固，而易感作咳；其晨多涕嚏，既为体质过敏之症，更为卫外不固之因。故调治之，当以健脾益肺为主，兼以化湿食和胃。方选四君子汤合玉屏风散加生晒参、怀山药、炒扁豆、莲子肉健脾益气；刀芡实、金樱子健脾益肾；少佐当归身、陈阿胶以养血；款冬花、蜜百部、浙贝母、苦杏仁润肺止咳；净蝉衣、黄菊花、土茯苓、白鲜皮清疏湿热；福泽泻、薏苡仁淡渗利湿；缩砂仁、广陈皮、六神曲、炒谷芽、鸡内金、炒山楂理气和胃消食。全方合之，脾肺同调、兼清湿食，可使脾运得健，湿热得清，肺气得固矣。

【案六】阴虚火旺，湿毒留滞

张某，女，10 岁。2020 年 11 月 16 日就诊。

10 岁小囡，有荨麻疹病史，皮肤湿疹，时发较多，纳谷一般，舌红苔黄，唇朱，便下干结，小溲通黄，冬令调治，当以滋养清火为主。

处方：

生地黄 120 克	制黄精 120 克	女贞子 100 克	旱莲草 100 克
北沙参 120 克	川石斛 100 克	莲子肉 100 克	怀山药 100 克
川黄柏 60 克	肥知母 60 克	焦栀子 100 克	条黄芩 60 克
苦参 60 克	牡丹皮 60 克	赤芍 60 克	黄菊花 100 克
净蝉衣 50 克	生甘草 30 克	白鲜皮 100 克	土茯苓 100 克
薏苡仁 120 克	云茯苓 100 克	火麻仁 100 克	鸡内金 100 克
炒谷芽 100 克			

另：

西洋参 20 克　　生晒参 20 克　　龟甲胶 150 克　　冰糖 450 克

黄酒适量

按：

该孩有荨麻疹病史，且皮肤湿疹时发较重，为日已久，当为过敏体质，素有湿浊内恋，故遇有风邪或过敏物质则发；其舌红苔黄，唇朱便干，小溲通黄，乃湿热之邪日久，伤及阴分，导致阴虚火旺之症。时值冬令，膏方调治，当以滋养清火为主，辅以解毒疏风化湿，标本兼治，方为合拍。药选生地黄、制黄精、女贞子、旱莲草滋养肾阴；辅以西洋参、北沙参、川石斛养阴生津；生晒参、莲子肉、怀山药益气健脾；川黄柏、肥知母、龟甲胶清泻相火；焦栀子、条黄芩、苦参清热燥湿；牡丹皮、赤芍凉血活血；黄菊花、净蝉衣、生甘草疏风清热；白鲜皮、土茯苓、薏苡仁、云茯苓清热利湿；火麻仁通便；鸡内金、炒谷芽消食，并防苦寒药物伤胃败脾；生甘草既解毒又调和诸药。全方合之，辨体质以治本，辨症状以治标，与该孩之体症尚为相合。

【案七】阴虚火旺，余热未尽

李某，男，6 岁。2021 年 12 月 20 日就诊。

患儿皮肤湿疹，时易发作，形体瘦小，体弱易感，舌红少苔，口干喜饮，手心灼热，二便尚调，纳谷一般，此阴虚有火，调补当以滋养清热互施。

处方：

生地黄 120 克	怀山药 100 克	山萸肉 100 克	云茯苓 100 克
福泽泻 100 克	牡丹皮 100 克	肥知母 100 克	川黄柏 60 克
炙鳖甲 120 克	女贞子 100 克	旱莲草 100 克	枸杞子 100 克
太子参 100 克	麦门冬 100 克	北沙参 100 克	生玉竹 100 克
川石斛 100 克	天花粉 100 克	金银花 100 克	野菊花 60 克
苦参 60 克	白鲜皮 100 克	赤芍 100 克	鸡内金 100 克
炒谷芽 100 克	生甘草 30 克		

另：

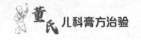

西洋参 20 克　　生晒参 10 克　　龟甲胶 100 克　　饴糖 400 克
黄酒适量

按：

肺主气而固表，兼助脾以运输水谷之精微，肺气不足，卫外不固，则易为邪侵而感；气精受伤，阴津不足，则舌红少苔，口干喜饮；肾为先天之本，主藏精，主生长发育，今先天之肾精不足，无以生髓壮骨，故致发育不良，形体瘦小；阴虚易致火旺，湿邪郁久亦可化火，故又可见皮肤湿疹易发、手心灼热之症。今值冬令，又湿疹尚平，膏方调治，当以滋阴敛火，益肺生津为主。方选知柏地黄汤加炙鳖甲、女贞子、旱莲草、枸杞子、龟甲胶以滋养肾阴而泻火；西洋参、生晒参、太子参、麦门冬、北沙参、生玉竹、川石斛、天花粉以益气养阴而生津；辅以金银花、野菊花、苦参、白鲜皮、赤芍清解余毒；鸡内金、炒谷芽消食助运；生甘草一味泻火以调和诸药。方药相合，既滋肾精而敛火，又益气阴而生津，清解余毒，助运护胃，与该孩之症情甚为合宜。

【案八】阴虚火旺，脾虚湿滞

谢某，男，11 岁。2020 年 12 月 1 日就诊。

11 岁小儿，形胖体弱，易于感邪，皮肤湿疹，反复发作，纳谷一般，舌红苔黄，便干溲少，二便尚调，冬令调补，当以清补兼施。

处方：

生地黄 150 克	怀山药 120 克	山萸肉 60 克	女贞子 120 克
旱莲草 100 克	炙鳖甲 120 克	莲子肉 120 克	生扁豆 120 克
生黄芪 120 克	川黄柏 100 克	肥知母 100 克	北沙参 120 克
川石斛 120 克	苦百合 120 克	川贝母 30 克	款冬花 100 克
薏苡仁 120 克	土茯苓 100 克	白鲜皮 100 克	净蝉衣 30 克
野菊花 60 克	金银花 100 克	淡竹叶 60 克	生甘草 30 克

另：

西生晒参 30 克　　西洋参 20 克　　龟甲胶 120 克　　冰糖 500 克
黄酒适量

2021 年 12 月 21 日复诊。

调扶尚和，感邪已少，湿疹少发，患儿长高 10 厘米，纳谷正常，舌红苔净，二便尚调，再以原法主之。

处方：

生地黄 150 克	怀山药 120 克	山萸肉 100 克	生龙骨 100 克
女贞子 120 克	肉苁蓉 100 克	莲子肉 120 克	炙鳖甲 150 克
生黄芪 120 克	肥知母 100 克	川黄柏 100 克	北沙参 120 克
川石斛 100 克	牡丹皮 100 克	黄菊花 100 克	净蝉衣 30 克
野菊花 60 克	金银花 100 克	条黄芩 100 克	白鲜皮 100 克
土茯苓 120 克	云茯苓 120 克	炒谷芽 100 克	六神曲 100 克

另：

生晒参 50 克	西洋参 15 克	陈阿胶 100 克	龟甲胶 150 克

黄酒适量

按：

该孩皮肤湿疹反复发作，乃湿为阴邪，缠绵难清；湿邪黏腻重浊，易伤脾胃，脾胃既伤，生化乏源，肺气不足，故形虽胖而体弱易感；又湿热之邪滞留，既伤脾胃，日久又常致化火伤阴，故可见舌红苔黄，便干溲少之证。由于 11 岁小儿处生长发育初期，又病情尚属稳定，冬令调补之，当以脾肾同调，湿热同清。药选生地黄、怀山药、山萸肉、女贞子、旱莲草、炙鳖甲、莲子肉、生扁豆、生黄芪、生晒参滋养肾阴，健脾益气；龟甲胶、川黄柏、肥知母清泻相火；西洋参、北沙参、川石斛、苦百合、川贝母、款冬花清肺生津、润肺化痰；薏苡仁、土茯苓、白鲜皮、净蝉衣、野菊花、金银花、淡竹叶、生甘草清热渗湿解毒。患儿服膏后一年，感邪已少，湿疹少发，人也长高 10 厘米，方药既已对症，当以原法追踪之。药选生地黄、怀山药、山萸肉、生龙骨、女贞子、肉苁蓉、莲子肉、炙鳖甲补益脾肾；生黄芪、生晒参、陈阿胶益气养血；肥知母、川黄柏、龟甲胶清泻相火；西洋参、北沙参、川石斛清热生津；牡丹皮、黄菊花、净蝉衣、野菊花、金银花、条黄芩、白鲜皮、土茯苓清疏化湿解毒；云茯苓、炒谷芽、六神曲运脾和胃，既利膏之吸收，又可防苦寒药物伤胃败脾。全方合之，共奏补益脾肾，清利湿热

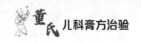

之功。

25. 痤疮

【案一】肾阴不足，热毒蒸上

李某，男，14 岁。2018 年 12 月 24 日就诊。

患儿面部多发青春痘，形体偏矮，纳谷尚可，舌红苔黄，便干溲通，阴虚火旺之体，调当滋阴降火。

处方：

生地黄 250 克	怀山药 120 克	山萸肉 60 克	云茯苓 150 克
福泽泻 100 克	牡丹皮 50 克	川黄柏 100 克	肥知母 100 克
焦栀子 100 克	川黄连 20 克	条黄芩 60 克	女贞子 150 克
旱莲草 150 克	炙鳖甲 120 克	枸杞子 120 克	怀牛膝 120 克
刀芡实 100 克	北沙参 150 克	川石斛 100 克	金银花 100 克
野菊花 60 克	生甘草 30 克	土茯苓 150 克	绵茵陈 100 克
薏苡仁 180 克	鸡内金 100 克	炒谷芽 120 克	

另：

西洋参 30 克	龟甲胶 150 克	冰糖 500 克	黄酒适量

按：

该孩已值发育期，但形体偏矮，当为肾之精气不足，不能充髓壮骨；其面部多发青春痘，舌红苔黄，便下干结，以头为诸阳之会，今虚火热毒上蒸，壅阻肌肤，故发此症。现生长发育期间，又值冬令，膏方调治，当以清滋互施。方选知柏地黄汤以滋肾阴而泻火；黄连解毒汤以清解三焦之火；加二至丸、炙鳖甲、枸杞子、怀牛膝、刀芡实以增滋补肾阴之力；龟甲胶增以滋阴泻火；西洋参、北沙参、川石斛养阴生津；金银花、野菊花、生甘草以增解毒之功；土茯苓、绵茵陈、薏苡仁兼以利湿；鸡内金、炒谷芽消食和胃，并防药之苦滋。如是滋中有泻，清中有养，兼以化湿运脾，与孩之体症尚属相宜。

【案二】肺肾阴虚，热毒蒸上

颜某，男，14 岁。2018 年 12 月 3 日就诊。

患儿平素鼻塞多涕，形体瘦弱，面部发瘰，纳谷一般，舌红苔黄，脉细微数，二便尚调，此肺肾不足，火浮热结于上，冬令调补，当以滋阴降火。

处方：

生地黄 150 克	怀山药 120 克	山萸肉 60 克	云茯苓 100 克
福泽泻 100 克	牡丹皮 60 克	刀芡实 120 克	金樱子 120 克
女贞子 120 克	制黄精 100 克	枸杞子 60 克	炙鳖甲 150 克
生黄芪 150 克	太子参 120 克	莲子肉 100 克	北沙参 150 克
麦门冬 100 克	干百合 120 克	蒲公英 100 克	地丁草 100 克
黄菊花 100 克	条黄芩 60 克	净蝉衣 30 克	薏苡仁 120 克
鸡内金 120 克	生甘草 30 克		

另：

| 朝白参 60 克 | 陈阿胶 120 克 | 冰糖 500 克 | 龟甲胶 120 克 |

黄酒适量

按：

14 岁小儿，已值发育中期，但其形体较为瘦弱，当为先天之精气不足，不能充髓壮骨而影响生长发育；又鼻为肺之窍，反复感邪，一为肺卫不固，二为邪浊留滞而致肺窍不利；其面部发瘰，当为青春期阳气偏旺，虚火热毒壅结也；又其症舌红苔黄，脉细微数，亦为阴虚火旺之象矣。故膏方调治，当以滋养降火，益肺利窍为主。方选六味地黄汤，取其三补三泻之意；加刀芡实、金樱子、女贞子、制黄精、枸杞子、炙鳖甲、龟甲胶增滋肾泻火之力；朝白参、生黄芪、太子参、莲子肉、北沙参、麦门冬、干百合健益脾肺而固卫表；蒲公英、地丁草以解毒消瘰；黄菊花、条黄芩、净蝉衣清疏肺经而利窍；薏苡仁、鸡内金化湿消食；生甘草泻火兼以调和诸药。如此平稳期，以调补为主，兼清余邪，堪称合宜。

【案三】肝肾不和，虚火上炎（1）

阮某，女，12 岁。2018 年 12 月 12 日就诊。

12 周岁，月经已行年余，时两周一次，量少，头额面部发瘰，纳少口干，舌红苔黄，便下干结，二脉细，此肝肾不和，阴虚火旺，调当滋阴降火，柔肝和血。

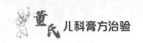

处方：

生地黄 150 克	怀山药 100 克	山萸肉 60 克	云茯苓 150 克
福泽泻 100 克	牡丹皮 60 克	肥知母 60 克	川黄柏 50 克
软柴胡 60 克	炒白芍 100 克	当归身 60 克	生甘草 30 克
女贞子 120 克	旱莲草 120 克	炙鳖甲 120 克	怀牛膝 100 克
菟丝子 100 克	肉苁蓉 100 克	制首乌 120 克	太子参 120 克
北沙参 120 克	川石斛 100 克	天花粉 100 克	制香附 120 克
川芎 50 克	蒲公英 120 克	条黄芩 100 克	金银花 100 克
黄菊花 100 克			

另：

朝白参 50 克	西洋参 20 克	陈阿胶 120 克	龟甲胶 120 克
冰糖 500 克	黄酒适量		

按：

12 岁小囡，月经行已一年，经行两周一次，其量较少，观其症，头额面部发瘰，纳少口干，舌红苔黄，便干脉细，此当为肝肾不和，阴虚火旺之症。故冬令膏方调治，当以滋阴降火，柔肝和血为主。方选知柏地黄汤以滋肾阴泻相火；逍遥散（去焦白术）以疏肝柔肝；加二至丸、炙鳖甲、怀牛膝增滋阴之力；龟甲胶滋而兼泻；菟丝子、肉苁蓉补肾阳以求平（且肉苁蓉又有润肠之功能）；制首乌、陈阿胶补益阴血之不足；朝白参、西洋参、太子参、北沙参、川石斛、天花粉益气养阴而生津；少佐制香附、川芎以理气活血；蒲公英、条黄芩、金银花、黄菊花兼以解毒，并防过滋助火。如此方药配合有度，方能见效矣。

【案四】肝肾不和，虚火上炎（2）

肖某，女，13 岁。2019 年 12 月 3 日就诊。

患儿 13 岁，形体偏小，今 8 月月经初潮，量少腹痛，头部发瘰，纳谷一般，舌红苔黄，二便尚调，冬令调补，当以滋养肝肾，兼以清热。

处方：

生地黄 150 克	怀山药 100 克	山萸肉 80 克	云茯苓 150 克

福泽泻 100 克	牡丹皮 100 克	炒白芍 100 克	赤芍 60 克
川芎 60 克	当归身 60 克	软柴胡 60 克	焦白术 100 克
清甘草 30 克	女贞子 120 克	旱莲草 120 克	怀牛膝 100 克
炙龟甲 120 克	胡桃肉 100 克	制首乌 100 克	太子参 120 克
石莲子 120 克	北沙参 120 克	川石斛 120 克	广陈皮 30 克
鸡内金 100 克	炒谷芽 120 克	蒲公英 150 克	条黄芩 60 克

另：

生晒参 30 克	西洋参 20 克	陈阿胶 120 克	冰糖 500 克

黄酒适量

按：

13 岁小囡，已为发育期，但其形体瘦小，当为先天肾之精气不足；其 8 月月经初潮，量少腹痛，头部发疮，当为阴血不足，肝肾不和，火热上熏结壅之故。冬令膏方调治，当以滋阴敛火，养血柔肝为主。方选六味地黄汤以滋肾阴而泻肾火；四物汤以补阴血；逍遥散以疏肝柔肝；加二至丸、怀牛膝、炙龟甲以增滋阴泻火之力；胡桃肉、制首乌、陈阿胶以补肾养血；生晒参、太子参、石莲子益气健脾而助先天；北沙参、川石斛、西洋参清养生津与广陈皮、鸡内金、炒谷芽之消食助运一起保护脾胃之津气；蒲公英、条黄芩辅以清解热毒。方药相合，意在调和肝肾，顺畅气血，使其正常生长发育矣。

【案五】肝肾阴虚，火邪炎上

王某，女，15 岁。2019 年 12 月 4 日就诊。

月经已行 2 年，经期不准，经量偏少，头额发疮，纳谷不香，舌红苔净，便干溲通，此肝肾阴虚有热，调当滋养为主。

处方：

生地黄 150 克	怀山药 120 克	山萸肉 100 克	云茯苓 150 克
福泽泻 100 克	牡丹皮 100 克	川黄柏 60 克	肥知母 60 克
当归身 100 克	川芎 100 克	炒白芍 100 克	赤芍 60 克
女贞子 120 克	旱莲草 120 克	菟丝子 100 克	制首乌 120 克
桑葚子 100 克	龙眼肉 100 克	菟丝子 120 克	肉苁蓉 100 克

软柴胡 100 克　　制香附 120 克　　佛手片 100 克　　北沙参 120 克

条黄芩 60 克　　　蒲公英 150 克　　野菊花 100 克　　生甘草 30 克

薏苡仁 150 克　　炒谷芽 100 克　　六神曲 120 克

另：

曲白参 70 克　　　陈阿胶 150 克　　冰糖 500 克　　　黄酒适量

按：

15 岁少女，经行 2 年，经量偏少，经期不准，其症头额发瘰，纳谷不香，舌质偏红，便下干结，当为肾之精血不足，发育不良，火邪浮上也。膏方调治，应以滋养阴血为主。方选知柏地黄汤以滋肾阴而泻肾火；四物汤以补养阴血；加二至丸、菟丝子以滋肾暖宫；制首乌、陈阿胶、桑葚子、龙眼肉增补血之功；制香附、佛手片、北沙参、条黄芩清疏理肝畅气机；蒲公英、野菊花、生甘草清解热毒；薏苡仁、炒谷芽、六神曲消食助运。全方合之，滋而有泻，阴中有阳，益血畅气，醒胃助运，施之而用，尚为合理。

【案六】阴血不足，虚火上浮

柯某，女，15 岁。2019 年 12 月 29 日就诊。

15 岁小囡，经行一年，经期尚准，其量较少，面瘰较多，纳谷一般，舌红苔净，二便尚调，二脉细，调当补益肝肾，兼以清热。

处方：

生地黄 150 克　　山萸肉 60 克　　女贞子 100 克　　旱莲草 100 克

枸杞子 100 克　　炙龟甲 120 克　　胡桃肉 100 克　　菟丝子 100 克

炒白芍 100 克　　川芎 60 克　　　当归身 60 克　　　桑葚子 100 克

怀山药 120 克　　白扁豆 100 克　　莲子肉 120 克　　云茯苓 120 克

软柴胡 100 克　　条黄芩 100 克　　焦栀子 100 克　　蒲公英 150 克

黄菊花 100 克　　鸡内金 100 克　　炒谷芽 100 克

另：

生晒参 30 克　　　陈阿胶 200 克　　冰糖 500 克　　　黄酒适量

按：

该 15 岁少女，经行一年，经期准，但量较少，其症舌红脉细，当为肝肾之阴血不足，以致经行量少；又其面瘰较多，此起彼伏，一为阴虚火旺，二为热毒滞留不清。故冬令膏方调治，当以补益肝肾，兼以清解热毒。药选生地黄、山萸肉、女贞子、旱莲草、枸杞子以滋养肾阴；加炙龟甲以滋中泻火；胡桃肉、菟丝子助阳温宫，求其阴阳平衡；四物汤加桑葚子、陈阿胶以补养阴虚；生晒参、怀山药、白扁豆、莲子肉、云茯苓健脾益气以助先后天；软柴胡、条黄芩、焦栀子、蒲公英、黄菊花疏肝清热；鸡内金、炒谷芽消食和胃。全方合之，阴中求阳，气血兼补，解毒和胃，共求其效。

【案七】阴虚火旺，热毒结上

殷某，男，17 岁。2020 年 12 月 6 日就诊。

17 岁少男，形体瘦弱，额面发瘰，纳谷一般，舌红少苔，唇朱，便下干结，此阴虚火旺，调当滋阴降火。

处方：

生地黄 150 克	制黄精 120 克	枸杞子 100 克	怀牛膝 100 克
山萸肉 100 克	炙鳖甲 120 克	刀芡实 100 克	金樱子 100 克
生牡蛎 120 克	炒白芍 100 克	川黄柏 100 克	肥知母 60 克
太子参 100 克	北沙参 120 克	麦门冬 100 克	川石斛 100 克
天花粉 100 克	怀山药 100 克	莲子肉 100 克	炒谷芽 100 克
鸡内金 100 克	蒲公英 150 克	焦栀子 100 克	金银花 100 克
野菊花 60 克	生甘草 30 克		

另：

朝白参 60 克	西洋参 20 克	龟甲胶 120 克	陈阿胶 120 克
冰糖 500 克	黄酒适量		

按：

青春期少男，额面发瘰较多，但又形体瘦弱，舌红少苔，便下干结，当为发育欠佳，肾精不足，浮火炎上，故膏方调治，当以滋肾益精、清泻浮火互为而施。药选生地黄、制黄精、枸杞子、怀牛膝、山萸肉、炙鳖甲以滋补肾阴；刀芡实、金樱子兼以固养肾精；生牡蛎、炒白芍、川黄柏、肥知母、龟甲胶滋阴之中兼以敛阴泻火；西洋参、太子参、北沙参、麦门冬、川石斛、天花粉养阴生津；朝白参、怀山药、莲子肉益气健脾，加以炒谷芽、鸡内金消食助运，共助补后天而理脾胃；蒲公英、焦栀子、金银花、野菊花、生甘草清解热毒以消瘰。全方合之，滋养之中兼有清泻敛火，清热之中兼有益胃助运，使补而不滞邪，清而不伤正，与症情尚为相宜。

【案八】脾虚肝郁，湿热内滞

时某，女，18岁。2020年12月4日就诊。

足18岁少女，月经2个月未行，白带较多，经前小腹作痛，额面发瘰，形体偏丰，纳谷正常，舌红苔薄浮，二便尚调，右脉软滑，左脉稍弦而滑，此脾虚湿滞，肝气不畅，湿热不清，调当健脾理肝，清热化湿。

处方：

软柴胡100克	云茯苓100克	焦白术100克	清甘草30克
当归身100克	炒白芍100克	制香附120克	炒枳壳100克
佛手片100克	生地黄150克	川芎100克	赤芍60克
桃仁60克	潞党参100克	怀山药120克	蒲公英150克
牡丹皮100克	金银花120克	条黄芩100克	萹蓄100克
福泽泻100克	椿白皮120克	薏苡仁150克	鸡内金100克
炒山楂100克			

另：

生晒参50克	陈阿胶120克	冰糖500克	黄酒适量

按：

该小囡月经2个月未行，且经前腹痛，当为肝气不畅，气血不和之因；又其额面发瘰，形体较丰，白带较多，苔薄浮，是为脾虚湿滞之故；其右脉软滑，左脉稍弦而滑，亦为脾虚肝郁湿滞之象。故膏方调治，当以疏肝和血，健脾化湿为主。方选逍遥散加制香附、炒枳壳、佛手片以疏肝理气解郁；加四物汤、桃仁以养血活血。二方相合，期其气血通畅。四君子汤加生晒参、怀山药健脾益气助运化；蒲公英、牡丹皮、金银花、条黄芩清解面部之热毒；萹蓄、福泽泻、椿根皮、薏苡仁清利下焦湿热；鸡内金、炒山楂消食祛瘀滞。全方相合，理肝脾，调气血，解湿毒，互为相益也。

【案九】阴虚火旺，热毒炎上

林某，男，15 岁。2020 年 12 月 13 日就诊。

患儿发育 2 年，形体瘦长，面部少量发瘵，口腔反复溃疡，纳谷正常，舌红苔净，二便尚调，冬令调补，当以滋阴降火为主。

处方：

生地黄 180 克	山萸肉 100 克	女贞子 100 克	旱莲草 100 克
怀牛膝 100 克	枸杞子 120 克	怀山药 100 克	肥知母 60 克
川黄柏 60 克	炙龟甲 120 克	生牡蛎 150 克	生白芍 100 克
生黄芪 120 克	太子参 100 克	麦门冬 100 克	川石斛 100 克
天花粉 100 克	焦栀子 100 克	条黄芩 100 克	川黄连 30 克
淡竹叶 100 克	蒲公英 150 克	黄菊花 100 克	芦根 150 克
炒谷芽 100 克	鸡内金 100 克		

另：

朝白参 60 克	陈阿胶 120 克	鳖甲胶 120 克	冰糖 500 克

黄酒适量

按：

该孩值青春期，发育 2 年，形体瘦长，又面部发瘵，口腔反复溃疡，舌质偏红。其因一为先天肾之阴精不足，导致相火偏旺；二为心胃火热，反复发作，又可导致虚火不敛。故冬令膏方调治，当以滋阴泻热，清解敛火共施之。药选生地黄、山萸肉、女贞子、旱莲草、怀牛膝、枸杞子、怀山药以滋补肾阴；肥知母、川黄柏、炙龟甲、生牡蛎、生白芍以敛阴泻火；朝白参、生黄芪、太子参、麦门冬、川石斛、天花粉以益气养阴；黄连解毒汤加淡竹叶、蒲公英、黄菊花、芦根以清解三焦之热；炒谷芽、鸡内金消食和胃。如此清养互施，期其阴阳平衡而利生长发育矣。

【案十】脾肾不足，湿热内滞

席某，男，16 岁。2021 年 12 月 12 日就诊。

患儿头额发瘵，形体欠壮，面色较黄，纳谷欠香，舌红苔薄腻，二便尚调，此阴虚火旺，湿热留滞，调当滋阴降火，清热化湿。

处方：

生地黄 150 克	怀山药 100 克	山萸肉 100 克	云茯苓 120 克
福泽泻 100 克	牡丹皮 100 克	川黄柏 100 克	肥知母 100 克
女贞子 120 克	旱莲草 120 克	炙鳖甲 150 克	太子参 100 克
焦白术 100 克	生甘草 30 克	生黄芪 120 克	蒲公英 150 克
金银花 100 克	条黄芩 60 克	焦栀子 100 克	绵茵陈 100 克
土茯苓 120 克	薏苡仁 120 克	佩兰叶 100 克	炒谷芽 100 克
六神曲 100 克	炒山楂 100 克		

另:

生晒参 60 克	龟甲胶 150 克	冰糖 450 克	黄酒适量

按:

16 岁男儿,头额发瘰,当为青春期阳气过于偏旺;又其形体较瘦,面色较黄,当为先天肾精不足,后天化源匮乏;脾虚可致湿滞,阴虚可致火旺,其舌红苔腻,亦此症之因也。值此冬令膏方调治,当健脾益肾以治其本,解毒化湿以治其标。方选知柏地黄汤加女贞子、旱莲草、炙鳖甲、龟甲胶以滋肾泻火,四君子汤加生晒参、生黄芪以健脾益气;蒲公英、金银花、条黄芩、焦栀子以清解热毒;绵茵陈、土茯苓、薏苡仁、佩兰叶以清化湿热;炒谷芽、六神曲、炒山楂以消食运脾。方药相合,共起健脾补肾、清敛泻热、化湿运脾之功。

【案十一】脾肾不足,阳气偏旺

陈某,男,14 岁。2021 年 12 月 15 日就诊。

患儿面部发瘰,形体瘦弱,面色欠佳,纳谷欠香,舌苔薄净,二便尚调,此脾肾不足,冬令调补,当以补益脾肾,兼以清化。

处方:

太子参 150 克	焦白术 120 克	云茯苓 150 克	清甘草 30 克
广陈皮 30 克	生黄芪 150 克	怀山药 120 克	莲子肉 150 克
生地黄 150 克	制黄精 120 克	枸杞子 120 克	刀芡实 120 克
金樱子 100 克	山萸肉 100 克	炙鳖甲 120 克	煅龙骨 120 克
肥知母 100 克	川黄柏 100 克	制首乌 150 克	当归身 100 克
蒲公英 150 克	黄菊花 100 克	条黄芩 100 克	上茯苓 100 克

薏苡仁 200 克　　福泽泻 100 克　　鸡内金 100 克　　六神曲 120 克

炒谷芽 120 克

另：

曲白参 50 克　　　陈阿胶 150 克　　冰糖 500 克　　　黄酒适量

按：

该 14 岁小儿面部发瘰当为青春期阳气偏旺之故；但其面色不华，形体瘦弱，纳谷不香，又为后天之化源不足，以致不能充养先天之精气，从而影响其生长发育。故膏方调治，当以补其不足，兼清阳毒。方选异功散加曲白参、生黄芪、怀山药、莲子肉以健脾益气补后天；生地黄、制黄精、枸杞子、刀芡实、金樱子、山萸肉、炙鳖甲、煅龙骨补肾固精补先天；肥知母、川黄柏泻火敛阴，以制补之太过；制首乌、当归身、陈阿胶补益阴血；蒲公英、黄菊花、条黄芩清解阳毒；土茯苓、薏苡仁、福泽泻清利湿邪；鸡内金、六神曲、炒谷芽消食助运，并防药之呆滞。全方相合，以补为主，兼以清化，用于该孩尚称合宜。

【案十二】肺肾不足，虚火上浮

蔡某，男，16 岁。2021 年 12 月 5 日就诊。

患儿过敏体质，涕嚏时作，头面发瘰，纳谷一般，舌红苔黄，二便尚调，肺肾不足，阴虚有火，调当补益肺肾为主。

处方：

生地黄 150 克	怀山药 120 克	山萸肉 100 克	云茯苓 150 克
福泽泻 100 克	牡丹皮 100 克	川黄柏 100 克	肥知母 100 克
枸杞子 100 克	女贞子 120 克	旱莲草 120 克	刀芡实 120 克
制黄精 120 克	炙鳖甲 150 克	南沙参 100 克	北沙参 120 克
麦门冬 100 克	干百合 100 克	川石斛 120 克	天花粉 120 克
蒲公英 200 克	地丁草 120 克	焦栀子 100 克	金银花 100 克
条黄芩 100 克	黄菊花 100 克	净蝉衣 30 克	炒谷芽 150 克
鸡内金 100 克	生甘草 30 克		

另：

生晒参 60 克　　　龟甲胶 150 克　　冰糖 500 克　　　黄酒适量

按：

16 岁少男，头面发瘰，当为青春期阳气偏旺，平时体质过敏，一遇寒温不适，则流涕打喷嚏，当为肺气不足，肺卫不固。适值冬令，又为青春发育期，膏方调治，当以滋养肺肾，兼以清敛阳毒。方选知柏地黄汤加枸杞子、女贞子、旱莲草、刀芡实、制黄精、炙鳖甲、龟甲胶以滋肾阴而敛泻浮火；生晒参、南沙参、北沙参、麦门冬、干百合、川石斛、天花粉以养肺益阴；蒲公英、地丁草、焦栀子、金银花以清解阳毒；条黄芩、黄菊花、净蝉衣以清肺利窍；炒谷芽、鸡内金以消食醒胃而助运；生甘草泻火兼以调和诸药。方药相施，冀其肺肾壮、湿热清而发育佳也。

【案十三】脾运不健，阴虚火浮

陶某，男，17 岁。2019 年 11 月 20 日就诊。

患儿面部发瘰，形神不振，鼻衄时作，纳谷欠香，舌红苔黄，口干唇朱，便下欠调，小溲通黄，脉细，此脾肾阴虚，浮火上炎，当以滋阴降火，健脾和胃。

处方：

生地黄 150 克	怀山药 120 克	山萸肉 60 克	云茯苓 150 克
福泽泻 100 克	牡丹皮 60 克	太子参 120 克	焦白术 100 克
生甘草 30 克	女贞子 120 克	旱莲草 120 克	枸杞子 60 克
怀牛膝 100 克	炒白芍 100 克	北沙参 120 克	莲子肉 120 克
白扁豆 120 克	天花粉 100 克	川石斛 100 克	生玉竹 100 克
焦栀子 100 克	条黄芩 100 克	黄菊花 60 克	蒲公英 120 克
白茅根 100 克	鸡内金 100 克	炒谷芽 100 克	

另：

朝白参 60 克	西洋参 30 克	龟甲胶 100 克	鳖甲胶 100 克
冰糖 500 克	黄酒适量		

按：

17 岁少男，已值发育后期，但其形神不振，舌红苔黄，纳谷不香，口干唇朱，便下欠调，当为肾之精气不足，脾之气阴亦虚；鼻衄时作者，风热之邪可灼肺窍之络，而阴虚亦可不敛致火邪上浮；

又面部发瘰，以左颊属肝，右颊属肺，火邪壅结，可致不消也。故冬令膏方调治，当以补不足而泻有余也。方选六味地黄汤以滋补肾阴；四君子汤以健脾益气；加二至丸、枸杞子、怀牛膝、炒白芍、龟甲胶、鳖甲胶以增滋阴泻火之功；朝白参、西洋参、北沙参、莲子肉、白扁豆、天花粉、川石斛、生玉竹增健脾益气养阴之力；焦栀子、条黄芩、黄菊花、蒲公英兼清肺肝之火；白茅根以凉血止血；鸡内金、炒谷芽消食和胃。此滋中有敛，健中有养，清而兼运，则与其体症之调治尚为适当。

【案十四】阴虚火浮，湿热互结

俞某，男，15岁。2020年12月9日就诊。

患者发育3年，面部发瘰，人感乏力，纳谷正常，便时不化，小溲通黄，舌红苔黄，法当滋阴泻火，健运脾胃。

处方：

生地黄150克	怀山药120克	山萸肉100克	云茯苓120克
福泽泻100克	牡丹皮100克	葛根50克	条黄芩100克
炒黄连30克	生甘草30克	刀芡实100克	金樱子120克
制黄精100克	女贞子120克	炙鳖甲120克	金银花100克
蒲公英150克	地丁草100克	扁豆衣100克	广陈皮30克
广木香100克	薏苡仁150克	鸡内金100克	六神曲150克
炒山楂100克			

另：

生晒参60克	陈阿胶150克	冰糖450克	黄酒适量

按：

15岁小儿，发育已3年，面部多瘰，人感乏力，便时不化，舌红苔黄，此当为阴虚火浮，脾运不健，湿热不清也。已值发育后期，膏方调治，宜以滋阴敛火，固肾精之本，清肠燥湿，促生化之源。方选六味地黄汤以滋阴降火；葛根芩连汤以清肠燥湿；加刀芡实、金樱子、制黄精、女贞子、炙鳖甲增以滋阴固精；金银花、蒲公英、地丁草以清热解毒；扁豆衣、广陈皮、广木香运脾理脾；薏苡仁、鸡内金、六神曲、炒山楂化湿消积。方药相合，简单明了，因症而

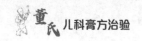

施，尚为合理也。

26. 白癜风

【案一】脾肺不足，湿毒留滞

范某，男，6 岁。2020 年 12 月 6 日初诊。

患儿患白癜风 2 年，平素易感作喘，汗出较多，纳谷不香，舌苔薄浮，二便尚调，此脾肺不足，湿毒滞留，调当理脾肺兼解湿毒。

处方：

潞党参 120 克	焦白术 120 克	云茯苓 120 克	清甘草 30 克
广陈皮 30 克	生黄芪 120 克	关防风 100 克	莲子肉 120 克
怀山药 100 克	刀芡实 120 克	金樱子 120 克	补骨脂 100 克
麻黄根 100 克	糯稻根 100 克	野菊花 60 克	地丁草 100 克
蚤休 60 克	鸡血藤 120 克	桃仁 100 克	福泽泻 100 克
薏苡仁 150 克	缩砂仁 30 克	莱菔子 120 克	鸡内金 100 克
炒谷芽 100 克	六神曲 120 克		

另：

生晒参 40 克	陈阿胶 120 克	冰糖 450 克	黄酒适量

按：

肺主气，固卫表，又有调节皮肤开阖之作用，今该孩肺气虚弱，卫表不固，易为邪侵而致肺气失宣而喘，肺气不足，肺卫失固，则又汗出较多；肺气不足，脾运不健，则又易致毒邪留滞于肌表，此亦为白癜风发生之一因也。故膏方调治，当以调补脾肺，兼泻余毒。方选异功散合玉屏风散加生晒参、莲子肉、怀山药以健脾益气固表；刀芡实、金樱子、补骨脂以补肾固精，益先天而助后天；麻黄根、糯稻根涩汗止汗；野菊花、地丁草、蚤休、鸡血藤、桃仁以解毒活血祛瘀；福泽泻、薏苡仁渗湿助运；缩砂仁、莱菔子、鸡内金、炒谷芽、六神曲消食导滞。全方合之，健脾益气以调本，化湿解毒以治标，与该孩之体症尚称相宜。

【案二】脾肺不足，瘀毒不清

吴某，男，8 岁。2019 年 12 月 19 日就诊。

8 岁小儿，体弱易感，颈部躯体白癜风已有 6 年，纳谷一般，舌红苔薄浮，二便尚调，冬令调补当以健脾益肺养阴、解毒化浊互施。

处方：

太子参150克	焦白术100克	云茯苓120克	清甘草30克
广陈皮30克	生黄芪150克	关防风100克	生地黄150克
制黄精100克	女贞子100克	旱莲草100克	北沙参100克
黄菊花100克	苦参100克	蚤休80克	金银花100克
地丁草100克	条黄芩100克	牡丹皮60克	赤芍60克
福泽泻100克	薏苡仁150克	通草30克	鸡内金120克
六神曲100克	炒山楂100克		

另：

生晒参50克	西洋参15克	冰糖500克	龟甲胶100克

黄酒适量

2020年12月28日复诊。

患儿白癜风尚属稳定，体质增强，感邪次减，唯腹偶不舒，纳谷一般，舌苔薄浮，二便尚调，调当补脾肾，助运化，解湿毒。

处方：

潞党参120克	焦白术120克	云茯苓150克	清甘草30克
广陈皮30克	生黄芪120克	关防风100克	莲子肉120克
生地黄120克	制黄精100克	枸杞子100克	刀芡实120克
金樱子120克	当归身100克	鸡血藤120克	牡丹皮100克
苦参100克	蒲公英150克	地丁草100克	蚤休100克
薏苡仁150克	福泽泻100克	川厚朴100克	莱菔子100克
佛手片100克	炒枳壳100克	鸡内金100克	炒谷芽120克
六神曲120克			

另：

生晒参60克	陈阿胶120克	冰糖500克	黄酒适量

2022年1月15日复诊。

患儿白癜风未发，形神尚佳，纳谷正常，舌苔薄净，二便尚调，调理仍当原法为主。

处方：

生地黄 150 克　　怀山药 120 克　　山萸肉 100 克　　云茯苓 100 克
福泽泻 100 克　　牡丹皮 100 克　　制黄精 100 克　　炙鳖甲 120 克
刀芡实 120 克　　金樱子 120 克　　枸杞子 100 克　　太子参 120 克
焦白术 100 克　　清甘草 30 克　　广陈皮 30 克　　生黄芪 120 克
白扁豆 100 克　　川石斛 120 克　　当归身 60 克　　桃仁 100 克
鸡血藤 100 克　　薏苡仁 150 克　　蒲公英 120 克　　地丁草 100 克
莱菔子 100 克　　炒枳壳 100 克　　炒谷芽 120 克　　炒山楂 100 克
六神曲 120 克

另：

生晒参 50 克　　西洋参 20 克　　陈阿胶 120 克　　冰糖 450 克
黄酒适量

按：

该小儿颈部躯体白癜风已 6 年，至今未瘥，且平素体弱易感，舌红苔薄浮。其本当为脾肺不足，阴分受耗，其标当为瘀热留毒不清，因之膏方调治可以健脾益肺，养阴解毒，标本兼施。方选异功散合玉屏风散加生晒参以补益脾肺；生地黄、制黄精、女贞子、旱莲草以滋养肾阴；西洋参、北沙参清养生津；黄菊花、苦参、蚤休、金银花、地丁草、条黄芩、牡丹皮、赤芍以解毒凉血；福泽泻、薏苡仁、通草以渗湿理脾；鸡内金、六神曲、炒山楂以消食化积。全方合之，清扶兼施，与久病之体尚相合宜。

服膏药以后，患儿一年中体质增强，感邪次少，白癜风尚稳，唯腹偶不舒，方药已为对症，当以原法主之，加以理脾和胃。方选异功散合玉屏风散加生晒参、莲子肉以健脾益肺；生地黄、制黄精、枸杞子、刀芡实、金樱子以养阴固精；当归身、鸡血藤、牡丹皮、陈阿胶以养血凉血；苦参、蒲公英、地丁草、蚤休以解毒清热；薏苡仁、福泽泻、川厚朴渗湿燥湿；莱菔子、佛手片、炒枳壳理气导滞；鸡内金、炒谷芽、六神曲消食助运。

患儿又服膏后一年，白癜风未见复发，形神亦可，舌纳正常，膏效明显，法当调理以巩固之。方选六味地黄汤加制黄精、炙鳖甲、刀芡实、金樱子、枸杞子以滋养肾阴；异功散加生晒参、生黄芪、白扁豆以健脾益肺；川石斛以养阴生津；当归身、桃仁、鸡血藤、陈阿胶以养血祛瘀；薏苡仁渗湿；蒲公英、地丁草清解余留之毒；莱菔子、炒枳壳理气导滞；炒谷芽、炒山楂、六神曲消食助运。全方以调补为主，兼以理脾解毒。先后 3 次膏方，患儿虽病久虚弱，自渐次调补，收益甚佳。

27. 皮肤干燥

【案一】阴虚津伤，余毒未尽

郑某，男，6 岁。2018 年 12 月 25 日就诊。

患儿形体瘦弱，面色较黄，链球菌感染后，皮肤脱皮干燥，纳谷不香，舌红喜饮，便下偏干，此肺肾阴虚，调当滋养。

处方：

女贞子 120 克	旱莲草 120 克	生地黄 150 克	制黄精 100 克
牡丹皮 100 克	肥知母 60 克	川黄柏 60 克	炙龟甲 120 克
北沙参 120 克	麦门冬 100 克	生玉竹 100 克	天花粉 100 克
白扁豆 100 克	川石斛 100 克	怀山药 120 克	莲子肉 100 克
金银花 120 克	连翘 120 克	条黄芩 60 克	淡竹叶 60 克
生石膏 100 克	鸡内金 100 克	炒谷芽 120 克	生甘草 30 克

另：

生晒参 20 克	西洋参 20 克	冰糖 500 克	鳖甲胶 80 克

黄酒适量

按：

该孩邪毒灼伤以后，余热未尽，而使阴伤津少，故见皮肤干燥脱皮，舌红喜饮；邪热伤津，肠液亦损，故见便下干结；又其形体瘦弱，面色较黄，其本肾精不足，化源匮乏，影响生长。现病至后期，膏方调治，当以滋养敛热，清养肺胃，生津润燥。方选二至丸加生地黄、制黄精、鳖甲胶以滋养肾阴；牡丹皮、肥知母、川黄柏、炙龟甲以清敛火邪；沙参麦冬汤加川石斛、西洋参以养肺胃之阴而生津；生晒参、怀山药、莲子肉益气健脾；金银花、连翘、条黄芩、淡竹叶、石膏兼以清解余毒；鸡内金、炒谷芽消食助运；生甘草清火兼以调和诸药。全方合之，清养互施，用于该病证之康复期甚为

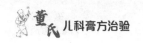

有益。

【案二】肺肾阴虚，肌肤失养

张某，男，11岁。2020年12月26日就诊。

患儿鼻腔燥痒，时易出血，皮肤干燥，纳谷尚可，舌红苔薄，二便尚调，此肺肾阴虚有火，冬令调补，当以滋阴降火为主。

处方：

生地黄120克	怀山药120克	山萸肉100克	云茯苓120克
福泽泻100克	牡丹皮100克	肥知母60克	川黄柏60克
女贞子100克	旱莲草100克	炙龟甲120克	怀牛膝100克
生白芍100克	北沙参150克	麦门冬100克	川石斛120克
天花粉100克	白扁豆120克	赤芍100克	白茅根120克
焦栀子100克	条黄芩100克	黄菊花100克	净蝉衣30克
广陈皮30克	鸡内金100克	炒谷芽120克	

另：

西洋参20克	生晒参20克	鳖甲胶120克	冰糖450克
黄酒适量			

按：

鼻为肺之窍，故感受风热之邪，常从口鼻而入，若反复感之，邪热留滞，又可灼伤脉络而衄血；精血同源，肺肾之阴津又互为相用，阴虚可致火浮，阴津不足，肌肤亦为失养。故该孩鼻腔燥痒，时易出血，皮肤干燥、舌红苔薄之症当为肺肾阴虚有火之因也。膏方调治，当以清养肺肾、敛火生津为主。方选知柏地黄汤加女贞子、旱莲草、鳖甲胶、炙龟甲以滋阴降火；怀牛膝、生白芍辅以敛阴；北沙参、西洋参、麦门冬、川石斛、天花粉、白扁豆以养肺生津；赤芍、白茅根兼以凉血止血；焦栀子、条黄芩、黄菊花、净蝉衣清三焦与肺窍之热；广陈皮、鸡内金、炒谷芽理脾助运。全方合之，清养互施，必为有效。

28. 鼻炎

【案一】脾肺虚弱，浊涕恋窍

何某，男，8岁。2018年12月6日就诊。

8 岁小儿，体弱易感，面色萎黄，慢性鼻炎，浓涕时流，纳谷不香，舌红苔黄，二便尚调，此脾运不健，肺卫不固，当以补益脾肺，佐以化浊利窍。

处方：

太子参 120 克	麦门冬 100 克	五味子 30 克	生黄芪 120 克
怀山药 100 克	莲子肉 120 克	白扁豆 100 克	生地黄 150 克
山萸肉 100 克	干百合 100 克	款冬花 100 克	南沙参 100 克
天花粉 100 克	川石斛 100 克	生玉竹 100 克	鱼腥草 120 克
条黄芩 100 克	黄菊花 100 克	净蝉衣 30 克	薏苡仁 150 克
云茯苓 120 克	莱菔子 120 克	佛手片 100 克	炒谷芽 100 克
鸡内金 100 克	炒山楂 100 克	六神曲 120 克	

另：

生晒参 50 克	陈阿胶 150 克	冰糖 500 克	黄酒适量

按：

该孩体质薄弱，平时易于感邪，且面色不华，当为脾气虚弱不能输精微于肺，致肺气亦虚，卫外不固；鼻为肺之窍，肺受外邪，肺气失肃，窍受邪损，轻则流清涕，日久化热壅窍则见浓涕；其舌红苔黄，亦为脾肺气阴不足、余邪尚恋之象也。现病情当属稳定，膏方调治，当以补益脾肺，佐以化浊利窍。方选生脉散加生晒参、生黄芪、怀山药、莲子肉、白扁豆补气益阴而固表；生地黄、山萸肉、干百合、款冬花、南沙参滋水润金；天花粉、川石斛、生玉竹养阴生津和胃；鱼腥草、条黄芩、黄菊花、净蝉衣清肺化浊，疏通肺窍；薏苡仁、云茯苓渗湿利湿；莱菔子、佛手片、炒谷芽、鸡内金、炒山楂、六神曲消食导滞，助运脾胃。全方合之，益脾肺，理肺窍，助脾运，标本兼施，力求其效。

【案二】肺肾阴虚，卫气不固

吴某，男，12 岁。2019 年 1 月 3 日就诊。

12 岁小儿，过敏体质，形体瘦小，涕嚏时作，纳谷一般，舌红苔薄，二便尚调，此肺肾不足，卫外不固，法当滋肺肾、理鼻窍。

处方：

生地黄 150 克	山萸肉 60 克	制黄精 120 克	炙鳖甲 120 克
怀牛膝 100 克	刀芡实 100 克	金樱子 100 克	太子参 120 克
麦门冬 100 克	五味子 30 克	怀山药 120 克	莲子肉 120 克
生黄芪 120 克	北沙参 120 克	干百合 120 克	生玉竹 100 克
川石斛 100 克	制首乌 120 克	当归身 60 克	净蝉衣 30 克
黄菊花 100 克	苍耳子 100 克	香白芷 100 克	薏苡仁 150 克
云茯苓 120 克	鸡内金 100 克	六神曲 120 克	炒谷芽 120 克
莱菔子 120 克			

另：

| 曲白参 50 克 | 陈阿胶 150 克 | 冰糖 500 克 | 黄酒适量 |

按：

该孩过敏体质，涕嚏时作，且形体瘦小，此为先天元精不足，影响生长发育；先天不足，后天失调，肺金失养，又导致卫外不固，故一遇寒温不适，而易发此症也。膏方调治当以本为主，滋肾益肺；以标为辅，清疏通窍。药以生地黄、山萸肉、制黄精、炙鳖甲、怀牛膝、刀芡实、金樱子滋养肾中之精；生脉散加曲白参、怀山药、莲子肉、生黄芪益气阴以固表；北沙参、干百合、生玉竹、川石斛养肺生津；制首乌、当归身、陈阿胶养血补血；净蝉衣、黄菊花疏散肺热；苍耳子、香白芷辛温通窍；薏苡仁、云茯苓化湿利脾；鸡内金、六神曲、炒谷芽、莱菔子消食助运利药之吸收。全方合之，滋元精而益气血，少佐疏热通窍、健运脾胃，此与适值发育之体尚为相宜。

【案三】脾气虚弱，肺卫不固

林某，男，9 岁。2018 年 12 月 27 日就诊。

9 岁小儿，鼻炎多涕，反复发作，面色不华，汗多纳少，舌苔薄白，二便尚调，此脾肺气虚，不能固表，治以调补肺脾。

处方：

潞党参 150 克	焦白术 100 克	云茯苓 120 克	清甘草 30 克
广陈皮 50 克	生黄芪 120 克	关防风 60 克	怀山药 120 克
莲子肉 120 克	炒扁豆 100 克	熟地黄 120 克	益智仁 100 克

刀芡实 120 克	金樱子 120 克	紫苏叶 100 克	苍耳子 100 克
香白芷 100 克	麻黄根 100 克	糯稻根 100 克	薏苡仁 150 克
莱菔子 100 克	鸡内金 100 克	炒谷芽 100 克	六神曲 120 克

另：

| 曲白参 50 克 | 陈阿胶 120 克 | 冰糖 450 克 | 黄酒适量 |

按：

该孩鼻炎多涕，经常发作，且面色不华，汗多纳少，舌苔薄白，其因当为脾运不健，脾气虚弱，水谷之精微不能输养肺脏，滋润肌肤，导致肺气不足而卫外不固，故一遇寒温不适，则肺窍不利。膏方调治，当以健脾益肺固表为主，少佐疏风通窍之品。方选异功散合玉屏风散以健脾益肺而固表；加曲白参、怀山药、莲子肉、炒扁豆以增健脾益气之力；熟地黄、益智仁、刀芡实、金樱子补肾固元，益先天以助后天；紫苏叶、苍耳子、香白芷辛温通窍；麻黄根、糯稻根止汗涩汗；薏苡仁、莱菔子、鸡内金、炒谷芽、六神曲化湿导滞醒胃以助运。合而使之，促其脾肺健壮而使邪不可干也。

【案四】肺虚邪恋，运化失司

杨某，男，16 岁。2018 年 12 月 18 日就诊。

患儿鼻炎流涕，黄白兼有，反复发作，纳谷不香，舌苔薄腻，二便尚调，此肺气不足，运化不良，浊恋鼻窍，法当标本兼施。

处方：

太子参 120 克	焦白术 100 克	云茯苓 150 克	炒甘草 30 克
广陈皮 30 克	生黄芪 120 克	关防风 60 克	怀山药 100 克
莲子肉 100 克	炒扁豆 100 克	刀芡实 100 克	金樱子 100 克
苍耳子 100 克	辛夷花 100 克	香白芷 60 克	净蝉衣 50 克
黄菊花 100 克	条黄芩 60 克	川厚朴 60 克	佩兰叶 120 克
缩砂仁 30 克	薏苡仁 150 克	佛手片 100 克	莱菔子 120 克
炒谷芽 120 克	六神曲 120 克	炒山楂 100 克	

另：

| 曲白参 70 克 | 陈阿胶 150 克 | 冰糖 500 克 | 黄酒适量 |

2019 年 12 月 19 日复诊。

去年服膏方兼以中药调理，患儿鼻炎已和，舌苔薄净，纳谷正常，二便尚调，当以滋补为主。

处方：

太子参120克	焦白术120克	云茯苓150克	生甘草30克
广陈皮50克	生黄芪120克	怀山药120克	生地黄150克
山萸肉100克	女贞子120克	旱莲草120克	炙鳖甲150克
怀牛膝100克	胡桃肉100克	菟丝子150克	刀芡实120克
制首乌120克	当归身60克	南沙参120克	麦门冬100克
干百合120克	川石斛120克	条黄芩100克	黄菊花100克
香白芷100克	鸡内金100克	炒枳壳100克	炒谷芽100克
六神曲100克			

另：

曲白参80克　　陈阿胶200克　　冰糖500克　　黄酒适量

按：

该孩鼻炎流涕，黄白兼有，反复发作，当为肺之卫外不固，肺窍余邪不清；其舌苔薄腻，纳谷不香，又为脾之运化失健，积滞不清。故该孩调治，当以健脾益气，消积和胃，兼以清利鼻窍，以标本兼治为上。方选异功散合玉屏风散加曲白参、怀山药、莲子肉、炒扁豆以健脾益气；刀芡实、金樱子以固肾培脾；苍耳子、辛夷花、香白芷辛温通窍；净蝉衣、黄菊花、条黄芩清疏肺经之热；川厚朴、佩兰叶、缩砂仁、薏苡仁、佛手片理气化湿和胃；莱菔子、炒谷芽、六神曲、炒山楂导滞消食以助运。如此消扶兼施，冀其脾肺气壮，浊邪得除，运化健复也。

服膏以后，兼以间隔中药调治，鼻炎已和，运化亦健，故可以调补为主。方选异功散加曲白参、生黄芪、怀山药以健脾益气；生地黄、山萸肉、女贞子、旱莲草、炙鳖甲、怀牛膝以补元阴；胡桃肉、菟丝子、刀芡实补元阳而固精；制首乌、当归身、陈阿胶补血养血；南沙参、麦门冬、干百合、川石斛养肺生津；少佐条黄芩、黄菊花清疏肺经；香白芷辛开肺窍；鸡内金、炒枳壳、炒谷芽、六神曲消食助运，并利膏之吸收。如是递次而进，合乎中医之规律也。

【案五】肺肾不足，脾虚邪恋

沈某，男，12 岁。2019 年 12 月 20 日就诊。

患儿易于感邪，鼻炎多涕嚏，时有乳蛾，面色稍黄，形体较瘦，舌苔薄黄，纳谷一般，二便尚调，此脾运不健，肺肾不足，鼻窍不利，法当调本为主，兼以利窍。

处方：

太子参 120 克	焦白术 100 克	云茯苓 150 克	生甘草 30 克
广陈皮 30 克	生黄芪 150 克	关防风 100 克	怀山药 120 克
莲子肉 120 克	生地黄 150 克	制黄精 120 克	炙鳖甲 120 克
怀牛膝 100 克	北沙参 100 克	川石斛 120 克	麦门冬 100 克
黑玄参 100 克	条黄芩 100 克	鱼腥草 120 克	净蝉衣 50 克
黄菊花 100 克	苍耳子 100 克	香白芷 100 克	薏苡仁 150 克
炒谷芽 120 克	鸡内金 100 克	莱菔子 100 克	

另：

生晒参 50 克	陈阿胶 150 克	冰糖 500 克	黄酒适量

按：

该孩平素易于感邪，且感后鼻炎多涕、乳蛾时炎，其形态面色稍黄，形体消瘦，究其根本，当为脾运不健，化源不足，水谷精微不能输润于肺，则致肺气不足而卫外不固；后天之精不能充养先天之精，又可致生长发育不良；鼻为肺窍，咽喉为肺之门户，邪热易袭于肺，可致鼻咽被邪热壅滞不消；又肺肾之阴津互为滋养，又可互为因果。故冬令膏方调治，当从本而论，兼标而治。方选异功散合玉屏风散加生晒参、怀山药、莲子肉以健脾益气，固表益卫；生地黄、制黄精、炙鳖甲、怀牛膝滋养肾阴；北沙参、川石斛、麦门冬、黑玄参清养生津以消乳蛾；条黄芩、鱼腥草、净蝉衣、黄菊花清疏肺热以化浊；少佐苍耳子、香白芷辛温以通窍；薏苡仁、炒谷芽、鸡内金、莱菔子化湿导滞消食以助运。全方相合，各司其职，又互为相用矣。

【案六】肺肾阴虚，窍邪未尽

陈某，男，12 岁。2019 年 11 月 21 日就诊。

12 岁小儿，鼻甲已行手术，但浓涕时有，咽炎时发，颌下核肿，形体瘦小，纳谷欠香，舌红苔黄，二便尚调，此肺肾阴虚，肺窍余邪未尽也，治以滋养为主，兼以清肺利窍。

处方：

生地黄 120 克	怀山药 100 克	山萸肉 100 克	云茯苓 120 克
福泽泻 100 克	牡丹皮 100 克	川黄柏 60 克	肥知母 100 克
炙鳖甲 120 克	制黄精 100 克	怀牛膝 100 克	生黄芪 120 克
太子参 100 克	北沙参 100 克	川石斛 100 克	黑玄参 100 克
条黄芩 100 克	净蝉衣 30 克	黄菊花 100 克	鱼腥草 120 克
香白芷 100 克	皂角刺 100 克	浙贝母 100 克	夏枯草 80 克
鸡内金 100 克	炒谷芽 100 克	广陈皮 30 克	

另：

曲白参 50 克	西洋参 15 克	陈阿胶 120 克	冰糖 500 克

黄酒适量

按：

该孩虽鼻甲肿大已行手术，但其鼻炎未除，浓涕时有，窍之有病，当为肺经邪热未尽也；又咽炎时发，颌下淋巴结肿大，亦为肺热门户反复受邪，致其痰热聚结也；其形体瘦小，纳谷不香，舌红苔黄，本当为先天元精不足，肺肾阴虚，卫外不固，致生长不良。现病情尚稳，又值冬令和发育期，膏方调治当以标本兼顾。方选知柏地黄汤以滋肾降火，加炙鳖甲、制黄精、怀牛膝以增滋肾阴之力；曲白参、生黄芪、太子参以益气固卫；西洋参、北沙参、川石斛以清热生津；黑玄参、条黄芩、净蝉衣、黄菊花、鱼腥草清疏肺热以化浊；少佐香白芷以辛开通窍；皂角刺、浙贝母、夏枯草以化痰消核；鸡内金、炒谷芽、广陈皮以消食醒胃。全方合而使之，以达到肺肾同补、痰热兼治之目的。

【案七】脾肾不足，肺弱邪恋（1）

顾某，男，11 岁。2020 年 1 月 9 日就诊。

11 岁小儿，形体小弱，易于感邪，鼻炎多涕，汗多纳少，舌红苔黄，二便尚调，此脾肺虚弱，肾精不足，鼻窍不利，调当补脾肺、滋肾精为主。

处方：

太子参 100 克	焦白术 100 克	云茯苓 100 克	生甘草 30 克
广陈皮 30 克	生黄芪 120 克	麦门冬 100 克	五味子 30 克
川石斛 100 克	北沙参 100 克	生地黄 120 克	怀山药 100 克
山萸肉 60 克	福泽泻 100 克	牡丹皮 60 克	炙鳖甲 120 克
制黄精 100 克	刀芡实 120 克	煅牡蛎 150 克	炒白芍 100 克
麻黄根 100 克	条黄芩 60 克	净蝉衣 30 克	黄菊花 100 克
香白芷 100 克	当归身 60 克	川芎 60 克	鸡内金 100 克
六神曲 120 克	炒谷芽 100 克		

另：

曲白参 50 克	陈阿胶 120 克	冰糖 500 克	黄酒适量

按：

该孩平素易于感邪，鼻炎多涕，汗多纳少，舌红苔黄，当为肺之气阴不足，卫外不固也；其形体小弱，一为先天之肾精不足，二为后天之生化乏源，先后二天互为影响；金水互为滋养，肾水不足，则肺金亦伤；脾之化源不足，亦致肺脏失养也。如此之虚，从而导致恶性循环，影响生长发育。故病情尚稳期，又值冬令，膏方调治当以从本而论。方选异功散加曲白参、生黄芪健脾益气补后天；生脉散加川石斛、北沙参益气养阴固肺金；六味地黄汤加炙鳖甲、制黄精、刀芡实滋肾固精，增补先天之力；煅牡蛎、炒白芍、麻黄根敛阴止汗；条黄芩、净蝉衣、黄菊花清疏肺经之热；少佐香白芷以辛温通窍；当归身、川芎以活血通络、利窍之瘀；鸡内金、六神曲、炒谷芽消食醒胃。全方合而施之，以达到标本兼治之目的。

【案八】脾肾不足，肺弱邪恋（2）

於某，男，13 岁。2021 年 12 月 13 日就诊。

12 岁小儿，鼻塞不通，流涕黄稠，面色较黄，形体瘦弱，纳谷不香，舌苔薄黄，二便尚调，其本肺脾肾不足，其标浊留鼻窍，当以标本兼施。

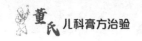

处方：

太子参 120 克	焦白术 100 克	云茯苓 150 克	生甘草 30 克
广陈皮 30 克	生黄芪 150 克	怀山药 100 克	生地黄 150 克
山萸肉 100 克	枸杞子 100 克	刀芡实 120 克	金樱子 100 克
炙鳖甲 120 克	制黄精 100 克	南沙参 100 克	麦门冬 100 克
干百合 120 克	川石斛 100 克	条黄芩 60 克	黄菊花 100 克
净蝉衣 30 克	鱼腥草 100 克	广藿香 100 克	佩兰叶 120 克
薏苡仁 180 克	鸡内金 100 克	六神曲 120 克	炒谷芽 100 克
莱菔子 120 克			

另：

生晒参 60 克	陈阿胶 150 克	冰糖 500 克	黄酒适量

按：

肺气不足，易被邪干，反复侵袭，久而难愈，浊邪留窍，则黄涕不清；脾失健运，化源不足，则面色萎黄，纳谷不香；后天之精不能充养先天之精，故见形体瘦弱，发育不良。故膏方调治，当以标本兼施。方选异功散加生晒参、生黄芪、怀山药健脾益气，补后天益肺气；生地黄、山萸肉、枸杞子、刀芡实、金樱子、炙鳖甲、制黄精滋肾精而益肺阴；南沙参、麦门冬、干百合、川石斛养肺生津；条黄芩、黄菊花、净蝉衣、鱼腥草清疏肺热而化浊涕；广藿香、佩兰叶、薏苡仁芳化祛湿；鸡内金、六神曲、炒谷芽、莱菔子消食导滞而助运。如此标本相施，冀其体健而邪尽也。

【案九】肺虚卫弱，脾虚痰恋

陈某，男，9 岁。2020 年 12 月 26 日就诊。

9 岁小儿，鼻腔不利，鼻塞多涕，时咳有痰，面色不华，舌苔薄净，纳谷一般，便下欠调，小溲清通，此脾虚痰恋，肺气不足，当以健脾化痰，益肺利窍。

处方：

潞党参 100 克	焦白术 100 克	云茯苓 120 克	清甘草 30 克
广陈皮 50 克	姜半夏 100 克	生黄芪 120 克	关防风 60 克
怀山药 100 克	炒扁豆 100 克	刀芡实 100 克	金樱子 100 克

益智仁 100 克　　煨诃子 100 克　　煨肉果 100 克　　款冬花 100 克
蜜紫菀 100 克　　香白芷 100 克　　细辛 15 克　　　苍耳子 100 克
鸡内金 100 克　　广木香 100 克　　炒谷芽 100 克

另：

生晒参 50 克　　陈阿胶 120 克　　冰糖 450 克　　黄酒适量

按：

该孩鼻炎鼻塞，涕嚏较多，当为肺卫不固，调节失宜，肺窍易被邪干；其面色不华，时咳有痰，舌苔薄净，又为脾失健运，脾气虚弱，痰恋不清。故膏方调补，当以健脾杜痰，益气固表为主。方选六君子汤以健脾化痰；玉屏风散以益气固表；加生晒参、怀山药、炒扁豆增健脾益气之力；刀芡实、金樱子、益智仁固肾培脾；煨诃子、煨肉果涩肠固肠；款冬花、蜜紫菀润肺除恋痰；香白芷、细辛、苍耳子辛温通鼻窍；鸡内金、广木香、炒谷芽理脾消食；全方合之，力使脾肺健壮，恋痰清而鼻窍利也。

【案十】肺卫不固，脾虚失运

何某，男，5 岁。2021 年 11 月 15 日就诊。

患儿平素易感，形瘦多汗，面色不华，鼻塞多涕，纳谷欠香，舌苔薄腻，二便尚调，此脾肺气虚，肺卫不固，当以补益脾肺，兼以消食。

处方：

潞党参 120 克　　焦白术 100 克　　云茯苓 120 克　　清甘草 30 克
广陈皮 30 克　　　怀山药 100 克　　莲子肉 100 克　　生黄芪 120 克
关防风 100 克　　刀芡实 100 克　　金樱子 100 克　　龙眼肉 50 克
香白芷 100 克　　苍耳子 100 克　　紫苏叶 100 克　　麻黄根 100 克
糯稻根 100 克　　缩砂仁 30 克　　　广藿香 100 克　　川厚朴 60 克
薏苡仁 150 克　　佛手片 100 克　　莱菔子 100 克　　鸡内金 100 克
炒谷芽 120 克　　炒山楂 100 克

另：

曲白参 30 克　　陈阿胶 100 克　　冰糖 400 克　　黄酒适量

按：

肺主气而主表，今肺气虚弱，卫外不固，则汗出较多，易于感邪；鼻为肺之窍，风邪伤之，则鼻塞多涕；脾为生化之源，脾运不健，则舌苔薄腻，纳谷不香；脾气不足，则面色不华。故膏方调治，当以健脾助运，益气固表为主。方选异功散加曲白参、怀山药、莲子肉以健脾益气；玉屏风散以益气固表；刀芡实、金樱子固肾培脾；龙眼肉、陈阿胶补气之母；香白芷、苍耳子、紫苏叶辛温通窍；麻黄根、糯稻根涩汗止汗；缩砂仁、广藿香、川厚朴、薏苡仁化湿醒胃；佛手片、莱菔子、鸡内金、炒谷芽、炒山楂消食助运。全方既补脾肺，又助消运，于孩之体，良有益也。

【案十一】脾肺虚弱，运化不良

林某，女，6岁。2019年11月29日就诊。

6岁小囡，过敏鼻炎，涕嚏较多，无过敏原，面色不华，肢冷汗多，纳谷不香，舌苔薄腻，二便尚调，脾肺不足，卫外不固，运化不良，当以补益脾肺，消积和胃。

处方：

潞党参100克	焦白术100克	云茯苓120克	炙甘草30克
广陈皮30克	生黄芪100克	关防风100克	怀山药100克
莲子肉120克	桂枝30克	炒白芍100克	淡干姜15克
大红枣30克	香白芷100克	苍耳子100克	紫苏叶100克
川厚朴100克	广藿香60克	佩兰叶120克	缩砂仁30克
薏苡仁150克	佛手片100克	莱菔子100克	鸡内金100克
炒谷芽100克	六神曲100克		

另：

生晒参40克	陈阿胶120克	冰糖400克	黄酒适量

按：

该小囡，过敏性鼻炎，涕嚏较多，查无过敏原，以肺主气而开窍于鼻，故此为肺气不固所致；又其面色不华，肢冷汗多，苔薄腻，纳少，又为脾运失健，化源不足，营卫失和也。故膏方调治，当以健脾益气，调和营卫，兼以消积运脾也。方选异功散合玉屏风散加生晒参、怀山药、莲子肉以健脾益气而固表；桂枝汤以调和营卫；

香白芷、苍耳子、紫苏叶以辛温利窍；川厚朴、广藿香、佩兰叶、缩砂仁、薏苡仁芳香化湿，理脾醒胃；佛手片、莱菔子、鸡内金、炒谷芽、六神曲导滞消食以助运。诸药合而施之，以求其肺脾气足，营卫得和，脾运得健也。

【案十二】肺肾阴虚，邪浊恋窍

陈某，男，9岁。2019年12月5日就诊。

患儿形体消瘦，面色萎黄，易于感邪，感则鼻炎黄涕，时伴鼻衄，乳蛾肿大，舌红苔薄净，纳谷欠香，二便尚调，此肺肾阴虚为主，法当肺肾同养。

处方：

生地黄 150 克	女贞子 120 克	旱莲草 120 克	炙鳖甲 120 克
北沙参 120 克	太子参 120 克	怀山药 120 克	川石斛 100 克
麦门冬 100 克	川黄柏 60 克	肥知母 100 克	焦栀子 100 克
黑玄参 100 克	浙贝母 100 克	牡丹皮 100 克	白茅根 100 克
条黄芩 100 克	黄菊花 100 克	云茯苓 150 克	鸡内金 100 克
炒谷芽 100 克	生甘草 30 克		

另：

西洋参 20 克	陈阿胶 120 克	冰糖 450 克	黄酒适量

按：

该孩易于感邪，感则鼻炎黄涕、鼻衄、乳蛾肿大，舌质红，以鼻为肺窍，喉为门户，今风热之邪，累伤于肺，其窍与门户必为所伤，致邪热恋留，或灼伤脉络；肺肾之阴津互为滋养，其症又见形体消瘦，面色萎黄，可知肾之阴津亦不足也；阴虚易致火旺，故该孩当属阴虚火旺之体。现其病情虽属稳定，但膏方调治仍当以滋阴降火为主。药以生地黄、女贞子、旱莲草、炙鳖甲滋养肾阴；西洋参、北沙参、太子参、怀山药、川石斛、麦门冬清养肺阴；川黄柏、肥知母、焦栀子泻相火；黑玄参、浙贝母消门户雍肿；牡丹皮、白茅根凉血止血；条黄芩、黄菊花清肺窍之热；云茯苓、鸡内金、炒谷芽消食醒胃，并防药之滋腻；生甘草泻火兼以调和诸药。全方合之，清滋相兼，不失为调治之一法也。

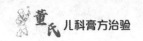

【案十三】肺肾阴虚，肺卫不固

陈某，男，12 岁。2019 年 12 月 19 日就诊。

患儿有过敏鼻炎，气候变化，晨夜交替，涕嚏较多，夜寐不佳，纳谷欠香，舌红苔少，大便尚调，小溲短数已久（检查无异），此肾之精气不固，肺之气阴不足，当以补肺固肾为主。

处方：

太子参 120 克	麦门冬 100 克	五味子 30 克	生黄芪 150 克
生地黄 150 克	山萸肉 100 克	炙鳖甲 150 克	刀芡实 120 克
金樱子 120 克	怀山药 120 克	菟丝子 120 克	覆盆子 120 克
白莲须 100 克	桑螵蛸 100 克	酸枣仁 120 克	柏子仁 100 克
当归身 60 克	天花粉 100 克	川石斛 100 克	川黄柏 60 克
条黄芩 60 克	净蝉衣 30 克	黄菊花 100 克	炒谷芽 120 克
鸡内金 100 克	生甘草 30 克		

另：

曲白参 60 克	陈阿胶 120 克	冰糖 500 克	黄酒适量

按：

过敏性鼻炎有内外之因，外因多责之闻触异物异味，或气候异常，内因多责之肺气虚弱，卫外不固。该孩之鼻炎，遇气候变化及晨夜温差变化则涕嚏较多，明显为肺气不足，卫外不固，失于调节所致；又舌红少苔者，肺之阴津亦伤也；又其小溲短数，为日已久，查无异常，此肾之精气不足，失于固摄也；心主血脉，为君主之官，今肺肾精气既伤，则可令心之气血亦虚，又以夜属阴，故又可见该孩夜寐不佳之症。故膏方调治，当以滋养肺肾为主。方选黄芪生脉散加曲白参以益气养阴补肺脏；生地黄、山萸肉、炙鳖甲、刀芡实、金樱子、怀山药滋肾阴而固肾精；菟丝子、覆盆子、白莲须、桑螵蛸以补肾而缩泉；酸枣仁、柏子仁、当归身、陈阿胶补血宁心而安神；天花粉、川石斛增养阴生津之力；一味川黄柏以防相火；条黄芩、净蝉衣、黄菊花清疏肺经，并防补气之燥；炒谷芽、鸡内金消食醒胃；生甘草泻火而调和诸药。全方合之，以固本为主，力求其效。

29. 鼻衄

【案一】肺肾不足，邪伤窍络

李某，男，12 岁。2021 年 12 月 19 日就诊。

患儿面色萎黄，形体瘦弱，易于感邪，鼻炎时发，鼻衄时作，纳谷一般，口干喜饮，舌红苔黄，二便尚调，此肺肾阴虚，肺热未清，予以滋养清窍。

处方：

生地黄 120 克	怀山药 100 克	山萸肉 60 克	云茯苓 100 克
福泽泻 100 克	牡丹皮 100 克	女贞子 100 克	旱莲草 100 克
炙鳖甲 120 克	怀牛膝 100 克	枸杞子 100 克	南沙参 100 克
北沙参 100 克	麦门冬 100 克	干百合 100 克	川石斛 100 克
天花粉 100 克	焦栀子 100 克	白茅根 120 克	条黄芩 100 克
净蝉衣 30 克	黄菊花 60 克	广陈皮 30 克	鸡内金 100 克
炒谷芽 100 克	生甘草 30 克		

另：

曲白参 60 克	陈阿胶 120 克	冰糖 400 克	黄酒适量

按：

患儿肺气不足，卫外不固，则易于感邪；肺为邪干，鼻窍不利而鼻炎时发；若热灼脉络，又可鼻衄兼见；其面色萎黄，形体瘦弱，乃先天之精气不足，致使发育不良；口干喜饮，舌红苔黄均为阴虚少津所致。故膏方调治，当以补益肺肾，兼以清窍和络。方选六味地黄汤滋肾阴而泻火；加女贞子、旱莲草、炙鳖甲、怀牛膝、枸杞子增滋肾养阴之力；南沙参、北沙参、麦门冬、干百合、川石斛、天花粉以养肺润肺，生津和胃；焦栀子、白茅根清泻三焦之火兼以凉血止衄；条黄芩、净蝉衣、黄菊花清疏肺经以利鼻窍；广陈皮、鸡内金、炒谷芽理脾消食；生甘草泻火兼调和诸药。全方合之，使肺肾得养，火邪得敛也。

【案二】气阴不足，热伤窍络

肖某，男，8 岁。2019 年 12 月 22 日就诊。

患儿体弱易感，鼻衄时有，咽炎汗多，舌红苔薄净，纳谷不香，

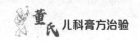

二便尚调，二脉细微数，此为气阴不足之体，治当益气生津，滋阴敛火为主。

处方：

太子参 100 克	麦门冬 100 克	五味子 30 克	生黄芪 120 克
北沙参 120 克	川石斛 120 克	天花粉 100 克	芦根 150 克
女贞子 120 克	旱莲草 120 克	枸杞子 60 克	制黄精 100 克
生地黄 150 克	怀山药 100 克	莲子肉 120 克	云茯苓 150 克
焦栀子 100 克	川黄柏 60 克	黑玄参 100 克	白茅根 150 克
黄菊花 100 克	麻黄根 100 克	浮小麦 100 克	鸡内金 100 克
六神曲 120 克	炒谷芽 120 克		

另：

生晒参 50 克　　陈阿胶 100 克　　冰糖 450 克　　黄酒适量

按：

该孩平素体弱，易于感邪，汗出较多，当为肺气不足，卫外不固之因；其鼻衄时作，咽喉时炎，当为肺窍与门户时受邪干，脉络受损，阴虚不能敛火也；其舌红苔净，二脉细微数，亦为气阴不足之象；而纳谷不香则为胃气亦伤矣。故膏方调治，当以益气生津，滋阴敛火为主。方选生脉散加生晒参、生黄芪补肺之气阴而固表；北沙参、川石斛、天花粉、芦根清养生津；女贞子、旱莲草、枸杞子、制黄精、生地黄补肾阴而益肺金；怀山药、莲子肉、云茯苓健脾而助生化源；焦栀子、川黄柏清泻火邪；黑玄参、白茅根、黄菊花利咽凉血而清窍；麻黄根、浮小麦止汗涩汗；辅以鸡内金、六神曲、炒谷芽消食醒胃，并防补药之滞与凉药之伤。如此药症相符，服之必当有效。

【案三】肺肾阴虚，邪伤窍络

盛某，男，10 岁。2020 年 12 月 10 日就诊。

10 岁小儿，形体偏矮，慢性鼻炎，鼻衄时作，舌红少苔，纳差口干，便下间隔，小溲通黄，此阴虚火旺，治以滋阴降火。

处方：

生地黄 150 克	怀山药 120 克	山萸肉 60 克	云茯苓 120 克

福泽泻 100 克　　牡丹皮 100 克　　川黄柏 60 克　　肥知母 100 克

女贞子 120 克　　旱莲草 120 克　　炙龟甲 120 克　　北沙参 150 克

麦门冬 100 克　　干百合 100 克　　川石斛 100 克　　天花粉 100 克

肥玉竹 100 克　　焦栀子 100 克　　条黄芩 60 克　　黄菊花 100 克

白茅根 150 克　　火麻仁 100 克　　瓜蒌仁 100 克　　炒谷芽 100 克

鸡内金 100 克

另：

西洋参 15 克　　生晒参 20 克　　鳖甲胶 120 克　　冰糖 500 克

黄酒 100 克

按：

10 岁小儿，素来形体偏矮，当为先天之精气不足，不能生髓壮骨；其鼻炎难愈，鼻衄时作，舌红少苔者，当为肺窍邪热留恋伤络，兼之金水不能互滋而致阴虚有火也；又其纳少口干，便下间隔，小溲通黄，亦为阴虚伤津之象。故膏方调治，当以滋养肺肾为主，兼以生津和胃，清窍凉血。方选知柏地黄汤加女贞子、旱莲草、鳖甲胶、炙龟甲以滋肾阴（精）而泻相火；北沙参、麦门冬、干百合清养肺阴；西洋参、川石斛、天花粉、肥玉竹以清养生津；焦栀子、条黄芩、黄菊花以清肺窍；牡丹皮、白茅根以凉血止衄；火麻仁、瓜蒌仁以润肠通便；炒谷芽、鸡内金以消食醒胃。全方相合，补阴敛火，和胃生津，用之孩体，可冀有效。

30. 扁桃体炎

【案一】肺肾阴虚，火邪时炎

陈某，男，6 岁。2019 年 1 月 10 日就诊。

患儿体弱易感，入时乏力，乳蛾肿大，感或疲劳则发溃疡，纳谷一般，舌红苔净，便下干结，此肺肾阴虚，虚火炎上，调当滋养肺肾为主。

处方：

生地黄 120 克　　麦门冬 100 克　　干百合 120 克　　炒白芍 100 克

黑玄参 100 克　　桔梗 20 克　　生甘草 30 克　　浙贝母 100 克

当归身 80 克　　太子参 100 克　　五味子 30 克　　生黄芪 120 克

北沙参 100 克	天花粉 100 克	川石斛 100 克	鲜芦根 150 克
山萸肉 60 克	炙鳖甲 120 克	怀山药 100 克	怀牛膝 100 克
女贞子 120 克	黑玄参 100 克	条黄芩 60 克	黄菊花 100 克
肥知母 50 克	瓜蒌仁 100 克	火麻仁 100 克	鸡内金 100 克
炒谷芽 100 克			

另：

朝白参 40 克	西洋参 15 克	陈阿胶 120 克	冰糖 450 克
黄酒适量			

按：

该孩体质虚弱，平时易于感邪，乃为肺气不足、卫外不固之因；又其乳蛾肿大，感或劳累则易发溃疡，舌红便干，当为反复感邪导致肺肾阴亏、虚火时炎之故。现病情尚稳，膏方调治当以滋肾益肺为主，兼以和胃利咽。方选百合固金汤以滋养肺肾，利咽化痰；生脉散以益肺之气阴而固表；加朝白参、生黄芪增补气之力；西洋参、北沙参、天花粉、川石斛、鲜芦根增养阴生津和胃之功；山萸肉、炙鳖甲、怀山药、怀牛膝、女贞子滋养肾阴；黑玄参、条黄芩、黄菊花清肺经以利门户；肥知母、瓜蒌仁、火麻仁润肠通便；鸡内金、炒谷芽消食助运。诸药合而施之，以冀肺肾阴液得复，虚火得敛，肺气充足，卫外得固也。

【案二】气阴不足，火邪时炎

曹某，男，7 岁。2019 年 12 月 5 日就诊。

患儿易于感邪，乳蛾时炎，面色萎黄，夜汗时多，舌红苔薄，纳谷一般，便干溲通，此肺卫不固，阴虚火炎，调当滋养固表。

处方：

太子参 100 克	麦门冬 100 克	五味子 30 克	生黄芪 120 克
北沙参 100 克	川石斛 100 克	芦根 150 克	生地黄 120 克
怀牛膝 100 克	肥知母 100 克	川黄柏 60 克	黑玄参 100 克
浙贝母 100 克	牛蒡子 60 克	条黄芩 80 克	净蝉衣 50 克
黄菊花 100 克	火麻仁 100 克	广陈皮 30 克	云茯苓 150 克
鸡内金 100 克	炒谷芽 100 克	生甘草 30 克	

另：

生晒参 60 克　　鳖甲胶 120 克　　冰糖 450 克　　黄酒适量

按：

该孩平素易于感邪，面色萎黄，夜汗较多，舌红苔薄，当为肺之气阴不足，失于固外；其乳蛾时炎，当为肺之门户反复受邪热侵袭，而致痰热壅结；便下干结以肺与大肠相表里也。故膏方调治，当以补益肺之气阴，而兼以敛火利咽为主。方选生脉散以益肺之气阴；生晒参、生黄芪增益气固表之力；北沙参、川石斛、芦根助清养生津之功；生地黄、鳖甲胶、怀牛膝、肥知母、川黄柏以滋阴敛火；黑玄参、浙贝母、牛蒡子化痰散结而利咽；条黄芩、净蝉衣、黄菊花清肺经之热而利门户；火麻仁助肥知母以润肠；广陈皮、云茯苓、鸡内金、炒谷芽理脾消食；生甘草泻火兼以调和诸药。全方清滋互施，辅以化痰利咽、运脾消食，使正气足而浊邪除也。

【案三】肺肾阴虚，痰热壅结

李某，男，9 岁。2020 年 1 月 8 日就诊。

患儿乳蛾肿大，感则高热发炎，纳谷尚可，舌红苔黄，大便干结，夜时遗尿，此肺肾阴虚火炎，调当滋养益肺。

处方：

北沙参 120 克	麦门冬 100 克	五味子 30 克	天花粉 100 克
川石斛 100 克	生地黄 150 克	女贞子 120 克	旱莲草 120 克
怀牛膝 100 克	山萸肉 100 克	覆盆子 100 克	桑螵蛸 100 克
川黄柏 100 克	肥知母 60 克	炙龟甲 120 克	牡丹皮 60 克
芦根 150 克	黑玄参 120 克	干百合 120 克	条黄芩 60 克
蒲公英 150 克	金银花 120 克	黄菊花 100 克	净蝉衣 30 克
炒谷芽 120 克	鸡内金 100 克	生甘草 30 克	

另：

西洋参 20 克　　生晒参 30 克　　鳖甲胶 100 克　　冰糖 450 克
黄酒适量

按：

该小儿双侧乳蛾肿大，感邪则高热发炎，其症舌红苔黄，便干遗尿，其因当为反复感受风热之邪，导致痰热壅结肺之门户，聚而不消，久则阴分亦伤，累及肾水，一则致肾失固摄而遗尿，二则易致虚火炎上。肺与大肠互为表里，今肺肾阴津不足，亦可致无水行舟矣。现该孩病情尚稳，冬令膏方调治，当以滋养肺肾之阴，兼以清敛浮火为主。方选生脉散（太子参易北沙参）加西洋参、生晒参、天花粉、川石斛益气养阴、生津和胃；生地黄、二至丸、怀牛膝、山萸肉、鳖甲胶、覆盆子、桑螵蛸滋养肾阴，固精止遗；川黄柏、肥知母、炙龟甲、牡丹皮清养以泻相火；芦根、黑玄参清咽生津；一味干百合以养肺；条黄芩、蒲公英、金银花、黄菊花、净蝉衣清解肺经之火；炒谷芽、鸡内金消食醒胃；生甘草泻火兼以调和诸药。如此清滋互施，相互为用，相得益彰矣。

【案四】阴虚有火，门户受损

崔某，女，13 岁。2019 年 12 月 1 日就诊。

13 岁小囡，面色萎黄，夜汗较多，手心灼热，咽红时炎，纳谷尚可，舌红苔净，便干溲黄，此阴虚有火，调当育阴为主。

处方：

太子参100克	麦门冬100克	五味子30克	生黄芪120克
北沙参120克	干百合100克	川石斛100克	天花粉100克
生地黄150克	女贞子100克	枸杞子60克	炙鳖甲120克
怀山药100克	肥知母60克	川黄柏50克	地骨皮100克
黑玄参100克	鲜芦根150克	条黄芩100克	黄菊花100克
净蝉衣50克	云茯苓100克	鸡内金100克	炒谷芽100克
生甘草30克			

另：

朝白参60克	西洋参20克	陈阿胶120克	冰糖450克
黄酒适量			

按：

该小囡，面色萎黄，夜汗较多，手心灼热，舌质红，系一派阴虚之象；其咽红时发，便下干结，此为肺之门户时受邪干，既为热邪，阴分亦伤，肺与大肠互为表里，热移或津伤，均可致大便干结。

现小囡无外邪之症，膏方调治，当以育肺肾之阴，敛肺肾之虚火。方选生脉散加朝白参、生黄芪补肺气、益肺阴；加北沙参、干百合、川石斛、天花粉清养肺胃而生津；生地黄、女贞子、枸杞子、炙鳖甲、怀山药补肾阴以滋金；肥知母、川黄柏、地骨皮泻相火而除虚热；黑玄参、鲜芦根利咽生津；条黄芩、黄菊花、净蝉衣清肺经之热而利门户；云茯苓、鸡内金、炒谷芽理脾消食以醒胃；生甘草泻火以调和诸药。全方相合，共起滋阴敛火之功矣。

【案五】肺肾不足，火邪浮炎

金某，女，9 岁。2019 年 12 月 3 日就诊。

9 岁小囡，乳蛾肿大，每月发热，面色萎黄，形体消瘦，纳少口干，舌红少苔，便干溲通，此金水不足，虚火时浮，调当滋养肺肾为主。

处方：

生地黄 150 克	怀山药 100 克	山萸肉 100 克	云茯苓 100 克
福泽泻 100 克	牡丹皮 60 克	川黄柏 60 克	肥知母 100 克
女贞子 120 克	旱莲草 120 克	炙鳖甲 120 克	怀牛膝 100 克
生黄芪 150 克	北沙参 120 克	麦门冬 100 克	干百合 120 克
天花粉 100 克	川石斛 100 克	广陈皮 30 克	鸡内金 100 克
炒谷芽 120 克	芦根 150 克	黑玄参 120 克	嫩射干 60 克
条黄芩 100 克	黄菊花 100 克	金银花 100 克	生甘草 30 克

另：

生晒参 30 克	西洋参 20 克	龟甲胶 120 克	冰糖 500 克

按：

该小囡乳蛾肿大，每月发热，舌红口干，纳谷不香，当为肺之气阴已虚，卫分失于固守；又由反复感于邪热，致痰热壅结门户，聚而不散，久之则阴分受伤，胃气受损；其面色萎黄，形体消瘦，先天之肾精亦不足也，金水本为互滋，而今又为互累也；肺与大肠本为表里，今火邪伤津，则又无水而行也。现该小囡情症尚属平稳，故膏方调治，当以滋肾阴而泻火，益气阴以和胃，兼以清肺经而化痰瘀。方选知柏地黄汤合二至丸，加炙鳖甲、龟甲胶、怀牛膝滋肾阴而泻相火，兼以济肺金；生晒参、西洋参、生黄芪、北沙参、麦门冬、干百合益气阴而养肺；天花粉、川石斛养胃生津；广陈皮、鸡内金、炒谷芽消食和胃；芦根、黑玄参、嫩射干清热利咽；条黄芩、黄菊花、金银花清肺经而利肺窍；生甘草泻火兼以调和。全方相合，清滋互施，不失为膏方之意也。

【案六】肺肾阴虚，热结痰聚

陈某，男，7岁。2020年12月27日就诊。

患儿晨起易咳涕嚏，乳蛾肿大，易发溃疡，纳谷一般，舌红苔净，二便尚调，此肺肾阴虚，浮火时炎，调当滋养为主。

处方：

太子参120克	麦门冬100克	五味子30克	生黄芪120克
生地黄120克	山萸肉60克	炙鳖甲120克	枸杞子100克
女贞子100克	南沙参100克	干百合100克	川石斛100克
天花粉100克	芦根150克	浙贝母100克	黑玄参100克
牛蒡子60克	净蝉衣30克	条黄芩60克	黄菊花100克
云茯苓120克	鸡内金100克	炒谷芽100克	生甘草30克

另：

生晒参40克	西洋参15克	陈阿胶120克	冰糖450克

黄酒适量

按：

该孩过敏体质，晨起干咳、流涕打喷嚏，稍后症状即消，此当为肺气虚弱，肺卫不固，寒温失于调节也；又其乳蛾肿大，易发溃疡，舌质红，为肺之门户受风热邪侵，痰热壅结，日久肺肾之阴亦虚，阴虚则火邪易浮。现该孩症情尚平，未受邪侵，膏方调治，当以益肺滋肾，利咽泻热为主。方选生脉散加生晒参、西洋参、生黄芪补肺气而益肺阴；生地黄、山萸肉、炙鳖甲、枸杞子、女贞子滋肾阴而济肺金；南沙参、干百合、增养肺之力；川石斛、天花粉、芦根增生津之力；浙贝母、黑玄参、牛蒡子化痰散结利咽；条黄芩、净蝉衣、黄菊花清肺经而利窍；云茯苓、鸡内金、炒谷芽利脾消食；生甘草泻火而调和诸药。如此方药相合，互为相用，补体而不碍邪，除邪而不伤正也。

【案七】脾肺不足，阴虚火浮

陈某，男，11岁。2021年1月12日就诊。

患儿平素易感，扁炎时发，面色较黄，时汗夜多，纳谷欠香，舌红苔黄，二便尚调，此卫外不固，阴虚火浮，益气滋养为主。

处方：

太子参100克	焦白术100克	云茯苓150克	生甘草30克
麦门冬100克	五味子30克	生黄芪100克	怀山药100克
川石斛100克	天花粉100克	生地黄150克	怀牛膝100克
炙鳖甲150克	北沙参120克	芦根120克	干百合100克
黑玄参100克	条黄芩60克	牛蒡子60克	黄菊花60克
炒白芍100克	麻黄根100克	浮小麦100克	炒谷芽100克
鸡内金100克			

另：

朝白参60克	西洋参20克	冰糖500克	黄酒适量

按：

该孩平素易于感邪，且面色萎黄，纳谷不香，夜汗时多，舌红苔黄，当为脾气虚弱，运化不良，化源不足，肺失所养，导致肺气虚弱，阴分受耗，卫外不固；肺之门户时受邪干，故其扁桃体炎又时见发生。现情症尚平，膏方调治，当以健脾益气，养肺固卫为主。故方选四君子汤合生脉散，一以健脾益气，一以益肺养阴；加朝白参、生黄芪、怀山药增健脾益气之力；川石斛、天花粉增养阴生津之功；生地黄、怀牛膝、炙鳖甲滋肾阴而济肺金；北沙参、芦根、干百合清养肺金；黑玄参、条黄芩、牛蒡子、黄菊花清肺经而利门户；炒白芍、麻黄根、浮小麦敛阴止汗；炒谷芽、鸡内金消食和胃。方药相合，力求其效矣。

【案八】肺肾阴虚，热恋咽喉

罗某，女，6岁。2020年12月15日就诊。

患儿形体消瘦，易于感邪，咽喉时炎，痒有干咳，纳谷一般，舌红苔薄净，便下干结，小溲通黄，此肺肾阴虚，浮火炎上，治以

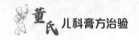

滋养为主。

处方:

生地黄150克	黑玄参100克	川贝母30克	麦门冬100克
干百合120克	桔梗30克	生甘草30克	炒白芍80克
太子参120克	五味子30克	生黄芪120克	炙鳖甲120克
山萸肉100克	怀山药100克	怀牛膝100克	款冬花100克
蜜紫菀100克	嫩射干60克	玉蝴蝶30克	条黄芩60克
天花粉100克	川石斛100克	生玉竹100克	瓜蒌仁100克
云茯苓150克	广陈皮30克	鸡内金100克	炒谷芽100克

另:

曲白参40克	陈阿胶100克	冰糖450克	黄酒适量

按:

该小囡平素易于感邪,且形体消瘦,咽炎干咳,舌质偏红,乃先天肾精不足,不能充髓壮骨;由于肾精不足,肺金失滋,卫外失固,以致反复感邪,门户炎红;肺与大肠互为表里,今肺肾阴虚,津液不足,则又可无力润肠通便也。今外邪未袭,膏方调治,当以滋养益肺,兼以利咽止咳为主。方选百合固金汤(去当归身、熟地黄)合生脉散,一以滋肾保肺、止咳化痰,一以益肺固卫免受邪干;另加曲白参、生黄芪以增补益肺气;炙鳖甲、山萸肉、怀山药、怀牛膝助补肾阴;款冬花、蜜紫菀、嫩射干、玉蝴蝶润肺利咽止咳;一味条黄芩以清肺经之火;天花粉、川石斛、生玉竹养阴生津;瓜蒌仁润肠通便兼能化痰;云茯苓、广陈皮、鸡内金、炒谷芽理脾消食并防补药之呆滋。全方相合,清养有度,互而为用矣。

【案九】肺阴不足,火邪时炎(1)

陈某,男,10岁。2021年1月12日就诊。

患儿乳蛾较大,感外邪后时有发炎高热,纳谷正常,舌红苔净,二便尚调,此肺阴不足,火邪时炎,调当滋养泻火。

处方:

生黄芪100克	太子参100克	川石斛100克	生玉竹100克
生地黄120克	女贞子100克	炙鳖甲120克	怀牛膝100克

山萸肉 100 克	川黄柏 60 克	肥知母 60 克	牡丹皮 60 克
炒白芍 100 克	北沙参 100 克	干百合 100 克	黑玄参 100 克
麦门冬 100 克	桔梗 30 克	生甘草 30 克	芦根 120 克
条黄芩 100 克	黄菊花 100 克	广陈皮 30 克	炒谷芽 100 克
鸡内金 100 克			

另：

生晒参 30 克	西洋参 20 克	陈阿胶 120 克	冰糖 450 克
黄酒适量			

按：

该孩乳蛾肿大，且感邪以后易于高热，其症舌红苔净，纳便尚可，此为肺经反复受邪，以致痰热壅结门户，聚而不消；又邪热反复，久必伤阴，金水失养，则肺之气阴更为不足，故平稳期膏方调治，当以益气阴而滋肾阴，清肺经而化痰结。药选生晒参、生黄芪、西洋参、太子参、川石斛、生玉竹以益肺气而养肺阴；生地黄、女贞子、炙鳖甲、怀牛膝、山萸肉滋肾阴而助肺金；川黄柏、肥知母、牡丹皮、炒白芍以敛阴泻火；北沙参、干百合以助养肺生津；玄麦桔甘汤加芦根、条黄芩、黄菊花以利咽化痰，清肺经之热；广陈皮、炒谷芽、鸡内金消食和胃，并防药之滋腻。全方相合，清滋各半，而又互为相用。

【案十】肺阴不足，火邪时炎（2）

王某，女，6 岁。2022 年 1 月 12 日就诊。

患儿鼻衄易作，乳蛾肿大，易感咳嗽，纳谷一般，舌苔薄黄，便下偏干，小溲通黄，此肺气不足，阴虚有火，调当滋养兼以清疏。

处方：

女贞子 100 克	旱莲草 100 克	生地黄 150 克	枸杞子 60 克
山萸肉 80 克	怀牛膝 100 克	肥知母 60 克	川黄柏 50 克
太子参 100 克	北沙参 100 克	麦门冬 100 克	干百合 100 克
焦栀子 100 克	金银花 60 克	条黄芩 60 克	黑玄参 100 克
浙贝母 100 克	牛蒡子 60 克	牡丹皮 60 克	白茅根 100 克
瓜蒌仁 100 克	火麻仁 100 克	炒谷芽 100 克	鸡内金 100 克

生甘草 30 克

另：

生晒参 30 克　　西洋参 20 克　　龟甲胶 120 克　陈阿胶 100 克

冰糖 450 克　　黄酒适量

按：

鼻为肺之窍，咽喉为肺之门户，该小囡平素易于感邪咳嗽，且乳蛾肿大、鼻衄易作，舌红苔黄，当为反复感受风热之邪，肺气失肃，肺窍不利，门户受痰热壅阻，聚而不化；反复感邪又必致肺虚表弱，热伤阴分；其大便干结，乃肺热移于大肠，加之阴津受伤，肠失滋润也。金水互滋，又可互为因果。现病情尚稳，膏方调治，当以滋养肺肾，敛阴泻火为主。药选二至丸、生地黄、枸杞子、山萸肉、怀牛膝以滋养肾阴，以金水互滋；龟甲胶、肥知母、川黄柏以滋阴泻火；生晒参、西洋参、太子参、北沙参、麦门冬、干百合以补气益阴而养肺；焦栀子、金银花、条黄芩兼清三焦之火；黑玄参、浙贝母、牛蒡子利咽化痰散结；牡丹皮、白茅根凉血止血；瓜蒌仁、火麻仁润肠通便；炒谷芽、鸡内金消食醒胃；一味生甘草泻火兼调和诸药。全方相合，清滋互施，与孩之体症尚相合矣。

31. 腺样体肥大

【案一】肺肾阴虚，痰热结聚

张某，男，5 岁。2018 年 12 月 11 日就诊。

5 岁小儿，形瘦易感，左侧乳蛾肿大，腺样体肥大，夜睡不和，呼噜声重，近右脚踝骨折 20 天，纳谷一般，舌红苔净，二便尚调，病本肺肾不足，痰浊凝喉，兼之骨折初愈，调当滋养肺肾，兼化痰散结。

处方：

生地黄 100 克　　怀山药 100 克　　山萸肉 60 克　　云茯苓 100 克

福泽泻 100 克　　牡丹皮 100 克　　女贞子 100 克　　刀芡实 100 克

怀牛膝 100 克　　骨碎补 100 克　　生龙骨 100 克　　炒白芍 100 克

生黄芪 100 克　　北沙参 100 克　　川石斛 100 克　　麦门冬 100 克

黑玄参 100 克　　干百合 100 克　　蒲公英 120 克　　净蝉衣 30 克

条黄芩 60 克　　黄菊花 60 克　　白僵蚕 60 克　　皂角刺 100 克
浙贝母 100 克　　牛蒡子 60 克　　广陈皮 30 克　　炒谷芽 100 克
另：
生晒参 30 克　　陈阿胶 120 克　　冰糖 400 克　　黄酒适量
按：

该孩形体瘦弱，平素易感，一为先天不足，不能充养后天，二为后天脾肺虚弱，卫外不固，其水谷精微又不能滋养先天之精；其乳蛾肿大，腺样体肥大，夜寐不安，呼噜声重，当为反复感邪以后痰热之邪壅结肺之门户，致气道不利；且近又骨折初愈，以肾主骨，理当壮骨。纵观该孩之症因，冬令膏方调治，当以补肺肾而兼化痰浊。方选六味地黄汤加女贞子、刀芡实、怀牛膝、骨碎补、生龙骨、炒白芍以补肾滋阴而壮骨；生晒参、生黄芪、北沙参、川石斛以补肺之气阴而固卫；麦门冬、黑玄参、干百合养肺利咽；蒲公英、净蝉衣、条黄芩、黄菊花清疏肺经之热；白僵蚕、皂角刺、浙贝母、牛蒡子化痰散结；广陈皮、炒谷芽消食醒胃。如此清补互施，与孩之体征尚为合度。

【案二】脾肺气虚，痰湿食不清

龚某，男，6 岁。2019 年 1 月 3 日就诊。

6 足岁小儿，平素易感，形体欠壮，腺样体肥大，纳谷不香，舌苔薄腻，便下干结，此本脾肺气虚，乃积滞不清，运化欠佳，调之当以消扶兼施。

处方：

太子参 120 克　　焦白术 100 克　　云茯苓 120 克　　清甘草 30 克
广陈皮 30 克　　生黄芪 120 克　　关防风 100 克　　怀山药 100 克
莲子肉 100 克　　刀芡实 100 克　　金樱子 100 克　　蒲公英 150 克
黄菊花 100 克　　皂角刺 100 克　　浙贝母 100 克　　牛蒡子 60 克
款冬花 100 克　　川厚朴 100 克　　莱菔子 100 克　　大腹皮 100 克
薏苡仁 150 克　　缩砂仁 30 克　　广藿香 60 克　　炒谷芽 120 克
鸡内金 100 克　　六神曲 100 克
另：

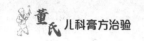

生晒参 40 克　　陈阿胶 100 克　　冰糖 400 克　　　黄酒适量

按：

小儿腺样体肥大，从中医理论来分析，多于反复感邪以后致痰、热、湿（食）壅聚而成，故其体质虚弱为其本因，而腺样体肥大则为其标之症。该孩平素体弱易感，形体不壮，当为脾肺不足，卫外不固，生化乏源；舌苔薄腻，纳谷不香，便下干结又为湿食不清，运化失司。现该孩病情尚稳，膏方调治当以标本兼顾。方选异功散合玉屏风散加生晒参、怀山药、莲子肉以健脾益气；刀芡实、金樱子以固精助脾；蒲公英、黄菊花、皂角刺、浙贝母、牛蒡子、款冬花以化痰散结；川厚朴、莱菔子、大腹皮以理气导滞；薏苡仁、缩砂仁、广藿香以化湿醒胃；炒谷芽、鸡内金、六神曲以消积助运。全方合之，消扶兼施，标本兼顾，与孩之体尚相适宜。

【案三】肺肾阴虚，痰浊凝聚

张某，女，6 岁。2018 年 11 月 27 日复诊。

患儿体弱易感，盯耳时发，乳蛾肿大，伴腺样体大，夜时呼噜，纳谷尚可，舌红苔净，二便尚调，此肺肾阴虚，痰凝喉间，调当滋养化痰。

处方：

太子参 100 克　　麦门冬 100 克　　五味子 30 克　　生黄芪 120 克
干百合 120 克　　川石斛 100 克　　生地黄 120 克　　怀山药 100 克
山萸肉 80 克　　云茯苓 100 克　　福泽泻 100 克　　牡丹皮 100 克
炙鳖甲 120 克　　怀牛膝 100 克　　黑玄参 120 克　　皂角刺 100 克
牛蒡子 60 克　　浙贝母 100 克　　嫩射干 60 克　　蒲公英 100 克
条黄芩 60 克　　黄菊花 60 克　　软柴胡 100 克　　芦根 120 克
广陈皮 30 克　　鸡内金 100 克　　炒谷芽 100 克　　生甘草 30 克

另：

生晒参 50 克　　陈阿胶 100 克　　冰糖 450 克　　　黄酒适量

按：

该小囡平素体弱易感，其本当为肺气不足，卫外失于固守；其乳蛾肿大，腺样体肥大，盯耳时发，夜寐呼噜，又为肺经反复感受风热之邪，致痰热壅聚，气道不利；其舌质红者，阴分亦伤也。故膏方调治当以益肺之气阴，滋肾之阴精，取金水互滋之意，兼以清肺化痰为施。方选生脉散加生晒参、生黄芪、干百合、川石斛以补肺气而益肺阴；六味地黄汤加炙鳖甲、怀牛膝补肾阴而助肺金；黑玄参、皂角刺、牛蒡子、浙贝母、嫩射干利咽化痰散结；蒲公英、条黄芩、黄菊花、软柴胡清疏肺与肝经之热；芦根一味助清热生津；广陈皮、鸡内金、炒谷芽理脾消食以助运；生甘草泻火兼以调和诸药。全方清滋互施，相得益彰。

【案四】气阴不足，痰热凝聚

王某，男，8岁。2021年11月23日就诊。

8岁小儿，咳喘易作，乳蛾肿大，腺样体肥大，夜睡呼噜气促，纳谷一般，舌红唇朱，二便尚调，此肺气阴虚，痰核凝结，调当养肺肾兼化痰核。

处方：

生地黄120克	怀山药100克	山萸肉60克	云茯苓100克
福泽泻100克	牡丹皮60克	川黄柏60克	肥知母60克
怀牛膝100克	炙鳖甲120克	太子参100克	麦门冬100克
干百合100克	川石斛100克	北沙参100克	黑玄参100克
嫩射干60克	皂角刺100克	浙贝母100克	霜桑叶100克
款冬花100克	蒲公英150克	条黄芩60克	黄菊花60克
炒谷芽100克	鸡内金100克		

另：

生晒参40克	西洋参20克	陈阿胶150克	冰糖450克
黄酒适量			

按：

该小儿感而易作咳喘，当为平素肺虚失固、肺气失宣之因；其乳蛾肿大，腺样体肥大，夜睡呼噜气促，亦为反复感受外邪，致痰热壅于门户堵于气道之故；舌红唇朱者，合之其症，当为肺之气阴不足，阴虚火浮，痰热凝聚也。故膏方调治，当以滋阴敛火，益气养阴，兼以清泻化痰为主。方选知柏地黄汤以滋肾阴而泻火；加怀牛膝、炙鳖甲增滋养肾阴之力；生晒参、西洋参、太子参、麦门冬、干百合、川石斛、北沙参以益养肺之气阴而固卫；黑玄参、嫩射干、皂角刺、浙贝母、霜桑叶、款冬花以利咽化痰散结；蒲公英、条黄芩、黄菊花以清肺经之热；炒谷芽、鸡内金消食醒胃。全方相合，调治各半而相互为治矣。

【案五】脾肺不足，痰湿壅结

张某，男，7岁。2020年12月12日就诊。

7岁小儿，形体偏矮，面色不华，平素易感，夜睡呼噜，乳蛾稍肿，腺样体肥大，纳谷尚可，舌苔薄黄，便调次多，小溲通黄，此脾运不健，化源不足，肾精失于滋养，治以健脾补肾，兼化痰瘀。

处方：

太子参120克	焦白术100克	云茯苓120克	清甘草30克
广陈皮30克	生黄芪120克	怀山药120克	莲子肉100克
炒扁豆100克	生地黄150克	山萸肉60克	炙鳖甲120克
制黄精100克	女贞子100克	刀芡实120克	金樱子120克
黑玄参100克	条黄芩60克	黄菊花100克	皂角刺100克
浙贝母100克	薏苡仁150克	鸡内金100克	炒谷芽100克
炒山楂100克			

另：

生晒参60克	陈阿胶100克	冰糖400克	黄酒适量

按：

该7岁小儿形体偏矮，面色不华，便调次多，当为先天肾精不足，加之后天脾失健运，化源匮乏，精微不能输养先天之精，从而导致生长发育不良；又由脾虚失运，加之平素易于感邪，而致痰湿壅结于咽喉，导致乳蛾肿大，腺样体肥大。故膏方调治，当以健脾益肾以调其本，清窍化痰以治其标。方选异功散加生晒参、生黄芪、怀山药、莲子肉、炒扁豆以健脾益气；生地黄、山萸肉、炙鳖甲、制黄精、女贞子滋补肾阴；刀芡实、金樱子补肾固精；黑玄参、条黄芩、黄菊花、皂角刺、浙贝母清化痰结；薏苡仁、鸡内金、炒谷芽、炒山楂化湿消食以助运。方药相合，以健脾益肾为主，清化痰结为次，标本兼施，与孩之体症尚为相宜。

32. 口疮

【案一】阴分不足，虚火上炎

徐某，女，11岁。2019年12月5日就诊。

11岁小囡，双乳已发育，平素口炎时发，纳谷一般，舌红苔净，二便尚调，此阴虚体质，虚火时炎，冬令调补，当以滋阴降火为主。

处方：

生地黄120克	怀山药100克	山萸肉100克	云茯苓100克
福泽泻100克	牡丹皮60克	川黄柏60克	肥知母60克
怀牛膝100克	炙龟甲120克	炙鳖甲120克	女贞子100克
旱莲草100克	软柴胡100克	生牡蛎100克	炒白芍60克
天花粉100克	北沙参120克	川石斛100克	焦栀子100克
条黄芩60克	川黄连15克	鸡内金100克	炒谷芽100克
生甘草30克			

另：

生晒参40克	西洋参20克	陈阿胶120克	黄酒适量

按：

该小囡平素口炎时发，舌红苔净，口干喜饮，当为阴虚体质，虚火时炎，但其已值发育期，膏方调补，当顾及肾之根本，不宜太过。方选知柏地黄汤以滋阴降火；怀牛膝、炙龟甲、炙鳖甲、二至丸以增滋养泻热之力；软柴胡、生牡蛎、炒白芍养肝敛阴；生晒参、西洋参、天花粉、北沙参、川石斛益气养阴生津；焦栀子、条黄芩、川黄连清泻三焦之火；鸡内金、炒谷芽消食和胃；生甘草泻火兼调和诸药。如是滋养阴精，清热敛火，互为相助，与孩之体尚为相宜。

【案二】心神不足，虚火上浮

王某，女，7岁。2019年12月26日就诊。

7岁小儿，形瘦色黄，夜梦纷纭，口腔时炎，舌红苔净，纳谷一般，二便尚调。此脾肺不足，心失所养；肾阴不足，虚火上浮。调当三脏同补，兼敛上浮之火。

处方：

太子参 120 克　　麦门冬 100 克　　五味子 30 克　　焦白术 100 克

云茯苓 120 克　　生甘草 30 克　　广陈皮 30 克　　川石斛 100 克

生地黄 150 克　　怀山药 120 克　　山萸肉 80 克　　福泽泻 100 克

牡丹皮 50 克　　川黄柏 60 克　　肥知母 60 克　　女贞子 100 克

旱莲草 100 克　　怀牛膝 100 克　　生牡蛎 150 克　　炒白芍 100 克

淡干姜 30 克　　柏子仁 100 克　　酸枣仁 100 克　　青龙齿 100 克

炒谷芽 100 克　　鸡内金 100 克

另：

生晒参 20 克　　西洋参 15 克　　龟甲胶 80 克　　冰糖 500 克

黄酒适量

按：

该小囡面色萎黄，形体消瘦，当为后天脾胃虚弱，化源不足，不能充养先天之精，导致生长发育不良；其夜梦纷纭，口腔溃疡时发，舌质偏红，因精血同源，肾之阴精不足，亦可致心血不足，神明失养；而阴血不足，又可致虚火上浮而发此症。故膏方调治，当以益气养阴，滋阴降（敛）火为主。方选生脉散合异功散，加生晒参、西洋参、川石斛以益气养阴生津；知柏地黄汤合二至丸、怀牛膝以滋肾阴而降相火；生牡蛎、炒白芍取其敛阴之功；淡干姜取其温土敛火之力；柏子仁、酸枣仁、青龙齿以宁心安神；炒谷芽、鸡内金以消食和胃。全方合之，益气阴而敛虚火，健二天而助生长，与孩之体症甚为相宜。

【案三】脾虚湿滞，恋邪伤阴

朱某，男，7 岁。2019 年 12 月 7 日就诊。

患儿面色较萎，形体瘦小，口炎易发，皮肤少量湿疹，自婴儿时期至今纳谷欠香，舌红苔黄，二便尚调，此脾虚湿滞，热邪伤阴，调当理脾化湿，滋阴泻火。

处方：

生地黄 180 克　　怀山药 120 克　　山茱萸 100 克　　云茯苓 150 克

福泽泻 100 克　　牡丹皮 60 克　　肥知母 100 克　　川黄柏 60 克

枸杞子 60 克　　炙鳖甲 150 克　　制黄精 100 克　　太子参 100 克

焦白术 100 克	生甘草 30 克	川石斛 100 克	天花粉 100 克
焦栀子 100 克	金银花 100 克	野菊花 60 克	土茯苓 100 克
白鲜皮 100 克	薏苡仁 120 克	炒山楂 100 克	鸡内金 100 克
炒谷芽 120 克			

另：

曲白参 80 克	陈阿胶 120 克	冰糖 450 克	黄酒适量

按：

湿疹是一种变态反应性疾病，其病因中医学认为多与风湿热有关；又湿为淫邪，易伤脾胃，热为阳邪，易伤津液，而湿热相搏又缠绵难清。该孩湿疹自婴儿时期至今难以清消，且面色萎黄，形体消瘦，口炎时发，当为湿热之邪困滞脾胃，一则影响脾运，致化源不足，且不能充养先天之精，二则湿热内滞，常致散发肌肤，化火炎上。故膏方调治，当以滋阴泻火，健脾运脾，解毒化湿为主。方选知柏地黄汤加枸杞子、炙鳖甲、制黄精以滋养先天之阴精而泻火；四君子汤加曲白参以健脾益气促化源；川石斛、天花粉养阴生津；焦栀子、金银花、野菊花解毒燥湿；土茯苓、白鲜皮解毒除湿；薏苡仁、炒山楂、鸡内金、炒谷芽渗湿消食而助运。如此清滋相合，健脾运脾，对该孩之体当有良益。

【案四】火邪时炎，阴分受损

何某，男，11 岁。2020 年 12 月 13 日就诊。

11 岁小儿，面色萎黄，形体消瘦，纳谷一般，舌红苔薄黄，口干喜饮，口角发炎，时易发作，二便尚调，此体本阴虚有火，调补当以滋阴清热为主。

处方：

太子参 120 克	焦白术 100 克	生甘草 30 克	广陈皮 30 克
北沙参 100 克	川石斛 100 克	生玉竹 100 克	天花粉 100 克
生地黄 150 克	怀山药 120 克	山萸肉 60 克	云茯苓 120 克
福泽泻 100 克	牡丹皮 100 克	肥知母 100 克	川黄柏 60 克
女贞子 100 克	怀牛膝 100 克	炙鳖甲 120 克	焦栀子 100 克
淡竹叶 100 克	金银花 100 克	黄菊花 100 克	鸡内金 100 克

炒谷芽 100 克　六神曲 120 克

另：

生晒参 30 克　　西洋参 15 克　　陈阿胶 120 克　冰糖 500 克

黄酒适量

按：

该孩面色萎黄，形体消瘦，当为脾运不健，化源不足，不能生肌润肤，输养先天，致先天之肾精亦为不足，从而影响生长发育；其舌红苔黄，口干喜饮，口角时有发炎，乃阴津不足，虚火时炎也。故膏方调治，当以健脾生津，滋阴清热为主。方选异功散加生晒参健脾益气促化源；西洋参、北沙参、川石斛、生玉竹、天花粉养阴生津以和胃；知柏地黄汤加女贞子、怀牛膝、炙鳖甲滋肾阴而降火；焦栀子、淡竹叶、金银花、黄菊花清凉以解毒；鸡内金、炒谷芽、六神曲运脾以消食。如此二天同调，清滋互施，不失膏方之特色也。

【案五】阴分不足，虚火时炎

童某，女，11 岁。2020 年 11 月 22 日就诊。

11 周岁小囡，色萎乏力，口腔溃疡时易发作，纳谷不香，舌红苔黄，便干间隔，此阴虚体质，虚火易浮，调当滋阴降火为主。

处方：

生地黄 120 克	怀山药 120 克	山萸肉 60 克	云茯苓 120 克
福泽泻 100 克	牡丹皮 60 克	肥知母 100 克	川黄柏 60 克
女贞子 120 克	旱莲草 100 克	制黄精 100 克	怀牛膝 100 克
北沙参 100 克	川石斛 100 克	天花粉 100 克	莲子肉 100 克
焦栀子 100 克	淡竹叶 60 克	芦根 150 克	川黄连 15 克
火麻仁 100 克	瓜蒌仁 100 克	鸡内金 100 克	炒谷芽 100 克
炒山楂 100 克			

另：

生晒参 20 克　　西洋参 20 克　　龟甲胶 150 克　冰糖 450 克

黄酒适量

按：

小儿口腔溃疡反复发作，其实者多为心胃火浮，其虚者多为阴虚所致。该小图 11 岁，口腔溃疡反复发作多年，其症面色萎黄，形体乏力，舌红苔黄，便干间隔，当为热邪侵久，伤及阴津，而致虚火时炎，现虽口腔溃疡未作，膏方调治仍当以滋阴降火为主。方选知柏地黄汤滋肾阴而降相火；加二至丸、制黄精、怀牛膝、龟甲胶以增滋补肾精之力；生晒参、西洋参、北沙参、川石斛、天花粉、莲子肉益气养阴生津；焦栀子、淡竹叶、芦根、川黄连清泻三焦之伏火；火麻仁、瓜蒌仁润肠通便；鸡内金、炒谷芽、炒山楂消食醒胃。全方合之，标本兼治，清滋互施，求其阴精得滋，虚火得敛，余火得除矣。

【案六】阴虚火旺，肺窍失肃

徐某，男，14 岁。2021 年 1 月 14 日就诊。

14 岁小儿，有过敏鼻炎，尚未发育，形体较丰，乏力纳可，舌苔薄净，舌红唇朱，口角时有发炎，便干溲通，此阴虚火旺之体，调当以滋阴降火，益气理肺为主。

处方：

生地黄 150 克	怀山药 100 克	山萸肉 60 克	云茯苓 150 克
福泽泻 100 克	牡丹皮 60 克	肥知母 60 克	川黄柏 60 克
女贞子 120 克	旱莲草 120 克	炙鳖甲 120 克	生黄芪 100 克
北沙参 150 克	麦门冬 100 克	生玉竹 100 克	川石斛 120 克
天花粉 100 克	焦栀子 60 克	淡竹叶 100 克	黄菊花 60 克
净蝉衣 50 克	炒谷芽 100 克	鸡内金 100 克	生甘草 30 克

另：

生晒参 80 克	龟甲胶 100 克	冰糖 500 克	黄酒适量

按：

该 14 岁小图，虽形体较丰，但尚未发育，且人感乏力，舌红唇朱，口角时有发炎，当为肾阴不足，阴虚火旺；其过敏性鼻炎与肺肾之阴虚有关，金水失于滋养，卫外不固，导致肺窍首当其冲。故膏方调治之，当以滋肾阴而促生长，清相火而敛浮火，益肺气兼理鼻窍。方选知柏地黄汤、二至丸加龟甲胶、炙鳖甲以滋肾降火；生晒参、生黄芪益气固表；北沙参、麦门冬、生玉竹、川石斛、天花粉养肺生津；焦栀子、淡竹叶辅泻三焦之火；黄菊花、净蝉衣兼疏肺窍之热；炒谷芽、鸡内金消食运脾；生甘草泻火以调和诸药。全方相合，滋阴敛火，养肺理窍，如此调治，尚为相宜。

【案七】肾阴不足，火邪偏旺

陈某，男，12岁。2021年12月12日就诊。

12岁小儿，形体偏矮，口角时有发炎，纳谷尚可，舌红苔少，便下干结，此肾阴不足，失于滋养，虚火时浮，调当滋阴降火。

处方：

生地黄150克	怀山药120克	山萸肉100克	云茯苓120克
福泽泻100克	牡丹皮100克	川黄柏100克	肥知母100克
焦栀子100克	川黄连15克	条黄芩60克	炙鳖甲120克
怀牛膝100克	制黄精120克	女贞子120克	旱莲草120克
刀芡实120克	金樱子120克	北沙参120克	川石斛120克
麦门冬100克	火麻仁100克	瓜蒌仁100克	炒谷芽120克
鸡内金100克			

另：

生晒参30克	西洋参30克	陈阿胶150克	冰糖500克
黄酒适量			

按：

12岁小儿，形体偏矮，发育不良，舌红苔少，此当为先天之肾精不足，不能充髓壮骨；其口角时有发炎，便下干结，又为肾中之阴精不足，而致火邪时浮，肠失濡润；此肾阴不足，难以敛火，而火邪不除，会更加伤阴，故膏方调治当以清养互施，方为上策。方选知柏地黄汤以滋肾阴而泻相火；黄连解毒汤以清解三焦之邪热；但该孩毕竟以不足为主，故又增加炙鳖甲、怀牛膝、制黄精、女贞子、旱莲草、刀芡实、金樱子增滋养肾阴之力；生晒参、西洋参、北沙参、川石斛、麦门冬增益气养阴生津之功；兼以火麻仁、瓜蒌仁润肠通便；炒谷芽、鸡内金消食和胃。全方合之，清养互施，与孩之体尚称合度。

【案八】气阴不足，火邪时浮

吴某，男，7 岁。2021 年 12 月 14 日就诊。

7 岁小儿，形体偏小，口角时炎，纳谷一般，汗出时多，舌红少苔，二便尚调，此阴虚体质，火时上浮，调当滋阴降火。

处方：

生地黄 120 克	怀山药 100 克	山萸肉 60 克	云茯苓 120 克
福泽泻 120 克	牡丹皮 60 克	枸杞子 100 克	女贞子 120 克
怀牛膝 120 克	炙龟甲 100 克	太子参 120 克	北沙参 100 克
川石斛 100 克	天花粉 100 克	生玉竹 100 克	莲子肉 120 克
白扁豆 120 克	炒白芍 100 克	浮小麦 100 克	焦栀子 100 克
淡竹叶 60 克	黄菊花 100 克	金银花 120 克	生甘草 30 克
鸡内金 100 克	炒谷芽 100 克		

另：

生晒参 30 克	西洋参 15 克	鳖甲胶 120 克	冰糖 450 克

黄酒适量

按：

7 岁小儿，形体偏小，汗出较多，其一为先天肾精不足，不能充髓壮骨，二为后天化源匮乏，又不能充养先天之精；其舌红少苔、口角时发炎红，乃为阴虚体质，虚火时炎之故。故膏方调治，当以滋阴精而兼清敛火邪，益脾之气阴而助化源。方选六味地黄汤之三补三泻；加枸杞子、女贞子、怀牛膝、炙龟甲、鳖甲胶增滋肾敛火之力；西洋参、太子参、北沙参、川石斛、天花粉、生玉竹以养阴生津；生晒参、莲子肉、白扁豆健脾益气助后天；炒白芍、浮小麦敛阴止汗；焦栀子、淡竹叶、黄菊花、金银花、生甘草清热泻火；炒谷芽、鸡内金消食醒胃。如此滋补肾阴、清火敛火、益气生津互为相用，与孩之体当有良益也。

【案九】肝肾不调，火邪时炎

张某，女，11 岁。2020 年 12 月 4 日就诊。

11 岁小囡，已见发育，偶有腹痛，慢性口炎，时有发作，纳谷尚可，舌红苔净，二便尚调，此体本阴虚，时有火浮，兼有肝气不畅，现冬令调补，情症尚稳，当予滋养肝肾为主。

处方：

女贞子 120 克	旱莲草 120 克	生地黄 120 克	山萸肉 100 克
枸杞子 100 克	刀芡实 100 克	炙龟甲 120 克	川黄柏 60 克
肥知母 60 克	北沙参 120 克	川石斛 100 克	太子参 120 克
生黄芪 120 克	怀山药 100 克	软柴胡 100 克	炒白芍 100 克
炒枳壳 60 克	生甘草 30 克	制香附 120 克	川黄连 15 克
牡丹皮 100 克	鸡内金 100 克	炒谷芽 100 克	

另：

曲白参 60 克　　西洋参 15 克　　陈阿胶 120 克　　冰糖 500 克

黄酒适量

2021 年 12 月 5 日复诊。

患儿 2021 年 10 月月经初潮，一年中口炎偶发，腹痛未作，舌苔薄净，纳谷正常，二便尚调，治以调和肝肾为主。

处方：

生地黄 150 克	怀山药 120 克	山萸肉 100 克	云茯苓 150 克
牡丹皮 100 克	福泽泻 100 克	女贞子 120 克	旱莲草 120 克
制黄精 100 克	炙龟甲 120 克	益智仁 100 克	菟丝子 100 克
胡桃肉 100 克	黑芝麻 100 克	太子参 100 克	北沙参 120 克
川石斛 100 克	制首乌 120 克	当归身 60 克	软柴胡 60 克
炒白芍 100 克	炒枳壳 60 克	生甘草 30 克	制香附 120 克
炒谷芽 100 克	鸡内金 100 克		

另：

曲白参 80 克　　陈阿胶 150 克　　冰糖 500 克　　黄酒适量

按：

该小囡慢性口炎，时有发作，其症舌红苔净，口干喜饮，其本当为阴虚之体，其标当为火邪时炎；又其腹痛时有，但纳谷尚可，此肝气不畅也。故膏方调理，当以滋阴敛火，柔畅肝气。方选二至丸加生地黄、山萸肉、枸杞子、刀芡实以滋养肾阴；炙龟甲、川黄柏、肥知母以滋降相火；西洋参、北沙参、川石斛、曲白参、太子参、生黄芪、怀山药益气养阴，健脾生津；四逆散加制香附柔肝缓急以和中；少佐川黄连、牡丹皮清凉泻火；鸡内金、炒谷芽消食醒胃。

服膏以后，患儿一年中口炎基本已和，月经正常来潮，腹痛未作，再以膏方调和肝肾为主。方选六味地黄汤加二至丸、制黄精、炙龟甲以滋养肾阴；益智仁、菟丝子、胡桃肉、黑芝麻温补肾阳而求衡；曲白参、太子参、北沙参、川石斛益气阴而生津；制首乌、当归身、陈阿胶补血养血；四逆散加制香附理肝缓急；炒谷芽、鸡内金消食醒胃。全方合之，肝肾同调，气血同补，力求巩固疗效，促其生长发育更佳也。

33. 近视

【案一】肝肾不和，湿浊下注

丁某，女，12 岁。2018 年 12 月 4 日就诊。

12 岁小囡，形体偏胖，二目近视，双乳已见发育，触之稍痛，前阴时有黄浊，纳谷正常，舌红苔薄黄，二便尚调，调当补肝肾化湿浊。

处方：

生地黄 150 克	怀山药 100 克	山萸肉 60 克	云茯苓 120 克
福泽泻 100 克	牡丹皮 60 克	川黄柏 100 克	肥知母 60 克
枸杞子 100 克	黄菊花 100 克	女贞子 120 克	旱莲草 120 克
软柴胡 60 克	焦白术 100 克	当归身 100 克	炒白芍 100 克
北沙参 120 克	谷精草 120 克	密蒙花 120 克	川石斛 120 克
制香附 120 克	橘核 60 克	条黄芩 100 克	椿根皮 120 克
薏苡仁 120 克	萹蓄 100 克	车前草 150 克	佛手片 100 克
广陈皮 30 克	炒山楂 100 克	鸡内金 100 克	

另：

曲白参 60 克	西洋参 20 克	陈阿胶 120 克	冰糖 400 克
黄酒适量			

按：

12 岁小囡，形体偏胖，双乳发育，黄带偏多，苔黄，当为脾运不健，湿浊下注；其二目近视，乳硬触之感痛，舌质偏红，又为肝肾阴虚，肝郁不畅。故冬令膏方调治，当以滋肾泻火，养肝明目，运脾化湿为主。方选知柏地黄汤合杞菊地黄汤、二至丸以滋肾养肝而明目；逍遥散疏肝解郁以畅气机；北沙参、谷精草、密蒙花增清肝明目之力；西洋参、川石斛以增养阴生津之效；制香附、橘核增疏肝理气之功；条黄芩、椿根皮、薏苡仁、萹蓄、车前草清利湿浊；佛手片、广陈皮、炒山楂、鸡内金运脾消食。全方合之，调和肝肾，兼以化湿运脾，与该囝之体尚为相宜。

【案二】肝肾阴虚，生化乏源

吴某，男，12 岁。2018 年 12 月 4 日就诊。

早产儿，形体瘦小，二目近视，夜睡不安，纳谷欠香，舌红苔净，二便尚调，此本先天不足，后天失于调养，当以滋补肝肾，健脾益胃为主。

处方：

生地黄 150 克	怀山药 100 克	山萸肉 60 克	云茯苓 120 克
福泽泻 100 克	牡丹皮 100 克	枸杞子 60 克	黄菊花 100 克
麦门冬 100 克	五味子 30 克	太子参 100 克	焦白术 100 克
清甘草 30 克	广陈皮 30 克	制首乌 100 克	当归身 60 克
刀芡实 100 克	金樱子 100 克	制黄精 100 克	炙鳖甲 120 克
生龙骨 100 克	北沙参 100 克	川石斛 100 克	谷精草 100 克
密蒙花 100 克	鸡内金 100 克	炒谷芽 100 克	

另：

曲白参 60 克	西洋参 15 克	陈阿胶 120 克	冰糖 500 克

黄酒适量

按：

该 12 岁男孩本为早产儿，且又形体瘦小，当为先天之精气不足，导致后天失于滋养，而后天乏力，化源不足，不能充养先天之精，成为二天均为不足之候矣；由于精气不足，不能养目益心，故又可见二目近视，夜寐欠安；其纳谷不香，舌红苔净，亦为脾胃虚弱、气阴不足之象也。故膏方调治，当以滋补肝肾，健脾益胃为主矣。方选杞菊地黄汤补益肝肾；生脉散益气阴而宁心；异功散加曲白参健脾益气促化源；制首乌、当归身、陈阿胶以养血益精；刀芡实、金樱子、制黄精、炙鳖甲、生龙骨助以补肾固精；西洋参、北沙参、川石斛增益阴津；谷精草、密蒙花以清肝明目；鸡内金、炒谷芽以消食助运。全方合之，二天同调，气血同补，兼以清运，宜以膏方发挥更佳效能。

【案三】脾肾虚弱，精气不足

徐某，男，11 岁。2018 年 11 月 28 日就诊。

患儿先天不足，形体矮小，面色不华，二目近视，纳谷欠香，舌红苔薄净，二便尚调，调当脾肾同补。

处方：

熟地黄 150 克	怀山药 100 克	山萸肉 60 克	云茯苓 120 克
福泽泻 100 克	牡丹皮 100 克	枸杞子 100 克	黄菊花 100 克
刀芡实 120 克	金樱子 100 克	女贞子 100 克	旱莲草 100 克
制黄精 100 克	怀牛膝 100 克	炙鳖甲 100 克	潞党参 100 克
焦白术 100 克	清甘草 30 克	广陈皮 30 克	生黄芪 120 克
制首乌 100 克	当归身 60 克	莱菔子 100 克	鸡内金 100 克
炒谷芽 100 克			

另：

生晒参 60 克	陈阿胶 120 克	冰糖 450 克	黄酒适量

按：

该 11 岁小儿，未至发育，形体矮小，面色不华，纳谷不香，当为先天肾之精气不足，不能充养后天之气，加之后天脾虚失运，化源不足，水谷之精气不能滋补于诸脏，成为先后二天均为不足之因。《素问·五脏生成》曰："肝受血而能视。"《灵枢·大惑论》曰："五脏六腑之精气，皆上注于目而为之精。"今肾之精气不足，脾肺之气匮乏，均叵使其二目近视；其舌红苔净，亦为阴（精）气不足之象矣。故膏方调治，当以补益先后二天，使元气足而五脏得养也。方选杞菊地黄丸加刀芡实、金樱子、女贞子、旱莲草、制黄精、怀牛膝、炙鳖甲以滋养肝肾之阴精；异功散加生晒参、生黄芪以健脾益气；制首乌、当归身、陈阿胶以滋养阴血；莱菔子、鸡内金、炒谷芽以运脾消食，并防药之滋腻。全方合之，使其二天得健，气血充盈矣。

【案四】肝肾阴虚，火邪炎上

杨某，女，12 岁。2019 年 12 月 16 日就诊。

12 岁小囡，月经已行，二目近视，额面发瘰，纳谷一般，舌红苔黄，便下干结，小溲尚通，二脉弦细，此肝肾阴虚火旺，调当滋养降火。

处方：

生地黄150克	怀山药120克	山萸肉60克	云茯苓120克
福泽泻100克	牡丹皮60克	枸杞子60克	黄菊花100克
女贞子120克	旱莲草120克	川黄柏60克	肥知母60克
北沙参120克	炒白芍100克	川石斛100克	天花粉100克
制首乌120克	当归身60克	谷精草100克	密蒙花100克
蒲公英150克	条黄芩100克	焦栀子100克	软柴胡60克
制香附120克	炒谷芽100克	炒山楂100克	

另：

| 生晒参50克 | 陈阿胶100克 | 龟甲胶120克 | 冰糖450克 |
| 黄酒适量 | | | |

按：

12 岁小囡，月经已行，额面发瘰，二目近视，舌质红，便下干，脉弦细，此一为肝肾阴虚精不注目，二为阴虚火旺上浮于面，且又值发育之中后期，膏方调治，宜以滋补肝肾，泻火解热为主。方选杞菊地黄汤、二至丸以补肝肾之精而明目；川黄柏、肥知母、北沙参、龟甲胶、炒白芍泻热；川石斛、天花粉生津和胃；制首乌、当归身、陈阿胶补益阴血；谷精草、密蒙花辅以清肝明目；蒲公英、条黄芩、焦栀子以清解上浮之热；软柴胡、制香附调和经气；炒谷芽、炒山楂消食祛瘀。如此清滋互施，使其阴复火敛，精血充而发育正常也。

【案五】气阴受损，精气不足

张某，女，11 岁。2019 年 11 月 29 日就诊。

患儿面色萎黄，汗出淋多，二目近视，纳谷一般，舌红苔薄净，二便尚调，此气阴受损，精气不足，调当滋养肝肾，益气养阴。

处方：

太子参 100 克	麦门冬 100 克	五味子 30 克	北沙参 100 克
川石斛 100 克	女贞子 100 克	旱莲草 100 克	生地黄 150 克
山萸肉 60 克	炙鳖甲 100 克	枸杞子 100 克	制黄精 100 克
制首乌 100 克	当归身 60 克	炒白芍 100 克	浮小麦 100 克
麻黄根 100 克	瘪桃干 100 克	谷精草 100 克	黄菊花 100 克
广陈皮 30 克	云茯苓 100 克	鸡内金 100 克	炒谷芽 100 克

另：

朝白参 50 克	陈阿胶 120 克	冰糖 450 克	黄酒适量

按：

夫汗者，心之所藏，在内为血，发外者为汗。正常排泄，可疏通腠理，抵御外邪，调整气血，维持体内阴阳之平衡，太过则会耗阴损阳。今该孩汗出淋多，面色萎黄，舌质偏红，其气阴已耗也；又其二目近视者，当为肝肾之精气不足，不能上注于目也。故膏方调治，当以滋肝肾之阴精，补气阴之不足。方选生脉散加朝白参、北沙参、川石斛以补益气阴；二至丸、生地黄、山萸肉、炙鳖甲、枸杞子、制黄精以滋养肝肾之阴；制首乌、当归身、陈阿胶补益阴血；炒白芍、浮小麦、麻黄根、瘪桃干敛阴止汗；谷精草、黄菊花清肝明目；广陈皮、云茯苓、鸡内金、炒谷芽理脾消食而助运。全方相合，意在补阴精而益气血也。

【案六】肝肾阴虚，精气不足（1）

徐某，男，13 岁。2019 年 12 月 29 日就诊。

患儿形神尚可，二目近视，纳谷正常，舌红苔净，二便尚调，冬令季节，又值发育期，当以补肝肾、益脾胃为主。

处方：

生地黄 150 克	怀山药 100 克	山萸肉 100 克	云茯苓 100 克
福泽泻 100 克	牡丹皮 100 克	枸杞子 100 克	黄菊花 100 克
女贞子 100 克	旱莲草 120 克	炙鳖甲 120 克	制黄精 100 克

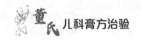

太子参 120 克　　莲子肉 100 克　　北沙参 120 克　　谷精草 100 克

密蒙花 100 克　　制首乌 120 克　　当归身 60 克　　龙眼肉 100 克

佛手片 100 克　　广陈皮 30 克　　鸡内金 100 克　　炒谷芽 100 克

炒山楂 100 克

另：

曲白参 70 克　　陈阿胶 150 克　　冰糖 450 克　　黄酒适量

按：

该孩已值发育期，除二目近视外，余皆正常，故膏方调治，当以补肝肾、益脾胃为主，使其化源足而精气充，则发育良好矣。方选杞菊地黄汤以滋肝肾而益目精，加二至丸、炙鳖甲、制黄精以增滋阴之力；曲白参、太子参、莲子肉以健脾益气；北沙参、谷精草、密蒙花辅以清肝明目；制首乌、当归身、龙眼肉、陈阿胶助以滋养阴血；佛手片、广陈皮、鸡内金、炒谷芽、炒山楂助以运脾消食，并防膏之滋腻。全方以补为主，略兼清运，属于正常之调扶也。

【案七】肝肾阴虚，精气不足（2）

石某，男，15 岁。2022 年 1 月 1 日就诊。

15 岁小男孩，形神不振，二目近视，劳则二目干燥，舌红苔黄，纳谷尚可，二便尚调，此肝肾阴虚，当以滋补肝肾为主。

处方：

生地黄 120 克　　怀山药 120 克　　山萸肉 100 克　　云茯苓 100 克

牡丹皮 100 克　　福泽泻 100 克　　枸杞子 100 克　　黄菊花 100 克

女贞子 100 克　　旱莲草 100 克　　炙鳖甲 120 克　　制黄精 120 克

怀牛膝 100 克　　制首乌 120 克　　当归身 60 克　　太子参 120 克

川石斛 100 克　　白扁豆 100 克　　天花粉 100 克　　决明子 100 克

谷精草 100 克　　密蒙花 100 克　　白蒺藜 100 克　　广陈皮 30 克

佛手片 100 克　　炒谷芽 120 克

另：

西洋参 30 克　　陈阿胶 200 克　　冰糖 500 克　　黄酒适量

按：

该男儿，二目近视，疲劳以后二目干燥，形神不振，舌红苔黄，当为肝肾之阴精不足，不能上注养目也。值冬令膏方调治，当以滋养肝肾为主。方选杞菊地黄汤以滋养肝肾而明目；加女贞子、旱莲草、炙鳖甲、制黄精、怀牛膝增滋阴之力；制首乌、当归身、陈阿胶以补血养血，以其精血同源；西洋参、太子参、川石斛、白扁豆、天花粉养阴生津；决明子、谷精草、密蒙花、白蒺藜以清肝明目；广陈皮、佛手片、炒谷芽理脾消食，并防膏之滋腻。全方相合，清养明目，益阴润燥，冀其肝肾之精得以充养也。

【案八】肝肾不足，肺虚阴伤

马某，女，6岁。2020年12月12日就诊。

患儿平素易感，面色较萎，二目近视，时有连劄，咽喉微红，纳谷一般，舌红苔净，二便尚调，此肺肾不足，肝风易动，调当滋养为主，兼清敛肝风。

处方：

太子参100克	麦门冬100克	五味子30克	生黄芪100克
干百合100克	川石斛100克	黑玄参100克	条黄芩60克
女贞子100克	旱莲草100克	生地黄150克	枸杞子60克
炙鳖甲120克	川黄柏60克	肥知母60克	北沙参100克
黄菊花100克	决明子100克	谷精草100克	密蒙花100克
钩藤60克	云茯苓120克	鸡内金100克	炒谷芽100克
生甘草30克			

另：

生晒参50克	陈阿胶100克	冰糖450克	黄酒适量

按：

该小囝平素易于感邪，面色萎黄，当为肺气不足，卫外不固之因；咽喉为肺之门户，外邪侵袭，伤阴热恋，则咽喉微红；又其二目近视，时目连劄，舌质偏红，当为肝肾阴虚，精不注目，肝风易动也。故膏方调治当以益肺之气阴，滋养肝肾，兼平肝风也。方选生脉散，加生晒参、生黄芪以补肺之气阴而固表；加干百合、川石斛以养肺生津；黑玄参、条黄芩清肺经而利门户；二至丸、生地黄、枸杞子、炙鳖甲、川黄柏、肥知母以滋肝肾之阴而敛火；加北沙参、黄菊花、决明子、谷精草、密蒙花、钩藤以清肝明目而息风；云茯苓、鸡内金、炒谷芽理脾和胃助运化；生甘草泻火兼以调和诸药。如此补脾肺之中兼有清理，益肝肾之中兼有敛火，症情相合，又不失膏方之本意也。

【案九】脾肺虚弱，肾精不足

孙某，男，7岁。2020年11月29日就诊。

7岁小儿，易于感邪，面色不华，汗出较多，二目近视，夜有遗尿，纳谷不香，舌苔薄净，二便尚调，此肺脾肾不足，肝精失养，当以滋养调扶为主。

处方：

潞党参 100 克	焦白术 100 克	云茯苓 100 克	清甘草 30 克
广陈皮 30 克	生黄芪 120 克	怀山药 120 克	生地黄 120 克
枸杞子 60 克	制黄精 100 克	炙鳖甲 100 克	山萸肉 100 克
盐杜仲 100 克	益智仁 100 克	菟丝子 100 克	桑螵蛸 100 克
覆盆子 100 克	制首乌 100 克	当归身 100 克	龙眼肉 100 克
北沙参 120 克	黄菊花 100 克	麻黄根 100 克	浮小麦 100 克
鸡内金 100 克	炒谷芽 120 克		

另：

朝白参 60 克	陈阿胶 120 克	冰糖 450 克	黄酒适量

按：

该小儿平素易于感邪，面色不华，汗出较多，纳谷不香，当为脾气虚弱，化源不足，肺气虚弱，卫外失于固守；其二目近视，夜有遗尿，当为肾之元精不足，不能固下而注上也。故膏方调治，当以肺脾肾同调，以助其正常生长发育。方选异功散加朝白参、生黄芪、怀山药以健脾益肺而固表；生地黄、枸杞子、制黄精、炙鳖甲、山萸肉以补肝肾之阴；盐杜仲、益智仁、菟丝子以补肾中之阳；桑螵蛸、覆盆子以固精止遗；制首乌、当归身、龙眼肉、陈阿胶以滋阴补血；少辅北沙参、黄菊花以清肝明目；麻黄根、浮小麦涩汗止汗；鸡内金、炒谷芽以理脾化食。全方合之，以调扶补不足为主矣。

【案十】肝肾阴虚，湿热未尽

周某，男，9 岁。2020 年 12 月 13 日就诊。

二目近视，鼻衄时有，皮肤少量湿疹，纳谷一般，舌红苔净，二便尚调，时值冬令，以滋养调补为主。

处方：

生地黄 120 克	怀山药 100 克	山萸肉 60 克	云茯苓 100 克
福泽泻 100 克	牡丹皮 60 克	黄菊花 100 克	枸杞子 100 克
女贞子 100 克	旱莲草 100 克	刀芡实 100 克	金樱子 100 克
炙鳖甲 120 克	怀牛膝 100 克	川石斛 100 克	白扁豆 100 克
北沙参 100 克	决明子 100 克	白茅根 100 克	焦栀子 100 克
条黄芩 60 克	川黄柏 60 克	肥知母 100 克	土茯苓 100 克
白鲜皮 100 克	鸡内金 100 克	炒谷芽 100 克	

另：

生晒参 40 克	西洋参 15 克	陈阿胶 150 克	冰糖 500 克

黄酒适量

按：

该孩二目近视，当为肝肾之精不能上注滋养于目也；其鼻衄时作，多为急性期风热之邪灼伤肺窍，加之其本阴虚，亦可虚火上炎也；又其皮肤少量湿疹，当为湿热余毒未尽也。故适值生长发育期，膏方调治，当以滋养敛火，兼清余热为主。方选知柏地黄汤合杞菊地黄汤、二至丸以补益肝肾而明目；加刀芡实、金樱子、炙鳖甲、怀牛膝以增滋补肾精之力；辅以西洋参、川石斛、白扁豆以益阴生津；北沙参、决明子以助清肝明目；白茅根、焦栀子、条黄芩凉血解热而利窍；川黄柏、肥知母清泻相火；土茯苓、白鲜皮以化湿清热；鸡内金、炒谷芽以消食醒胃而助运。全方合之，滋中有泻，养中有清，调治该孩，甚为合宜。

34. 弱视

【案一】肝肾阴虚，精血不足

黄某，女，7 岁。2021 年 12 月 11 日就诊。

患儿左眼弱视，形体偏瘦，纳谷一般，舌红少苔，便下干结，小溲通黄，此肝肾阴虚，调当滋养。

处方：

生地黄 120 克	怀山药 100 克	山萸肉 100 克	云茯苓 100 克
福泽泻 100 克	牡丹皮 100 克	枸杞子 60 克	黄菊花 100 克
女贞子 100 克	旱莲草 100 克	制黄精 100 克	怀牛膝 100 克
炙龟甲 120 克	制首乌 100 克	当归身 60 克	太子参 120 克
白扁豆 100 克	北沙参 100 克	川石斛 100 克	密蒙花 100 克
火麻仁 100 克	瓜蒌仁 100 克	炒谷芽 100 克	鸡内金 100 克

另：

生晒参 60 克	陈阿胶 100 克	冰糖 450 克	黄酒适量

按：

该小囡左眼弱视，形体偏瘦，当为先天肾之精气不足，导致后天肝血（精）失于滋养，且其精气不能上注于目也；其舌红少苔、便下干结，亦为阴虚不足之象也。故冬令膏方调治，当以补益肝肾为主。方选杞菊地黄汤以滋养肝肾而明目；加二至丸、制黄精、怀牛膝以增滋阴之功；少佐炙龟甲以滋养泻火；精血同源，故又加制首乌、当归身、陈阿胶滋养阴血；生晒参、太子参、白扁豆健脾益气化生源而养先天；北沙参、川石斛、密蒙花辅以清肝明目；火麻仁、瓜蒌仁润肠通便；炒谷芽、鸡内金消食助运。全方合之，肝肾同补，兼健后天之体，力促其生长发育之正常也。

【案二】脾气虚弱，精气不足

陈某，男，8 岁。2022 年 1 月 3 日就诊。

8 岁小儿，体弱易感，纳谷不香，二目弱视，舌苔薄净，二便尚调，此脾气虚弱，肾气不足，调当健脾益精。

处方：

太子参 120 克	焦白术 100 克	云茯苓 120 克	清甘草 30 克
生黄芪 100 克	怀山药 100 克	莲子肉 100 克	女贞子 100 克
旱莲草 100 克	枸杞子 100 克	刀芡实 100 克	金樱子 100 克
益智仁 100 克	菟丝子 100 克	熟地黄 120 克	制首乌 100 克
龙眼肉 100 克	黄菊花 100 克	密蒙花 100 克	白蒺藜 100 克

佛手片 60 克　　菜菔子 100 克　　鸡内金 100 克　　炒谷芽 100 克

另：

生晒参 40 克　　陈阿胶 120 克　　冰糖 450 克　　黄酒适量

按：

8 岁小儿，二目弱视，且又体弱易感，一为先天肾之精气不足，二为后天脾不健运，脾气不足，化源匮乏，导致先后二天均为不足，生化之精微不能上注而滋养于目也。故膏方调治，当以先后二天同补为上也。方选异功散加生晒参、生黄芪、怀山药、莲子肉以健脾益气；女贞子、旱莲草、枸杞子、刀芡实、金樱子滋补肾之阴精；益智仁、菟丝子以补肾中之阳；熟地黄、制首乌、龙眼肉、陈阿胶滋补阴血；少佐黄菊花、密蒙花、白蒺藜清肝明目；佛手片、菜菔子、鸡内金、炒谷芽理脾消食以助运。全方相合，力求先天得充，后天得健，精气上注，发育正常也。

35. 经期延长

【案一】气血不足，心神失养

张某，女，12 岁。2019 年 12 月 15 日就诊。

12 岁小囡，年初月经初潮，行则经期稍长，色淡，面色不华，夜睡多梦，纳谷一般，舌苔薄净，二便尚调，二脉细弱，此脾气不足，心血失养，治以健脾宁心。

处方：

炙黄芪 120 克　　潞党参 120 克　　焦白术 100 克　　云茯苓 150 克

炙甘草 30 克　　当归身 100 克　　酸枣仁 100 克　　远志 50 克

龙眼肉 100 克　　广木香 100 克　　怀山药 100 克　　白扁豆 120 克

莲子肉 120 克　　熟地黄 120 克　　制首乌 120 克　　黑芝麻 100 克

灵芝 100 克　　女贞子 120 克　　旱莲草 120 克　　刀芡实 120 克

金樱子 120 克　　补骨脂 100 克　　菟丝子 120 克　　胡桃肉 100 克

软柴胡 60 克　　制香附 120 克　　鸡内金 100 克　　炒谷芽 100 克

另：

曲白参 50 克　　陈阿胶 150 克　　冰糖 450 克　　黄酒适量

按：

气为血帅，血为气母，气血运行又相互依存，而气血的生成均来源于脾所化生之水谷精微。该小囡，经行年余，每次经期较长且色淡，面色不华，夜睡多梦，当为脾虚而致气衰血少，气不统血，心无所养，不能藏神之故；其舌苔薄净，二脉细弱，亦为气血不足之象。故膏方调治，当以养气补血，健脾宁心为主。方选归脾汤益气补血宁心；加曲白参、怀山药、白扁豆、莲子肉以增益气健脾之功；熟地黄、制首乌、黑芝麻、陈阿胶以养血补血；灵芝以宁心；增二至丸、刀芡实、金樱子、枸杞子、菟丝子、胡桃肉以补肾益精；少佐软柴胡、制香附调畅气机；鸡内金、炒谷芽消食醒胃。全方合之，共奏健脾补血、宁心安神之功。

【案二】气血不足，脾肾阳虚

何某，女，13岁。2020年1月3日就诊。

13周岁小囡，经行一年，经期约半个月，而半月后经又行，经色淡红，面色不华，形神不振，肢末不温，舌淡苔净，纳谷不香，二便尚调，二脉软弱，此脾肾阳气不足，失以温煦，调当温补脾肾。

处方：

潞党参120克	焦白术120克	云茯苓100克	炒甘草30克
炙黄芪120克	怀山药120克	莲子肉120克	炒扁豆100克
熟地黄150克	制首乌100克	当归身100克	龙眼肉120克
大红枣50克	桂枝60克	肉桂15克	淡附片30克
煨姜15克	益智仁100克	肉苁蓉100克	菟丝子120克
胡桃肉100克	盐杜仲100克	补骨脂100克	软柴胡100克
制香附120克	鸡内金100克	炒谷芽100克	

另：

曲白参60克	陈阿胶150克	冰糖500克	黄酒适量

按：

该小囡经行一年，行经期长，其经色又淡，面色不华，形神不振，当为脾胃虚弱，气血生化无源，而致气虚血少失统；又肢末不温，舌淡苔净，二脉软弱，脾肾之阳气亦虚，以致外不温达肢体，内不能温煦暖宫也。故膏方调治，当以益气补血，温补脾肾。方选四君子汤加曲白参、炙黄芪、怀山药、莲子肉、炒扁豆健脾益气；熟地黄、制首乌、当归身、龙眼肉、大红枣、陈阿胶以补血养血；桂枝、肉桂、淡附片、煨姜以辛温热而助阳；益智仁、肉苁蓉、菟丝子、胡桃肉、盐杜仲、补骨脂温肾阳而暖宫；少佐软柴胡、制香附以调畅气机；鸡内金、炒谷芽以消食和胃。全方合之，共起健脾养血、温补脾肾之功。

36. 经期提前

【案一】脾肾虚弱，气血不足

丁某，女，15 岁。2018 年 12 月 31 日就诊。

经行 2 年，经期提前，量多色淡，腰酸乏力，形神不振，面色少华，纳谷欠香，舌苔薄白，便下欠调，小溲清通，二脉较软，气血不足，当健脾益气以促化源。

处方：

潞党参 150 克	焦白术 100 克	云茯苓 150 克	清甘草 30 克
广陈皮 30 克	炙黄芪 150 克	炒扁豆 120 克	莲子肉 120 克
怀山药 100 克	熟地黄 150 克	当归身 100 克	制首乌 100 克
龙眼肉 30 克	大红枣 50 克	盐杜仲 100 克	菟丝子 100 克
益智仁 100 克	肉桂 30 克	补骨脂 100 克	胡桃肉 100 克
煨诃子 100 克	煨肉果 100 克	淡干姜 30 克	缩砂仁 30 克
鸡内金 100 克	炒谷芽 150 克		

另：

红参 40 克	陈阿胶 150 克	冰糖 500 克	黄酒适量

按：

该少女经行 2 年，经期提前，量多色淡，面色少华，纳谷欠香，舌苔薄白，便下欠调，脉软，此乃脾运不健，化源不足，气虚血少也；腰为肾之府，其腰酸乏力当为后天化源不足，累及先天之肾气亦衰也；且先后二天在生理上互相为用，在病理上亦可互为因果矣。故膏方调治，当以健脾益气促化源，补肾益阳壮先天。方选异功散加红参、炙黄芪、炒扁豆、莲子肉、怀山药以益气健脾；熟地黄、当归身、制首乌、龙眼肉、大红枣、陈阿胶以养血补血；盐杜仲、菟丝子、益智仁、肉桂、补骨脂、胡桃肉以温肾阳而暖宫；煨诃子、煨肉果、淡干姜补脾肾而固涩；缩砂仁、鸡内金、炒谷芽醒胃消食而助运。全方以健脾益气，补血养血，温肾阳固涩为主，少佐醒胃助运，护胃防滞。如此虚候，大补之下必当有效。

【案二】脾气虚弱，生化乏源

周某，女，17岁。2020年12月6日就诊。

17岁少女，月经每月提前，经色较淡，形体消瘦，面色不华，夜寐不佳，纳谷欠香，舌苔薄净，二便尚调，二脉细弱，此气血不足为患，当以益气补血为主。

处方：

炙黄芪120克	潞党参150克	焦白术120克	云茯苓150克
炙甘草30克	当归身100克	远志60克	酸枣仁100克
广木香100克	龙眼肉100克	大红枣30克	怀山药120克
炒扁豆100克	莲子肉120克	制首乌120克	熟地黄120克
黑芝麻100克	灵芝100克	柏子仁100克	胡桃肉100克
菟丝子120克	刀芡实100克	金樱子100克	广陈皮30克
陈香橼100克	鸡内金100克	炒谷芽120克	六神曲120克

另：

曲白参80克　陈阿胶200克　冰糖500克　黄酒适量

2021年12月5日复诊。

今年月经期准，面色转润，形体稍丰，唯四肢欠温，夜寐欠佳，纳谷正常，舌苔净，二便尚调，调补有效，当以原意。

处方：

上方去陈香橼，加益智仁100克、补骨脂100克、桂枝30克、青龙齿150克、佛手片100克。

另：

曲白参100克　陈阿胶200克　冰糖500克　黄酒适量

按：

脾胃为气血生化之源，脾虚则气少血衰，统摄无权，故可见每月月经提前，经色较淡；脾在体合肌肉，主四肢，水谷精微不能输养，则见形体消瘦，面色不华；心藏神而主血，脾主思而统血，脾虚血少，则心无所养，不能藏神，故可见夜寐不佳也；其纳谷不香，舌苔薄净，脾虚胃弱；其二脉细弱，也是气血不足之象。故膏方调治，当以益气补血，健脾宁心为主。方选归脾汤以补气血而益心脾，加怀山药、炒扁豆、莲子肉以增健脾之功；制首乌、熟地黄、陈阿胶、黑芝麻以增补血之力；灵芝、柏子仁辅以养血宁神；胡桃肉、菟丝子、刀芡实、金樱子温肾暖宫而固精；广陈皮、陈香橼、鸡内金、炒谷芽、六神曲理脾和胃以助运。方药相合，冀其气血足而体健康矣。

服膏药以后，来年就诊，月经期已准，面色转润，形体稍丰，唯夜寐欠佳，四肢不温，体症好转，法亦对症，仍当以原法调补为主。乃于上方加益智仁、补骨脂、桂枝以增温肾助阳之力；加青龙齿以增安神宁心之功；佛手片易陈香橼，兼以疏理气机。此效不更方，合之医理也。

37. 月经量少

【案一】化源匮乏，阴血不足

顾某，女，13 岁。2018 年 12 月 4 日就诊。

13 岁小囡，月经行已半年，经期不准，经量偏少，色稍偏红，形瘦色黄，形神不振，纳谷不香，舌红苔净，二便尚调，此阴血不足，当以滋阴养血。

处方：

熟地黄 120 克	当归身 100 克	川芎 30 克	炒白芍 100 克
太子参 120 克	焦白术 100 克	云茯苓 120 克	清甘草 30 克
生黄芪 120 克	怀山药 120 克	桑葚子 100 克	黑芝麻 100 克
龙眼肉 100 克	制首乌 120 克	大红枣 30 克	女贞子 100 克
旱莲草 100 克	山萸肉 60 克	制黄精 120 克	枸杞子 100 克
刀芡实 120 克	炙鳖甲 120 克	胡桃肉 100 克	菟丝子 100 克
软柴胡 60 克	制香附 120 克	条黄芩 80 克	广陈皮 30 克
炒谷芽 100 克			

另：

曲白参60克　　陈阿胶120克　　冰糖450克　　　黄酒适量

按：

该小囡经行半年，经期不准，经量偏少，此虽为子宫发育尚不成熟，但其形体消瘦，面色萎黄，形神不振，舌质偏红，当为脾之化源不足，导致精血失于输养，故膏方调治，当以健脾补血，滋肾益精为主。故方选八珍汤以益气补血；加曲白参、生黄芪、怀山药以增益气之功；桑葚子、黑芝麻、龙眼肉、制首乌、大红枣、陈阿胶以增补血之力；加二至丸、山萸肉、制黄精、枸杞子、刀芡实、炙鳖甲以滋补肾之阴精；胡桃肉、菟丝子温肾阳以求衡；软柴胡、制香附、条黄芩清理气机；广陈皮、炒谷芽理脾消食以和胃。全方合之，调补气血，兼益肾精，与该囡之体症尚相宜也。

【案二】中焦虚寒，气血不足

徐某，女，13岁。2018年12月14日初诊。

13岁小囡，形寒肢冷，面色不华，腹时作痛，得温则舒，月经不调，量少色淡，纳谷一般，舌苔薄白，二便尚调，此脾胃虚寒，肝脾失调，气血失养，调当温中补虚，调和气血。

处方：

桂枝30克	炒白芍120克	淡干姜30克	大红枣30克
清甘草30克	潞党参120克	焦白术120克	云茯苓150克
熟地黄150克	川芎30克	当归身100克	炙黄芪120克
龙眼肉100克	黑芝麻80克	肉桂20克	盐杜仲120克
菟丝子120克	胡桃肉100克	刀芡实120克	金樱子120克
软柴胡120克	制香附150克	炒枳壳100克	广陈皮30克
佛手片100克	六神曲150克	炒谷芽100克	鸡内金100克

另：

红参40克　　　陈阿胶150克　　饴糖400克　　　黄酒适量

按：

该小囡形寒肢冷，腹时作痛，得温则舒，当为中焦虚寒，肝脾失调之故；又其面色不华，月经不调，量少色淡，当为脾之化源不足，气虚血少也。故膏方调治，当以温中补虚，调和气血为主。方选小建中汤以温中补虚，和里缓急；八珍汤以益气补血；加红参、炙黄芪增益气之力；龙眼肉、黑芝麻、陈阿胶以增补血之功；肉桂、盐杜仲、菟丝子、胡桃肉助温肾阳以暖宫；刀芡实、金樱子兼以固肾益精；少佐软柴胡、制香附、炒枳壳以调畅气机；广陈皮、佛手片、六神曲、炒谷芽、鸡内金以理脾消食，并防药之呆滞。如是调治与该囡之体症尚为相宜。

【案三】肝肾阴虚，湿浊下注

俞某，女，16 岁。2019 年 11 月 29 日就诊。

患儿形体较瘦，人感乏力，二目时干，月经量少，有少量黄色浊带，纳谷一般，舌红苔黄，二便尚调，此阴血不足为主，当以滋补。

处方：

生地黄 150 克	怀山药 120 克	山萸肉 100 克	云茯苓 120 克
福泽泻 100 克	牡丹皮 100 克	川黄柏 100 克	肥知母 100 克
枸杞子 100 克	黄菊花 100 克	川芎 100 克	当归身 100 克
炒白芍 100 克	赤芍 100 克	女贞子 120 克	旱莲草 120 克
制黄精 100 克	炙鳖甲 120 克	黑芝麻 100 克	桑葚子 120 克
大红枣 30 枚	太子参 120 克	北沙参 120 克	软柴胡 100 克
条黄芩 100 克	椿白皮 100 克	车前草 100 克	鸡内金 100 克
炒谷芽 120 克			

另：

生晒参 50 克	西洋参 20 克	陈阿胶 200 克	冰糖 500 克
黄酒适量			

按：

该少女形体较瘦，人感乏力，月经量少，因精血同源，此当为肾之阴精不足，不能充髓壮骨，濡养阴血；肝开窍于目，肾之阴精不能滋养于肝，致其精气不能上注于目，故二目时干不舒；其有少量黄色浊带为下焦兼有湿热也；舌红苔黄，亦为阴虚兼湿之象矣。故膏方调治，当以滋养肝肾，兼清下焦之湿热。方选杞菊地黄丸合知柏地黄汤，一以滋肝肾而明目，一以滋肾阴兼泻热；加四物汤以补血和血；加二至丸、制黄精、炙鳖甲以增滋养肾阴之力；黑芝麻、桑葚子、大红枣、陈阿胶增补血之功；生晒参、西洋参、太子参、北沙参益气养阴而生津；软柴胡、条黄芩、椿白皮、车前草疏肝利湿；鸡内金、炒谷芽以消食助运。全方合之，冀其精血充足、浊邪得清也。

【案四】脾气虚弱，精血不足

陈某，女，17 岁。2019 年 12 月 5 日就诊。

患儿形体消瘦，月经量少，面色较黄，纳谷不香，舌红少苔，二便尚调，此精血不足，治以调养精血，健脾生津。

处方：

熟地黄 150 克	当归身 100 克	川芎 60 克	炒白芍 100 克
黑芝麻 100 克	制首乌 120 克	桑葚子 100 克	女贞子 120 克
旱莲草 120 克	山萸肉 60 克	制黄精 120 克	刀芡实 120 克
金樱子 120 克	胡桃肉 100 克	菟丝子 100 克	怀山药 120 克
莲子肉 120 克	白扁豆 120 克	太子参 120 克	川石斛 100 克
天花粉 100 克	生玉竹 100 克	鸡内金 100 克	炒谷芽 120 克

另：

曲白参 50 克	西洋参 20 克	陈阿胶 200 克	冰糖 500 克
黄酒适量			

按：

17 岁少女，形体消瘦，月经量少，面色萎黄，纳谷不香，舌红少苔，当为脾气虚弱，生化乏源，不能充养先天之肾精；精血本为同源，且血又需水谷精微之濡养，今脾肾皆虚，则血必不足也。故膏方调治，当以补精血为主，兼以健脾益胃而促生化源。方选四物汤加黑芝麻、制首乌、桑葚子、陈阿胶以补血和血；女贞子、旱莲草、山萸肉、制黄精、刀芡实、金樱子以滋养肾精；胡桃肉、菟丝子意在阴中求阳；曲白参、怀山药、莲子肉、白扁豆健脾益气促化源而助先天；西洋参、太子参、川石斛、天花粉、生玉竹养阴生津以和胃；鸡内金、炒谷芽消食以醒胃。全方合之，益精血而理脾胃，促其二天互生。

【案五】天癸初始，脏器欠调

齐某，女，11 岁。2020 年 12 月 26 日就诊。

11 周岁小囡，2020 年 9 月月经初潮，经行量少，舌苔薄黄，纳谷正常，二便尚调，天癸初至，当以调补。

处方：

熟地黄 120 克	怀山药 120 克	山萸肉 100 克	云茯苓 120 克
福泽泻 100 克	牡丹皮 100 克	女贞子 120 克	旱莲草 120 克
枸杞子 100 克	制黄精 120 克	刀芡实 100 克	金樱子 100 克
太子参 120 克	焦白术 100 克	清甘草 30 克	广陈皮 30 克
莲子肉 100 克	盐杜仲 100 克	菟丝子 100 克	胡桃肉 100 克
黑芝麻 100 克	制首乌 120 克	当归身 60 克	炒白芍 100 克
软柴胡 100 克	制香附 120 克	条黄芩 60 克	川石斛 100 克
佛手片 100 克	鸡内金 100 克	炒谷芽 100 克	

另：

生晒参 40 克	陈阿胶 120 克	冰糖 450 克	黄酒适量

按：

11 岁小女 9 月月经初潮，经行量少，余症均属正常，此天癸虽至，但尚未发育成熟，膏方调治，当以补脾肾，益气血，畅气机为主。方选六味地黄汤合二至丸加枸杞子、制黄精、刀芡实、金樱子以滋养肾之阴精；异功散加生晒参、莲子肉以健脾益气；盐杜仲、菟丝子、胡桃肉补肾阳而暖宫；黑芝麻、制首乌、当归身、陈阿胶、炒白芍补益阴血；少佐软柴胡、制香附、条黄芩以清疏理气；川石斛、佛手片、鸡内金、炒谷芽生津消食以和胃。全方相合，调补正常发育之体尚为相宜。

【案六】阴虚火旺，经气不畅

史某，女，11 岁。2021 年 1 月 19 日就诊。

11 岁小囡，经行已有 4 个月，经期不准，行则量少，面色潮红，纳可喜饮，舌红苔黄，唇朱口干，便下干结，小溲通少，二脉细略数，此阴虚火旺，经气不畅，当以滋阴降火，益胃生津为主。

处方：

生地黄 150 克	怀山药 100 克	山萸肉 60 克	云茯苓 100 克
福泽泻 100 克	牡丹皮 60 克	川黄柏 50 克	肥知母 60 克
女贞子 100 克	旱莲草 100 克	制黄精 100 克	怀牛膝 100 克
枸杞子 100 克	当归身 60 克	赤芍 100 克	川芎 60 克
炒白芍 100 克	北沙参 120 克	川石斛 120 克	天花粉 100 克
生玉竹 100 克	软柴胡 100 克	焦栀子 100 克	条黄芩 80 克
鸡内金 100 克	炒谷芽 100 克	生甘草 30 克	

另:

生晒参 30 克	西洋参 20 克	龟甲胶 100 克	陈阿胶 100 克
冰糖 400 克	黄酒适量		

按:

该 11 岁小囡经行已 4 个月，经期不准，行则量少，且面色潮红，当为肾之阴精不足，阴虚火旺，而精血同源，精伤则血亦少也；且虚火上炎，又可耗伤胃之津液，故又可出现唇朱、口干、喜饮之症；其便干溲少、脉细略数，均为阴虚有火、阴津不足之候也。故膏方调治，当以滋阴精而敛火，凉阴血而行经，益胃阴而生津。方选知柏地黄汤加龟甲胶以滋肾阴而敛火；女贞子、旱莲草、制黄精、怀牛膝、枸杞子以增滋养肾阴之功；当归身、赤芍、川芎、炒白芍、牡丹皮辅以养血凉血活血以通利经血；西洋参、北沙参、川石斛、天花粉、生玉竹以养阴益胃而生津；软柴胡、焦栀子、条黄芩清疏三焦；鸡内金、炒谷芽健胃消食；生甘草泻火兼调和诸药。方药相合，力使精津足而经行正常也。

【案七】肾精不足，血瘀不畅

钱某，女，11 岁。2021 年 11 月 16 日就诊。

11 岁小囡，月经初潮，量少色黑，纳谷正常，舌红苔净，二便尚调，此天癸初至，肾精欠足，血瘀不畅，调当滋阴活血。

处方:

女贞子 100 克	旱莲草 100 克	枸杞子 100 克	怀牛膝 100 克
制黄精 100 克	川黄柏 60 克	炙龟甲 120 克	生地黄 120 克
炒白芍 100 克	川芎 60 克	当归身 60 克	桑葚子 100 克

黑芝麻 100 克	赤芍 100 克	桃仁 100 克	红花 15 克
牡丹皮 60 克	太子参 100 克	怀山药 100 克	莲子肉 100 克
软柴胡 100 克	制香附 120 克	条黄芩 60 克	北沙参 100 克
川石斛 100 克	天花粉 100 克	广陈皮 30 克	炒谷芽 100 克

另：

| 生晒参 50 克 | 陈阿胶 150 克 | 冰糖 450 克 | 黄酒适量 |

按：

11 岁小囡，月经初潮，量少色黑，舌红苔净，余症尚和，此当为天癸初至，肾精不足，血瘀不畅之故。膏方调治，当以滋养肾精，养血活血为主。方选二至丸加枸杞子、怀牛膝、制黄精以滋养肾之阴精；川黄柏、炙龟甲兼以清泻敛火；四物汤加桑葚子、黑芝麻、陈阿胶以补血养血，达到精血同补之目的；赤芍、桃仁、红花、牡丹皮以凉血活血，不致因补而致瘀；生晒参、太子参、怀山药、莲子肉健脾益气促化源；软柴胡、制香附、条黄芩清疏肝气，调和气血；北沙参、川石斛、天花粉、广陈皮、炒谷芽生津和胃。全方合之，力使其阴精复而气血畅，则可健康发育也。

【案八】精血不足，肝郁不畅

周某，女，12 岁。2021 年 12 月 11 日就诊。

患儿月经来潮已有半年，量少，经期不准，平素腹痛时作，面色萎黄，纳谷一般，舌苔薄黄，二便尚调，此精血不足，化源匮乏，肝气不畅，治以滋养疏肝。

处方：

生地黄 150 克	当归身 100 克	川芎 60 克	炒白芍 100 克
赤芍 100 克	制首乌 120 克	女贞子 120 克	旱莲草 120 克
山萸肉 100 克	枸杞子 100 克	怀牛膝 100 克	炙鳖甲 120 克
盐杜仲 100 克	菟丝子 120 克	太子参 100 克	焦白术 100 克
云茯苓 150 克	清甘草 30 克	怀山药 100 克	软柴胡 100 克
条黄芩 60 克	北沙参 100 克	制香附 120 克	炒枳壳 100 克
佛手片 100 克	鸡内金 100 克	炒谷芽 100 克	

另：

曲白参 50 克　　陈阿胶 120 克　　冰糖 450 克　　　黄酒适量

按：

该小囡月经来潮半年，经期不准，经量较少，舌红苔黄，当为肾之精血不足；其面色萎黄，腹痛时作，一为脾失健运，导致化源匮乏，致水谷之精微不能输养于诸脏，二为肝气不畅，以致气血不和，肝肾不调，肝木犯土。故膏方调治，当以滋养精血，调和肝肾与脾胃为主。方选四物汤加陈阿胶、赤芍、制首乌以养血为主，少佐凉血；二至丸加山萸肉、枸杞子、怀牛膝、炙鳖甲以滋养肾之阴精；盐杜仲、菟丝子温肾阳、缓暖宫；四君子汤加曲白参、怀山药益气健脾促化源；软柴胡、条黄芩、北沙参、制香附、炒枳壳、佛手片清疏肝气，以调和肝肾与脾胃；鸡内金、炒谷芽消食助运。诸药方相合，使精血充而气血和，化源足而发育正常。

38. 闭经

【案一】脾虚湿滞，肝气不畅

胡某，女，16 岁。2019 年 1 月 3 日就诊。

16 岁少女，2018 年 6 月月经初潮后至今未行经，形体消瘦，脘腹时痛，纳谷不香，舌根苔薄腻，二便尚调，二脉偏弦，此积滞不清，化源不足，肝气犯胃，虚实并存，当以健运脾胃，疏肝化积为主。

处方：

潞党参 150 克	焦白术 120 克	云茯苓 150 克	清甘草 30 克
生黄芪 180 克	女贞子 120 克	旱莲草 120 克	刀芡实 120 克
金樱子 120 克	菟丝子 120 克	胡桃肉 120 克	当归身 100 克
赤芍 100 克	川芎 100 克	软柴胡 100 克	制香附 150 克
炒枳壳 100 克	佛手片 100 克	川厚朴 120 克	莱菔子 120 克
薏苡仁 150 克	鸡内金 120 克	炒谷芽 120 克	六神曲 150 克

另：

曲白参 60 克　　陈阿胶 200 克　　冰糖 500 克　　　黄酒适量

按：

该 16 岁少女，年中月经初潮一次，至今半年未行，其形体消瘦，脘腹时痛，纳少，舌根苔薄腻，二脉偏弦。此一为后天化机不良，脾运不健，化源不足，导致气血匮乏；二为邪滞而不清，气机不畅，肝木来犯。病乃虚实互夹之症。故膏方调治当以消扶兼施，以健脾益气而补生化源，兼理气消积而助运化，促其脾胃健运，气机畅通，而生化有源，精血得充也。方选异功散加曲白参、生黄芪以健脾益气；加二至丸、刀芡实、金樱子、菟丝子、胡桃肉以补肾益精；当归身、赤芍、川芎、陈阿胶以活血养血，并达到精血互滋之目的；软柴胡、制香附、炒枳壳、佛手片疏肝理气，通畅气机；川厚朴、莱菔子、薏苡仁、鸡内金、炒谷芽、六神曲导滞化湿助运，兼防膏之滋腻。全方相合，消扶兼施，相得益彰。

【案二】精血不足，血瘀不畅

徐某，女，17 岁。2019 年 11 月 29 日就诊。

患者月经 4 个月未行，小腹时痛，面色较黄，形体偏瘦，纳谷一般，舌红苔净，舌边稍暗，二便尚调，二脉细涩，此精血不足，血运不畅，调当滋补肾阴，活血祛瘀。

处方：

熟地黄 150 克	炒白芍 100 克	当归身 100 克	川芎 60 克
制首乌 120 克	黑芝麻 100 克	桑葚子 120 克	女贞子 150 克
旱莲草 150 克	制黄精 120 克	怀牛膝 120 克	山萸肉 100 克
胡桃肉 100 克	菟丝子 120 克	桃仁 120 克	土红花 15 克
牡丹皮 100 克	条黄芩 100 克	煨三棱 60 克	太子参 120 克
焦白术 100 克	云茯苓 150 克	清甘草 30 克	广陈皮 30 克
怀山药 120 克	莲子肉 120 克	软柴胡 100 克	制香附 120 克
炒枳壳 100 克	炒谷芽 120 克	鸡内金 100 克	川石斛 120 克

另：

曲白参 60 克	陈阿胶 200 克	冰糖 500 克	黄酒适量

按：

17 岁少女，月经 4 个月未行，面色萎黄，形体偏瘦，当因先天之精气不足，后天之化源匮乏，而致先后二天互为因果；其小腹时痛，舌边稍暗，乃于精血不足而致瘀，血运不畅而致滞也。

故膏方调治，当予补精血，健脾运，兼以活血理气而施也。方选四物汤加陈阿胶、制首乌、黑芝麻、桑葚子以补血和血；女贞子、旱莲草、制黄精、怀牛膝、山萸肉以滋养肾阴；胡桃肉、菟丝子补肾阴之中而求阳；桃仁、土红花、牡丹皮、条黄芩、煨三棱以清凉活血以祛瘀；异功散加曲白参、怀山药、莲子肉健脾益气促化源；软柴胡、制香附、炒枳壳疏肝理气畅气机而助血运；炒谷芽、鸡内金、川石斛养胃生津兼消食。全方相合，因体症而施药，甚为合宜。

39. 痛经

【案一】肝肾不调，湿热滞胃

唐某，女，15岁。2019年12月22日就诊。

15岁小囡，前年月经来潮，经前腹痛，经期不准，月经量少，纳谷一般，腹时不舒，舌红苔根黄，二便尚调，二脉弦细略数，此肾阴虚有火，肝气不畅，胃滞湿热，调当滋阴降火，理肝清胃。

处方：

软柴胡 100克	炒白芍 100克	当归身 100克	焦白术 100克
云茯苓 150克	清甘草 30克	生地黄 150克	女贞子 120克
旱莲草 120克	枸杞子 100克	川黄柏 60克	黑芝麻 100克
川芎 60克	炒黄连 20克	蒲公英 150克	北沙参 120克
川石斛 100克	制香附 120克	延胡索 100克	炒枳壳 100克
佛手片 100克	薏苡仁 150克	藿香梗 100克	佩兰叶 100克
鸡内金 100克	六神曲 100克	广陈皮 30克	炒谷芽 120克

另：

曲白参 50克	龟甲胶 120克	冰糖 450克	黄酒适量

按：

该小囡症情较为复杂，其经前腹痛，经期不准，当为肝气不畅之故；月经量少，经色较红，又为肝肾阴虚有热；腹时不舒，苔黄为肝气犯胃，滞湿于内；二脉弦细略数，亦为肝肾阴虚，肝气不畅之象。综观其症，乃为肝肾阴虚有火，肝气犯胃，湿食内滞之虚实互兼之候。故膏方调治，当以滋肾降火，理肝清胃为主。方选逍遥散以疏肝理气，生地黄、女贞子、旱莲草、枸杞子、川黄柏、龟甲胶以滋养降火；黑芝麻、川芎以活血养血；炒黄连、蒲公英、北沙参、川石斛以清胃养胃；制香附、延胡索、炒枳壳、佛手片以疏肝理胃；薏苡仁、藿香梗、佩兰叶淡芳化湿；鸡内金、六神曲、广陈皮、炒谷芽消食助运。全方合之，调气血，理脾胃为主，滋肾阴敛虚火为辅，这亦是膏方不是一味议补而是量身定制，调与治互施之特色也。

【案二】肝肾不调，气血不畅

罗某，女，14 岁。2020 年 1 月 3 日就诊。

14 岁小囡，形体偏小，2018 年月经来潮，经前腹痛，经期不准，量少色暗，面色偏黄，夜寐不佳，纳谷欠香，舌红苔黄，便干间隔，小溲通黄，二脉弦细略数，此精血不足，肝肾不和，治当肝肾同调。

处方：

生地黄 150 克	怀山药 120 克	山萸肉 60 克	云茯苓 150 克
福泽泻 100 克	牡丹皮 100 克	川黄柏 100 克	肥知母 100 克
女贞子 120 克	旱莲草 120 克	怀牛膝 100 克	枸杞子 100 克
制黄精 120 克	炙龟甲 100 克	太子参 120 克	焦白术 100 克
清甘草 30 克	广陈皮 50 克	莲子肉 120 克	当归身 60 克
川芎 80 克	炒白芍 100 克	赤芍 100 克	桃仁 80 克
软柴胡 100 克	酸枣仁 100 克	柏子仁 100 克	条黄芩 100 克
鸡内金 100 克	炒谷芽 100 克	六神曲 120 克	

另：

曲白参 50 克	陈阿胶 150 克	冰糖 500 克	黄酒适量

按：

14 岁少女，经行逾年，经期不准，经前腹痛，量少色暗，且形体偏小，面色萎黄，夜寐不佳，舌红苔黄，当为素来脾运欠佳，以致化源不足，水谷之精微不能输养诸脏，以致先天之肾精不足，既少充髓壮骨，影响发育，又致精血亏损，阴虚火炎，致肝肾不调，心神不宁，血瘀不畅，气机失调。故膏方调治，当以滋肾养血，健脾益气，兼以调畅气血，通利经脉。方选知柏地黄汤加二至丸、怀牛膝、枸杞子、制黄精、炙龟甲以滋阴敛火；异功散加曲白参、莲子肉以健脾益气；四物汤加陈阿胶、赤芍、桃仁以补血之中兼以活血；逍遥散以疏肝理气，以期气血通畅；酸枣仁、柏子仁以宁心安神；少佐一味条黄芩以清泻；鸡内金、炒谷芽、六神曲助以消运，并防膏之腻。诸方药合之，先后二天同调，气血并理，调理该少女尚为合宜。

【案三】肝肾不和，湿滞下注

傅某，女，13岁。2021年12月14日就诊。

13岁小儿，去年7月月经初潮，经期不准，时有腹痛，白带较多，舌红苔黄，二便尚通，此肝肾不和，湿滞下浊，治以滋肾柔肝，兼化湿浊。

处方：

生地黄150克	山萸肉100克	云茯苓150克	怀山药100克
福泽泻120克	牡丹皮100克	川黄柏100克	肥知母100克
炙龟甲120克	女贞子120克	旱莲草120克	刀芡实120克
白莲须100克	太子参100克	焦白术100克	云茯苓100克
清甘草30克	广陈皮30克	软柴胡100克	当归身100克
炒白芍100克	椿根皮120克	萹蓄100克	车前草150克
条黄芩60克	薏苡仁200克	鸡内金100克	炒谷芽100克
炒山楂100克			

另：

生晒参50克	陈阿胶150克	冰糖450克	黄酒适量

按：

该小囡月经来潮1年余，经期不准，时有腹痛，白带较多，舌红苔黄，当为肾阴不足，肝肾不和，湿热下注之故，故膏方调治当以滋阴泻热，疏肝理气，兼化湿浊为主。方选知柏地黄汤加炙龟甲以滋阴敛火；二至丸加刀芡实、白莲须以益肾固精；异功散加生晒参以健脾益气，促生化源；逍遥散以疏肝理气，调和肝肾；椿根皮、萹蓄、车前草、条黄芩、薏苡仁以清利化湿；鸡内金、炒谷芽、炒山楂以消食和胃，且炒山楂又有祛瘀之效。诸方药合之，互为协调，互为作用，力使阴精复，脾运健，气血畅，湿滞清。

40. 肥胖

【案一】脾运不健，肾精不足

王某，男，11岁。2018年11月22日就诊。

患儿形体肥胖偏矮，纳谷旺盛，舌红苔黄，便干溲黄，饮食不节，此脾运不健，不能壮骨充髓，调当脾肾同治。

处方：

生地黄120克	怀山药100克	山萸肉60克	云茯苓100克
福泽泻100克	牡丹皮60克	怀牛膝100克	刀芡实100克
金樱子100克	北沙参100克	川石斛100克	川芎60克
生白芍60克	软柴胡60克	制香附120克	佛手片100克
炒枳壳60克	花槟榔60克	川草薢100克	薏苡仁120克
制大黄60克	郁李仁100克	决明子100克	鸡内金100克
六神曲100克	炒山楂100克		

另：

生晒参50克	冰糖500克	陈阿胶120克	黄酒适量

按：

该孩饮食不节，纳谷旺盛，日久可损伤脾胃，而致食、湿、痰内停，导致形体肥胖；脾胃既损，痰、湿、食内停，则又可影响水谷精微之化生，无以充养四肢百骸，导致发育不良，形体偏矮；其舌红苔黄，便干溲黄，是为郁久有火，阴津受损。故调当滋阴壮骨，运脾利水，导下消积为主。方选六味地黄汤取三补三泻之功，加怀牛膝、刀芡实、金樱子以补肾壮骨；北沙参、川石斛清热养胃；川芎、生白芍、软柴胡、制香附活血行气，佛手片、炒枳壳、花槟榔行气消积，化痰利水；川草薢、薏苡仁渗湿利水；制大黄、郁李仁、决明子缓泻而通便，亦为六腑以通为用之意；鸡内金、六神曲、炒山楂消积助运。全方合之，以补肾固精而壮骨、行气活血、消积化痰、渗湿利水诸法，而祛体内之瘀（膏脂）从而达到补而不滞、通而不伤之效果。

【案二】阴虚火旺，湿食内滞

方某，男，8 岁。2019 年 11 月 22 日就诊。

患儿形体肥胖偏矮，纳谷旺盛，偶有腹胀口臭，舌红苔薄黄，便下干结，小溲通黄，此饮食不节，湿食内滞，阴虚火旺，调当滋阴降火，清胃理脾消积。但近因积滞化火，当先汤剂清胃导滞为先。

处方：

（汤剂处方：川黄连 3 克、焦栀子 10 克、广藿香 10 克、川厚朴 6 克、佛手片 6 克、炒枳壳 6 克、鸡内金 6 克、炒山楂 10 克、广陈皮 3 克、莱菔子 10 克、火麻仁 10 克，7 剂）

生地黄 100 克	川黄柏 60 克	肥知母 60 克	牡丹皮 60 克
炙鳖甲 100 克	北沙参 100 克	川石斛 100 克	怀牛膝 100 克
刀芡实 100 克	金樱子 100 克	生石膏 100 克	焦栀子 100 克
软柴胡 60 克	制香附 100 克	佛手片 60 克	小青皮 60 克
川芎 60 克	郁李仁 100 克	火麻仁 100 克	云茯苓 100 克
福泽泻 100 克	鸡内金 100 克	炒山楂 100 克	六神曲 100 克

另：

生晒参 50 克	冰糖 450 克	陈阿胶 120 克	黄酒适量

按：

该孩形体肥胖，腹胀口臭，便干，乃饮食不节，湿食化热内滞，停聚脏腑；湿食内滞，则生化乏源，水谷精微不能充养四肢百骸，而致形体偏矮；舌红苔薄黄，小溲通黄，为积久化热，耗伤阴津之象。故调当滋阴降火，清胃理脾消积。但现症热积偏重，当先汤剂予以清热导滞。药以川黄连、焦栀子清胃泻热；广藿香、川厚朴、佛手片、炒枳壳芳化理脾；鸡内金、炒山楂、广陈皮消食醒胃；莱菔子、火麻仁导滞润肠。服药 7 剂以后，舌苔转薄，积去大半，乃以膏方调治。药选生地黄、川黄柏、肥知母、牡丹皮、炙鳖甲以滋阴降火；北沙参、川石斛以养阴生津；怀牛膝、刀芡实、金樱子以补肾固精；生石膏、焦栀子清泻肠胃之热；软柴胡、制香附、佛手片、小青皮、川芎行气活血调气机；郁李仁、火麻仁润肠通便；云茯苓、福泽泻、鸡内金、炒山楂、六神曲消积利湿助运。全方合之，既能滋肾固精益先天，又能清泻肠胃之滞而理脾胃，先天足而后天健，则生化有源，从而促使生长发育正常也。

【案三】脾运不健，湿食内滞

孙某，男，14岁。2021年1月10日就诊。

14岁小儿，形体丰满，身高偏矮，饮食不节，喜食甜品，舌苔薄腻，便下欠化，味酸带黏，此脾运不健，湿食不化，冬令调补，当以健脾化积，但因积滞未尽，当先消积理脾。

处方：

（汤剂处方：川厚朴5克、广藿香10克、云茯苓10克、扁豆衣10克、炒山楂10克、鸡内金6克、广陈皮3克、广木香3克、炒银花6克、生甘草3克，7剂）

潞党参120克	焦白术120克	云茯苓120克	清甘草30克
广陈皮30克	怀山药100克	白扁豆100克	莲子肉120克
刀芡实100克	金樱子100克	制黄精100克	软柴胡100克
陈香橼100克	小青皮100克	佛手片100克	广木香100克
福泽泻100克	薏苡仁120克	炒银花100克	马齿苋100克
莱菔子100克	炒谷芽120克	六神曲120克	炒山楂100克
鸡内金100克			

另：

生晒参50克	鳖甲胶150克	冰糖450克	黄酒适量

按：

该孩由于饮食不节，喜食甜品，日久导致湿食内滞，身体虚胖；由于湿食内滞，脾运受损，水谷之精不能输补充养先天之精，故见身高偏矮；其舌苔薄腻，便下不化，味酸带黏，均为脾胃内滞不清之象。又适值冬令和生长发育期，故膏方调治当以健脾益气，消积助运为主，并少佐补肾壮骨。但由于积滞较重，当先以汤剂以消积理脾，药选川厚朴、广藿香、云伏苓以芳化祛湿；扁豆衣、炒山楂、鸡内金以消食助运；广陈皮、广木香以理脾运脾；炒银花、生甘草以清肠泻火。服药7剂以后，积滞去而运化渐复，故以膏方调养之。方选异功散加生晒参、怀山药、白扁豆、莲子肉健脾益气；佐刀芡实、金樱子、制黄精、鳖甲胶补肾益精；加软柴胡、陈香橼、小青皮、佛手片、广木香调畅中焦气机；福泽泻、薏苡仁渗湿化湿；炒银花、马齿苋清利肠道湿热；莱菔子、炒谷芽、六神曲、炒山楂、鸡内金消食助运以防腻。全方合之，使脾胃健运，湿食得清，水谷之精得以输布也。

41. 关节筋骨不利

【案一】肺肾阴虚，经络受损

徐某，女，11 岁。2018 年 11 月 22 日就诊。

11 岁小囡，咽炎时发，纳谷不香，舌红苔黄，便下干结，有强直性脊柱炎病史，此阴虚有火，经络不舒，当以滋阴降火，清通经络。

处方：

生地黄 120 克	怀牛膝 100 克	怀山药 100 克	牡丹皮 100 克
肥知母 100 克	川黄柏 60 克	炙龟甲 120 克	北沙参 120 克
麦门冬 100 克	天花粉 100 克	川石斛 100 克	络石藤 120 克
忍冬藤 120 克	软柴胡 100 克	黑玄参 100 克	蒲公英 150 克
嫩射干 60 克	条黄芩 60 克	净蝉衣 30 克	黄菊花 100 克
火麻仁 100 克	瓜蒌子 100 克	炒山楂 100 克	鸡内金 100 克
炒谷芽 100 克	生甘草 30 克		

另：

西洋参 30 克	鳖甲胶 150 克	冰糖 500 克	黄酒适量

按：

该小囡平素咽炎时发，便下干结，舌红苔黄，且又有强直性脊柱炎病史，以喉为肺之门户，肾主骨生髓，今肺肾阴虚有火，门户经络受损，故滋生此症此病也，且临床上二者又可相互影响之。膏方当以滋阴降火，利咽通络为主。药选生地黄、怀牛膝、怀山药、牡丹皮、肥知母、川黄柏、炙龟甲、鳖甲胶滋养肾阴兼清相火；北沙参、西洋参、麦门冬、天花粉、川石斛养肺胃之阴而生津；络石藤、忍冬藤、软柴胡清热通络；黑玄参、蒲公英、嫩射干解热利咽；条黄芩、净蝉衣、黄菊花清肺经之热；火麻仁、瓜蒌子辅以润肠通便；炒山楂、鸡内金、炒谷芽消食防腻；生甘草泻火兼以调和。滋养肺肾与清热通络互施，不唯独调补，这体现了膏方之量体裁衣之特色也。

【案二】肾精不足，肺虚卫弱

金某，男，5岁。2019年12月2日就诊。

足5岁小儿，患数次髋关节炎，体弱易感，感则易咳，形体消瘦，夜寐易汗，纳谷一般，舌红苔净，此肺肾不足，当以滋养肺肾。

处方：

太子参100克	麦门冬100克	五味子30克	生黄芪100克
北沙参100克	生地黄120克	怀山药100克	山萸肉60克
女贞子100克	怀牛膝100克	盐杜仲100克	桑寄生100克
制首乌100克	川芎30克	当归身60克	干百合100克
款冬花100克	条黄芩60克	黄菊花60克	炒白芍100克
浮小麦100克	麻黄根100克	广陈皮30克	云茯苓150克
炒谷芽100克			

另：

生晒参50克	陈阿胶100克	冰糖400克	黄酒适量

按：

该孩数次髋关节发炎，其本当为肾精不足，不能壮骨生髓而滑利关窍，故每逢外邪或疲劳，常致此病发生；又该孩体弱易感，形瘦汗多，舌质红，又为肺之气阴不足，卫外不固。肺肾不足，在病理上又可导致互为因果也。现小儿体征平稳，当以滋肾益精，兼补肺之气阴，从本论治。方选生脉散加生晒参、生黄芪、北沙参以益气养阴；生地黄、怀山药、山萸肉、女贞子、怀牛膝、盐杜仲、桑寄生益肾填精；制首乌、川芎、当归身、陈阿胶养血活血；干百合、款冬花养肺润肺；条黄芩、黄菊花清疏肺经；炒白芍、浮小麦、麻黄根辅以敛阴止汗；广陈皮、云茯苓、炒谷芽理脾和胃。诸药合用，以期肾精得固，关节滑利，气阴得复，卫外得固也。

【案三】肝肾阴虚，胃气不和

姜某，女，13岁。2019年12月14日就诊。

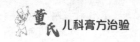
13 岁小囡，半月前月经初潮，量少色暗，膝关节感痛，检查无异，纳谷不香，舌红苔净，二便尚调，二脉稍弦略数，此肝肾不足，络脉失养，治当调养肝肾，兼以和胃。

处方：

软柴胡 100 克	炒白芍 100 克	当归身 100 克	焦白术 100 克
云茯苓 120 克	炙甘草 30 克	川芎 60 克	熟地黄 150 克
山萸肉 100 克	枸杞子 100 克	女贞子 120 克	旱莲草 120 克
怀山药 120 克	炙龟甲 120 克	川黄柏 100 克	条黄芩 100 克
怀牛膝 100 克	桑寄生 100 克	忍冬藤 120 克	北沙参 100 克
川石斛 100 克	制香附 120 克	广陈皮 30 克	炒谷芽 120 克
鸡内金 100 克	六神曲 100 克		

另：

| 曲白参 50 克 | 陈阿胶 150 克 | 冰糖 450 克 | 黄酒适量 |

按：

该小囡月经初潮，量少色暗，伴膝关节时痛，其症舌红苔净，便调纳少，二脉稍弦略数，当为肝肾之阴不足，肝胃之气不和也。膏方调治，当以滋养肝肾，调肝和胃为主。方选逍遥散疏肝解郁，养血健脾；四物汤以补血和血；加山萸肉、枸杞子、女贞子、旱莲草、怀山药滋肾养阴；炙龟甲、川黄柏、条黄芩兼清泻火；怀牛膝、桑寄生、忍冬藤益肝肾、强筋骨、祛风湿；北沙参、川石斛养胃生津；制香附、广陈皮、炒谷芽、鸡内金、六神曲理肝脾而助消化。诸方药合之，冀其肝肾调和，气血通畅，胃气得复也。

【案四】肝肾不足，经络失养

陆某，男，13 岁。2020 年 12 月 7 日就诊。

13 岁小儿，身高 170 厘米，身体偏丰，夜寐双脚时抽筋，纳谷较旺，舌红苔黄，二便尚调，此发育过快，肝肾阴精不足，经络失养，法当调补肝肾之精血以养脉络。

处方：

| 生地黄 120 克 | 怀山药 120 克 | 山萸肉 100 克 | 云茯苓 100 克 |
| 福泽泻 100 克 | 牡丹皮 100 克 | 肥知母 100 克 | 川黄柏 100 克 |

女贞子 120 克　　旱莲草 120 克　　制黄精 100 克　　炙鳖甲 150 克

怀牛膝 100 克　　枸杞子 100 克　　生牡蛎 150 克　　炒白芍 100 克

木瓜 100 克　　　伸筋草 100 克　　制首乌 120 克　　鸡血藤 100 克

当归身 100 克　　赤芍 60 克　　　北沙参 120 克　　鲜石斛 60 克

薏苡仁 150 克　　六神曲 120 克　　炒山楂 100 克

另：

生晒参 60 克　　　西洋参 15 克　　陈阿胶 100 克　　冰糖 450 克

黄酒适量

按：

该 13 岁小儿，身高近 170 厘米，人壮纳旺，唯夜睡双脚经常抽筋，此发育良好但偏快，导致肾之精血不足，且以夜属阴，筋属肝，阴血不足，不能滋肝养络，故入夜时发双脚抽筋也；其舌质偏红，亦为阴精不足之象。膏方调治，当以调补肝肾之精血，以养脉络。方选知柏地黄汤滋养肾阴兼以泻火；加二至丸、制黄精、炙鳖甲、怀牛膝、枸杞子增滋补肝肾之阴精；生牡蛎、炒白芍敛阴缓急；木瓜、伸筋草舒筋活络；制首乌、陈阿胶、鸡血藤、当归身、赤芍养血活血利筋脉；西洋参、北沙参、鲜石斛养阴生津；薏苡仁、六神曲、炒山楂化湿消积以防腻。全方合之，共起滋养肝肾，养血活络之功矣。

【案五】湿热不清，关节不利

周某，女，11 岁。2021 年 12 月 8 日就诊。

患儿感染病毒高热以后低热不清，体温 37.5℃，血沉 28mm/h，关节时痛，纳谷不香，二便尚调，舌红苔腻，治先清化。

汤剂处方：连翘 10 克、金银花 6 克、焦栀子 10 克、淡竹叶 6 克、黄菊花 6 克、地骨皮 10 克、滑石粉 12 克、通草 3 克、云茯苓 10 克、佩兰叶 10 克，7 剂。

2021 年 12 月 15 日就诊。

药后低热已净，关节痛瘥，纳谷稍动，舌苔薄黄，二便尚调，当以清理。

汤剂处方：连翘 10 克、忍冬藤 10 克、地骨皮 10 克、云茯苓 10

克、佩兰叶 10 克、通草 3 克、炒谷芽 10 克、鸡内金 6 克、炒山楂 10 克、广陈皮 3 克，7 剂。

2021 年 12 月 22 日就诊。

低热已瘥，关节偶痛，近时遗尿，纳谷尚和，舌红苔薄净，二便尚调，血沉复查 12mm/h，膏方治以滋补肾阴，清化通络。

处方：

生地黄 150 克	怀山药 100 克	山萸肉 100 克	云茯苓 100 克
福泽泻 100 克	牡丹皮 60 克	川黄柏 60 克	肥知母 60 克
怀牛膝 100 克	女贞子 100 克	旱莲草 100 克	覆盆子 100 克
桑螵蛸 100 克	白莲须 100 克	金银花 100 克	忍冬藤 100 克
络石藤 100 克	地骨皮 120 克	青蒿 100 克	北沙参 100 克
川石斛 100 克	天花粉 100 克	薏苡仁 180 克	佩兰叶 100 克
通草 30 克	炒山楂 100 克	生甘草 30 克	

另：

生晒参 30 克	西洋参 20 克	龟甲胶 100 克	冰糖 400 克

黄酒适量

按：

该小囡因病毒感染高热以后低热不清，血沉 28mm/h，且关节时痛，纳谷不香，舌红苔腻，此湿热之邪未尽，当先清化，然后方可调理。汤剂以连翘、金银花、焦栀子、淡竹叶、黄菊花以清热解毒；地骨皮除蒸热；滑石粉、通草、云茯苓、佩兰叶以化湿利湿。服药 7 剂以后，低热已净，舌苔亦薄，关节痛瘥，纳谷转和，仍当以汤剂祛余邪。药以连翘、忍冬藤、地骨皮清热通络除虚热；云茯苓、佩兰叶、通草以利湿；炒谷芽、鸡内金、炒山楂、广陈皮以消食醒胃。又服药 7 剂后，病症基本获愈，血沉正常，舌红苔净，纳谷正常，唯夜睡遗尿，此湿热之邪已尽，阴分耗伤，肾精欠固也。故膏方调治可以滋补肾阴，少佐清化通络，以防余邪复燃。方选知柏地黄汤加龟甲胶、怀牛膝、二至丸以滋肾阴而清相火；覆盆子、桑螵蛸、白莲须以固肾缩泉；金银花、忍冬藤、络石藤以清热通络；地骨皮、青蒿除骨蒸虚热；北沙参、西洋参、川石斛、

天花粉养阴生津；薏苡仁、佩兰叶、通草、炒山楂化湿通浊；生
甘草泻火兼以调和诸药。如此辨证分析，渐次而进，充分体现中
医之诊疗特色也。

42. 遗精

【病案】心火炎上，相火妄动

雷某，男，14岁。2020年2月4日就诊。

患儿近来夜多遗精，心志急躁，面色潮红，纳谷一般，舌红苔
黄稍干，便下干结，小溲短少，二脉细数，此心火偏旺，相火妄动，
当以滋阴降火。

处方：

生地黄150克	怀山药100克	山萸肉60克	云茯苓100克
福泽泻100克	牡丹皮100克	川黄柏50克	肥知母60克
川黄连30克	焦栀子100克	生龙骨120克	生牡蛎120克
炒白芍100克	刀芡实100克	金樱子100克	白莲须100克
怀牛膝100克	枸杞子100克	女贞子100克	旱莲草100克
北沙参100克	川石斛100克	炒谷芽100克	鸡内金100克

另：

生晒参30克	西洋参20克	龟甲膏150克	冰糖400克

黄酒适量

按：

该14岁少年，已值发育期，其症心志急躁，面色潮红，夜多
遗精，舌红苔黄，便干溲少，此当为水火失济，心火偏亢，而致心
神不宁，情志急躁；相火妄动，君火不宁，而致精泄梦遗。故调治
之，当以清君相之火而滋肾中之阴，冀其水火既济也。方以知柏地
黄汤滋肾阴而泻相火；川黄连、焦栀子以清君火；生龙骨、生牡蛎、
龟甲膏、炒白芍以敛阴潜阳；刀芡实、金樱子、白莲须、怀牛膝以
固肾精而止遗；枸杞子、女贞子、旱莲草增补肾阴；西洋参、北沙
参、川石斛以养阴生津；炒谷芽、鸡内金消食醒胃。如此合而使之，
可共奏滋阴清（敛）火之功也。

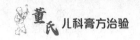

43. 头痛

【病案】肝肾不足，肝火偏旺

王某，男，14 岁。2019 年 12 月 20 日就诊。

患儿头痛时作，面部发瘰，纳谷正常，舌红苔净，二便尚调，一脉弦细，此阴虚有火，适值冬令，又在发育期，调当滋阴降火以平肝。

处方：

生地黄 120 克	怀山药 100 克	山萸肉 60 克	云茯苓 100 克
牡丹皮 60 克	福泽泻 100 克	川黄柏 60 克	肥知母 60 克
炙龟甲 100 克	怀牛膝 100 克	生牡蛎 150 克	炒白芍 100 克
小胡麻 100 克	滁菊花 100 克	软柴胡 100 克	制香附 120 克
川芎 60 克	当归身 100 克	焦栀子 100 克	条黄芩 100 克
蒲公英 180 克	金银花 60 克	薏苡仁 150 克	土茯苓 100 克
广陈皮 30 克	六神曲 120 克	炒谷芽 120 克	

另：

西洋参 30 克	鳖甲胶 120 克	冰糖 450 克	黄酒适量

按：

14 岁小儿，头痛时作，舌红苔净，二脉弦细，当为肝肾阴虚，肝火偏旺；且面部发瘰，又值生长发育期，阳热较旺炎于额面。故膏方调治当以滋阴降火，平肝泻热为主。方选知柏地黄汤以滋阴泻火；加炙龟甲、鳖甲胶、怀牛膝增滋阴泻火之力；生牡蛎、炒白芍平肝敛阴；小胡麻、滁菊花以平肝潜阳；软柴胡、制香附、川芎、当归身疏理气血而通络；焦栀子、条黄芩、蒲公英、金银花清解上浮之阳热；薏苡仁、土茯苓、广陈皮、六神曲、炒谷芽利湿消食。全方合之，既滋补肝肾而利生长发育，又平肝泻火而治肝火之偏旺，与孩之体甚为相吻。

44. 头晕

【案一】肝郁不畅，骨蒸微热

邵某，女，8 岁。2019 年 12 月 11 日就诊。

患儿头晕时作，腹部不舒，入夏感邪以后，低热不清，手心微热，午后颧红汗出，咽红纳少，舌红少苔，二便尚调，此阴虚体质，又肝气不畅，调当清养柔肝。

处方：

肥知母 100 克	当归身 60 克	软柴胡 100 克	西秦艽 100 克
炙鳖甲 120 克	地骨皮 100 克	青蒿 100 克	乌梅 60 克
生地黄 150 克	北沙参 100 克	生牡蛎 120 克	炒白芍 100 克
天花粉 100 克	川石斛 100 克	黑玄参 100 克	怀山药 100 克
白扁豆 100 克	云茯苓 150 克	小胡麻 100 克	制香附 120 克
佛手片 100 克	炒枳壳 100 克	藿香梗 60 克	鸡内金 100 克
生甘草 100 克			

另：

生晒参 60 克	西洋参 15 克	鳖甲胶 100 克	冰糖 400 克
黄酒适量			

按：

该小囡入夏感邪以后低热不清，手心微热，午后颧红汗出，舌红少苔，延至冬日，症状如前，此当责之感受风热之邪以后加之本为阴虚体质，以至阴分更伤，而产生骨蒸微热；又其头晕时作，腹部不舒，纳谷不香，当为肝气不畅，肝胃不和。一般入夏产生低热，若无器质性疾病，立秋以后必渐以退净，但冬令必须予以调补体质，使之来年入夏不再复发。调当滋阴养血，清热除烦，兼以柔肝和胃。方选秦艽鳖甲散为主，增生地黄、北沙参、生牡蛎、炒白芍以养阴敛阴；西洋参、天花粉、川石斛育阴生津；佐以一味黑玄参以清养利咽；生晒参、怀山药、白扁豆、云茯苓以健脾和胃；小胡麻、制香附、佛手片、炒枳壳轻清平肝理气；藿香梗、鸡内金醒胃消食；生甘草泻火而调和诸药。全方合之，清养除蒸与柔肝和胃互施，冀其阴津复而肝胃和也。

【案二】肝肾阴虚，脾气不足

翁某，男，16 岁。2021 年 12 月 20 日就诊。

16 岁小儿，形体欠壮，人感乏力，头晕目干，耳鸣时作，腰膝感酸，面色萎黄，纳谷一般，舌红苔净，二便尚调，二脉细数，此肝肾阴虚为患，治以调养肝肾。

处方：

熟地黄 150 克	怀山药 120 克	山萸肉 100 克	云茯苓 150 克
福泽泻 100 克	牡丹皮 100 克	炙鳖甲 150 克	女贞子 100 克
旱莲草 100 克	制黄精 120 克	怀牛膝 100 克	制首乌 120 克
当归身 100 克	太子参 120 克	白扁豆 100 克	川石斛 100 克
生牡蛎 150 克	生白芍 100 克	明天麻 60 克	鸡内金 100 克
炒谷芽 100 克	六神曲 100 克		

另：

曲白参 100 克	陈阿胶 200 克	冰糖 500 克	黄酒适量

按：

《灵枢·脉度》曰："肾气通于耳，肾和则耳能闻五音矣。"故曰肾开窍于耳，肝开窍于目，因目之精，必赖肝之精血上注，而肝之阴精又赖肾精为之滋养。腰为肾之府，今该孩头晕目干，耳鸣时作，且腰膝酸楚，舌红苔净，二脉细数，明显一派肝肾阴虚之症；其乏力色萎，形体消瘦，脾气亦不足矣。故膏方调治当以滋养肝肾为主，兼以益气补脾。方选杞菊地黄汤以滋养肝肾而明目；加炙鳖甲、女贞子、旱莲草、制黄精、怀牛膝以增滋阴精之力；制首乌、当归身、陈阿胶补养阴血；曲白参、太子参、白扁豆、川石斛益气养阴；少辅生牡蛎、生白芍、明天麻以平肝敛阴；鸡内金、炒谷芽、六神曲以消食助运。全方合之，滋养补虚为主，与孩之体尚为相合。

【案三】先天不足，脾肺虚弱

黄某，女，8 岁。2020 年 12 月 6 日就诊。

患儿平素易感，形体瘦小，面色萎黄，夜寐不佳，头晕时作，舌苔薄净，纳谷不香，便下干结，小便短数，当以先后二天同调。

处方：

太子参 120 克	焦白术 100 克	云茯苓 120 克	炙甘草 30 克
广陈皮 30 克	炙黄芪 120 克	莲子肉 120 克	怀山药 100 克
白扁豆 100 克	生地黄 150 克	山萸肉 60 克	枸杞子 100 克

补骨脂100克	菟丝子100克	益智仁100克	覆盆子100克
桑螵蛸100克	当归身100克	龙眼肉100克	酸枣仁100克
柏子仁100克	远志50克	鸡内金100克	炒谷芽100克
炒山楂100克			

另：

生晒参50克	陈阿胶120克	冰糖450克	黄酒适量

按：

该小囡形体瘦小，面色萎黄，平素易感，当为先天不足，后天失养，生化乏源，脾肺不足之故；其夜寐不佳，头晕时作，当为精（血）气不足，不能养心也；而舌苔薄净，纳谷不香，便下干结，小溲短数，亦为脾气虚弱，胃气不苏，肾气不固矣。故膏方调治，当以补肾益脾，宁心和胃为主。方选异功散加生晒参、炙黄芪、莲子肉、怀山药、白扁豆以健脾益气；生地黄、山萸肉、枸杞子滋补肾阴；补骨脂、菟丝子、益智仁补肾益阳；覆盆子、桑螵蛸固涩缩泉；当归身、陈阿胶、龙眼肉补血养血；酸枣仁、柏子仁、远志宁心安神；鸡内金、炒谷芽、炒山楂消食醒胃。全方合之，先后二天同补，气血胃气同调，合之与该孩较为贴切。

45. 颈淋巴结肿大

【案一】阴虚火邪，痰凝不化

包某，男，13岁。2018年12月7日就诊。

患儿颈部淋巴结肿大，形体欠壮，纳谷一般，舌红苔净，便下时干，小溲通黄，调当滋阴软坚为主。

处方：

生地黄150克	怀山药100克	云茯苓150克	山萸肉100克
福泽泻100克	牡丹皮100克	川黄柏60克	肥知母100克
女贞子100克	旱莲草100克	炙鳖甲120克	怀牛膝100克
金银花120克	野菊花100克	蒲公英120克	地丁草120克
北沙参100克	软柴胡100克	生牡蛎120克	生白芍100克
夏枯草100克	浙贝母100克	皂角刺100克	牛蒡子100克
黑玄参100克	王不留行60克	鸡内金120克	炒谷芽120克

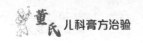
炒山楂 100 克

另：

西洋参 60 克　　龟甲胶 120 克　　冰糖 400 克　　黄酒适量

按：

淋巴结肿大中医称之为"痰核"等，一般以清热化痰，软坚散结等方法治疗，该 13 岁小儿，已值发育期，但形体欠壮，舌红苔净，便干溲黄。其一当为肾之阴精不足，发育欠佳；其二当为阴虚痰凝，聚而不散。故膏方调治，当以滋阴养肾以助发育，软坚散结以消痰核。方选知柏地黄汤加二至丸、炙鳖甲、怀牛膝、龟甲胶以滋肾泻热；五味消毒饮以解毒消肿；加北沙参、软柴胡、生牡蛎、生白芍以清热敛阴；夏枯草、浙贝母、皂角刺、牛蒡子、黑玄参、王不留行以化痰散结；鸡内金、炒谷芽、炒山楂消食助运。全方相合，滋肾敛阴，软坚散结，解毒化痰兼而施之，与该孩之体症尚为相宜。

【案二】阴虚火旺，痰核不化

茅某，女，10 岁。2018 年 12 月 18 日就诊。

患儿夜睡龂齿，鼻衄时作，颈核较多，纳少喜饮，舌红少苔唇朱，便下干结，此阴虚有火，调当滋阴降火，软坚散结。

处方：

生地黄 150 克　　怀山药 100 克　　山萸肉 60 克　　云茯苓 120 克
福泽泻 100 克　　牡丹皮 60 克　　肥知母 60 克　　川黄柏 60 克
女贞子 120 克　　旱莲草 120 克　　生白芍 100 克　　北沙参 120 克
川石斛 120 克　　天花粉 100 克　　黑玄参 100 克　　夏枯草 60 克
浙贝母 100 克　　皂角刺 100 克　　焦栀子 100 克　　条黄芩 100 克
黄菊花 100 克　　白茅根 120 克　　火麻仁 100 克　　鸡内金 100 克
炒谷芽 120 克

另：

生晒参 30 克　　西洋参 20 克　　龟甲胶 120 克　　冰糖 400 克
黄酒适量

按：

该小囡夜睡龂齿，鼻衄时作，颈核（淋巴结）较多，根据其症，纳少喜饮，舌红少苔，唇朱便干，当为阴虚火旺之体，风热之邪，伤于肺窍，灼伤脉络，阴虚痰凝，聚结不散之故。故膏方调治，当以滋阴泻热，养阴生津，软坚散结为主。方选知柏地黄汤加二至丸、龟甲胶、生白芍以滋阴泻热；西洋参、北沙参、川石斛、天花粉以养阴生津；黑玄参、夏枯草、浙贝母、皂角刺以软坚化痰散结；焦栀子、条黄芩、黄菊花清三焦与肺窍之火；白茅根凉血止血；火麻仁助以润肠；鸡内金、炒谷芽消食助运。合而施之，共起膏方调治之目的。

46. 脱发

【病案】脾虚湿恋，精血不足

许某，男，11 岁。2019 年 12 月 13 日就诊。

人感乏力，近又脱发，头皮干燥，面色不华，舌苔薄浮，纳谷一般，二便尚调，调当健脾化湿，补肾养血。

处方：

潞党参 100 克	焦白术 100 克	云茯苓 120 克	清甘草 30 克
广陈皮 30 克	怀山药 100 克	白扁豆 100 克	生黄芪 120 克
当归身 100 克	熟地黄 120 克	制首乌 120 克	龙眼肉 100 克
黑芝麻 100 克	怀牛膝 100 克	山萸肉 60 克	制黄精 100 克
补骨脂 100 克	侧柏叶 120 克	蛇床子 100 克	土茯苓 100 克
川草薢 100 克	川厚朴 100 克	薏苡仁 120 克	炒山楂 100 克
六神曲 120 克	鸡内金 100 克	莱菔子 100 克	

另：

生晒参 50 克	陈阿胶 150 克	冰糖 400 克	黄酒适量

按：

脱发之症，病因良多，有气血不足、肾精不足、脾虚湿重等，该小儿人感乏力，头皮干燥，面色不华，舌苔薄浮，当为脾气虚弱，湿食未尽，精血不足之故，因之膏方调治，当以健脾益气，运脾化湿，调补精血为主。方选异功散加生晒参、怀山药、白扁豆以健脾益气；当归补血汤加熟地黄、制首乌、龙眼肉、黑芝麻、陈阿胶以补养阴血；怀牛膝、山萸肉、制黄精、补骨脂以补肾益精；侧柏叶、蛇床子、土茯苓、川萆薢、川厚朴、薏苡仁以祛湿燥湿渗湿并用之；炒山楂、六神曲、鸡内金、莱菔子以消食助运。如此健运相合，精血兼补，益体而不碍邪也。

47. 皮肤瘀点

【病案】阴津不足，脉络受损

李某，男，9岁。2019年12月22日就诊。

9岁小儿，每年春夏之交手臂易有出血点，血小板正常，纳谷尚和，舌红苔净，二便均调，此春夏阴虚肝旺之象，冬令调补当以滋养柔肝以和脉络。

处方：

女贞子120克	旱莲草120克	生地黄150克	炙鳖甲120克
枸杞子100克	怀牛膝120克	怀山药120克	莲子肉120克
太子参120克	天花粉100克	川石斛120克	软柴胡100克
炒白芍100克	北沙参120克	大红枣30克	当归身100克
紫草50克	牡丹皮100克	赤芍100克	荷叶100克
黄菊花100克	鸡内金100克	炒谷芽120克	

另：

生晒参30克	西洋参20克	陈阿胶120克	冰糖500克

黄酒适量

按：

春令肝气偏旺，若过之则又易伤及阴津，甚或损及络脉，该小儿每当春夏之交，手臂易发出血点，查无异常，以其舌质偏红，此当为阴虚体质，适遇肝旺之令，使津血脉络易伤也。故冬令膏方调治，当滋养阴精以补不足，柔肝养血以和脉络。方选二至丸加生地黄、炙鳖甲、枸杞子、怀牛膝、怀山药、莲子肉以滋养阴精；西洋参、太子参、天花粉、川石斛以养阴生津；软柴胡、炒白芍、北沙参以柔肝养肝；大红枣、当归身、陈阿胶以补养阴血；少佐紫草、牡丹皮、赤芍凉血；荷叶、黄菊花以疏热升清；鸡内金、炒谷芽助运和胃。方药相合，起到调治未至之病的目的。

48. 低热

【病案】阴虚有热，湿食不清

冯某，男，7岁。2020年11月29日就诊。

7岁小儿，午后低热已有年余，手心灼热微汗，纳谷不香，舌红苔薄腻，便下偏干，小溲通黄，此气阴不足，湿浊不清，治以养阴化浊。

处方：

太子参120克	麦门冬100克	川石斛100克	北沙参120克
天花粉100克	生玉竹100克	生地黄120克	焦栀子100克
川黄柏60克	肥知母100克	牡丹皮100克	银柴胡100克
地骨皮100克	白薇100克	炒白芍100克	麻黄根100克
云茯苓120克	薏苡仁150克	佩兰叶100克	通草30克
大腹皮120克	莱菔子100克	川厚朴100克	炒谷芽100克
六神曲120克	鸡内金100克	炒山楂100克	

另：

西洋参15克	陈阿胶120克	冰糖500克	黄酒适量

按：

该孩午后低热年余，且手心灼热微汗，舌质红苔薄腻，纳谷不香，便干溲黄，当为阴虚有热，湿食之邪未尽之故也，其病证当为本虚标实。故调治之，当以养阴以退虚热，消湿食以尽余邪。药选太子参、麦门冬、川石斛、北沙参、天花粉、生玉竹以养阴而生津；生地黄、焦栀子、川黄柏、肥知母、牡丹皮滋养清相火；银柴胡、地骨皮、白薇清退虚热；炒白芍、麻黄根敛阴止汗；云茯苓、薏苡仁、佩兰叶、通草利湿化浊；大腹皮、莱菔子、川厚朴理气导滞；炒谷芽、六神曲、鸡内金、炒山楂消积助运，并防膏之滋腻。全方合之，养中有清，化中有运，总使药能受之而获效也。

49. 慢性乙肝

【病案】阴虚邪恋，湿浊不清

陈某，男，12岁。2021年12月4日就诊。

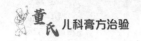

患儿有大三阳史，慢性鼻炎，浓涕时作，人感乏力，纳谷欠香，舌红苔黄，二便尚调，此肝阴不足，余毒未尽，适值冬令，当以调补体质，兼清余毒。

处方：

冬青子 120 克	旱莲草 120 克	炙鳖甲 120 克	制黄精 100 克
生地黄 150 克	北沙参 120 克	牡丹皮 60 克	川黄柏 100 克
焦栀子 100 克	软柴胡 60 克	制香附 100 克	当归身 60 克
炒白芍 100 克	太子参 120 克	生黄芪 120 克	川石斛 120 克
绞股蓝 120 克	半枝莲 150 克	薏苡仁 150 克	云茯苓 120 克
黄菊花 100 克	条黄芩 100 克	净蝉衣 30 克	鱼腥草 120 克
炒谷芽 100 克	莱菔子 100 克	炒山楂 100 克	鸡内金 100 克

另：

曲白参 60 克	西洋参 15 克	陈阿胶 120 克	冰糖 450 克

按：

该孩有大三阳病史，平素人感乏力，纳谷欠香，舌红苔黄，当为肝阴不足，肝气不畅，余浊不清；又其慢性鼻炎，浓涕时作，当为肺窍时受邪袭，湿热留恋也。此虚实互夹之体，时值冬令，可以膏方以调肝畅气、清化浊邪互施之。方选二至丸加炙鳖甲、制黄精、生地黄、北沙参滋养肝肾之阴；牡丹皮、川黄柏、焦栀子兼泻肝肾之火；软柴胡、制香附、当归身、陈阿胶、炒白芍柔肝养血；曲白参、西洋参、太子参、生黄芪、川石斛益气生津扶助正气；绞股蓝、半枝莲、薏苡仁、云茯苓解毒化湿；黄菊花、条黄芩、净蝉衣、鱼腥草清肺经而利窍化浊；炒谷芽、莱菔子、炒山楂、鸡内金消积助运。如此扶正而不碍邪，化浊而不伤正，促机体功能渐以康复之。

三、促进生长发育类

1. 调理肺脾肾

【案一】

朱某，男，8 岁。2019 年 1 月 4 日就诊。

7岁半小儿，面色萎黄，形体矮小，易于感邪，纳谷一般，舌红苔黄，二便尚调，此脾肺虚弱，肾精不足，治当补肾壮骨，健脾益肺为主。

处方：

生地黄150克	怀山药120克	山萸肉60克	云茯苓120克
福泽泻100克	牡丹皮100克	炙鳖甲120克	制黄精100克
女贞子120克	枸杞子100克	怀牛膝100克	益智仁120克
补骨脂100克	生黄芪120克	太子参120克	莲子肉120克
南沙参100克	麦门冬100克	干百合120克	川石斛100克
佛手片100克	广陈皮30克	薏苡仁150克	鸡内金100克
炒谷芽120克	六神曲100克		

另：

生晒参50克	陈阿胶120克	冰糖450克	黄酒适量

按：

7岁半小儿，形体矮小，面色萎黄，当为先天之肾精不足，后天之脾运不健，生化乏源，先后二天互失充养所致；由于脾之化源不足，肺失濡养，又导致肺气亦虚，卫外不固而易于感邪；其舌质偏红，肺肾之阴亦伤矣。故冬令膏方调治，当以肺、脾、肾三脏同补之。方以六味地黄汤加炙鳖甲、制黄精、女贞子、枸杞子、怀牛膝填补肾之阴精；益智仁、补骨脂益阴（肾）中之阳；生晒参、生黄芪、太子参、莲子肉以健脾益气；南沙参、麦门冬、干百合、川石斛滋阴润肺生津；佛手片、广陈皮、薏苡仁、鸡内金、炒谷芽、六神曲理脾和胃，消食助运，并防膏药滋腻。全方合之，共奏补肾益精、健脾益肺之效。

【案二】

周某，男，14岁。2018年12月6日就诊。

14岁小儿，形瘦偏矮，患过敏鼻炎，涕嚏时作，面色萎黄，纳谷一般，口干喜饮，舌红苔黄，二便尚调，此肺气虚弱，生化乏源，肾精不足之故，调当健脾益肺补肾。

处方：

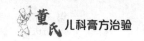

生地黄 120 克	怀山药 100 克	山萸肉 60 克	云茯苓 120 克
福泽泻 100 克	牡丹皮 60 克	川黄柏 60 克	肥知母 100 克
女贞子 100 克	怀牛膝 100 克	刀芡实 100 克	金樱子 100 克
炙鳖甲 120 克	制黄精 100 克	生黄芪 100 克	莲子肉 100 克
太子参 100 克	麦门冬 100 克	川石斛 100 克	天花粉 100 克
当归身 60 克	净蝉衣 30 克	黄菊花 60 克	广陈皮 30 克
炒谷芽 100 克	鸡内金 100 克	六神曲 100 克	

另：

| 曲白参 60 克 | 西洋参 20 克 | 陈阿胶 150 克 | 冰糖 500 克 |

黄酒适量

按：

14 岁小儿，形瘦矮小，其一为先天不足，二为后天调养失宜，导致发育期间未有起色；由于精水不足，化源匮乏，又可导致肺气不足而致卫外不固，调节失衡，故一遇寒温交替而涕嚏不断；精水既虚，必致阴津不足，故而出现口干喜饮，舌红苔黄之症。故调治当以滋肾益精，健脾益肺生津为主。方以知柏地黄汤滋肾泻火，加女贞子、怀牛膝、刀芡实、金樱子、炙鳖甲、制黄精以增益肾固精之力；曲白参、生黄芪、莲子肉以健脾益气；西洋参、太子参、麦门冬、川石斛、天花粉以益气养阴生津；当归身、陈阿胶滋养阴血；少佐净蝉衣、黄菊花疏风通窍；广陈皮、炒谷芽、鸡内金、六神曲和胃消食，兼防膏药滋腻。全方合之，共奏补肾壮骨、益气养阴之功。

【案三】

徐某，男，15 岁。2018 年 12 月 3 日就诊。

患儿面色欠华，发育欠佳，身高偏矮，晨起涕嚏，纳谷一般，舌苔薄黄，二便尚调，此肺卫不固，生化乏源，肾精不足，调当健脾益肺，补肾填精。

处方：

| 生地黄 150 克 | 山萸肉 100 克 | 怀牛膝 100 克 | 制黄精 120 克 |
| 炙鳖甲 120 克 | 枸杞子 60 克 | 女贞子 120 克 | 刀芡实 120 克 |

金樱子 120 克	胡桃肉 100 克	益智仁 120 克	菟丝子 100 克
补骨脂 100 克	生黄芪 120 克	太子参 120 克	莲子肉 100 克
白扁豆 100 克	北沙参 120 克	麦门冬 100 克	川石斛 100 克
川黄柏 60 克	条黄芩 100 克	净蝉衣 50 克	黄菊花 100 克
云茯苓 150 克	炒谷芽 120 克	六神曲 100 克	

另：

朝白参 80 克	陈阿胶 150 克	冰糖 500 克	黄酒适量

按：

15 岁小儿，已值发育后期，但身高偏矮，当为肾精不足，不能壮骨；又其面色不华，晨起涕嚏，则为脾气亦虚，化源不足，肺卫不固也；先后二天，土、金、水三脏互为影响，则致该孩营养不足，发育不良也。故膏方调治，当以补肾为主，兼理脾肺。药以生地黄、山萸肉、怀牛膝、制黄精、炙鳖甲、枸杞子、女贞子、刀芡实、金樱子补肾之阴精；胡桃肉、益智仁、菟丝子、补骨脂补阴（肾）中之阳；朝白参、生黄芪、太子参、莲子肉、白扁豆健脾益气而固表；北沙参、麦门冬、川石斛养肺生津；川黄柏、条黄芩、净蝉衣、黄菊花清热疏风；云茯苓、炒谷芽、六神曲和胃消食，并防膏药滋腻。全方合之，既求肾中阴阳而壮骨，又健肺脾之气而益卫，其效必相得益彰也。

【案四】

袁某，女，9 岁。2019 年 12 月 19 日就诊。

患儿发育不佳，形体偏小，平素易感，涕嚏时作，面色不华，纳谷一般，舌苔薄白，夜尿较多，大便尚调，此肾气不足，脾气虚弱，肺卫不固也，调当健脾固精补肾。

处方：

益智仁 100 克	补骨脂 100 克	菟丝子 100 克	胡桃肉 100 克
山萸肉 60 克	怀牛膝 100 克	枸杞子 60 克	制黄精 100 克
刀芡实 100 克	金樱子 100 克	白莲须 100 克	桑螵蛸 100 克
覆盆子 100 克	潞党参 120 克	焦白术 100 克	云茯苓 120 克
清甘草 30 克	广陈皮 30 克	生黄芪 120 克	关防风 100 克

怀山药 100 克　　熟地黄 120 克　　大红枣 50 克　　当归身 60 克

桑葚子 100 克　　苍耳子 80 克　　佛手片 100 克　　炒谷芽 100 克

六神曲 100 克

另：

红参 50 克　　　陈阿胶 120 克　　冰糖 500 克　　黄酒适量

按：

9 岁小图，适值发育初期，但其形体矮小，面色不华，当为先天肾气不足，后天脾虚乏源，又不能充养先天之精所致；由于脾虚化源不足，不能将精微输养肺脏，而致肺气亦虚，卫外不固而易于感邪，涕嚏时作；肾中之精气不足，固摄失权，而夜尿较频。故调治之，当以补肾固精、健脾助运、益气固表为主。药选益智仁、补骨脂、菟丝子、胡桃肉以补肾中之阳；山萸肉、怀牛膝、枸杞子、制黄精、刀芡实、金樱子以补肾中之阴而固精；白莲须、桑螵蛸、覆盆子以补肾缩泉；异功散合玉屏风散加怀山药以健脾益气固表；熟地黄、大红枣、当归身、桑葚子、陈阿胶补血滋液；苍耳子宣通鼻窍；佛手片、炒谷芽、六神曲消食和胃，并防膏药滋腻。全方合之，以补肾壮骨为主，兼以益气固表，求肺、脾、肾三脏互为作用，助其体健而生长发育正常矣。

【案五】

缪某，女，7 岁。2019 年 12 月 12 日就诊。

患儿平素易感咳喘，身高偏矮，面色萎黄，舌苔薄净，纳谷一般，二便尚调，此肾精不足，生化乏源，肺卫不固也，调当肺脾肾同补。

处方：

生地黄 150 克　　怀山药 120 克　　山萸肉 60 克　　云茯苓 150 克

福泽泻 100 克　　牡丹皮 50 克　　益智仁 100 克　　菟丝子 100 克

补骨脂 100 克　　炙鳖甲 120 克　　刀芡实 120 克　　金樱子 120 克

生黄芪 100 克　　太子参 100 克　　莲子肉 120 克　　白扁豆 120 克

麦门冬 100 克　　川石斛 100 克　　干百合 120 克　　款冬花 100 克

黄菊花 100 克　　广陈皮 30 克　　炒谷芽 120 克　　鸡内金 100 克

生甘草 30 克

另：

曲白参 60 克　　　陈阿胶 120 克　　冰糖 450 克　　　黄酒适量

按：

7 岁小囡，形体矮小，面色萎黄，当为先天不足，后天又失于充养所致；先天既虚，后天又化源不足，则必致肺气亦虚，卫外不固，而易于感邪咳喘也。故调治之，当以补肾益精，健脾益肺为主。方选六味地黄汤加益智仁、菟丝子、补骨脂、炙鳖甲、刀芡实、金樱子以补肾中之阴阳而固精生髓壮骨；曲白参、生黄芪、太子参、莲子肉、白扁豆健脾益气；麦门冬、川石斛、干百合、款冬花养肺润肺，生津化痰；少佐黄菊花疏风利窍（肺）；广陈皮、炒谷芽、鸡内金、生甘草消食助运，并防膏之滋腻。全方合之，共奏补肾固精，健脾养肺之功。

【案六】

葛某，男，13 岁。2019 年 12 月 17 日就诊。

患儿平素易咳作喘，夜汗较多，发育一年，增高不显，舌苔薄黄，纳谷一般，二便尚调，适值发育之际，当补脾肺以治其虚，补肾以填其精。

处方：

太子参 120 克	焦白术 100 克	云茯苓 120 克	清甘草 30 克
广陈皮 30 克	生黄芪 120 克	怀山药 100 克	莲子肉 120 克
麦门冬 100 克	五味子 30 克	川石斛 100 克	干百合 120 克
生地黄 150 克	山萸肉 60 克	制黄精 100 克	益智仁 120 克
刀芡实 100 克	菟丝子 100 克	炙鳖甲 120 克	怀牛膝 100 克
川黄柏 50 克	制首乌 100 克	当归身 60 克	鸡内金 100 克
炒谷芽 100 克	莱菔子 100 克		

另：

生晒参 60 克　　　冰糖 500 克　　　陈阿胶 150 克　　黄酒适量

按：

该孩平素易作咳喘，且夜间盗汗，乃为肺之气阴不足，卫外失固；其已发育一年，但身高增长不显，当为肺主一身之气功能不足，致脾运功能受损，化源匮乏，从而导致不能充养先天之精也。故调治之，当以补肺益脾，补肾养精为主。方以异功散加生晒参、生黄芪、怀山药、莲子肉以健脾益气；生脉散以益肺气养肺阴；川石斛、干百合养阴润肺；生地黄、山萸肉、制黄精、益智仁、刀芡实、菟丝子、炙鳖甲、怀牛膝补肾中之阴阳；少佐川黄柏以制相火；制首乌、当归身、陈阿胶养阴补血；鸡内金、炒谷芽、莱菔子消食助运，并防膏药滋腻。全方合之，与该孩病情相宜。

【案七】

周某，男，8 岁。2020 年 12 月 17 日就诊。

8 岁小儿，形体偏小，平素易感作喘，今年两次肺炎，舌红苔净，口干汗多，纳谷一般，二便尚调，此先天不足，后天失调，肺之气阴虚损也，治以肺脾肾同调。

处方：

生地黄 150 克	怀山药 100 克	山萸肉 60 克	云茯苓 120 克
福泽泻 100 克	牡丹皮 50 克	女贞子 100 克	制黄精 100 克
怀牛膝 100 克	炙鳖甲 120 克	太子参 100 克	麦门冬 100 克
五味子 30 克	生黄芪 120 克	莲子肉 100 克	焦白术 100 克
刀芡实 100 克	金樱子 100 克	南沙参 100 克	川石斛 100 克
干百合 120 克	条黄芩 60 克	广陈皮 30 克	鸡内金 100 克
炒谷芽 100 克			

另：

生晒参 50 克	陈阿胶 120 克	冰糖 450 克	黄酒适量

按：

该孩平素易感作喘，且年内已两次肺炎，其症舌红苔净，口干多汗明显，此肺之气阴不足，而致卫外不固，肺易失宣也；且其形体与正常孩相比又偏矮小，其一当为先天不足，其二当为反复感邪，肺气不足，影响脾运，导致后天乏源，不能充养先天也，故调治之，当以补金水为主也。方选六味地黄汤加女贞子、制黄精、怀牛膝、炙鳖甲以滋补肾精；生脉散以补肺之气阴；生晒参、生黄芪、莲子肉、焦白术、刀芡实、金樱子以健脾益气，且后二味又有补肾之功；南沙参、川石斛、干百合润肺生津；少佐条黄芩以清肺热；广陈皮、鸡内金、炒谷芽健脾和胃，并防膏药滋腻。全方合之，补益肺肾为主，兼以健脾助运，与孩之体甚为合拍。

【案八】

许某，男，8岁。2020年12月5日就诊。

患儿发育欠佳，形体偏小，平素易感咳喘，乳蛾肿大，汗出较多，纳谷一般，便干溲通，舌红苔薄，此肺之气阴不足，脾之生化乏源，肾之阴虚火浮也，治以脾肺肾同调。

处方：

太子参100克	麦门冬100克	五味子30克	川石斛100克
生黄芪120克	生地黄120克	怀山药100克	山萸肉100克
制黄精100克	怀牛膝100克	炙鳖甲120克	女贞子100克
旱莲草100克	肥知母100克	川黄柏100克	黑玄参100克
净蝉衣30克	条黄芩60克	干百合100克	款冬花100克
浮小麦100克	麻黄根100克	炒白芍100克	炒谷芽100克
鸡内金100克	六神曲100克		

另：

朝白参50克	陈阿胶120克	冰糖450克	黄酒适量

按：

该孩平素易于感邪作喘，且汗出较多，舌红苔薄，乃为肺之气阴不足，卫外不固；其形体又偏于矮小，乳蛾肿大，便下干结，当为反复感邪，影响脾胃之输运，使肾精失于充养，肺肾阴虚，又致虚火上浮也。故调治之，当以益气养阴，生精敛火为主。方以生脉散加川石斛、生黄芪、朝白参益气养阴；生地黄、怀山药、山萸肉、制黄精、怀牛膝、炙鳖甲、女贞子、旱莲草滋养肾阴；肥知母、川黄柏清泻相火；黑玄参、净蝉衣、条黄芩清热利咽；干百合、款冬花润肺养肺；浮小麦、麻黄根、炒白芍敛阴止汗；炒谷芽、鸡内金、六神曲消食助运，并防膏药滋腻。全方合之，共奏补益肺肾，滋阴泻火，理脾助运之功。

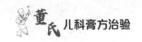

【案九】

方某，女，8岁。2021年1月3日就诊。

患儿易感作咳，形体瘦小，纳谷一般，舌红苔黄，便干间隔，小溲通黄，此肺肾不足，生化乏源，调当健脾益肺滋肾。

处方：

生地黄120克	怀山药100克	山萸肉60克	云茯苓100克
福泽泻100克	牡丹皮60克	肥知母100克	川黄柏60克
制黄精100克	女贞子100克	旱莲草100克	炙龟甲120克
莲子肉100克	怀山药100克	太子参100克	麦门冬100克
川石斛120克	天花粉100克	干百合100克	款冬花100克
条黄芩60克	黄菊花60克	瓜蒌仁100克	火麻仁100克
莱菔子100克	鸡内金100克	炒谷芽100克	六神曲100克

另：

生晒参30克	西洋参15克	陈阿胶120克	冰糖500克

黄酒适量

按：

该孩平素易于感邪作咳，当为肺气虚弱，卫外不固所致；其形体瘦小，一为先天不足，二为肺气不足，导致脾运受损，后天之精不能滋养先天之精；其舌红苔黄，便下间隔，亦为阴津不足，时兼邪热之故。故调治之，当以补肾益肺理脾为主。方选知柏地黄汤加制黄精、女贞子、旱莲草、炙龟甲滋阴降火；生晒参、莲子肉、怀山药健脾益气；西洋参、太子参、麦门冬、川石斛、天花粉补益肺之气阴而生津；干百合、款冬花润肺；条黄芩、黄菊花清肺中之热；瓜蒌仁、火麻仁润肠通便；莱菔子、鸡内金、炒谷芽、六神曲消食助运，并防膏药滋腻。全方合之，达到金水互滋之目的。

【案十】

程某，男，9岁。2021年12月11日就诊。

9岁小儿，平素易感，形体偏小，面色较黄，夜汗较多，纳谷欠香，舌红苔少，口干喜饮，便下偏干，小溲通黄，此肺肾阴虚，化源不足，调当健脾益肺固肾。

处方：

太子参 100 克	麦门冬 100 克	五味子 30 克	生黄芪 100 克
生地黄 150 克	怀山药 100 克	山萸肉 60 克	云茯苓 150 克
福泽泻 100 克	牡丹皮 100 克	川黄柏 100 克	肥知母 60 克
制黄精 100 克	枸杞子 60 克	女贞子 120 克	炙鳖甲 120 克
煅牡蛎 120 克	炒白芍 100 克	浮小麦 100 克	糯稻根 100 克
北沙参 100 克	川石斛 100 克	天花粉 100 克	制首乌 120 克
当归身 60 克	火麻仁 100 克	广陈皮 30 克	炒谷芽 100 克
鸡内金 100 克	生甘草 30 克		

另：

生晒参 60 克	陈阿胶 120 克	冰糖 450 克	黄酒适量

按：

肺主气而固表，今患儿肺气不足，卫分不固，则平素易于感邪；夜属阴，肺之气阴不足，则入夜可见盗汗；肾为生长发育之根本，今肾之精气不足，无以生髓壮骨，故见增高缓慢；其舌红少苔，口干喜饮，便干溲黄，均为阴虚液少之故。故膏方调理，当以益肺之气阴，生津和胃，滋养肾之阴精为主。方选生脉散加生晒参、生黄芪以补益脾肺之气阴，知柏地黄汤以滋养肾阴而敛火；加制黄精、枸杞子、女贞子、炙鳖甲以增滋养肾阴之力；煅牡蛎、炒白芍、浮小麦、糯稻根以敛阴止汗；北沙参、川石斛、天花粉增养阴生津之功；制首乌、当归身、陈阿胶补血增液；火麻仁润肠通便；广陈皮、炒谷芽、鸡内金醒脾消食以助运和胃；生甘草泻火兼以调和诸药。方药相合，益肺济肾，使其体健精足，生长良好。

【案十一】

王某，男，11 岁。2020 年 12 月 1 日就诊。

患儿发育欠佳，平素易感作咳，咽喉微红，纳谷一般，舌苔薄净，便下干结，小溲通黄，近又感咳，当先肃肺利咽，愈后宜调补肺肾，健脾胃为主。

处方：

（汤剂处方：霜桑叶 10 克、淡竹茹 6 克、枇杷叶 10 克、浙贝母

10 克、苦杏仁 6 克、款冬花 10 克、牛蒡子 6 克、桔梗 3 克、生甘草
3 克、川石斛 10 克，5 剂）

生地黄 150 克	山萸肉 80 克	女贞子 100 克	枸杞子 100 克
怀牛膝 100 克	炙鳖甲 120 克	川黄柏 50 克	肥知母 60 克
生黄芪 120 克	怀山药 100 克	白扁豆 100 克	太子参 120 克
麦门冬 100 克	川石斛 100 克	天花粉 100 克	黑玄参 100 克
条黄芩 60 克	干百合 120 克	款冬花 100 克	火麻仁 100 克
瓜蒌仁 100 克	云茯苓 150 克	炒谷芽 100 克	鸡内金 100 克
生甘草 30 克			

另：

朝白参 60 克	龟甲胶 120 克	冰糖 450 克	黄酒适量

2021 年 12 月 12 日复诊。

服膏以后，患儿增高明显，感邪亦少，纳谷正常，舌苔薄黄，便干溲通，当以滋补肺肾为主。

处方：

生地黄 120 克	山萸肉 100 克	制黄精 100 克	枸杞子 100 克
女贞子 100 克	旱莲草 100 克	怀牛膝 100 克	炙鳖甲 120 克
川黄柏 60 克	肥知母 60 克	牡丹皮 60 克	生黄芪 120 克
莲子肉 100 克	怀山药 100 克	白扁豆 100 克	太子参 100 克
麦门冬 100 克	五味子 30 克	川石斛 100 克	天花粉 100 克
黑玄参 100 克	条黄芩 60 克	干百合 100 克	炒谷芽 100 克
鸡内金 100 克	生甘草 30 克		

另：

朝白参 60 克	陈阿胶 120 克	冰糖 500 克	黄酒适量

按：

该孩平素易于感邪，乃为肺气不足、卫外失固之因；其发育期而增高不多，发育征象不显，当为肺之津气不足，影响脾运输送精微，而致肾精不足也；肺肾阴虚，虚火上浮，而致咽部微红不舒。故调治之当以益肺补肾为主。乃近感新邪，咳嗽又作，故先以肃肺止咳，然后调补。汤剂以霜桑叶、淡竹茹、枇杷叶、浙贝母、苦杏

仁肃肺化痰；款冬花润肺止咳；牛蒡子、桔梗、生甘草利咽止咳；川石斛养阴生津。服药5剂以后，咳痰已和，乃予膏方调理。药选生地黄、山萸肉、女贞子、枸杞子、怀牛膝、炙鳖甲滋养肾精；川黄柏、肥知母、龟甲胶泻相火；朝白参、生黄芪、怀山药、白扁豆健脾益气；太子参、麦门冬、川石斛、天花粉益气养阴；黑玄参、条黄芩清肺利咽；干百合、款冬花润肺养肺；火麻仁、瓜蒌仁润肠通便；云茯苓、炒谷芽、鸡内金、生甘草健脾胃以助运。服膏方后一年中患儿增高明显，体质增强，故膏药仍以滋补为主。药选生地黄、山萸肉、制黄精、枸杞子、女贞子、旱莲草、怀牛膝、炙鳖甲滋肾益精；川黄柏、肥知母、牡丹皮泻相火；朝白参、生黄芪、莲子肉、怀山药、白扁豆健脾益气；生脉散加川石斛、天花粉养气阴而生津；黑玄参、条黄芩、干百合清热利咽而润肺；炒谷芽、鸡内金、生甘草消而助运。全方合之，使调理孩体得以连续见效。

【案十二】

李某，女，11岁。2021年12月15日就诊。

11岁小囡，形瘦矮小，易于感邪，肢冷汗多，舌苔薄白，纳谷一般，二便尚调，此脾肺虚弱，营卫不和，肾精不足，治以肺脾肾同调。

处方：

潞党参120克	焦白术120克	云茯苓150克	炙甘草30克
广陈皮30克	炙黄芪120克	防风60克	怀山药120克
炒扁豆120克	莲子肉120克	桂枝20克	炒白芍100克
淡干姜30克	大红枣30克	菟丝子100克	补骨脂100克
益智仁120克	淡附片20克	刀芡实100克	金樱子120克
龙眼肉100克	桑葚子100克	麻黄根100克	糯稻根100克
炒谷芽120克	六神曲100克	炒山楂100克	

另：

红参40克	陈阿胶120克	冰糖400克	黄酒适量

按：

该11岁小囡形体矮小，且易于感邪，肢冷汗多，舌苔薄白，当为脾运不健，化源不足，精微不能输养诸脏，从而导致脾肺气虚，卫外不固，营卫不和，脾气既虚，化源不足，不能充养先天，从而导致肾阳亦不足也。故膏方调治，当以益气和营，调补肾阳为主。方选异功散合玉屏风散加红参、怀山药、炒扁豆、莲子肉以健脾益气固表；桂枝汤调和营卫；菟丝子、补骨脂、益智仁、淡附片补肾温阳；刀芡实、金樱子补肾固精；龙眼肉、桑葚子、陈阿胶补血养血；麻黄根、糯稻根涩汗止汗；炒谷芽、六神曲、炒山楂消食醒胃。方药鲜明，力求其效。

2. 调理脾肾

【案一】

胡某，男，10 岁。2018 年 11 月 21 日就诊。

患儿形体瘦小，面色萎黄，时感乏力，纳谷不香，舌苔薄黄，二便尚调，此脾气不足，肾精匮乏，治以滋养益气。

处方：

潞党参 100 克	焦白术 100 克	云茯苓 100 克	清甘草 30 克
怀山药 100 克	莲子肉 100 克	白扁豆 100 克	薏苡仁 120 克
缩砂仁 20 克	桔梗 15 克	生黄芪 100 克	熟地黄 120 克
当归身 60 克	山萸肉 60 克	制黄精 100 克	炙鳖甲 120 克
怀牛膝 100 克	女贞子 100 克	刀芡实 100 克	枸杞子 100 克
佛手片 60 克	广陈皮 30 克	六神曲 100 克	炒谷芽 100 克
鸡内金 100 克			

另：

朝白参 50 克	陈阿胶 120 克	冰糖 500 克	黄酒适量

按：

该孩面色萎黄，时感乏力，纳谷不香，当为脾运不健，脾胃虚弱，水谷精微无以消化吸收和输运；由于后天脾胃失健，其精微不能输养先天之精，导致肾之精气不足，不能充髓壮骨，而致形体瘦小，发育不良；而先后二天，既互为济助，又可互为因果。故膏方调治，当以健脾胃而益精（肾）气为主。方选参苓白术散加生黄芪以健脾益胃；熟地黄、当归身、陈阿胶以养血补血；山萸肉、制黄精、炙鳖甲、怀牛膝、女贞子、刀芡实、枸杞子以补肾益精；佛手片、广陈皮、六神曲、炒谷芽、鸡内金以消食助运，既利药之吸收，又防胶之滋腻。全方合之，以补脾肾为主，兼以补血助运，与孩之体症尚为相宜。

【案二】

史某，男，12 岁。2018 年 12 月 14 日就诊。

12 岁小儿，已见发育，面色欠华，肢凉不温，形神欠振，纳谷一般，舌苔薄净，二便正常，当以健脾补肾以促生长。

处方：

炒党参 120 克	焦白术 100 克	云茯苓 150 克	清甘草 30 克
广陈皮 30 克	炙黄芪 120 克	怀山药 120 克	炒扁豆 120 克
莲子肉 120 克	熟地黄 150 克	制首乌 120 克	当归身 60 克
大红枣 30 克	龙眼肉 100 克	刀芡实 120 克	金樱子 120 克
山萸肉 100 克	益智仁 120 克	菟丝子 100 克	补骨脂 100 克
胡桃肉 100 克	盐杜仲 100 克	淡附片 30 克	桂枝 30 克
炒谷芽 100 克	鸡内金 100 克	六神曲 100 克	

另：

红参 60 克	陈阿胶 120 克	冰糖 500 克	黄酒适量

按：

该 12 岁小儿，已始发育，但面色不华，形神不振，舌苔薄净，当为脾气不足，生化乏源；气血既虚，又可导致阳气亦为不足，不能布达肢末，故可见四肢凉而不温。好在内无邪滞，又值冬令和发育期，故膏方调治，当以气血同补，兼以益肾助阳为主。方选异功散加红参、炙黄芪、怀山药、炒扁豆、莲子肉以健脾益气；熟地黄、制首乌、当归身、大红枣、龙眼肉、陈阿胶以补血养血；刀芡实、金樱子、山萸肉以补肾固精；益智仁、菟丝子、补骨脂、胡桃肉、盐杜仲以温补肾阳；淡附片、桂枝以温阳通阳；炒谷芽、鸡内金、六神曲以消食以助运。方药相合，共起调补气血、温肾助阳之功矣。

【案三】

蒋某，男，12 岁。2018 年 12 月 14 日就诊。

12 岁小儿，形长偏瘦，纳谷一般，面色萎黄，舌苔薄白，二便尚调，适值生长期，当以健脾促化源，补肾以壮骨。

处方：

潞党参 120 克	焦白术 120 克	云茯苓 150 克	清甘草 30 克
广陈皮 30 克	生黄芪 150 克	怀山药 120 克	莲子肉 120 克
炒扁豆 120 克	熟地黄 150 克	制首乌 120 克	龙眼肉 120 克
当归身 100 克	大红枣 50 克	刀芡实 120 克	金樱子 120 克
山萸肉 100 克	川续断 120 克	盐杜仲 120 克	益智仁 120 克
胡桃肉 120 克	菟丝子 120 克	佛手片 100 克	炒谷芽 120 克
六神曲 120 克	薏苡仁 200 克		

另：

曲白参 60 克　　陈阿胶 200 克　　冰糖 500 克　　黄酒适量

按：

该小儿形体瘦长，面色萎黄，纳谷一般，舌苔薄白，二便尚调，当为脾胃虚弱，化源不足，不能生肌润华，增液养血，濡养诸脏。现适值生长发育期，膏方调治，当以健脾以促化源，补肾以壮其骨也。方选异功散加曲白参、生黄芪、怀山药、莲子肉、炒扁豆以健脾益气；熟地黄、制首乌、龙眼肉、当归身、大红枣、陈阿胶以补血养血；刀芡实、金樱子、山萸肉、川续断以补肾之阴精；盐杜仲、益智仁、胡桃肉、菟丝子以益肾中之阳，共求阴阳互济；佛手片、炒谷芽、六神曲、薏苡仁以理脾化湿，消食助运。全方合之，以调补气血、补肾壮骨为主，用之与虚而无邪积之体甚为合宜。

【案四】

唐某，男，14 岁。2018 年 12 月 1 日就诊。

14 岁小儿，发育 2 年，长高不显，每年约长高 4 厘米，面色欠华，纳谷欠香，舌苔稍薄腻，二便尚调，此运化不良，脾肾不足，调当健脾益肾，消食助运。

处方：

潞党参 100 克	焦白术 100 克	云茯苓 120 克	清甘草 30 克
怀山药 120 克	莲子肉 120 克	炒扁豆 100 克	缩砂仁 30 克

薏苡仁 150 克　　川厚朴 100 克　　佛手片 100 克　　炒枳壳 100 克

莱菔子 100 克　　陈香橼 100 克　　广陈皮 30 克　　炒谷芽 120 克

六神曲 150 克　　鸡内金 100 克　　盐杜仲 100 克　　益智仁 100 克

狗脊 100 克　　　鹿角霜 80 克　　　菟丝子 120 克　　怀牛膝 100 克

补骨脂 100 克

另：

朝白参 60 克　　陈阿胶 120 克　　冰糖 500 克　　黄酒适量

2019 年 12 月 14 日复诊。

患儿服膏方以后，一年中长高 7 厘米，面色转润，纳谷正常，舌苔薄净，二便尚调，法当调补脾肾为主。

处方：

潞党参 150 克　　焦白术 120 克　　云茯苓 150 克　　清甘草 30 克

炒怀山 100 克　　炒扁豆 100 克　　莲子肉 120 克　　缩砂仁 30 克

薏苡仁 150 克　　炙黄芪 150 克　　熟地黄 150 克　　龙眼肉 100 克

当归身 100 克　　大红枣 50 克　　　刀芡实 120 克　　山萸肉 100 克

制黄精 120 克　　补骨脂 120 克　　益智仁 120 克　　菟丝子 120 克

胡桃肉 100 克　　鹿角霜 100 克　　盐杜仲 120 克　　狗脊 100 克

佛手片 100 克　　莱菔子 100 克　　六神曲 120 克　　广陈皮 30 克

另：

朝白参 80 克　　陈阿胶 200 克　　冰糖 600 克　　黄酒适量

按：

该 14 岁小儿发育已 2 年，但长高不显，此当为肾之精气不足，影响其生长发育；其面色不华，纳谷不香，舌苔稍薄腻，根本之因乃为脾胃运化不良，导致脾气虚弱，以致水谷之精乏源，不能输养先天之精所致。此时若一味求快猛补，必致脾运更差，得不偿失，而失于发育佳期，亦为不妥。故膏方调治，当以侧重消积运脾，佐以健脾补肾为妥。方选参苓白术散加朝白参以健脾和胃，川厚朴、佛手片、炒枳壳、莱菔子、陈香橼以理脾导滞，助气机通畅；炒谷芽、六神曲、鸡内金以消食醒胃而助运；盐杜仲、益智仁、狗脊、鹿角霜、菟丝子、怀牛膝、补骨脂以补肾壮骨。全方合之，消扶各半，意在助消化、促脾运、壮肾精也。

患儿服膏后，一年中身高增长 7 厘米，且面色转润，舌苔薄净，纳谷正常，药已见效，积滞已去，脾运亦健，调补为主可也。方选参苓白术散加朝白参、炙黄芪以健脾益气；熟地黄、龙眼肉、当归身、大红枣、陈阿胶以补血养血；刀芡实、山萸肉、制黄精补肾固精；补骨脂、益智仁、菟丝子、胡桃肉、鹿角霜、盐杜仲、狗脊补肾中之阳而壮骨；佛手片、莱菔子、六神曲、广陈皮理脾消积而助运。全方以补为主，递次而进，充分发挥膏方特色，力促其脾肾更为健壮，则生长发育正常矣。

【案五】

干某，男，11 岁。2018 年 12 月 14 日就诊。

11 岁小儿，发育初始，舌苔薄净，纳谷正常，二便尚调，法当补化源，充肾精，以促生长。

处方：

潞党参 120 克	焦白术 120 克	云茯苓 150 克	清甘草 30 克
炒怀山 120 克	莲子肉 120 克	炒扁豆 100 克	缩砂仁 30 克
薏苡仁 150 克	炙黄芪 150 克	熟地黄 150 克	桑葚子 120 克
当归身 100 克	龙眼肉 120 克	大红枣 50 克	刀芡实 120 克
金樱子 100 克	山萸肉 100 克	益智仁 100 克	补骨脂 120 克
菟丝子 100 克	盐杜仲 120 克	川续断 120 克	莱菔子 120 克
佛手片 120 克	广陈皮 30 克	鸡内金 100 克	炒谷芽 120 克
六神曲 120 克			

另：

曲白参 50 克	陈阿胶 120 克	冰糖 500 克	黄酒适量

按：

该 11 岁小儿初始发育，其食纳、二便、舌苔均为正常，故冬令膏方调补，可以补气血、益肾精，促其正常而又良好的生长发育也。方选参苓白术散加炙黄芪以健脾益气；熟地黄、桑葚子、当归身、龙眼肉、大红枣、陈阿胶以补血养血；刀芡实、金樱子、山萸肉以补肾阴而固精；益智仁、补骨脂、菟丝子、盐杜仲、川续断补肾阳而壮骨；莱菔子、佛手片、广陈皮理脾导滞，通畅气血；鸡内金、炒谷芽、六神曲消食助运。全方合之，先后二天、气血同补，与该孩初始发育而又无邪滞之体甚为相宜。

【案六】

胡某，男，12岁。2019年12月15日就诊。

足12岁小儿，尚未发育，形体偏矮，面色欠华，纳谷一般，舌苔薄净，二便尚调，此脾肾不足，当以健脾益气、补肾壮骨。

处方：

炒党参120克	云茯苓100克	焦白术100克	清甘草30克
广陈皮30克	炙黄芪120克	炒怀山100克	炒扁豆100克
莲子肉100克	熟地黄120克	制首乌100克	当归身60克
枸杞子100克	山萸肉100克	炙鳖甲120克	制黄精100克
刀芡实100克	金樱子100克	益智仁100克	补骨脂100克
怀牛膝100克	煅龙骨100克	狗脊100克	川续断100克
薏苡仁150克	佛手片100克	鸡内金100克	炒谷芽100克
六神曲120克			

另：

曲白参60克	陈阿胶150克	冰糖450克	黄酒适量

按：

该12岁小儿尚未发育，形体偏矮，面色不华，舌苔薄净，当为脾胃虚弱，化源匮乏，气血不足，后天之精微不能充养先天之肾精，又致肾精（气）不足，不能充髓壮骨，从而影响生长发育也。好在内无积滞，故膏方调治，当以健脾以益气血，补肾以助生长发育为主可也。方选异功散加曲白参、炙黄芪、炒怀山、炒扁豆、莲子肉以健脾益气；熟地黄、制首乌、当归身、陈阿胶以补血养血；枸杞子、山萸肉、炙鳖甲、制黄精、刀芡实、金樱子补肾阴而固精；益智仁、补骨脂、怀牛膝、煅龙骨、狗脊、川续断补肾壮骨；辅以薏苡仁、佛手片、鸡内金、炒谷芽、六神曲化湿理脾，消食助运，使调补之中利吸收而不致滞。全方以调补为主，与生长迟缓之体当为急需。

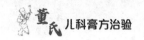

【案七】

陈某，男，13 岁。2019 年 12 月 1 日就诊。

患儿初始发育，形神不振，面色萎黄，近感初和，偶有咳嗽，纳谷一般，舌红苔黄，二便尚调，当调补脾肾以助发育。

处方：

太子参 120 克	焦白术 100 克	云茯苓 150 克	清甘草 30 克
广陈皮 50 克	生黄芪 120 克	白扁豆 100 克	生地黄 150 克
怀山药 120 克	山萸肉 60 克	福泽泻 100 克	牡丹皮 60 克
炙鳖甲 120 克	枸杞子 100 克	女贞子 120 克	制黄精 100 克
怀牛膝 100 克	刀芡实 100 克	制首乌 100 克	当归身 60 克
南沙参 120 克	干百合 100 克	款冬花 120 克	蜜紫菀 100 克
浙贝母 100 克	川石斛 100 克	鸡内金 100 克	炒谷芽 100 克

另：

朝白参 100 克	陈阿胶 150 克	冰糖 500 克	黄酒适量

按：

该孩初始发育，但形神不振，面色萎黄，舌质红苔黄，当为脾气不足，生化乏源，水谷之精微无以滋养诸脏，导致精气神均为不足。适值冬令和初始发育，膏方调治，当以健脾益气以促源之生，滋肾补精以助生长发育。又乃感邪初和，偶有咳嗽，故又当少佐润肺化痰之品。方选异功散加朝白参、生黄芪、白扁豆以健脾益气；六味地黄汤加炙鳖甲、枸杞子、女贞子、制黄精、怀牛膝、刀芡实以滋肾补精；制首乌、当归身、陈阿胶滋补阴血；南沙参、干百合、款冬花、蜜紫菀、浙贝母以养肺化痰；川石斛、鸡内金、炒谷芽以生津消食和胃；此邪去八九，以调补为主，少兼祛以余邪，亦为膏方之一特色也。

【案八】

胡某，男，13 岁。2019 年 12 月 20 日就诊。

13 岁小儿，发育欠佳，长高不明显，一年中长高 4 厘米，色萎汗多，纳谷不香，舌苔薄净，二便尚调，此脾胃虚弱，肾精不足，治以调补脾肾，兼以消运。

处方：

潞党参 100 克	焦白术 100 克	云茯苓 120 克	炙甘草 30 克
怀山药 120 克	莲子肉 120 克	炒扁豆 100 克	缩砂仁 30 克
薏苡仁 150 克	炙黄芪 120 克	桂枝 50 克	炒白芍 100 克
大红枣 30 克	淡干姜 15 克	熟地黄 120 克	制首乌 100 克
当归身 100 克	龙眼肉 100 克	刀芡实 100 克	金樱子 100 克
山萸肉 60 克	益智仁 100 克	补骨脂 100 克	菟丝子 100 克
盐杜仲 100 克	麻黄根 100 克	糯稻根 100 克	佛手片 100 克
广陈皮 30 克	莱菔子 100 克	炒谷芽 100 克	鸡内金 100 克
六神曲 100 克			

另：

曲白参 70 克	陈阿胶 150 克	冰糖 500 克	黄酒适量

按：

该13岁小儿，发育欠佳，一年中只长高4厘米，且面色萎黄，汗出较多，纳谷不香，但又舌净便调。此当为脾胃虚弱导致胃气不动，水谷之精生化无源，气血均为不足矣；又先天之精必赖后天输送之营养物质，方能得以健壮。今脾运化源不足，则必致影响先天肾之精气，而致发育不良也。故膏方调治，当以健脾助胃，促化源之生，而益肾之精（气）矣。方选参苓白术散加曲白参、炙黄芪以健脾和胃；桂枝汤以调和营卫，助化源而醒胃气；熟地黄、制首乌、当归身、龙眼肉、陈阿胶以补血养血增化源；刀芡实、金樱子、山萸肉、益智仁、补骨脂、菟丝子、盐杜仲以补肾壮骨；麻黄根、糯稻根涩汗止汗；佛手片、广陈皮、莱菔子理脾胃之气；炒谷芽、鸡内金、六神曲消食助运。全方合之，健脾和营而促化源，补肾壮骨而利生长，与孩之症情尚为合宜。

【案九】

张某，男，12岁。2019年11月16日就诊。

12岁小儿，已见发育，形体偏矮，面色不润，纳谷不香，舌苔薄黄，二便尚调，脾虚化源不足，肾精失于滋养，当以脾肾同补。

处方：

潞党参 120 克	焦白术 120 克	云茯苓 150 克	清甘草 30 克
广陈皮 30 克	生黄芪 120 克	怀山药 120 克	莲子肉 120 克
白扁豆 120 克	生地黄 120 克	山萸肉 100 克	炙鳖甲 120 克
怀牛膝 100 克	制黄精 100 克	枸杞子 100 克	旱莲草 100 克
刀芡实 120 克	金樱子 120 克	生牡蛎 150 克	炒白芍 100 克
佛手片 100 克	莱菔子 100 克	鸡内金 100 克	炒谷芽 120 克
六神曲 120 克			

另：

朝白参 80 克	陈阿胶 150 克	冰糖 500 克	黄酒适量

按：

该虚 12 岁小儿，已见发育，但形体偏矮，面色不润，纳谷不香，此当为先天之精气不足，失养于后天，加之后天脾失健运，化源匮乏，不能滋养先天之精，此互为因果，从而导致影响正常生长发育；又其舌苔薄黄，当为体质偏阴不足也。故膏方调治，当以健脾益气促生化源，滋养肾精（阴）以壮骨充髓。方选异功散加朝白参、生黄芪、怀山药、莲子肉、白扁豆以健脾益气；生地黄、山萸肉、炙鳖甲、怀牛膝、制黄精、枸杞子、旱莲草以滋补肾阴；刀芡实、金樱子、生牡蛎、炒白芍以固肾敛阴；佛手片、莱菔子、鸡内金、炒谷芽、六神曲以理脾消食而助运，并兼以防膏之滋腻。全方合之，既补脾肾，又促化源也。

【案十】

朱某，男，15 岁。2019 年 12 月 14 日就诊。

15 岁小儿，发育 2 年，形体偏矮，面色不华，形寒怕冷，偶有头晕，舌淡白苔薄腻，纳谷欠香，二脉软弱，二便尚调，此运化不良，化源不足，不能滋肾壮骨，法当补脾运脾，补肾壮骨。

处方：

潞党参 120 克	焦白术 120 克	云茯苓 150 克	清甘草 30 克
广陈皮 30 克	莲子肉 120 克	怀山药 120 克	淡干姜 30 克
菟丝子 100 克	盐杜仲 120 克	川续断 120 克	补骨脂 100 克
益智仁 120 克	鹿角霜 120 克	淡附片 30 克	桂枝 30 克

生黄芪150克　　当归身100克　　熟地黄120克　　制首乌100克
龙眼肉100克　　桑葚子100克　　川厚朴100克　　薏苡仁150克
缩砂仁30克　　　莱菔子100克　　炒谷芽120克　　鸡内金100克
六神曲120克
另：
曲白参80克　　　陈阿胶200克　　冰糖500克　　　黄酒适量
按：

该15岁小儿发育已2年，但形体偏矮，面色不华，形寒怕冷，偶有头晕，舌质淡白，此脾肾阳气不足，失于温煦，以致化源不足，影响生长发育；又其苔薄腻，纳谷欠香，脾虚而运化不良也；其二脉软弱，亦为阳气不足之象。故膏方调治，当以温补脾肾之阳，兼以补血理脾助运。方选异功散加曲白参、莲子肉、怀山药以健脾益气；淡干姜、菟丝子、盐杜仲、川续断、补骨脂、益智仁、鹿角霜以温补脾肾之阳；淡附片、桂枝增以温阳通阳；当归补血汤加熟地黄、制首乌、龙眼肉、桑葚子、陈阿胶以补血养血；川厚朴、薏苡仁以燥湿化湿；缩砂仁、莱菔子、炒谷芽、鸡内金、六神曲消食醒胃，导滞助运。方药相合，以补为主，兼以助运，使膏药能发挥更佳之作用矣。

【案十一】

陈某，男，12岁。2020年12月7日就诊。

12岁小儿，发育欠佳，形体较瘦，面色不华，头晕寐差，纳谷欠香，舌苔薄稍腻，便时不调，小溲尚通，此脾运不健，脾气不足，无以滋肾壮骨。

处方：

潞党参120克　　焦白术100克　　云茯苓150克　　清甘草30克
广陈皮30克　　　怀山药120克　　莲子肉120克　　生黄芪150克
当归身100克　　熟地黄150克　　制首乌120克　　龙眼肉100克
鹿角霜100克　　益智仁100克　　盐杜仲100克　　补骨脂100克
刀芡实120克　　金樱子120克　　山萸肉100克　　灵芝100克
酸枣仁100克　　川厚朴100克　　薏苡仁150克　　广木香100克

佛手片 100 克　　缩砂仁 30 克　　炒谷芽 120 克　　六神曲 120 克

另：

曲白参 60 克　　陈阿胶 150 克　　冰糖 500 克　　黄酒适量

按：

该 12 岁小儿，已见发育，但形体瘦弱，面色不华，头晕寐差，当为脾气虚弱，化源不足，导致气血两虚；又化源匮乏，不能输运水谷之精微于诸脏，从而又导致肾之精气不足，影响生长发育；其纳谷不香，舌苔稍薄腻，为脾胃失于健运也。故膏方调治，当以健脾益气以生化源，补肾益精以壮骨，辅以消食理脾以助运。方选异功散加曲白参、怀山药、莲子肉以健脾益气；当归养血汤加熟地黄、制首乌、龙眼肉、陈阿胶以补血养血；鹿角霜、益智仁、盐杜仲、补骨脂以补肾阳；刀芡实、金樱子、山萸肉以固肾精；灵芝、酸枣仁以宁心安神；川厚朴、薏苡仁以燥湿化湿；广木香、佛手片理脾运脾；缩砂仁、炒谷芽、六神曲消食和胃。方药相合，气血同补，二天同调，消食助运，使其精气足而发育良也。

【案十二】

曹某，男，17 岁。2020 年 12 月 8 日就诊。

患者发育正常，人感乏力，面色欠华，久坐腰酸，舌苔薄净，纳谷尚可，二便尚调，此脾肾之气不足，当以脾肾同补。

处方：

潞党参 150 克　　焦白术 100 克　　云茯苓 150 克　　清甘草 30 克

炒扁豆 120 克　　莲子肉 120 克　　怀山药 150 克　　生黄芪 180 克

当归身 100 克　　熟地黄 200 克　　制首乌 150 克　　龙眼肉 120 克

大红枣 30 克　　刀芡实 120 克　　金樱子 120 克　　制黄精 120 克

山萸肉 100 克　　狗脊 100 克　　川续断 100 克　　菟丝子 100 克

鹿角霜 100 克　　补骨脂 120 克　　胡桃肉 120 克　　肉苁蓉 120 克

佛手片 100 克　　莱菔子 100 克　　六神曲 150 克　　炒谷芽 120 克

另：

生晒参 80 克　　陈阿胶 200 克　　冰糖 500 克　　黄酒适量

按：

该 17 岁小儿，虽发育尚属正常，但人感乏力，面色欠华，当为脾运不健，化源不足，气血两虚也；腰为肾之府，其久坐腰酸，当为肾之精气亦不足也。故膏方调治，当以健脾益气，补血养血，补肾壮骨为主。方选四君子加生晒参、炒扁豆、莲子肉、怀山药以健脾益气；当归补血汤加熟地黄、制首乌、龙眼肉、大红枣、陈阿胶以养血补血；刀芡实、金樱子、制黄精、山萸肉以补肾固精；狗脊、川续断、菟丝子、鹿角霜、补骨脂、胡桃肉、肉苁蓉以助肾阳而壮骨；佛手片、莱菔子、六神曲、炒谷芽理脾导滞，消食助运，并防膏之滋腻。全方相合，以补为主，以运为辅，用于因虚而无积又值青春发育之后期者，甚为适宜。

【案十三】

周某，女，5 岁。2020 年 12 月 5 日就诊。

5 岁小囡，发育不良，形体矮小，纳谷不香，舌苔薄浮，二便尚调，此后天失调，当拟健脾固肾。

处方：

潞党参 120 克	焦白术 100 克	云茯苓 120 克	清甘草 30 克
广陈皮 30 克	怀山药 100 克	莲子肉 100 克	白扁豆 100 克
薏苡仁 150 克	缩砂仁 30 克	生黄芪 120 克	川厚朴 60 克
佛手片 60 克	广藿香 60 克	莱菔子 100 克	鸡内金 100 克
炒谷芽 100 克	炒山楂 100 克	熟地黄 120 克	制首乌 120 克
当归身 60 克	大红枣 30 克	刀芡实 100 克	金樱子 100 克

另：

生晒参 50 克	陈阿胶 80 克	冰糖 500 克	黄酒适量

按：

该 5 岁小囡形体矮小，纳谷不香，舌苔薄浮，当为脾运不健，消化不良，导致脾虚气弱，化源不足，不能充养先天之精（气），从而导致生长发育不良，当务之急，须以运脾健脾、促生化源也。方选参苓白术散以健脾益气，化湿醒胃；加生晒参、生黄芪以增补气之力；川厚朴、佛手片、广藿香以温燥芳化理脾；莱菔子、鸡内金、炒谷芽、炒山楂以导滞消积助运。如此健脾、运脾、消食相合，力使脾运健而化源足也。另辅以熟地黄、制首乌、当归身、大红枣、陈阿胶以补气之母；刀芡实、金樱子兼以固养肾精。全方合之，以调理脾胃为主，从而达到补后天、益先天之目的。

【案十四】

徐某，女，13岁。2022年1月28日就诊。

患儿形体虚胖偏矮，二乳发育，纳时不香，舌苔薄稍腻，便下干结，小溲通黄，此积滞未尽，当先汤药消导，再以调补脾肾兼以化积。

处方：

（小青皮5克、广陈皮5克、佛手片10克、炒枳壳6克、莱菔子10克、鸡内金10克、六神曲10克、炒谷芽12克、炒山楂10克、云茯苓12克，7剂）

潞党参100克	焦白术100克	云茯苓150克	清甘草30克
广陈皮30克	生黄芪100克	炒怀山100克	莲子肉120克
刀芡实100克	金樱子100克	补骨脂100克	当归身60克
小青皮60克	佛手片60克	炒枳壳60克	缩砂仁30克
莱菔子100克	瓜蒌仁100克	薏苡仁150克	福泽泻100克
炒山楂100克	鸡内金100克	六神曲120克	

另：

生晒参40克	陈阿胶120克	冰糖500克	黄酒适量

按：

该孩发育期间纳谷不香、舌苔薄腻乃脾虚失健，饮食不消，滞而为积；积滞不消，化为膏脂，泛溢肌肤，而为虚胖；脾气既虚，生化乏源，无以充骨养髓，而形体偏矮；便干溲黄乃阴津不足，虚火生也。故调当先以汤药消导，再以膏药健脾补肾，兼以化积。汤药选小青皮、广陈皮、佛手片、炒枳壳理气消积开胃；莱菔子、鸡内金、六神曲、炒谷芽、炒山楂、云茯苓消食助运。服汤药7剂以后，患儿舌苔转净，纳谷稍动，乃以膏方调治之。异功散加生黄芪、炒怀山、莲子肉、生晒参益气健脾；刀芡实、金樱子、补骨脂健脾益肾；当归身、陈阿胶滋养阴血；小青皮、佛手片、炒枳壳、缩砂仁理气畅中醒胃；莱菔子、瓜蒌仁润肠通便；薏苡仁、福泽泻、炒山楂、鸡内金、六神曲利湿消食助运。全方合之，健脾益肾，运脾化湿而助运，从而助力其正常生长发育矣。

【案十五】

施某，男，15岁。2021年12月12日就诊。

15岁小儿，形瘦色黄，易积口臭，纳谷欠香，舌红苔黄，二便尚调，此肾精不足，运化不良，调当滋肾为主，兼以理脾助运。

处方：

生地黄150克	怀山药100克	山萸肉100克	云茯苓100克
福泽泻100克	牡丹皮100克	炙鳖甲150克	怀牛膝100克
女贞子100克	枸杞子100克	太子参120克	生黄芪120克
白扁豆100克	莲子肉100克	当归身100克	制首乌120克
北沙参100克	天花粉100克	川石斛100克	广藿香100克
佩兰叶100克	薏苡仁150克	广陈皮30克	佛手片100克
鸡内金120克	炒谷芽120克	莱菔子120克	

另：

生晒参80克	陈阿胶150克	冰糖500克	黄酒适量

按：

该孩形体消瘦，面色萎黄，舌红苔黄，当为脾肾二虚，生化乏源，精水不足；又纳谷不香，平时易积口臭，亦为脾虚失运而易致积滞也；其舌红苔黄，为偏阴虚之体。现积滞未显，又值发育和调补季节，故膏方以补肾为主，兼以理脾助运为辅。方以六味地黄汤加炙鳖甲、怀牛膝、女贞子、枸杞子以补肾益精；太子参、生黄芪、白扁豆、莲子肉以健脾益气；当归身、制首乌、陈阿胶补养阴血；北沙参、天花粉、川石斛以清养生津；广藿香、佩兰叶、薏苡仁、广陈皮、佛手片芳化利湿，理脾助运；鸡内金、炒谷芽、莱菔子消积醒胃。全方合之，补肾益精，健运而促化源，使机体得以荣养也。

【案十六】

林某，男，12岁。2022年1月4日就诊。

12周岁小儿，形体矮瘦，面色较萎，纳谷欠香，舌苔薄腻，二便尚调，脾运不健，肾精不足，治当补肾壮骨，运脾化湿食。

处方：

潞党参 120 克	焦白术 100 克	云茯苓 120 克	生甘草 30 克
怀山药 120 克	莲子肉 120 克	炒扁豆 100 克	缩砂仁 30 克
薏苡仁 150 克	川厚朴 100 克	福泽泻 100 克	佩兰叶 120 克
佛手片 100 克	莱菔子 120 克	鸡内金 100 克	炒谷芽 120 克
六神曲 120 克	生地黄 150 克	山萸肉 100 克	刀芡实 120 克
金樱子 120 克	益智仁 100 克	菟丝子 100 克	补骨脂 100 克

另：

生晒参 60 克	陈阿胶 150 克	冰糖 500 克	黄酒适量

按：

该 12 岁小儿，尚未发育，但形体矮小，面色萎黄，纳谷欠香，舌苔薄腻，当为脾运不健，化机不良，水谷之精微无以生肌润肤、滋养先天之肾精，故膏方调治，当以健脾化积为主，少佐补肾益精，目的使其积去脾健，化源足而精得滋，则生长发育转正常而良好也。方选参苓白术散以健脾益气，渗湿醒胃；加川厚朴、福泽泻、佩兰叶以化湿和胃；佛手片、莱菔子、鸡内金、炒谷芽、六神曲消积助运；生地黄、山萸肉、刀芡实、金樱子补肾阴而固精；益智仁、菟丝子、补骨脂补肾阳而平肾中之阴阳。方药相合，以健脾消积为主，补肾益精为辅，充分体现辨证施治和膏方运用的特色。

【案十七】

俞某，男，7 岁。2021 年 11 月 4 日就诊。

7 岁小儿，形体偏矮，面色萎黄，纳谷不香，舌苔薄浮，便下次多，运化不良，脾虚气弱，无以滋肾壮骨，当以健脾助运，补肾固精。

处方：

潞党参 120 克	焦白术 100 克	云茯苓 120 克	清甘草 30 克
怀山药 120 克	莲子肉 100 克	炒扁豆 100 克	缩砂仁 30 克
薏苡仁 120 克	炙黄芪 100 克	川厚朴 100 克	佛手片 100 克
小青皮 60 克	广陈皮 30 克	广木香 100 克	广藿香 100 克

鸡内金 100 克　　炒谷芽 120 克　　炒山楂 100 克　　龙眼肉 60 克

煨肉果 100 克　　煨诃子 60 克　　刀芡实 100 克　　金樱子 100 克

补骨脂 100 克　　益智仁 100 克　　菟丝子 100 克

另：

生晒参 40 克　　陈阿胶 120 克　　冰糖 450 克　　黄酒适量

按：

脾主运化和输送水谷之精微，为后天生化之源，今脾运不健，则见纳谷不香，舌苔薄浮；脾属土，其色为黄，今脾气虚弱，故见面色萎黄；而便下次多，亦为脾运不健，脾气虚弱之故；又肾主生长发育，其先天之精气必赖后天水谷之精微充养，才能发挥其正常之功能，今脾虚及肾，影响生长，则形体偏矮矣。故膏方调治，宜以健脾助运，促生化源，充足水谷之精微，补肾固精，助其生长发育。方选参苓白术散以健脾助运；加生晒参、炙黄芪以增益气之功；川厚朴、佛手片、小青皮、广陈皮、广木香、广藿香助以运脾化湿；鸡内金、炒谷芽、炒山楂助以消食和胃；龙眼肉、陈阿胶补血益化源；煨肉果、煨诃子补脾肾而固涩；刀芡实、金樱子、补骨脂、益智仁、菟丝子补肾阳固肾精。方药相合，以健脾助运为主，力使脾健胃和，精微得充，先天得养，从而使该孩能正常生长发育。

【案十八】

张某，男，13 岁。2019 年 12 月 15 日就诊。

13 岁小儿，面色萎黄，形体偏瘦，发育已一年，纳谷一般，舌红苔黄，便干间隔，此脾肾不足，法当调养。

处方：

生地黄 150 克　　怀山药 120 克　　山萸肉 100 克　　云茯苓 150 克

福泽泻 100 克　　牡丹皮 100 克　　太子参 100 克　　焦白术 100 克

清甘草 30 克　　广陈皮 30 克　　女贞子 120 克　　旱莲草 100 克

炙鳖甲 120 克　　制黄精 100 克　　刀芡实 120 克　　金樱子 120 克

枸杞子 100 克　　天花粉 100 克　　川石斛 100 克　　制首乌 120 克

当归身 100 克　　肉苁蓉 100 克　　生白芍 100 克　　白扁豆 120 克

莲子肉 100 克　　火麻仁 100 克　　瓜蒌仁 100 克　　炒谷芽 120 克

六神曲120克

另：

朝白参60克　　陈阿胶120克　　冰糖500克　　黄酒适量

按：

该孩发育已一年，但面色萎黄，形体偏瘦，乃先后二天均为不足导致化源匮乏，不能充养先天之精，而肾之精气不足，又影响正常的生长发育；其舌红苔黄，便下干结，亦为阴津不足，脾运不健之故。适值冬令，又为发育期，膏方调治，当以调补脾肾为主。方选六味地黄汤以滋肾益阴；异功散以健脾益气；加二至丸、炙鳖甲、制黄精、刀芡实、金樱子、枸杞子以增滋肾养阴之力；天花粉、川石斛养阴而生津；制首乌、当归身、陈阿胶既补血又能润肠；肉苁蓉、生白芍，一以温润，一以敛阴；朝白参、白扁豆、莲子肉助以健脾益气；火麻仁、瓜蒌仁增润肠通便之功；炒谷芽、六神曲消食助运。全方合之，与尚在生长发育之体正相适宜。

3. 调理脾肾，兼以壮骨

【案一】

谢某，男，17岁。2018年12月17日就诊。

17岁少男，形瘦偏小，舌苔薄净，纳谷一般，二便尚调，此肾精不足，当以补肾壮骨。

处方：

太子参100克　　焦白术100克　　云茯苓120克　　炙甘草30克
广陈皮30克　　怀山药120克　　莲子肉120克　　生黄芪120克
当归身100克　　生地黄150克　　山萸肉100克　　炙鳖甲150克
刀芡实120克　　金樱子120克　　生牡蛎150克　　炒白芍100克
盐杜仲100克　　桑寄生100克　　胡桃肉100克　　补骨脂100克
紫河车15克　　佛手片100克　　薏苡仁180克　　鸡内金120克
炒谷芽100克

另：

曲白参80克　　陈阿胶200克　　冰糖500克　　黄酒适量

按：

17 岁少男，已过发育之佳期，但形体瘦小，此当责之先天肾精不足，后天化源匮乏，先后二天互为因果，导致生长发育不良，现舌苔薄净，纳谷一般，脾运尚可，故膏方调治，以补肾壮骨，健脾益气为主。方选异功散加曲白参、怀山药、莲子肉以健脾益气；当归补血汤加陈阿胶补气之母；生地黄、山萸肉、炙鳖甲、刀芡实、金樱子、生牡蛎、炒白芍滋肾固精；盐杜仲、桑寄生、胡桃肉、补骨脂、紫河车温肾补精；佛手片、薏苡仁、鸡内金、炒谷芽运脾化湿和胃。全方合之，以调补为主，合虚者补之之义也。

【案二】

陆某，男，15 岁。2018 年 12 月 12 日就诊。

15 岁少男，已经发育，形体偏矮，面色不华，舌苔薄净，纳谷尚可，二便尚调，发育期间，当以调补气血，补肾壮骨。

处方：

潞党参 150 克	焦白术 120 克	云茯苓 100 克	清甘草 30 克
怀山药 120 克	莲子肉 120 克	生黄芪 150 克	当归身 100 克
熟地黄 150 克	制首乌 120 克	桑葚子 100 克	龙眼肉 100 克
大红枣 50 枚	黑芝麻 100 克	制黄精 120 克	山萸肉 100 克
怀牛膝 100 克	炙鳖甲 150 克	刀芡实 120 克	金樱子 120 克
益智仁 120 克	补骨脂 120 克	胡桃肉 100 克	肉苁蓉 120 克
狗脊 100 克	川续断 100 克	莱菔子 100 克	炒枳壳 100 克
炒谷芽 120 克			

另：

曲白参 100 克	陈阿胶 200 克	冰糖 500 克	黄酒适量

按：

15 岁少男，发育已有 2 年，但形体偏矮，面色不华，此多由脾之化源不足，气血虚弱，水谷之精微不能充养先天之精气，导致发育期间影响生长。好在舌苔薄净，纳谷尚可，二便正常，内无大滞，脾运尚可，故膏方调治，当以调补气血，补肾壮骨为主。方选四君子汤加曲白参、怀山药、莲子肉以健脾益气；当归补血汤加熟地黄、制首乌、桑葚子、龙眼肉、大红枣、黑芝麻、陈阿胶以补血养血；

制黄精、山萸肉、怀牛膝、炙鳖甲、刀芡实、金樱子补肾阴以固精；益智仁、补骨脂、胡桃肉、肉苁蓉、狗脊、川续断温肾阳而壮骨；莱菔子、炒枳壳、炒谷芽理气助运，调气机而防滞。全方合之，主以调补，力助生长发育矣。

【案三】

王某，男，15 岁。2018 年 12 月 27 日就诊。

发育 2 年，身高一般，面色欠润，纳谷正常，舌苔薄净，二便尚调，此发育期间，吸收尚可，当以补肾益精，健脾助运，以促生长。

处方：

太子参 100 克	焦白术 100 克	云茯苓 150 克	清甘草 30 克
生黄芪 120 克	莲子肉 100 克	怀山药 100 克	熟地黄 120 克
黑芝麻 100 克	桑葚子 100 克	制首乌 120 克	当归身 60 克
大红枣 30 枚	枸杞子 60 克	山萸肉 50 克	制黄精 100 克
炙鳖甲 120 克	怀牛膝 100 克	刀芡实 100 克	金樱子 100 克
肉苁蓉 100 克	胡桃肉 120 克	川续断 100 克	补骨脂 100 克
益智仁 100 克	菟丝子 100 克	炒谷芽 100 克	莱菔子 100 克
六神曲 100 克			

另：

朝白参 80 克	陈阿胶 150 克	冰糖 500 克	黄酒适量

按：

2019 年 12 月 5 日复诊。

膏方一年以后，身高增长 10 厘米，面色滋润，纳谷正常，舌苔薄净，再以原法调补。

处方：

太子参 120 克	焦白术 100 克	云茯苓 150 克	炙甘草 30 克
广陈皮 30 克	炙黄芪 150 克	怀山药 120 克	莲子肉 120 克
熟地黄 100 克	制首乌 120 克	黑芝麻 100 克	龙眼肉 100 克
当归身 100 克	大红枣 30 枚	生地黄 100 克	山萸肉 60 克
女贞子 120 克	旱莲草 120 克	炙鳖甲 150 克	制黄精 120 克

怀牛膝 100 克　　刀芡实 100 克　　胡桃肉 100 克　　菟丝子 120 克

川续断 100 克　　肉苁蓉 120 克　　补骨脂 100 克　　益智仁 100 克

炒谷芽 100 克　　六神曲 100 克　　莱菔子 100 克　　鸡内金 100 克

另：

朝白参 80 克　　陈阿胶 150 克　　冰糖 650 克　　黄酒适量

按：

该少男发育 2 年，增高不显，面色欠华，舌净纳可，二便正常，当为脾之化源不足，精微物质不能充养于肾，导致肾精不足，不能生髓壮骨。故膏方调治，当以健运脾胃以促化源之资生，补肾益精以生髓壮骨。方选四君子汤加朝白参、生黄芪、莲子肉、怀山药以健脾益气；熟地黄、黑芝麻、桑葚子、制首乌、当归身、大红枣、陈阿胶以补血养血；枸杞子、山萸肉、制黄精、炙鳖甲、怀牛膝、刀芡实、金樱子以补肾固精；肉苁蓉、胡桃肉、川续断、补骨脂、益智仁、菟丝子以温肾阳而壮骨；炒谷芽、莱菔子、六神曲以消食助运，并防膏之滋腻。方药相合，气血同补，阴阳共调。服膏后一年中，身高增加 10 厘米，面色转润，舌净纳可，二便均调，膏方效果明显，当再以继续追踪。方选异功散加朝白参、炙黄芪、怀山药、莲子肉以健脾益气；熟地黄、制首乌、黑芝麻、龙眼肉、当归身、大红枣、陈阿胶以补血养血；生地黄、山萸肉、女贞子、旱莲草、炙鳖甲、制黄精、怀牛膝、刀芡实以补肾阴而固精；胡桃肉、菟丝子、川续断、肉苁蓉、补骨脂、益智仁温肾补阳；炒谷芽、六神曲、莱菔子、鸡内金消食助运，并防膏之滋腻。方药相合，共起补肾壮骨，健运脾胃而促生化源之功。

【案四】

蔡某，男，10 岁。2019 年 12 月 19 日就诊。

10 岁小儿，初见发育，形神尚可，舌红苔黄，纳谷一般，二便尚调，发育初期，当以滋肾精以促生长。

处方：

熟地黄 150 克　　怀山药 120 克　　山萸肉 100 克　　云茯苓 120 克

福泽泻 100 克　　牡丹皮 100 克　　炙鳖甲 150 克　　制黄精 120 克

刀芡实 120 克　金樱子 120 克　枸杞子 100 克　怀牛膝 100 克

女贞子 100 克　生牡蛎 150 克　生白芍 100 克　川黄柏 60 克

黄菊花 100 克　太子参 120 克　焦白术 100 克　清甘草 30 克

广陈皮 30 克　生黄芪 120 克　莲子肉 120 克　川石斛 120 克

天花粉 120 克　炒谷芽 100 克　六神曲 120 克

另：

曲白参 60 克　陈阿胶 150 克　冰糖 500 克　黄酒适量

按：

该小儿初始发育，症情均可，其舌红苔黄，当为阴虚体质，故膏方调治，可以滋肾益精为主，辅以健脾助运。方选六味地黄汤以滋阴补肾；加炙鳖甲、制黄精、刀芡实、金樱子、枸杞子、怀牛膝、女贞子以增滋补肾之阴精；生牡蛎、生白芍以敛阴，川黄柏、黄菊花辅以制火泻热，此四味均防滋补太过而致火浮；异功散加曲白参、生黄芪、莲子肉以健脾益气；川石斛、天花粉以养阴生津；炒谷芽、六神曲以消食助运。全方合之，以调补先后二天为主，与体征平稳、初始发育之孩十分相宜。

【案五】

吕某，男，12 岁。2020 年 1 月 3 日就诊。

12 岁小儿，初见发育，形体偏矮，舌红苔净，纳谷尚和，二便尚调，当以补肾壮骨以促生长。

处方：

熟地黄 150 克　怀山药 120 克　山萸肉 60 克　云茯苓 120 克

福泽泻 100 克　牡丹皮 100 克　女贞子 100 克　旱莲草 100 克

刀芡实 100 克　金樱子 100 克　制黄精 100 克　炙鳖甲 120 克

怀牛膝 100 克　枸杞子 120 克　补骨脂 100 克　菟丝子 100 克

狗脊 100 克　川续断 100 克　生黄芪 120 克　太子参 120 克

莲子肉 120 克　制首乌 120 克　当归身 60 克　川石斛 100 克

莱菔子 100 克　鸡内金 100 克　炒谷芽 100 克　六神曲 120 克

另：

生晒参 60 克　陈阿胶 150 克　冰糖 500 克　黄酒适量

按：

肾主藏精，乃人体生长发育及各种功能活动的物质基础。该孩初始发育，但形体偏矮，当为肾之精气不足，不能生髓壮骨所致；其舌红苔净，为其体质偏于阴虚；由于先天之精气有赖于后天脾胃化生之精微不断充养，且又相辅为用。故膏方调治，当以滋养肾精，兼益脾胃也。方选六味地黄汤合二至丸以滋补肾阴；加刀芡实、金樱子、制黄精、炙鳖甲、怀牛膝、枸杞子以益肾固精；辅以补骨脂、菟丝子、狗脊、川续断补阳壮骨，以期阴阳平衡；生晒参、生黄芪、太子参、莲子肉益气健脾；制首乌、当归身、陈阿胶补血增液；川石斛生津和胃；莱菔子、鸡内金、炒谷芽、六神曲消导助运，并防膏之滋腻。如是调治，与该孩之体，甚为相宜。

【案六】

陈某，男，13岁。2019年11月29日就诊。

13岁小儿，发育年余，形体偏矮，纳谷一般，舌红苔稍腻，便下偏干，小溲通黄。此肾精不足，脾运不健，湿食不清，治以滋补肾精，健脾以化湿食。

处方：

生地黄120克	怀山药100克	山萸肉60克	云茯苓120克
福泽泻100克	牡丹皮60克	肥知母60克	川黄柏60克
生牡蛎150克	生白芍100克	制黄精100克	炙鳖甲120克
女贞子100克	怀牛膝100克	刀芡实100克	太子参120克
焦白术100克	生甘草30克	川石斛100克	天花粉100克
川厚朴60克	佩兰叶100克	薏苡仁120克	火麻仁100克
莱菔子100克	鸡内金100克	六神曲100克	炒谷芽100克

另：

生晒参60克	西洋参15克	陈阿胶200克	冰糖450克

黄酒适量

2020年12月12日复诊。

去年膏方，长高10厘米，舌苔薄净，纳谷正常，二便尚调，膏方见效，再以原法主之。

处方：

上方去：肥知母、川黄柏、佩兰叶、薏苡仁、川厚朴，加枸杞子100克、旱莲草100克、莲子肉120克、炒扁豆100克，改西洋参为20克。

按：

该13岁小儿，发育年余，但形体偏矮，舌红苔稍腻，便干溲黄，当为肾之阴精不足，阴虚有火，不能充髓生骨；脾之运化不良，湿食不清，精微匮乏，故膏方调治，当以滋养泻火，运脾以化湿食为主。方选知柏地黄汤加生牡蛎、生白芍以滋肾阴而泻热；制黄精、炙鳖甲、女贞子、怀牛膝、刀芡实增以补肾阴而固精；四君子汤加生晒参以益气健脾；西洋参、川石斛、天花粉以养阴生津；川厚朴、佩兰叶、薏苡仁以化湿渗湿；火麻仁、莱菔子润肠导滞；鸡内金、六神曲、炒谷芽消食助运。全方合之，补肾之中有清敛，益气（阴）之中有助运，使膏方补而不腻，服之生效矣。服膏以后，一年中身体增高10厘米，且舌苔薄净，纳谷正常，虚火得清，湿食已化也。故膏方可继续以调扶为主。予原法撤去肥知母、川黄柏之苦，加枸杞子、旱莲草增以滋养肾阴之功；撤去佩兰叶、川厚朴、薏苡仁化湿之品，增以莲子肉、炒扁豆健脾之药，力使调补而促其更好地生长发育。

【案七】

杨某，男，13周岁。2020年12月15日就诊。

足13岁小儿，发育年余，生长较缓，形体较丰，纳谷偏旺，饮食偏荤，舌红苔净，便下干结，小溲通黄，发育初期，当以滋补肾精为主，并嘱少食辛辣厚味、甜品之类，避免助湿生火，影响发育。

处方：

生地黄120克	怀山药120克	山萸肉100克	云茯苓100克
福泽泻100克	牡丹皮60克	川黄柏60克	肥知母60克
生牡蛎150克	生白芍100克	刀芡实120克	金樱子120克
炙鳖甲120克	制黄精120克	枸杞子100克	怀牛膝100克
太子参120克	川石斛100克	决明子100克	黄菊花100克

焦栀子 100 克　生石膏 100 克　火麻仁 100 克　菜菔子 100 克

鸡内金 100 克　炒谷芽 120 克　广陈皮 30 克　炒山楂 100 克

另：

西洋参 25 克　龟甲胶 150 克　冰糖 450 克　黄酒适量

按：

该 13 岁小儿，发育年余，但生长较缓，形体偏丰，纳谷旺盛，舌质偏红，便干溲黄，此当为阴虚火旺，肾精不足，不能生髓壮骨，肝胃火旺，伤津损胃，影响水谷精微之吸收也。故膏方调治，当以滋肾阴而泻火以益精壮骨，清胃（肝）火益阴津而助运也。方选知柏地黄汤加生牡蛎、生白芍、龟甲胶以滋肾泻火；刀芡实、金樱子、炙鳖甲、制黄精、枸杞子、怀牛膝以固精益阴；太子参、西洋参、川石斛以益气养阴生津；决明子、黄菊花、焦栀子、生石膏以清肝胃之火；火麻仁、菜菔子润肠导滞；鸡内金、炒谷芽、广陈皮、炒山楂理脾消积而助运。全方合之，补阴而不至助火，清胃（肝）而不至伤津，辅以润肠消食助运，则能使膏方发挥效果，达到调治之目的。

【案八】

叶某，男，14 岁。2020 年 12 月 26 日就诊。

14 岁小儿，正始发育，长高较缓，形神尚可，纳谷一般，舌苔薄净，二便尚调。脾运尚健，当以二天同补以促生长。

处方：

太子参 120 克　焦白术 100 克　云茯苓 120 克　清甘草 30 克

广陈皮 30 克　生黄芪 120 克　炒扁豆 100 克　怀山药 120 克

莲子肉 120 克　熟地黄 120 克　制首乌 120 克　龙眼肉 60 克

当归身 60 克　刀芡实 100 克　金樱子 100 克　炙鳖甲 120 克

制黄精 100 克　枸杞子 100 克　女贞子 100 克　山萸肉 100 克

盐杜仲 100 克　胡桃肉 100 克　肉苁蓉 100 克　鹿角霜 100 克

补骨脂 100 克　菟丝子 100 克　炒枳壳 100 克　菜菔子 100 克

薏苡仁 120 克　鸡内金 100 克　炒谷芽 120 克　六神曲 120 克

炒白芍 100 克　川黄柏 60 克

另：

曲白参 60 克　　陈阿胶 200 克　　冰糖 500 克　　黄酒适量

2021 年 12 月 25 日复诊。

膏后一年，长高 14 厘米，纳谷正常，舌苔薄净，二便尚调，当再以原法调补。

处方：

生地黄 150 克	怀山药 120 克	山萸肉 100 克	云茯苓 150 克
福泽泻 100 克	牡丹皮 100 克	刀芡实 120 克	金樱子 120 克
女贞子 120 克	旱莲草 120 克	枸杞子 100 克	炙鳖甲 150 克
制黄精 120 克	盐杜仲 120 克	菟丝子 100 克	鹿角霜 100 克
补骨脂 100 克	胡桃肉 100 克	太子参 120 克	焦白术 100 克
炙甘草 30 克	广陈皮 30 克	生黄芪 120 克	莲子肉 120 克
制首乌 120 克	当归身 100 克	龙眼肉 100 克	鸡内金 100 克
炒谷芽 120 克	薏苡仁 150 克	川黄柏 60 克	黄菊花 100 克

另：

曲白参 60 克　　陈阿胶 200 克　　冰糖 450 克　　黄酒适量

按：

该小儿，刚始发育，长高缓慢，但形神尚可，纳谷正常，舌苔薄净，其脾运尚健，故膏方调治，当以健脾益气以充精微，补肾益精以壮筋骨也。方选异功散加曲白参、生黄芪、炒扁豆、怀山药、莲子肉以健脾益气促生化源；熟地黄、制首乌、龙眼肉、当归身、陈阿胶补血养血而增精微；刀芡实、金樱子、炙鳖甲、制黄精、枸杞子、女贞子、山萸肉补肾阴而固精；盐杜仲、胡桃肉、肉苁蓉、鹿角霜、补骨脂、菟丝子补肾阳而求平；炒枳壳、莱菔子理气导滞畅气机；薏苡仁、鸡内金、炒谷芽、六神曲渗湿消食以助运；炒白芍、川黄柏敛阴泻热，防滋补生火。全方合之，以补先后二天为主，与刚始发育、脾运尚健之体较为合宜。服膏药后，一年中增高 14 厘米，且食纳正常，药已见效，当再以原意调补。方选六味地黄汤加刀芡实、金樱子、女贞子、旱莲草、枸杞子、炙鳖甲、制黄精以补肾阴而固精；盐杜仲、菟丝子、鹿角霜、补骨脂、胡桃肉兼补肾中之阳；异功散加曲白参、生黄芪、莲子肉以健脾益气；制首乌、当归身、龙眼肉、陈阿胶以补血增液；鸡内金、炒谷芽、薏苡仁以消食渗湿而助运；少佐川黄柏、黄菊花以清火。全方合之，主以原意，续助生长。

【案九】

王某，男，14岁。2021年12月26日就诊。

发育2年，增高不快，形体偏瘦，面色不华，纳谷一般，汗出较多，肢末不温，舌苔薄白，二便尚调，治以补肾健脾为主以促生长。

处方：

炒党参120克	焦白术120克	云茯苓120克	炙甘草30克
广陈皮50克	炙黄芪120克	怀山药120克	莲子肉120克
炒扁豆120克	桂枝50克	炒白芍100克	淡干姜15克
大红枣40克	熟地黄120克	当归身100克	制首乌120克
龙眼肉100克	刀芡实120克	金樱子120克	菟丝子100克
益智仁120克	盐杜仲120克	胡桃肉100克	补骨脂100克
鹿角霜100克	麻黄根100克	瘪桃干120克	佛手片100克
炒枳壳100克	莱菔子100克	鸡内金100克	炒谷芽120克
六神曲150克			

另：

曲白参80克　　陈阿胶200克　　冰糖450克　　黄酒适量

按：

脾主运化，又为生化之源，诸脏器之营养物质均靠脾输养之水谷精微。今脾气虚弱，不能充养体之肌肉，故见形体消瘦；不能濡养营阴，故见面色不华，汗出较多，肢末不温。肾主藏精，主生长发育，主骨生髓，但先天之精气，必赖后天脾胃之精气不断充养，才能发挥更好的作用。今脾气不足，化源匮乏，必致损于肾之精气不足，故该孩虽发育2年，但仍增高不快，故膏方调治，当重在调补脾肾，促其化源，助其生长。方选异功散加曲白参、炙黄芪、怀山药、莲子肉、炒扁豆以益气健脾，促生化源；桂枝汤以调和营卫，和胃固表；熟地黄、当归身、制首乌、龙眼肉、陈阿胶补气之母，养血增液；刀芡实、金樱子补肾固精；菟丝子、益智仁、盐杜仲、胡桃肉、补骨脂、鹿角霜温补肾阳，以温煦脾肾；麻黄根、瘪桃干涩汗止汗；佛手片、炒枳壳、莱菔子理气导滞，畅运气机；鸡内金、炒谷芽、六神曲消食助运。全方合之，重在调补脾肾，增液和营，助其正常之生长发育。

【案十】

何某，男，16岁。2022年1月5日就诊。

16岁少男，发育正常，舌苔薄净，纳谷尚可，二便均调，虽为发育后期，仍当补肾运脾。

处方：

熟地黄150克	怀山药100克	山萸肉100克	云茯苓120克
福泽泻100克	牡丹皮100克	枸杞子100克	炙鳖甲120克
刀芡实100克	金樱子100克	怀牛膝100克	盐杜仲100克
补骨脂100克	菟丝子100克	益智仁100克	胡桃肉100克
潞党参120克	焦白术120克	生甘草30克	炙黄芪120克
莲子肉120克	制首乌120克	当归身100克	佛手片100克
炒枳壳100克	莱菔子100克	鸡内金100克	炒谷芽100克
六神曲120克			

另：

曲白参60克	陈阿胶200克	冰糖450克	黄酒适量

按：

16岁少男，发育正常，形神尚可，食纳正常，二便均调，虽为发育后期，膏方调补，仍可先后二天同调，以增强其体质，方选六味地黄汤加枸杞子、炙鳖甲、刀芡实、金樱子、怀牛膝以滋补肾阴；盐杜仲、补骨脂、菟丝子、益智仁、胡桃肉以温补肾阳；四君子汤加曲白参、炙黄芪、莲子肉以益气健脾，助生化源；制首乌、当归身、陈阿胶以补血增液；佛手片、炒枳壳、莱菔子理脾导滞，疏畅气机；鸡内金、炒谷芽、六神曲消食运脾。全方合之，先后二天精气同补，辅以理脾助运，使药之效果能更好地发挥。

【案十一】

郑某，男，13 岁。2019 年 12 月 27 日就诊。

足 12 岁小儿，发育不良，身高偏矮，148 厘米，骨龄（10 岁左右）面色萎黄，纳时不香，舌红苔黄，便下干结，小溲通黄。此为肾精不足，骨失充养，治以滋补肾精以壮骨。

处方：

生地黄 150 克	怀山药 120 克	山萸肉 100 克	云茯苓 120 克
福泽泻 100 克	牡丹皮 100 克	肥知母 100 克	川黄柏 100 克
炙鳖甲 120 克	制黄精 100 克	枸杞子 100 克	怀牛膝 100 克
女贞子 100 克	刀芡实 100 克	生龙骨 100 克	生牡蛎 150 克
炒白芍 100 克	太子参 120 克	莲子肉 100 克	白扁豆 100 克
川石斛 100 克	天花粉 100 克	生玉竹 100 克	火麻仁 100 克
广陈皮 30 克	鸡内金 100 克	炒谷芽 100 克	

另：

生晒参 60 克	西洋参 20 克	龟甲胶 150 克	冰糖 450 克

黄酒适量

2020 年 12 月 19 日复诊。

膏方一年以后，身高增加 8 厘米，面色转润，纳谷正常，舌红苔净，二便尚调，调补有效，再宗原意。

处方：

熟地黄 150 克	怀山药 120 克	山萸肉 100 克	云茯苓 120 克
福泽泻 100 克	牡丹皮 100 克	肥知母 100 克	川黄柏 60 克
刀芡实 120 克	金樱子 120 克	炙鳖甲 120 克	制黄精 100 克
枸杞子 100 克	怀牛膝 100 克	生龙骨 120 克	生牡蛎 150 克
炒白芍 100 克	太子参 120 克	焦白术 100 克	生甘草 30 克
生黄芪 150 克	莲子肉 120 克	白扁豆 100 克	制首乌 120 克
当归身 100 克	川石斛 120 克	生玉竹 100 克	鸡内金 100 克
炒谷芽 100 克			

另：

曲白参 60 克	陈阿胶 150 克	冰糖 500 克	黄酒适量

2021 年 12 月 25 日复诊。

膏方二年，身高增至 168 厘米，面色正常，纳谷尚和，二便均调，再以调补。

处方：

熟地黄 150 克	怀山药 120 克	山萸肉 100 克	云茯苓 150 克
福泽泻 100 克	牡丹皮 100 克	炙鳖甲 150 克	制黄精 120 克
枸杞子 100 克	刀芡实 100 克	女贞子 100 克	怀牛膝 100 克
补骨脂 100 克	盐杜仲 100 克	胡桃肉 100 克	益智仁 100 克
太子参 120 克	焦白术 100 克	清甘草 30 克	广陈皮 30 克
生黄芪 120 克	莲子肉 120 克	白扁豆 100 克	制首乌 120 克
当归身 100 克	天花粉 100 克	川石斛 120 克	鸡内金 100 克
炒谷芽 100 克			

另：

曲白参 60 克	陈阿胶 200 克	冰糖 500 克	黄酒适量

按：

肾主藏精，为人体生长发育之根本，今该孩 12 岁，形体偏矮，骨龄测定为 10 岁左右，当为肾之精气严重不足，不能充髓生骨，影响发育；脾属土，其色为黄，主运化水谷之精微，今脾气不足，故面色萎黄，纳食不香；且精微不能充养肾精，亦使肾精更为不足；其舌红苔黄，便干溲黄，为阴虚体质矣。故膏方调治，当以滋补肾精为主，兼以健脾以促生化源。

方选知柏地黄汤以滋肾阴而泻火；加炙鳖甲、制黄精、枸杞子、怀牛膝、女贞子、刀芡实以增滋养肾精之力；生龙骨、生牡蛎、炒白芍、龟甲胶以敛阴泻热之用；生晒参、太子参、莲子肉、白扁豆益气健脾，促生化源；西洋参、川石斛、天花粉、生玉竹养阴生津以和胃；火麻仁辅以润肠通便；广陈皮、鸡内金、炒谷芽消食助运。

服膏后，一年中，身高增加 8 厘米，且面色转润，舌纳正常，调补合宜，故当以原法。方选知柏地黄汤以滋肾阴兼泻热；刀芡实、金樱子、炙鳖甲、制黄精、枸杞子、怀牛膝补肾阴固肾精；生龙骨、生牡蛎、炒白芍敛阴制阳；四君子汤加曲白参、生黄芪、莲子肉、白扁豆益气健脾；制首乌、当归身、陈阿胶补血增液；川石斛、生玉竹养胃生津；鸡内金、炒谷芽消食助运。

服膏方两年，身高增至 168 厘米，其面色、舌纳、二便均为正常，故当以微调续补。方选六味地黄汤加炙鳖甲、制黄精、枸杞子、刀芡实、女贞子、怀牛膝以补肾中之阴精；补骨脂、盐杜仲、胡桃肉、益智仁以壮肾中之阳气；异功散加曲白参、生黄芪、莲子肉、白扁豆以益气健脾；制首乌、当归身、陈阿胶补血养液；天花粉、川石斛养胃生津；鸡内金、炒谷芽消食助运。全方补肾精，壮肾阳，益气血，理脾胃，力促其生长发育矣。

4. 调理肝肾，滋阴降火

【案一】

夏某，女，12 岁。2018 年 11 月 21 日就诊。

12 岁小囡，骨龄 9 岁，二乳初发，触碰感痛，舌红苔黄，二脉细弦，纳谷不香，二便尚调。此肝肾不调，肝气不畅，调当滋阴降火，疏肝解郁。

处方：

生地黄 120 克	怀山药 100 克	山萸肉 80 克	云茯苓 100 克
福泽泻 100 克	牡丹皮 100 克	软柴胡 100 克	当归身 80 克
炒白芍 100 克	焦白术 100 克	生甘草 30 克	炙鳖甲 120 克
盐杜仲 100 克	川续断 100 克	枸杞子 100 克	制黄精 100 克
女贞子 100 克	怀牛膝 100 克	浙贝母 100 克	橘核 60 克
北沙参 100 克	川石斛 100 克	广陈皮 30 克	炒山楂 100 克
炒谷芽 100 克	鸡内金 100 克		

另：

西洋参 20 克	陈阿胶 150 克	冰糖 400 克	黄酒适量

按：

该小囡骨龄延迟 3 年，当为肾之精气不足，不能生髓壮骨；近来二乳初见发育，并触之硬痛，二脉弦，乃肝肾不调，肝气不畅之故；其舌红苔黄，脉细，亦为肾阴不足之象。故膏方调治，当以滋肾壮骨，疏肝解郁为主。方选六味地黄汤以滋补肾阴；逍遥散以疏肝解郁；加炙鳖甲、盐杜仲、川续断、枸杞子、制黄精、女贞子、怀牛膝增补肾壮骨之力；西洋参、北沙参、川石斛辅以养阴生津；浙贝母、橘核以化痰散结；广陈皮、炒山楂、炒谷芽、鸡内金消食助运，并利药之吸收。

【案二】

徐某，女，12岁。2018年12月4日就诊。

12岁小囡，形体偏胖，已见发育，纳谷较旺，前阴时见黄浊，舌红苔黄薄腻，便下干结，小溲通黄，此肝肾阴虚，湿热不清，治以滋阴降火，清利湿热。

处方：

生地黄150克	怀山药120克	山萸肉100克	云茯苓150克
福泽泻100克	牡丹皮60克	肥知母60克	川黄柏60克
女贞子100克	旱莲草100克	炙龟甲120克	软柴胡100克
北沙参120克	当归身60克	制香附120克	炒枳壳100克
佛手片100克	大腹皮100克	莱菔子100克	炒山楂100克
鸡内金100克	薏苡仁150克	椿根皮120克	车前草150克

另：

生晒参80克	西洋参15克	陈阿胶120克	冰糖600克

黄酒适量

按：

12岁小囡，形体偏胖，纳谷较旺，白带较多，苔薄腻，当为湿（痰）食内滞，运化不良，食阻中而湿注下也；又适值发育期，舌质偏红，便下干结，此肾阴不足，相火亦偏旺矣。故冬令膏方调治，宜以滋阴降火，冀平阴阳，消积利湿，以健脾运。方选知柏地黄汤加二至丸，炙龟甲以滋肾阴而泻相火；软柴胡、北沙参、当归身、制香附清疏理肝，调和肝肾；炒枳壳、佛手片、大腹皮、莱菔子、炒山楂、鸡内金理肝脾以导滞；薏苡仁、椿根皮、车前草利湿热以清下。全方相合，冀以平肝肾、消湿食为主，力促运化得健，正常发育矣。

【案三】

张某，女，9岁。2019年1月7日就诊。

9 岁小囡，二乳已见发育，平素扁桃体易发溃疡，心情较躁，纳谷一般，舌红苔净，便干溲通，此为阴虚火旺之体，当以滋阴降火。

处方：

生地黄 120 克	怀山药 100 克	山萸肉 60 克	云茯苓 120 克
福泽泻 100 克	牡丹皮 60 克	肥知母 100 克	川黄柏 60 克
女贞子 100 克	旱莲草 100 克	制黄精 100 克	炙龟甲 120 克
生牡蛎 150 克	炒白芍 100 克	软柴胡 100 克	条黄芩 60 克
当归身 60 克	黄菊花 100 克	浙贝母 100 克	北沙参 100 克
麦门冬 100 克	黑玄参 100 克	净蝉衣 30 克	鲜芦根 150 克
川石斛 100 克	天花粉 100 克	鸡内金 100 克	炒谷芽 100 克

另：

西洋参 15 克	生晒参 20 克	陈阿胶 120 克	冰糖 450 克

黄酒适量

按：

9 岁小囡，初见发育，尚属正常，但其心情较躁，平素扁桃体易发溃疡，舌红苔净，便下干结，当为肾阴不足，肝火偏旺之体，适值冬令，膏方调治，当以滋肾水，泻相火，使其阴阳趋于平衡。方选知柏地黄汤以滋肾阴而泻火；加女贞子、旱莲草、制黄精、炙龟甲、生牡蛎、炒白芍以增滋阴敛火之力；软柴胡、条黄芩、当归身、黄菊花、浙贝母以清肝疏肝，化痰软坚；北沙参、麦门冬、黑玄参、净蝉衣、鲜芦根清养肺之门户；川石斛、天花粉生津和胃；鸡内金、炒谷芽消食助运。全方合之，共奏滋阴降火之功。

【案四】

王某，女，10 岁。2020 年 11 月 16 日就诊。

10 岁小囡，形体偏瘦，二乳发育，已有半年，触之硬痛，纳谷一般，舌红苔净，二便尚调，当以滋补肾阴，调和肝肾。

处方：

生地黄 150 克	怀山药 120 克	山萸肉 100 克	云茯苓 120 克
福泽泻 100 克	牡丹皮 50 克	女贞子 120 克	旱莲草 120 克
炙鳖甲 120 克	枸杞子 100 克	制黄精 100 克	软柴胡 100 克

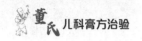

当归身 60 克	炒白芍 100 克	焦白术 100 克	清甘草 30 克
制香附 120 克	橘核 60 克	佛手片 100 克	太子参 100 克
莲子肉 120 克	白扁豆 100 克	广陈皮 30 克	鸡内金 100 克
六神曲 120 克	炒谷芽 120 克		

另：

| 朝白参 60 克 | 龟甲胶 120 克 | 冰糖 500 克 | 黄酒适量 |

按：

10 岁小囡，发育已有半年，形体偏瘦，舌质偏红，当为肾之阴精不足，发育欠佳；又其二乳硬而触痛，此肝肾不调，肝气不畅矣。故冬令膏方调治，当以滋补肾精促其生长，疏理肝气，调和肝肾。方选六味地黄汤以滋养肾阴，加二至丸、炙鳖甲、枸杞子、制黄精以增滋养肾阴之力；龟甲胶滋阴兼泻相火；逍遥散以疏肝解郁，调和肝肾；加制香附、橘核、佛手片增疏肝之功；朝白参、太子参、莲子肉、白扁豆补益脾之气阴；广陈皮、鸡内金、六神曲、炒谷芽消食和胃。如此肝肾调和，气阴得复，必有益其正常之生长发育也。

【案五】

李某，女，12 岁。2020 年 12 月 12 日就诊。

12 岁小囡，形体偏矮，二乳发育，触之硬痛，纳谷正常，舌红苔净，二便尚调，治以滋阴降火，调和肝肾。

处方：

生地黄 120 克	怀山药 100 克	山萸肉 60 克	云茯苓 100 克
福泽泻 100 克	牡丹皮 60 克	软柴胡 100 克	炒白芍 60 克
当归身 60 克	焦白术 100 克	生甘草 30 克	女贞子 100 克
旱莲草 100 克	枸杞子 60 克	刀芡实 100 克	制黄精 100 克
怀牛膝 100 克	炙龟甲 120 克	菟丝子 100 克	北沙参 120 克
黄菊花 60 克	制香附 100 克	橘核 100 克	鸡内金 100 克
炒谷芽 100 克			

另：

| 生晒参 50 克 | 陈阿胶 150 克 | 冰糖 450 克 | 黄酒适量 |

按：

12岁小囡，已见发育，但其形体偏矮，舌质偏红，当为肾之精气不足，不能生髓壮骨；又其二乳较硬，触之感痛，肝气不畅也；纵观其症，乃为肝肾阴虚失调也。故冬令膏方调治，当以滋养肝肾，疏肝解郁为主，方选六味地黄汤以滋养肾阴；逍遥散以疏肝解郁；加二至丸、枸杞子、刀芡实、制黄精、怀牛膝以助养肾中之阴精；炙龟甲一味以滋阴之中兼以泻火；菟丝子补肾阳以期平衡；北沙参、黄菊花、制香附、橘核清疏理肝；鸡内金、炒谷芽消食和胃。全方合之，使其肝肾协调，发育良好也。

【案六】

庄某，女，10岁。2021年1月3日就诊。

10岁小囡，二乳稍发育，形体瘦小，面色较黄，口唇朱红，易于干燥，纳谷不香，舌红少苔，便下干结，小溲通黄，此阴虚火旺，当以滋阴降火。

处方：

生地黄150克	怀山药100克	山萸肉80克	牡丹皮100克
川黄柏60克	肥知母100克	女贞子100克	旱莲草120克
制黄精100克	枸杞子60克	生牡蛎120克	生白芍100克
太子参120克	北沙参100克	生玉竹100克	川石斛120克
天花粉100克	莲子肉100克	鲜芦根120克	焦栀子100克
淡竹叶100克	黄菊花60克	条黄芩100克	火麻仁100克
瓜蒌仁100克	鸡内金100克	炒谷芽120克	

另：

生晒参30克	西洋参20克	龟甲胶150克	冰糖400克

黄酒适量

按：

10岁小囡，始发育，但形体瘦小，面色较黄，当由先天之精气不足，影响生长发育；其口唇红朱，舌红少苔，便下干结，此肾阴不足，导致虚火上炎，胃阴受耗，肠燥失濡之故。故膏方调治，当以滋养肾阴，促其生长，清敛生津兼润其燥。方以知柏地黄汤（去云茯苓、福泽泻，恐利水伤津）以滋阴泻火；加二至丸、制黄精、枸杞子以增滋肾之力；生牡蛎、生白芍、龟甲胶以增敛阴泻火之功；生晒参、太子参、西洋参、北沙参、生玉竹、川石斛、天花粉、莲子肉以益气养阴，生津和胃；鲜芦根、焦栀子、淡竹叶、黄菊花、条黄芩以清泻三焦之热；火麻仁、瓜蒌仁润以通便；鸡内金、炒谷芽消食助运。全方以滋养为主，兼泻浮火，尚合该儿之症情。

【案七】

张某，女，11岁。2020年12月4日就诊。

二乳发育，纳谷一般，口唇偏燥，舌红苔净，二便尚调，此阴虚火旺，当以益阴敛火。

处方：

生地黄120克	怀山药120克	山萸肉60克	云茯苓120克
福泽泻100克	牡丹皮60克	肥知母60克	川黄柏60克
女贞子120克	旱莲草120克	枸杞子100克	怀牛膝100克
炙龟甲120克	太子参100克	北沙参100克	川石斛100克
天花粉100克	白扁豆100克	焦栀子100克	条黄芩100克
黄菊花100克	鸡内金100克	炒谷芽100克	生甘草30克

另：

曲白参60克	西洋参15克	陈阿胶100克	冰糖400克

黄酒适量

按：

该11岁小囡，二乳已见发育，但其口唇偏燥，舌质偏红，当为阴虚火旺之象。值此发育期间，又逢冬令膏方调理，法当滋肾阴而助生长，泻相火以除燥象，生津和胃，以益后天也。方选知柏地黄汤以滋肾阴而泻相火，加二至丸、枸杞子、怀牛膝以助滋养；炙龟甲助泻相火；西洋参、太子参、北沙参、川石斛、天花粉养阴生津；曲白参、白扁豆益气健脾利脾胃；焦栀子、条黄芩、黄菊花兼清三焦之燥邪；鸡内金、炒谷芽消食和胃；生甘草泻火兼以调和诸药。如此调治，希其阴复火敛，津生胃和矣。

【案八】

苏某，女，11岁。2021年12月13日就诊。

形体较丰，二乳已见发育，触之硬痛，纳谷一般，舌红苔薄腻，便下干结，小溲通黄，适值发育期，当以调和肝肾，兼化湿食，以助化源。

处方：

生地黄 150 克	怀山药 120 克	山萸肉 100 克	云茯苓 180 克
福泽泻 100 克	牡丹皮 100 克	肥知母 100 克	川黄柏 60 克
女贞子 120 克	旱莲草 120 克	枸杞子 100 克	龙胆草 50 克
条黄芩 80 克	软柴胡 100 克	北沙参 100 克	川石斛 100 克
薏苡仁 150 克	通草 30 克	花槟榔 100 克	大腹皮 100 克
莱菔子 100 克	佛手片 100 克	鸡内金 100 克	炒谷芽 120 克
六神曲 120 克			

另：

| 生晒参 80 克 | 陈阿胶 150 克 | 冰糖 500 克 | 黄酒适量 |

按：

该 11 岁小囡，二乳已见发育，但形体较丰，舌红苔黄腻，便下干结，此当为阴虚火旺，湿食内滞。适值冬令及初始发育，膏方调治，当以滋阴降火，防其发育过快；化湿消积，健运脾胃而助化源，并祛过剩脂肪。方选知柏地黄汤以滋肾阴而泻相火；加女贞子、旱莲草、枸杞子增以滋阴之力；龙胆草、条黄芩、软柴胡清疏理肝；北沙参、川石斛清养生津；薏苡仁、通草化湿通浊；花槟榔、大腹皮、莱菔子、佛手片理气导滞；鸡内金、炒谷芽、六神曲消食助运。方药相合，一滋一清，一消一运，促其机体能正常发育。

【案九】

孙某，男，14 岁。2021 年 12 月 17 日就诊。

发育 2 年，形神不振，乏力多汗，耳鸣时有，舌红苔薄，唇朱咽红，纳谷一般，二便尚调，此气阴不足，肝肾阴虚，虚火上浮，治以补肾敛阴为主。

处方：

| 生地黄 250 克 | 怀山药 150 克 | 山萸肉 100 克 | 云茯苓 150 克 |
| 福泽泻 100 克 | 牡丹皮 60 克 | 肥知母 100 克 | 川黄柏 60 克 |

太子参200克	麦门冬150克	五味子30克	炙鳖甲150克
女贞子120克	旱莲草120克	枸杞子120克	生黄芪120克
焦白术100克	北沙参150克	生玉竹100克	川石斛120克
天花粉100克	鲜芦根150克	生牡蛎120克	炒白芍100克
浮小麦100克	黑玄参150克	黄菊花100克	鸡内金100克
炒谷芽150克	六神曲100克	清甘草30克	

另：

朝白参80克	龟甲胶150克	冰糖500克	黄酒适量

按：

该14岁小儿，发育2年，但形神不振，乏力多汗，耳鸣时有，唇朱咽红，舌红苔薄，当为肾精（阴）不足，虚火上浮，气阴亦虚。膏方调治，当以滋肾敛火，益气养阴为主。方选知柏地黄汤滋肾阴而泻相火；生脉散益气养阴；另加炙鳖甲、女贞子、旱莲草、枸杞子、龟甲胶以增滋阴泻火之功；朝白参、生黄芪、焦白术增益气健脾之力；北沙参、生玉竹、川石斛、天花粉、鲜芦根助以养阴生津；生牡蛎、炒白芍、浮小麦以敛阴止汗；黑玄参、黄菊花利咽清热；鸡内金、炒谷芽、六神曲、清甘草消食助运。方药相合，主次兼顾，与该孩之体尚为相宜。

【案十】

凌某，男，12岁。2018年12月15日就诊。

12岁小儿，形体尚丰，个子偏矮，面色潮红，舌红苔净，纳谷一般，便干溲通，此肾精不足，阴虚火旺，当以滋阴降火，补肾壮骨。

处方：

熟地黄120克	怀山药120克	山萸肉100克	云茯苓120克
福泽泻100克	牡丹皮60克	川黄柏60克	肥知母100克
刀芡实120克	金樱子120克	怀牛膝100克	炙鳖甲120克
枸杞子100克	女贞子120克	生牡蛎120克	生白芍100克
北沙参100克	黄菊花100克	决明子100克	太子参120克
莲子肉120克	莱菔子100克	鸡内金100克	六神曲120克

炒山楂 100 克

另：

曲白参 50 克　　龟甲胶 120 克　冰糖 450 克　　黄酒适量

按：

该 12 岁小儿，初始发育，但形体矮胖，面色潮红，舌质偏红，便下干结，此肾精不足，无以充髓壮骨，故见形体矮小；阴虚火浮则面色潮红；阴伤热燥则便下干结；其舌质红亦是阴虚有热之象。故膏方调治，当以滋阴敛火，养精壮骨为主。方选知柏地黄汤以滋肾阴泻相火；加刀芡实、金樱子、怀牛膝补肾固精；炙鳖甲、枸杞子、女贞子增补肾阴；生牡蛎、生白芍、龟甲胶以敛阴泻热；北沙参、黄菊花、决明子清肝热、养肝阴；曲白参、太子参、莲子肉益气健脾促生后天之化源；莱菔子、鸡内金、六神曲、炒山楂助以理脾消食。方药相合，以促其精水足、相火平、脾胃健而化源生矣。

【案十一】

蔡某，男，13 岁。2020 年 12 月 13 日就诊。

形体尚丰，面色红潮，手心灼热，二耳时红，舌红苔薄，纳谷旺盛，二便尚调，此肾阴不足，肝火上炎，治以滋阴降火。

处方：

生地黄 150 克	怀山药 120 克	山萸肉 100 克	云茯苓 150 克
福泽泻 100 克	牡丹皮 100 克	川黄柏 100 克	肥知母 100 克
枸杞子 100 克	女贞子 120 克	旱莲草 120 克	怀牛膝 100 克
炙龟甲 120 克	生牡蛎 150 克	生白芍 100 克	滁菊花 100 克
决明子 100 克	焦栀子 100 克	地骨皮 100 克	银柴胡 100 克
北沙参 100 克	川石斛 100 克	天花粉 100 克	白扁豆 100 克
广陈皮 30 克	鸡内金 100 克	炒谷芽 100 克	六神曲 150 克
炒山楂 100 克			

另：

西洋参 20 克　　鳖甲胶 150 克　冰糖 500 克　　黄酒适量

按：

该孩形体较丰，面色潮红，手心灼热，二耳时红，舌质偏红，是为肝肾之阴不足，虚火上炎之症，故膏方调治，当以滋阴降火为主。方选知柏地黄汤滋补肾阴以泻相火；加鳖甲胶、枸杞子、女贞子、旱莲草、怀牛膝增滋阴之功；炙龟甲、生牡蛎、生白芍以敛阴泻热；滁菊花、决明子、焦栀子清泻肝火；地骨皮、银柴胡清退虚热；西洋参、北沙参、川石斛、天花粉、白扁豆清养生津；广陈皮、鸡内金、炒谷芽、六神曲、炒山楂运脾消食以和胃。方药相合，以清滋为主，兼理脾胃，与孩之体尚为相宜。

【案十二】

任某，女，12 岁。2021 年 12 月 25 日就诊。

12 岁小儿，二乳刚发育，按之硬痛，纳谷尚可，舌红苔净，二便尚调，当以调养肝肾。

处方：

生地黄 120 克	怀山药 100 克	山萸肉 60 克	云茯苓 120 克
福泽泻 100 克	牡丹皮 100 克	女贞子 100 克	旱莲草 120 克
制黄精 100 克	炙龟甲 120 克	菟丝子 100 克	龙胆草 60 克
条黄芩 60 克	软柴胡 100 克	焦白术 100 克	炒白芍 100 克
当归身 60 克	清甘草 30 克	制首乌 100 克	太子参 100 克
莲子肉 120 克	佛手片 100 克	鸡内金 100 克	炒谷芽 120 克
薏苡仁 150 克			

另：

生晒参 40 克	陈阿胶 150 克	冰糖 450 克	黄酒适量

按：

12 岁少女，二乳刚发育，按之硬痛，余症尚和，此属发育之初，肾精尚不充足，兼之肝肾欠调，肝气不畅，故膏方调理，不能一味论补，以免发育过快，影响正常生理和成长过程。合宜之法，当以调和肝肾，促其平衡为主。方选六味地黄汤加二至丸、制黄精、炙龟甲以滋肾泻火；菟丝子一味求阴中之阳；龙胆草、条黄芩清肝之热；逍遥散疏肝解郁；制首乌、陈阿胶、生晒参、太子参、莲子肉调补气血；佛手片、鸡内金、炒谷芽、薏苡仁化湿醒脾，消食以助运。方药相合，调肝肾，理气血，助脾运，以平为期。

【案十三】

董某，女，11 周岁。2021 年 12 月 4 日就诊。

足 11 岁小囡，二乳已发育，纳谷不香，舌苔厚腻，二便尚调，适值冬令，调当滋养肝肾，乃尚有内滞，当先以汤剂消积。

处方：

（汤剂处方：炒山楂 10 克、六神曲 10 克、鸡内金 6 克、广陈皮 3 克、川厚朴 6 克、炒枳壳 6 克、佛手片 6 克、云茯苓 10 克、薏苡仁 15 克、佩兰叶 10 克，7 剂）

生地黄 150 克	枸杞子 100 克	怀牛膝 100 克	北沙参 120 克
炒白芍 100 克	女贞子 120 克	旱莲草 100 克	生黄芪 120 克
当归身 60 克	制首乌 120 克	软柴胡 100 克	条黄芩 100 克
川厚朴 100 克	广藿香 100 克	广木香 30 克	广陈皮 30 克
陈香橼 100 克	大腹皮 120 克	莱菔子 120 克	鸡内金 100 克
炒谷芽 120 克	六神曲 120 克	炒山楂 100 克	薏苡仁 150 克

另：

生晒参 50 克	陈阿胶 120 克	冰糖 500 克	黄酒适量

按：

该孩正值青春发育，膏方调扶，当以滋养肝肾；但其舌苔厚腻，当为内有积滞，积滞不清，若独施以补，反致呆胃伤脾，适得其反，故先以汤剂消积，待积去脾健，再以膏药调扶。汤剂以炒山楂、六神曲、鸡内金消积和胃；广陈皮、川厚朴、炒枳壳、佛手片理脾助运；云茯苓、薏苡仁、佩兰叶化湿利湿。服药 7 剂以后，舌苔已净，余症尚可，乃予膏方调治。

膏药选生地黄、枸杞子、怀牛膝、北沙参、炒白芍、女贞子、旱莲草滋养肝肾；生晒参、生黄芪、当归身、制首乌、陈阿胶益气养血；少佐软柴胡、条黄芩调畅肝气；川厚朴、广藿香、广木香、广陈皮、陈香橼理气醒胃；大腹皮、莱菔子行气导滞；鸡内金、炒谷芽、六神曲、炒山楂、薏苡仁化湿消食助运，并防膏之滋腻。全方合之，消扶兼施，因其积滞初消，太补反致呆滞，以消助运，脾胃正常，生化有源，补之有益也。

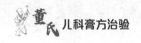

5. 调理精气血

【案一】

朱某，女，16岁。2018年12月21日就诊。

16岁小女，月经正常，面色欠华，血红蛋白105g/L，夜寐欠佳，纳可口干，小腹偶痛，舌苔薄黄，便干溲通，此为气血不足，阴精受耗也，当以益气血、补精津为主。

处方：

炙黄芪120克	太子参120克	焦白术100克	当归身60克
炙甘草30克	云茯苓120克	远志80克	酸枣仁100克
广木香100克	龙眼肉100克	大红枣30克	怀山药100克
白扁豆100克	制首乌120克	桑葚子100克	生地黄150克
山萸肉100克	女贞子120克	旱莲草120克	枸杞子100克
制黄精100克	柏子仁120克	软柴胡100克	炒白芍100克
炒枳壳100克	天花粉120克	川石斛100克	鸡内金120克
炒谷芽120克			

另：

曲白参40克	西洋参15克	陈阿胶150克	冰糖500克
黄酒适量			

按：

脾胃为气血生化之源，脾气虚弱，水谷之精微匮乏，则气虚血少而面色不华，贫血出现；心藏神主血，脾主思而统血，故气血不足又可损伤心神而出现夜寐不佳；其小腹偶痛，当为脉络不和，而口干为胃阴不足也。故膏方调治，当以健脾益气，养血宁心，补精生津为主也。当选归脾汤以益气补血，健脾宁心；曲白参、怀山药、白扁豆增健脾益气之力；制首乌、桑葚子、陈阿胶增补血之功；生地黄、山萸肉、女贞子、旱莲草、枸杞子、制黄精以滋养肾精，取其精血同源之意；柏子仁辅以宁心安神；软柴胡、炒白芍、炒枳壳予以疏肝缓急；西洋参、天花粉、川石斛生津和胃；鸡内金、炒谷芽消食助运。方药相合，益气血补精津，以此调补之，尚为相宜。

【案二】

徐某，女，16 岁。2019 年 12 月 19 日就诊。

月经正常，面色欠华，形神不振，舌苔薄净，纳谷尚和，二便均调，治以调补气血。

处方：

潞党参 120 克	焦白术 120 克	云茯苓 150 克	炒甘草 30 克
广陈皮 30 克	炙黄芪 150 克	炒怀山 120 克	莲子肉 120 克
熟地黄 150 克	当归身 100 克	川芎 30 克	炒白芍 120 克
龙眼肉 100 克	制首乌 150 克	大红枣 30 克	女贞子 120 克
旱莲草 120 克	枸杞子 100 克	盐杜仲 120 克	刀芡实 120 克
金樱子 120 克	菟丝子 120 克	软柴胡 100 克	制香附 150 克
薏苡仁 150 克	六神曲 120 克	炒谷芽 100 克	鸡内金 100 克

另：

曲白参 60 克	陈阿胶 200 克	冰糖 500 克	黄酒适量

按：

该 16 岁少女，发育行将结束，月经正常，但面色欠华，形神不振，舌苔薄净，当为脾之化源匮乏，气血不足之象，故膏方调理，可以补气养血为主，兼固肾精。方选异功散加曲白参、炙黄芪、炒怀山、莲子肉以健脾益气；四物汤加龙眼肉、制首乌、大红枣、陈阿胶以补血养血；二至丸加枸杞子、盐杜仲、刀芡实、金樱子、菟丝子补益肾之阴阳而固精；软柴胡、制香附疏肝理气，调和气血；薏苡仁、六神曲、炒谷芽、鸡内金化湿消食运脾以和胃，并防补药之滞。此青春期，若无邪滞或病理现象，可以调补先后二天气血为宜。

【案三】

吕某，女，15 岁。2021 年 12 月 8 日就诊。

15 岁小囡，月经行 2 年，经期尚准，形神较佳，唯身高偏矮，舌苔薄净，纳谷一般，二便尚调，此发育晚期，仍当调补为主。

处方：

女贞子 120 克	旱莲草 120 克	炙鳖甲 120 克	制黄精 100 克

枸杞子 100 克	生地黄 120 克	菟丝子 100 克	胡桃肉 100 克
益智仁 100 克	肉苁蓉 100 克	熟地黄 120 克	炒白芍 100 克
当归身 100 克	川芎 60 克	制首乌 120 克	桑葚子 100 克
大红枣 30 枚	黑芝麻 100 克	太子参 100 克	焦白术 100 克
云茯苓 150 克	清甘草 30 克	广陈皮 30 克	生黄芪 120 克
怀山药 120 克	莲子肉 120 克	软柴胡 60 克	制香附 120 克
炒枳壳 100 克	条黄芩 100 克	莱菔子 100 克	鸡内金 100 克
炒谷芽 100 克			

另:

| 生晒参 60 克 | 陈阿胶 150 克 | 冰糖 500 克 | 黄酒适量 |

按:

15 岁少女，月经已行 2 年，经期尚准，余症亦可，唯形体稍为偏矮，虽值发育晚期，仍可调补精血，以健身壮骨。方选二至丸、炙鳖甲、制黄精、枸杞子、生地黄以补肾中之阴精；菟丝子、胡桃肉、益智仁、肉苁蓉补肾阳以求平衡；四物汤加制首乌、桑葚子、大红枣、黑芝麻、陈阿胶以补血养血；异功散加生晒参、生黄芪、怀山药、莲子肉以益气健脾；软柴胡、制香附、炒枳壳、条黄芩以清疏理肝，调畅气机；莱菔子、鸡内金、炒谷芽以消食而和胃。全方以调补精、气、血为主，辅以疏畅气机，助运而利药之吸收，力促其发育更为良好矣。

【案四】

方某，女，13 岁。2022 年 1 月 10 日就诊。

13 岁小囡，二乳已发育，月经未行，面色较黄，形体偏小，小腹时痛，纳谷一般，舌红苔润，便干溲通，此肾之精血不足，脾之化源匮乏，肝之气机不畅也，治以健脾益肾，调畅气机。

处方：

生地黄 120 克	怀山药 100 克	山萸肉 60 克	云茯苓 120 克
福泽泻 100 克	牡丹皮 60 克	女贞子 120 克	旱莲草 120 克
制黄精 120 克	枸杞子 60 克	炒白芍 100 克	川芎 60 克
当归身 60 克	桑葚子 100 克	大红枣 30 克	太子参 100 克

焦白术 100 克　　清甘草 30 克　　广陈皮 30 克　　莲子肉 100 克
软柴胡 60 克　　制香附 120 克　　炒枳壳 100 克　　延胡索 100 克
北沙参 100 克　　条黄芩 60 克　　川石斛 100 克　　鸡内金 100 克
炒谷芽 100 克

另：

生晒参 50 克　　西洋参 15 克　　陈阿胶 120 克　　冰糖 400 克
黄酒适量

按：

该小囡，月经未行，形体偏小，面色萎黄，小腹时痛，舌红苔润，当为天癸将至，而精血不足，化源匮乏，而气血不和也。故膏方调治，当以益精养血，健脾疏肝为主矣。方选六味地黄汤加二至丸、制黄精、枸杞子以滋养肾阴；四物汤加桑葚子、大红枣、陈阿胶以补血养血；异功散加生晒参、莲子肉以健脾促化源；软柴胡、制香附、炒枳壳、延胡索以疏肝理气；北沙参、条黄芩、川石斛清肝生津，并制理气药之燥；鸡内金、炒谷芽消食助运。方药相合，力使精血充而气血畅，并助以健康发育。